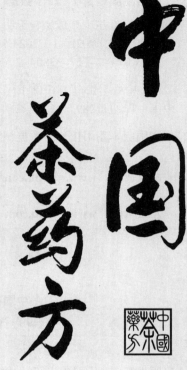

中国茶药方

主编 李成文 卫 明

副主编 蔡华珠 谢 伟 吴明侠

编委 崔永霞

罗林春 陈泽楠 张进宝 周泽有

于金艳 杨 丰 梅 宁 沙丽颖 关国营

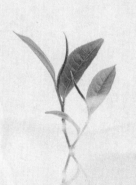

人民卫生出版社
·北京·

图书在版编目（CIP）数据

中国茶药方 / 李成文，卫明主编 . —北京：人民
卫生出版社，2022.11（2024.5 重印）

ISBN 978-7-117-33804-2

Ⅰ. ①中… Ⅱ. ①李…②卫… Ⅲ. ①茶剂 —验方 —
中国 Ⅳ. ①R289.5

中国版本图书馆 CIP 数据核字（2022）第 198237 号

| 人卫智网 | www.ipmph.com | 医学教育、学术、考试、健康，
购书智慧智能综合服务平台 |
| 人卫官网 | www.pmph.com | 人卫官方资讯发布平台 |

中国茶药方
Zhongguo Chayaofang

主　　编：李成文　卫　明
出版发行：人民卫生出版社（中继线 010-59780011）
地　　址：北京市朝阳区潘家园南里 19 号
邮　　编：100021
E - mail：pmph @ pmph.com
购书热线：010-59787592　010-59787584　010-65264830
印　　刷：北京汇林印务有限公司
经　　销：新华书店
开　　本：710×1000　1/16　印张：30
字　　数：523 千字
版　　次：2022 年 11 月第 1 版
印　　次：2024 年 5 月第 2 次印刷
标准书号：ISBN 978-7-117-33804-2
定　　价：88.00 元

打击盗版举报电话：**010-59787491**　E-mail：**WQ @ pmph.com**
质量问题联系电话：**010-59787234**　E-mail：**zhiliang @ pmph.com**
数字融合服务电话：**4001118166**　E-mail：**zengzhi @ pmph.com**

陈 序

　　茶树原产中国，有数千年历史，世界公认。瑞典博物学家林奈（Carl von Linné）在其《植物种志》（1753 年）中为其命名为 *Thea sinensis*。茶叶广为我国历朝医药典籍所载录，《新修本草》《食疗本草》《山家清供》等多种著述均有收载。茶叶以其甘苦之味、寒凉之性、清沁之香，被广泛用于饮膳与疗疾。佛家僧徒更喜爱以茶自饮、修禅与悟道，故有"寺必有茶，僧必善茗"之说。我生平也喜爱饮茶，龙井绿茶，有清心去油腻之功效；吾闽大红袍更有醒神作用。近年友朋初夏每赠送新摘取之杭州龙井，气味沁人心脾，芳香入鼻，也有醒脑之感，不可多得。时下各类茶饮更广为公众所饮用，古今先后传誉之午时茶、荷叶茶、银杏茶、山楂茶、决明子茶、枸杞茶、姜茶等，均为大众习用。去年冬天我因感寒，午夜呃逆连连，起而以热生姜茶大口饮服立止。我国国家食品药品相关监管部门也在推进药食两用之功能性产品，但卫生学指标合格是重要标准，值得注意。

　　李成文、卫明先生以其新著《中国茶药方》索序于我，该书凡五十余万言，载述历朝论茶文献，介绍历代茶疗医方，并载录有关医案，可供研究茶疗学术及应用者参考，对临床医生及茶叶保健与医疗功能研发者有很好的参考价值，是以为序。

中国科学院院士

国医大师

陈可冀

2018 年仲夏于北京

前　言

　　2014 年仲夏愚应香港浸会大学中医药学院之邀，于孟冬赴港讲授中医各家学说与临床应用课程。在浸会大学期间得以与卫明教授交流畅谈，尤其是对茶疗进行了深入探讨。古往今来，历代医家探讨茶叶药用功效，总结治病经验，为后世用茶叶防治疾病提供了重要参考。同时历代文人骚客作了许多脍炙人口的涉茶诗词歌赋，促使饮茶、品茗成为时尚，进而形成灿烂的茶文化，并风靡世界。然而茶叶的药食价值——茶疗，却被茶文化所淹没，知之者甚少，唯言茶之利，勿论茶之害，误人不显踪，研究者羡寡，茶疗书难觅。我们深感滥饮嗜茶所带来的副作用或潜在的不良反应被忽略，而茶叶药用价值及历代医家茶疗精华被遗忘，故而商讨撰写《中国茶疗法》（已于 2021 年 2 月由人民卫生出版社出版）与《中国茶药方》二书。其中《中国茶药方》拟从文献角度，深入挖掘历代名医用茶防治疾病之经验精华。余遍查 1949 年以前本草、方书、医案著作，披览中药古籍 400 多部、方剂 10 万余、医案 7 万多个；斗转星移，花开花落，历三个寒暑，经全面梳理，精心筛选茶疗文献凡 30 余万言，四易其稿，纂为《中国茶药方》。全书分历代茶论、各科茶方、茶疗医案三章。历代茶论精选茶论专著及专论 120 余种，按唐、宋元、明、清、民国排序；各科茶方精选 1 300 余首，按内、妇、儿、外、五官科、养生保健及嗜茶分类；茶疗医案精选 130 余则（涉及 40 余种病证），按内、妇、儿、外、五官科及嗜茶排列。此可使医师者用茶之偏，养生者趋茶之利，爱茶者明茶之性，嗜茶者避茶之害，充分发挥茶叶防病治病与食疗功效，使茶回归药、食、文化本位，为今后研究茶疗打下基础，也为开发相关新药提供参考。

　　中国科学院院士、国医大师、中国中医科学院西苑医院陈可冀教授特为本书作序，承蒙河南中医药大学、中国香港茶疗学会、人民卫生出版社的大力支持,本书得以付梓,在此一并表示衷心的感谢。

限于作者水平,不当之处敬请斧正。

河南中医药大学教授　博士研究生导师
中国中医药研究促进会各家学说与临床研究分会会长
中国中医药研究促进会中医药文化专业委员会副会长
中国香港茶疗学会副会长

李成文花甲于戊戌仲夏

凡 例

1. 茶论部分选取历代本草专著与专篇中有关茶叶的论述,以历史顺序为纲,按唐、宋元、明、清、民国排序。

2. 茶方部分选取历代方剂组成及用法中含有茶的方剂,按内、妇、儿、外、五官科、养生保健、嗜茶排序,各科茶方所治病证参考教科书排序。茶方内容根据原书内容按【方名】【组成】【用法】【功用】【主治】【出处】归纳,原书没有相关内容的亦未做补充;部分茶方还包括【加减】【宜忌】。

3. 茶疗医案部分选取历代医案中用茶叶治病的案例,包含少量嗜茶医案。分为内、妇、儿、外、五官科,分类及排序参考教科书。

4. 临床各科分为内科、妇科、儿科、外科、五官科。内科按肺病、心病、脾胃病、肝胆病、肾病、其他杂病排序,妇科按经、带、胎、产排序,儿科参考内科排序,外科按疮疡、皮肤病、其他排序。

5. 文献为古籍原文照录,标注具体出处,方便查找原著。原文注释用小字标出。对于必要说明的问题采用括号内加注方法,并标明"编者注"以示区别。

6. 文献中涉及不同时期的不同用字,如蜡茶、腊茶等,为保持古籍原貌,本次未做统改。

7. 凡入药成分涉及国家禁猎和保护动物(如犀角、虎骨等)者,因系古籍挖掘整理,不便改动,如需应用当代以他药。

目　录

第一章
历代茶论

第一节 唐代

孙思邈《备急千金要方·卷二十六》

茗叶。味苦、咸、酸、冷,无毒。可久食,令人有力,悦志,微动气。黄帝云:不可共韭食,令人身重。

孙思邈《千金翼方·卷第三》

苦茶。主下气,消宿食。作饮加茱萸、葱、姜等良。

茗。味甘苦,微寒,无毒。主瘘疮,利小便,去痰热渴。令人少睡。春采之。

苏敬等《新修本草·木部中品·卷第十三》

茗、苦茶。茗,味甘、苦,微寒,无毒。主瘘疮,利小便,去痰热渴,令人少睡。秋采之。苦茶,主下气,消宿食,作饮加茱萸、葱、姜等良。

《尔雅·释木》云:槚,苦茶。注:树小如栀子,冬生叶,可煮作羹饮。今呼早采者为茶,晚取者为茗,一名荈,蜀人名之苦茶,生山南汉中山谷。(新附)

孟诜《食疗本草·卷上》

茗茶

(一)茗叶:利大肠,去热解痰。煮取汁,用煮粥良。

(二)又,茶主下气,除好睡,消宿食,当日成者良。蒸、捣经宿。用陈故者,即动风发气。市人有用槐、柳初生嫩芽叶杂之。

陈藏器《本草拾遗·木部》

茗。茗、苦檫,寒。破热气,除瘴气,利大小肠。饮之宜热,冷即聚痰。茶是茗嫩叶,捣成饼,并得火良。久食令人瘦,去人脂,使人不睡。

昝殷《食医心鉴·木部》

茗 主赤白痢及热毒痢。好茶一斤,炙,捣末,浓煎一二盏吃,瘥。如久患痢,亦宜服。

又 主气壅暨腰痛,转动不得。煎茶五合,投醋二合,顿服。

韩保升等《蜀本草·木部中品·卷十三》

茗、苦茶 茗。味甘、苦,微寒,无毒。

主瘘疮,利小便,去痰热渴,令人少睡。秋采之。

苦茶,主下气,消宿食。作饮加茱萸、葱、姜等,良。

[**唐本注云**]《尔雅·释木》云:槚,苦茶。

注:树小如栀子,冬生叶,可煮作羹饮。今呼早采者为茶,晚取者为茗。一名荈,蜀人名之苦茶。生山南汉中山谷。

第二节 宋元

卢多逊等《开宝本草·木部中品·卷第十三》

茗、苦茶 茗。味甘,苦,微寒,无毒。

主瘘疮,利小便,去痰热渴,令人少睡,秋采之。

苦茶,消宿食,作饮加茱萸、葱、姜等,良。

[**唐本注云**]《尔雅·释木》云:槚,苦茶。

注:树小如枝子,冬生叶,可煮作羹饮。今呼早采者为茶,晚取者为茗。一名荈,蜀人名之苦茶,生山南汉中山谷。

[**今按**] 陈藏器《本草》云:茗、苦茶,寒,破热气,除瘴气,利大小肠,食之宜热,冷即聚痰。槚是茗嫩叶,捣成饼,并得火良。久食令人瘦,去人脂,使不睡。

苏颂等《本草图经·木部中品·卷第十一》

茗、苦槚,旧不著所出州郡,今闽浙、蜀、荆、江湖、淮南山中皆有之。《尔雅》所谓槚,苦槚。郭璞云,木小似栀子,冬生,叶可煮作羹饮。今呼早采者为茶,晚取者为茗。茗、荈,蜀人谓之苦茶是也。今通谓之茶。茶、茶声近,故呼之。春中始生嫩叶,蒸焙去苦水.末之乃可饮。与古所食,殊不同也。《茶经》曰:茶者,南方佳木。自一尺、二尺至数十尺,其巴川峡山有两人合抱者,伐而掇之。木如瓜芦,叶如枝子,花如白蔷薇,实如栟榈,蒂如丁香,根如胡桃。其名一曰茶,二曰槚,三曰蔎音设,四曰茗,五曰荈。又曰茶之别者,其枳壳芽、枸杞芽、枇杷芽,皆治风疾。又有皂荚芽、槐芽、柳芽,乃上春摘其芽,和茶作之。故今南人输官茶,往往杂以众叶,惟茅芦、竹箬之类不可入,自余山中草木芽叶,皆可和合。椿、柿尤奇。真茶性极冷,惟雅州蒙山出者温,而主疾。《茶谱》云:蒙山有五顶,顶有茶园,其中顶曰上清峰。昔有人病冷且久,遇一老父谓曰:蒙之中顶茶,当以春分之先后,多构人力,俟雷之发声,并手采摘,三日而止,若获一两,以本处水煎服.即能祛宿疾,二两当眼前无疾,三两固以换骨,四两即为地仙矣。其僧如说,获一两余,服未尽而病差。其四顶茶园,采摘不废。惟中峰草木繁密,云雾蔽亏,鸷兽时出,故人迹不到矣。近岁稍贵,此品制作亦精于他处,其性似不甚冷,大都饮茶少则醒神思,过多则致疾病,故唐毋炅《茶饮序》云:释滞消壅,一日之利暂佳,瘠气侵精,终身之累斯大是也。

◎ 寇宗奭《本草衍义·卷之十四》

茗,苦搽 今茶也。其文有陆羽《茶经》、丁谓《北苑茶录》、毛文锡《茶谱》蔡宗颜《茶山节对》。其说甚详。然古人谓其芽为雀舌、麦颗,言其至嫩也。又有新芽一发便长寸余,微粗如针。惟芽长为上品,其根干、水土力,皆有余故也。如雀舌、麦颗,又下品。前人未尽识,误为品题。唐人有言曰:释滞消壅,一日之利暂佳。斯言甚当,饮茶者宜原其始终。又,晋温峤上表贡茶千斤,茗三百斤。郭璞曰:早采为茶,晚采为茗。茗,或曰荈尺兖切,叶老者也。

◎ 唐慎微《经史证类备急本草·卷十三》

茗、苦茶 茗,味甘、苦,微寒,无毒。主瘘,利小便,去痰热、渴,令人少睡。春采之。

苦茶,主下气,消宿食。作饮,加茱萸、葱、姜等良。《唐本》注云:《尔雅》释木云:槚,苦茶。注:树小似栀子。冬生叶,可煮作羹饮。今呼早采者为茶晚取者为茗,一名,蜀人名之苦茶。生山南汉中山谷。

今按:《陈藏器本草》云:茗、苦茶,寒。破热气,除瘴气,利大小肠。食之宜热,冷即聚痰。搽是茗嫩叶,捣成饼,并得火良。久食令人瘦,去人脂,使不睡。(唐本先附)

《图经》曰:茗、苦茶,旧不着所出州郡,今闽、浙、蜀、荆、江湖、淮南山中皆有之。《尔雅》所谓槚,苦茶。郭璞云:木小似栀子,冬生叶,可煮作羹饮,今呼早采者为茶,晚取者为茗。茗、荈,蜀人谓之苦茶是也。今通谓之茶。茶、茶声近,故呼之。春中始生嫩叶,蒸焙去苦水,末之乃可饮。与古所食,殊不同也。《茶经》曰:茶者,南方佳木,自一尺、二尺至数十尺,其巴川峡山有两人合抱者,伐而掇之。木如爪芦,叶如栀子,花如白蔷薇,实如栟榈,蒂如丁香,根如胡桃。其名一曰茶,二曰槚,三曰蔎,四曰茗,五曰荈。又曰:茶之别者,有枳壳芽、枸杞芽、枇杷芽,皆治风疾。又有皂荚芽、槐芽、柳芽,乃上春摘其芽和茶作之。故今南人输官茶，往往杂以众叶。唯茅芦、竹箬之类不可入，自余山中草木芽叶，皆可和合，椿、柿尤奇。真茶性极冷，惟雅州蒙山出者，温而主疾。《茶谱》云：蒙山有五顶，顶有茶园，其中顶曰上清峰。昔有僧人病冷且久，遇一老父谓曰：蒙之中顶茶，当以春分之先后，多构人力，俟雷之发声，并手采摘，三日而止。若获一两，以本处水煎服，即能祛宿疾，二两当限前无疾，三两固以换骨，四两即为地仙矣。其僧如说，获一两余，服未尽而病瘥。其四顶茶园，采摘不废。唯中峰草木繁密，云雾蔽亏，鸷兽时出，故人迹不到矣。近岁稍贵此品，制作亦精于他处。其性似不甚冷，大都饮茶少则醒神思，过多则致疾病。故唐毋炅《茶饮序》云：释滞消壅，一日之利暂佳；瘠气侵精，终身之累斯大。

《食疗》云：茗叶，利大肠，去热解痰。煮取汁，用煮粥良。又，茶主下气，除好睡，消宿食，当日成者良。蒸、捣经宿。用陈故者，即动风发气。市人有用槐、柳初生嫩芽杂之。《外台秘要》：治卒头痛如破，非中冷，非中风，其病是胸膈有痰，厥气上冲所致，名为厥头痛。吐之即瘥。单煮茗，作饮二三升，适冷暖，饮一二升，须臾吐，吐毕又饮，能如此数过，剧者须吐胆汁乃止，不损人，待渴即瘥。《食医心镜》：主赤白痢及热毒痢。好茶一斤，炙捣末，厚煎一二盏吃，瘥。如久患痢，亦宜服。又主气壅暨腰痛转动不得。煎茶五合，投醋二合，顿服。《经验方》：治阴囊上疮。用蜡面茶为末，先以甘草煎水，洗后用贴，妙。《兵部手集》：治心痛不可忍，十年、五年者。煎湖州茶，以头醋和，服之良。《胜金方》：治蠼螋尿人成疮，初如糁粟，渐大如豆，更大如火烙浆，疼痛至甚。速用草茶并蜡茶俱可，以生油调傅上，其痛药至立止，妙。《别说》云：谨按《唐本》注引《尔雅》云：叶可作羹，恐非此也。其嫩者是今之茶芽，经年者又老硬，二者安可作羹，是知恐非此。《图经》今闽、浙、蜀、荆、江湖、淮南山中皆有之，然则性类各异。近世蔡襄《蜜学》所述极备。闽中唯建州北苑数处产此，性味独与诸方略不同。今亦独名腊茶，研治作饼，日得火愈良。其他者或为芽、叶，或为末收贮，微若见火便更，不可以收，其色味皆败。唯鼎州一种芽茶，其性味略类建州，今京师及河北、京西等处磨为末，亦冒腊茶名者是也。近人以建茶治伤暑，合醋治泄泻，甚效。则余者皆可比用信之。其不同者多矣。今建州上供品第，备见《茶经》。

《衍义》曰：茗、苦荼，今茶也。其文有陆羽《茶经》、丁谓《北苑茶录》、毛文锡《茶谱》、蔡宗颜《茶山节对》，其说甚详。然古人谓其芽为雀舌、麦颗，言其至嫩也。又有新牙一发，便长寸余，微粗如针。唯牙长为上品，其根干、水土力皆有余故也。如雀舌、麦颗又下品，前人未尽识，误为品题。唐人有言曰：释滞消壅，一日之利暂佳，斯言甚当，饮茶者宜原其始终。又晋温峤上表，贡茶千斤,茗三百斤。郭璞曰:早采为茶,晚采为茗。茗或曰荈,叶老者也。

王继先《绍兴校定经史证类备急本草·卷十四》

苦菜即茶茗,味甘苦,微寒,无毒。除痰下气,消宿食。

茗、苦榛。味甘,微寒,无毒。主瘘疮,利小便,去痰热,止渴,令人少睡。春采之。

张元素《医学启源·卷之下》

茶苦,为阴中之阳,所以清头目也。

王介《履巉岩本草·卷下》

草茶

味苦甘,微寒。无毒。利小便,去痰热渴,令人少睡。和茶果干嚼亦得。谷雨前采嫩叶,焙,味颇清新。比之建州、蒙顶等处。虽大不及,然与市人杂用槐、柳初生嫩芽及他物伪真者,犹或庶几焉。

王好古《汤液本草·下卷·木部》

茗苦茶。气微寒,味苦甘,无毒。

入手足厥阴经。

《液》云:腊茶是也。清头目,利小便,消热渴,下气消食,令人少睡,中风昏愦多睡不醒宜用此。入手足厥阴。茗,苦茶,苦甘微寒,无毒。主瘘疮,利小便,去痰热渴,治阴证汤药内用此。去格拒之寒,及治伏阳,大意相似。茶苦,《经》云,苦以泄之,其体下行,如何是清头目?

陈衍《宝庆本草折衷·卷第十三·木部中》

茗四百十 皂荚、槐、柳芽在内。枳壳、枸杞、枇杷芽附。

一名荈,一名槚,一名蔎,一名草茶,乃老茶叶也。○所出与苦榛同。○晚春采,蒸焙干。○得火良。○荈,尺哀切;蔎,音设;茶,除加切。

味甘、苦,微寒,无毒。○主瘘疮,利小便,去痰热渴,令人少睡。○《图经》曰:冬生叶,晚采一作取者为茗。又有皂荚芽、槐芽、柳芽,春摘和茶作之。今茶往往杂以众叶。

新分苦榛四百十一

一名茶除加切。下同。乃嫩茶叶也。生山南山谷,及汉中、闽浙、巴蜀、荆淮、峡、河北、京西及湖、鼎州园中。生建州北苑者,名建茶;生江南诸郡者名江茶。

并早春采,蒸焙干。碾制成饼者名蜡,一作腊茶。一名蜡面茶。并得火良。

味甘、苦,冷,无毒。主下气,消宿食。作饮,加茱萸、葱、姜良。自前条分。○《图经》曰:冬生叶,早采者为茶,与槚同。性冷。惟雅州蒙山出者,温而主疾,当春分之先后,多聚人力,俟雷发声,并手采摘,三日而止。○《雅州图志》云:蒙顶有茶,受阳气全,故芳香,谓之甘露茶。○《经验方》治阴疮,用蜡面茶末,先以甘草煎水洗,后用贴。○《别说》云:建茶治伤暑,合醋治泄泻甚效。○寇氏曰:古人谓其芽为雀舌、麦颗,言其至嫩也。又有新芽,一发便长寸余,如针,惟芽长为上品。如雀舌、麦颗,又下品也。

《续说》云:茗之与槚,同出一本,均为茶除加切耳。以茗老味涩,不及嫩槚之和美,故重槚而轻茗也。《杨氏方》治汤火伤疮,研蜡茶末,用煮酒脚调下。《谢公方》治盛夏初患纯血赤热痢,亦以此末和陈白梅肉,元如小弹子,以井华水化破调下。及暴感风邪头痛项强,亦宜细茶入白梅,热汤点服,俱有效焉。抑观坡仙(指苏东坡,编者注)咏茶除加切,功敌千钟,谓茶消酒昏醉者,啜之即爽快清醒。坡仙又言:茶除烦去腻,食肉滞于齿缝,漱之则消缩脱落。盖嫩茶之真者然也。若夫破热除瘴,利大小肠及生油调傅蠼螋尿人之疮,则茗、茶通用。凡啜者,宜热而少,不宜冷而多。故冷则停寒聚痰,多则消脂瘦体。

周天锡《图经备要本草诗诀·卷下·木部中品》

茗茶

旧不著所出州郡。今闽、浙、江、湖、山中有之。

凡如常食疗,云下气,除好睡,消宿食。

茗茶性冷甘尤苦,热饮之时神气嘉。

止渴化痰通水府,能醒困眼免昏花。

佚名《增广和剂局方药性总论·木部·中品》

茗,苦槎

茗:味甘苦,微寒,无毒。主疮,利小便,去痰热,湿。苦槎主下气,消宿食作饮加茱萸、葱、姜等,良。陈藏器:寒。破热气,除瘴气,利大小肠。食之宜热,冷即痰。得火,良。久食令人瘦,去人脂,使不睡。《食疗》云:茗叶利大肠,去热,解痰,下气,消宿食。

吴瑞《日用本草·卷之八·五味类》

茶。诸处皆有,惟建安、北苑、武夷数处产者,性味独佳。若久食,令人瘦,肌肤消乏。春分以前采者为茗,已后采为茶。凡饮者宜热,冷则聚痰。

主瘘疮,去痰热,止渴,令人少睡,除瘴气,消宿食,利大小肠。○好茶炒煎饮之,治赤白痢及热毒痢。○川芎、葱白,同茶煎服之,止头痛。茱萸、葱、姜同煎,能下气消宿食。

◍ 尚从善《本草元命苞·卷之六·木之中品》

茗,苦㯏

茗。甘苦,微寒。主瘘疮,利小便,除瘴气,去痰热,涤渴,令人少睡,下气郁,消宿食。早采为茶,晚取白茗。凡有五种,**一曰茶;二曰槚;三曰蔎,四曰茗;五曰荈**。采以春分,生山南汉中,山谷以蒙,山顶上为真。

◍ 贾铭《饮食须知·卷五·味类》

茶,味苦而甘,茗,性大寒,芥茶性微寒。久饮令人瘦,去人脂,令人不睡。大渴及酒后饮茶,寒入肾经,令人腰脚膀胱冷痛,兼患水肿挛痹诸疾。尤忌将盐点茶,或同咸味食,如引贼入肾。空心切不可饮。同榧食,令人身重。饮之宜热,冷饮聚痰。宜少勿多,不饮更妙。酒后多饮浓茶令吐。食茶叶令发黄成癖。唯蒙茶性温,六安、湘潭茶稍平。松茗伤人为最。若杂入香物,令病透骨。况真茶即少,杂茶更多,民生日用,受其害者,岂可胜言?妇妪蹈其弊者更甚。服威灵仙、土茯苓者忌之。服使君子者忌饮热茶,犯之即泻。茶子捣仁洗衣,去油腻。

第三节 明代

◍ 徐凤石《秘传音制本草大成药性赋·卷之一·寒门药性赋》

茶茗**音敏** 逐痰涎**音持**,解渴治疮消宿食。

茶茗:味甘、苦,性微寒,无毒。早采细者曰茶,晚采粗者曰茗。姜、连同煎,止赤白下痢。香油调末敷,汤火泡煨。眼目疼,嚼贴两眦;暑天泻,少加醋吞。

◍ 许兆桢《药准·卷下·木部》

茶茗**早采者为茶,晚采为茗**。味苦甘,气微寒。无毒。

主发散,降火,清头目,除痰热,下逆气,消宿食,利小便,令人少睡。然去人脂,暗损人不少。空心尤宜忌之。惟饮食后浓茶漱口,既去烦腻,且苦能兼齿消蠹不妨。

◉ 刘纯《医经小学·卷之一·本草第一》

茶茗苦消痰热渴,清神能治卒头疼。

瘘疮可疗兼下气,利小便令化气澄。

◉ 兰茂《滇南本草·滇中茶叶》

滇中茶叶,气味甘、苦,性微寒。主治下气消食,去痰除热,解烦渴,并解大头瘟注、天行时症。此茶之巨功,人每以其近而忽之。

《滇海虞衡志》:普茶名重于天下,出普洱所属六茶山:一曰攸乐、二曰革登、三曰倚邦、四曰莽枝、五曰曼嵩、六曰慢撒,周八百里,入山作茶者数十万人,茶客收买运于各处。思茅厅采访:茶有六山:倚邦、架布、嶍崆、曼砖、革登、易武,气味随土性而异。生于赤土或土中杂石者最佳,消食散寒解毒……种茶之家,芟锄备至,旁生草木,则味劣难售。或与他物同器,即染其气而不堪饮。

阮福《普洱茶记》云:所谓普洱茶者,非普洱府界内所产,盖产于府属之思茅厅界也,厅治有茶山六处。

◉ 熊宗立《增补图经节要本草歌括·卷之五·木部》

茶茗

味甘、苦,微寒,无毒。今闽、杭、蜀、荆、江湖、淮南皆有之。大小似栀子。冬生叶,可煮作羹饮。今呼早采者为荼,晚采者为茗。今通谓之茶。春中始生嫩叶,蒸焙,去苦水乃可饮,闽地武夷产者最佳。

苦菜元来即苦茶,旗枪芽发胜仙葩。

除痰下气攻头痛,宿食能消痢更佳。

◉ 王纶《本草集要·中部药品·卷之四》

茗苦荼今茶也。早采者为荼,晚采者为茗。味甘、苦,气微寒。无毒。入手、足厥阴经。

主瘘疮,清头目,利小便,去痰热渴,下气,消宿食,去人脂,令人少睡。作饮加茱萸、葱、姜等良。《茶饮序》云:释滞消壅,一日之利暂佳;瘠气侵精,终身之累斯大。

赤白痢,对和黄连半两,生姜一两,点服效。

诸烂疮及汤火疮,细嚼傅贴,或为末香油调傅,妙。

目热赤涩痛，嚼烂贴目两角，痛即止。

● 滕弘《神农本经会通·卷之二·木部下》

茗苦茶

早采者为茶，晚采者为茗，今通谓之茶。《汤液》云，茗苦茶。一名蜡茶。

味甘苦，气微寒，无毒。《汤》云，入手足厥阴经。

《逮》云，消痰热渴，并治头痛，疗瘘疮，清心下气，兼利小便，澄化气。《本经》云，茗苦茶，味甘苦，微寒，无毒。主瘘疮，利小便，去痰热渴，令人少睡。春采之，苦茶，主下气，消宿食，作饮，加茱萸葱姜等良。陈藏器云：寒，破热气，除瘴气，利大小肠，食之宜热，冷即聚痰，茶是茗嫩叶，捣成饼，并得火良。久食令人瘦，去人脂，使不睡。《图经》云：真茶性极冷，惟雅州蒙山出者温，大都饮茶，少则醒神思，过多则致疾病。故唐毋炅《茶饮序》云：释滞消壅，一日之利暂佳，瘠气侵精，终身之累斯大。《别说》云，蔡襄《密学》所述极备。闽中之唯建州，北苑数处产此，性味独与诸方略不同，今亦独名蜡茶，研治作饼，日得火愈良。近人以建茶，治伤暑，合醋治泄泻，甚效。今建州上供品第备见《茶经》。《液》云，茗苦茶，腊茶是也。清头目，利小便，消热渴，下气，消食，令人少睡，中风昏愦，多睡不醒，宜用此。入手足厥明经，茗苦茶，苦甘，微寒，无毒，主瘘疮，利小便，去痰热渴，治阴证汤药内用此，去格拒之寒，及治伏阳，大意相似茶苦。《经》云，苦以泄之。其体下行，如何是清头目。《剑》云，茶茗苦消痰热渴，清神能治卒头疼；瘘疮可疗兼下气，利小便令化气澄。《局》云，苦菜元来即苦茶，旗枪芽发胜仙葩；除痰下气攻头痛，宿食能消痾更佳。苦菜，主头疼，痢生腹痛，同姜服。

● 刘文泰《本草品汇精要·卷之十八·木部中品之上》

茗苦楪无毒

茗苦楪 主瘘疮，利小便，去痰，热渴，令人少睡。○苦荼，主下气消宿食，作饮加茱萸、葱、姜等良《名医所录》。

[名] 茶、槚、蔎、茗、荈。

[苗] 《图经》曰：茶乃南方佳木，高二三尺，经冬不凋，腊月已结蓓蕾，春中抽芽。《尔雅》所谓槚、苦茶。释云：早采者为茶，晚采者为茗，蜀人谓之苦茶，今通谓之茶，盖茶、茶字相似而误也。一种自一尺以至于数十尺，巴峡亦有两人合抱者，伐而掇之，其木如瓜芦，叶如栀子，花如白蔷薇，实如栟榈，蒂若丁香，根似胡桃，其名有五。今人或以枸杞、槐、柳等嫩芽杂和作茶，实能乱真。以此治病，功用大不相侔。建州等处所产，性味与别品尤胜，独名腊茶。唯鼎州性味略类建州者，今河北等处磨末亦冒腊茶入药，唯以建州为胜。又

有蒙山五顶，其中顶曰上清峰，峻险人迹少到，云雾蔽盖，鸟兽时出，草木繁密，所产与他顶不同。春分先后，俟雷发声，采者为佳，此品制作精于他处，人所贵重，为其性不甚冷而却病延年尔。谨按：古无茶茗之文，在禹则无贡，《周礼》亦不载，《尔雅》虽有槚、苦茶之名，而秦汉史传亦无所稽；至唐陆羽毕著《茶经》等说而茶品始备，故贵于唐而与盐并榷于宋也。世之昏礼纳，采非茶不行，盖取其种莳不可移植，以喻无再盟之义。然饮少则醒神，过多则能致疾，故《茶饮序》云：释滞消壅，一日之利暂佳，瘠气侵精，终身之累斯大。

　　［地］《图经》曰：出闽、浙、蜀、荆、江、湖、淮南、鼎州，山中皆有之。［地道］雅州、蒙山、建州。

　　［时］　生，春初发萌。

　　［采］　春分先后取芽。

　　［收］　晒干。

　　［用］　叶。

　　［色］　青褐。

　　［味］　甘、苦。

　　［性］　微寒。

　　［气］　气味俱轻，阴中之阳。

　　［臭］　香。

　　［主］　清头目，消热渴。

　　［行］　手、足厥阴经。

　　［治］　疗：《图经》曰：祛旧疾，释滞消壅。陈藏器云：破热气，除瘴气，利大小便。《汤液本草》云：清头目，消热渴，中风昏愦，多睡不醒及瘘疮。《别录》云：除痰下气，消宿食，痰厥头痛如破，赤白痢热毒痢。

　　［合治］　合生油傅，蝖螋尿着人成疮疼痛。水煎合醋，疗气壅暨腰痛转动不得。煎合醋服，治伤暑泄泻及心痛不可忍者。

　　［禁］　宜热饮，若冷啜则聚痰，久食令人瘦，去人脂，使不睡。

　　［赝］　枸杞、槐、柳等芽为伪。

薛己《本草约言·卷之二·木部》

茶茗

　　苦、甘、微寒，专上清头目。世医执《本草》以苦泄下行之说，如何头目得清？不知头目不清，由热气上熏，用苦以泄之，则热降而上清矣。茶茗体轻而气浮，芽萌得春生之气，味虽苦而气则薄，故《汤液》以清头目为主，解烦渴，利小水，逐痰涩热，令人少睡。饮之宜热，冷饮则聚痰，多饮则少睡，久服则消脂，苦泄之故也。不宜空腹饮。**亦解煎炒毒。**

一云：酒后频饮，大伤脾肾。盖肾水不足，不能胜酒，复饮茶太过，则大伤脾气，肾又受湿，遂成脾泄也。胃实者宜用，脾虚者忌之。

卢和《食物本草·卷一·味类》

茶古无茶字，即荼字便是茶。《诗》云："谁谓荼苦？其甘如荠。"是也。自陆季疵倡为茶饮，然皆末茶。非今南人以白水烹之者也。

茶，晚采而粗者曰茗。味甘、苦，微寒。无毒。主瘘疮，利小便，去痰热、渴，令人少睡。早采而细者曰茶，主下气消食。此《本草》所载，后代诸家及《茶经》《茶谱》《茶录》等书所云。近世尚用如蒙山茶，性温，治病，因以名显。其他曰宜兴茶、陆安茶、东白山茶、神华山茶、龙井茶、闽蜡茶、蜀苦茶、宝庆茶、庐山云雾茶，俱以味佳而列名品。土产各有所宜，性味亦有少异。大抵茶能清热止渴，下气除痰，醒睡消食。解腻，清头目，利小便。热饮宜人，冷饮成积。饮之太过去八脂，令人瘦。尝闻一人好食烧鹅，日常不缺，医者谓其必生脾肺痈疽，后卒不病，访知此人每夜必啜凉茶一碗解之，故也。茶能解炙炒之毒，于此可见。

郑宁《药性要略大全·卷之六·草木花卉部》

苦茗　即茶也。

除痰下气，消宿食，止痢，清头目，利小便，消热渴。

《机要》云：解煎炒油毒，令人少睡。疗中风昏愦，多睡不醒。

《汤液》云：苦以泻之，其体下行，何以能清头目？

味苦、甘，微寒，无毒。入足厥阴肝经。

吴禄《食品集·上集》

茶。早采为茶，晚采为茗。

味苦甘，气微寒，无毒，主清头目，利小便，去痰热渴，下气，消宿食，去人脂，令人少睡，释消壅塞，一日之利暂佳，瘠气侵精，终身之累。

许希周《药性粗评·卷之三》

茶有旗枪常警，睡魔还遁。

茶。一名苦菜。郭璞云：早采为茶，晚采为茗，今通谓之茶。茶之见重于古人久矣。陆羽有《茶经》，毛文锡有《茶谱》，丁谓有《北苑茶录》，蔡宗颜有《茶山节对》，好之者则有《北苑先春》。东吴瑞草之号制之者则有汤煎蟹眼屑碾，龙芽之名不一而足。凡以释滞消壅，朝夕不可阙故也。树高四五尺，叶如栀子，厚而微锐，春分前后发芽，摘之谓之雀舌，此最可重结子如皂荚子大。荆湘、川蜀、江浙山谷处处有之，惟雅州山顶者性温，尤能去疾，采后蒸熟，保去苦水焙干，当日即成者佳，常在近火之处为良？法。或以为？或以为饼不同。近惟以闽武夷山者为佳,多以进贡。凡作饮加吴茱萸、姜、葱等,同煎以制之。味苦甘,性微寒。无毒。入手厥阴心包络,足厥阴肝经。主治伤寒、热毒、赤白痢疾,下气,消食,止渴,解酲,清醒头目,令人少睡。卢仝七碗,所谓破孤闷,通仙灵者此也。海藏云:中风昏聩,多睡不醒宜用此。阴证汤药内用此与去格拒之寒,及治伏汤大意相似。

单方:

醒睡:几为睡魔所攻,昼夜昏愦者以真茶一撮,新水一饼煎之,乘热啜服,自然神思清爽,不复睡矣,灯窗下不可不知故。故古诗有云,饮酒宿酲方渴处,读书春困欲昏时,惟然不可过多,性冷亦能致疾,故《茶经》云,释滞消壅,一日之利暂佳,瘠气侵精,终身之累大是也。

阴疮:凡阴囊上生疮燥痒者,用腊茶为末,先用甘草煎水洗过后敷上最妙。

蟫蝛尿:患蟫蝛尿毒生疮如豆,痛不可忍者,茶为末,清油调涂,其痛立止,屡试甚验。

赤白痢:凡患痢疾不拘热毒及赤白二色,用好茶二三两,捣末浓煎一盏,吃尽便差。凡患腰痛者亦浓煎好茶,投醋一合,饮之亦差。

◉ 皇甫中《明医指掌·卷一·药性歌》

茶茗味苦,热渴能济,上清头目,下消食气。

◉ 陈嘉谟《本草蒙筌·卷之四·木部》

茶茗

味甘、苦,气微寒。无毒。江淮闽浙俱有,蒙山中顶独佳。

《茶谱》云:雅州蒙山有五顶,顶上有茶园。其四顶茶园采摘不废,惟中顶草木繁密,云雾遮蔽,鸷兽时出,人迹罕到。春分前后,多构人力,俟雷发声,并步采摘,三日而止。若获一两,以本处水煎饮,即驱旧疾,二两轻身,三两换骨,四两成地仙。予闻此言,初未全信,近见土人带有真者,欲售,其价极贵,其状与石藓颇类似,非原摘嫩芽,疑必制造殊异。故尔少取煎饮,气味果奇,始知前语不诬,无怪显名而传远也。早采细者曰茶,芽如雀舌、麦颗,虽甚细嫩,犹未称善。又种新芽一发,便长寸许,微精如针,是为上品,其根干水土力皆有余故也,晚采粗者曰茗,茶之粗者,多杂木叶,不可择。故《经》云:粗者损人,细者益人。一说:春分巳前采者曰茗,以后采者曰茶。入二经络,手、足厥阴。专清头目,利小便,善逐痰涎,解烦渴,下气消宿食,除热治瘘疮。姜连生姜、黄连同煎,止赤白下痢;香油调末,敷汤火炮煨。眼目疼嚼贴两眦,暑天泻少加醋吞。热服宜,冷服忌冷则聚痰。多服少睡,久服消脂令人瘦。唐毋煛云:释滞消壅,一日之利暂佳;瘠气侵精,终身之累斯大。损多益少,观此足征。

陈嘉谟按：茶茗所治，《本经》以清头目为上，后医坚执《素问》苦以泄之之说。乃云其体下行，如何头目得清也？殊不知，头目不清，多由热气上熏，用苦泄之，则热降而上清矣！且茶体轻浮，采摘之时，芽蘖初萌，正得春生之气，是以味虽苦而气则薄，乃阴中之阳，可升可降者也。故云：清利头目，有何悖乎？

方谷《本草纂要·卷之四·木部下》

茶茗

茶，味苦，气辛，轻清上升；茗，味苦，气寒，重浊下降。故凡头目昏眩而气塞不清，风湿上攻而精神不爽，或痰涎壅盛而燥闷不宁，或烦热大渴而津液闭少，或上气壅塞而关格不通，或下焦湿热而小便不利，或痢疾噤口而见食恶心，或淋沥癃闭而赤白带浊，茶茗然虽可以治之，夫惟治症亦又各别。吾尝《本经》考之，细者为茶，大者为茗。在上之病可用茶，茶所以取其轻清而上升也；在下之病可用茗，茗所以取其重浊而下降也。苟不分而类用，非惟清浊混杂抑且上下失调，用治决不验也，临症可不辨诸。

佚名《食物本草·卷下·味类》

茶。晚采粗者曰为茗。味甘苦，微寒，无毒。主瘘疮，利小便，去痰热渴，令人少睡。早采细者曰茶，主下气消食。已上《本草》所载后代诸家及《茶经》《茶谱》《茶录》等书论悉备矣。近世人所用蒙山茶，性温治病，因以名显。其他曰：宜兴茶、陆安茶、东白山茶、神华山茶、龙井茶、闽蜡茶、蜀苦茶、宝庆茶、庐山云雾茶，俱以味佳得名。品类土产，各有所宜，性味不能无稍异。大抵茶能清热止渴，下气除痰，醒睡，消食、解腻，清头目，利小便。热饮宜人，冷饮聚痰，久饮损人。去人脂，令人瘦。又尝闻一人好食烧鹅，日常不缺，医者谓其必生脾肺痈疽，后卒不病。访知此人每夜必啜凉茶一碗解之之故也。茶能解炙炒之毒于此可见。

黄惟亮《医林统要通玄方论·卷之一·诸品药性诗括》

茶茗苦消痰热渴，清心能治卒头疼。

瘘疮可疗兼下气，利小便令化气澄。

李梴《医学入门·卷之二·本草分类》

茶茗苦消痰热渴，爽神头目自能清；

消积止泻利小便，更疗腰痛卒心疼。

早采为茶，晚采为茗。微寒，无毒。入手足厥阴经。主去痰热烦渴，清头目，悦神醒神，令人少睡，下气消食，止泻及赤白痢，利大小便；兼治气壅腰疼，转动不得，心痛不可忍，并浓煎热服，冷则聚痰。《液》云：阴证汤内用此，去格拒之寒，与治伏阳大意相似。诸烂疮及汤火疮，细嚼敷之，或为末，香油调搽。瘰疬已破者，用细茶、蜈蚣等分，炙令香熟，为末，先煎甘草汤洗，后以此末敷之。目热、赤涩痛，嚼烂贴目两角，其痛即止。久食损人，去人脂，令人瘦。《茶序》云：释滞消壅，一日之利暂佳；瘠气侵精，终身之累斯大。又解炙炒毒，甚妙。

❀ 李时珍《本草纲目·第十八卷·草部七》

茗《唐本草》

【校正】自木部移入此。

【释名】苦㯖 㯖、途二音。《唐本》槚；《尔雅》荈，音设。舛音舜。［颂曰］郭璞云：早采为茶，晚采为茗，一名舜，蜀人谓之苦茶。［陆羽］云：其名有五：一茶，二槚，三蔎，四茗，五荈。［时珍曰］杨慎《丹铅录》云：茶即古荼字，音途，《诗》云"谁谓荼苦，其甘如荠"是也。［颜师古］云：汉时荼陵，始转途，音为宅加切，或言六经无茶字，未深考耳。

【集解】《神农食经》曰：茶茗生益州及山陵道旁。凌冬不死，三月三日采，干。［恭曰］：茗生山南泽中山谷。《尔雅》云：槚，苦茶。［郭璞］注云：树小似栀子。冬生叶，可煮作羹饮。［颂曰］：今闽浙、蜀荆、江湖、淮南、山中皆有之，通谓之茶。春中始生嫩叶，蒸焙去苦水，末之乃可饮。与古所食，殊不同也。陆羽《茶经》云：茶者，南方嘉木。自一尺二尺至数十尺，其巴川峡山有两人合抱者，伐而掇之。木如瓜芦，叶如栀子，花如白蔷薇，实如栟榈，蒂如丁香，根如胡桃。其上者生烂石，中者生砾壤，下者生黄土。艺法如种瓜，三岁可采。阳崖阴林，紫者上，绿者次；笋者上，芽者次；叶卷者上，舒者次。在二月、三月、四月之间，茶之笋者，生于烂石之间，长四五寸，若蕨之始抽，凌露采之。茶之芽者，发于丛薄之上，有三枝、四枝、五枝，于枝颠采之。采得蒸焙封干，有千类万状也。略而言之，如胡人靴者蹙缩然，如犎牛臆者廉沾然，出山者轮囷然，拂水者涵澹然，皆茶之精好者也。如竹箨，如霜荷，皆茶之瘠老者也。其别者，有石楠芽、枸杞芽、枇杷芽，皆治风疾。又有皂荚芽、槐芽、柳芽，乃上春摘其芽和茶作之。故今南人输官茶，往往杂以众叶。惟茅芦竹箬之类不可入，自余山中草木芽叶，皆可和合，椿、柿尤奇。真茶性冷，惟雅州蒙山出者温而主疾。毛文锡《茶谱》云：蒙山有五顶，上有茶园，其中顶曰上清峰。昔有僧人病冷且久，遇一老父谓曰：蒙之中顶茶，当以春分之先后，多构人力，俟雷发声，并手采择，三日而止。若获一两，以本处水煎服，即能祛宿疾，二两当眼前无疾，三两能固肌骨，四两即为地仙矣。其僧如说，获一两余服之，未尽而疾瘳。其四园，采摘不废。惟中峰草木繁密，云雾蔽亏，鸷兽时出，故人迹不到矣。近岁稍贵此品，制作亦精于他处。[陈承曰] 近世蔡襄述闽茶极备。惟建州北苑数处产者，性味与诸方略不同。今亦独名蜡茶，上供御用。碾治作饼，日晒得火愈良。其他者或为芽，或为末收贮，若微见火便硬，不可久收，色味俱败。惟鼎州一种芽茶，性味略类建茶，今汴中及河北、京西等处磨为末，亦冒腊茶者，是也。[宗奭曰] 苦茶即今茶也。陆羽有《茶经》，丁谓有《北苑茶录》，毛文锡有《茶谱》，蔡宗颜有《茶对》，皆甚详。然古人谓茶为雀舌、麦颗，言其至嫩也。又有新芽一发，便长寸余，其粗如针，最为上品，其根干水土力皆有余故也。雀舌、麦颗又在下品，前人未知尔。[时珍曰] 茶有野生、种生，种者用子。其子大如指顶，正圆黑色。其仁入口，初甘后苦，最戟人喉，而闽人以榨油食用。二月下种，一坎须百颗乃生一株，盖空壳者多故也。畏水与日，最宜坡地荫处。清明前采者上，谷雨前者次之，此后皆老茗尔。采、蒸、揉、焙，修造皆有法，详见《茶谱》。茶之税始于唐德宗，盛于宋、元，及于我朝，乃与西番互市易马。夫茶一木尔，下为民生日用之资，上为朝廷赋税之助，其利博哉！昔贤所称，大约谓唐人尚茶，茶品益众。有雅州之蒙顶、石花、露芽、谷芽为第一，建宁之北苑龙凤团为上供。蜀之茶，则有东川之神泉兽目，硖州之碧涧明月，夔州之真香，邛州之火井，思安黔阳之都濡，嘉定之峨眉，泸州之纳溪，玉垒之沙坪。楚之茶，则有荆州之仙人掌，湖南之白露，长沙之铁色，蕲州蕲门之团面，寿州霍山之黄芽，庐州之六安英山，武昌之樊山，岳州之巴陵，辰州之溆浦，湖南之宝庆、茶陵。吴越之茶，则有湖州顾渚之紫笋，福州方山之生芽，洪州之白露，双井之白毛，庐山之云雾，常州之阳羡，池州之九华，丫山之阳坡，袁州之界桥，睦州之鸠坑，宣州之阳坑，金华之举岩，会稽之日铸。皆产茶有名者。其他犹多，而猥杂更甚。

按：[陶隐居] 注：苦茶云。西阳、武昌、庐江、晋陵皆有好茗，饮之宜人。凡所饮物，有茗及木叶、天门冬苗、菝葜叶，皆益人。余物并冷利。又巴东县有真茶，火煏作卷结为饮，亦令人不眠。俗中多煮檀叶及大皂李叶作茶饮，并冷利。南方有瓜芦木，亦似茗也。今人采楮、栎、山矾、南烛、乌药诸叶，皆可为饮，以乱茶云。

叶

【气味】苦、甘，微寒，无毒。[藏器曰] 苦寒，久食，令人瘦，去人脂，使人不睡。饮之宜热，冷则聚痰。[胡洽曰] 与榧同食，令人身重。[李廷飞曰] 大渴及酒后饮茶,水入肾经,令人腰、脚、膀胱冷痛,兼息水肿、挛痹诸疾,大抵饮茶宜热宜少,不饮尤佳,空腹最忌之。[时珍曰]服威灵仙、土茯苓者,忌饮茶。

【主治】瘘疮,利小便,去痰热,止渴,令人少睡,有力,悦志《神农食经》。下气消食。作饮加茱萸、葱、姜良苏恭。破热气,除瘴气,利大小肠陈藏器。清头目,治中风昏愦,多睡不醒,王好古。治伤暑。合醋治泄痢甚效陈承。炒煎饮治热毒赤白痢,同川芎劳、葱白煎饮止头痛吴瑞。浓煎,吐风热痰涎时珍。

【发明】[好古曰]茗茶气寒味苦,入手、足厥阴经。治阴证汤药内入此,去格拒之寒,及治伏阳,大意相似。经云:苦以泄之。其体下行,所以能清头目。[机曰]头目不清,热熏上也。以苦泄其热,则上清矣。且茶体轻浮,采摘之时,芽蘖初萌,正得春升之气,味虽苦而气则薄,乃阴中之阳,可升可降;利头目,盖本诸此。[汪颖曰]一人好烧鹅炙煿,日常不缺。人咸防其生痈疽,后卒不病。访知其人每夜必啜凉茶一碗,乃知茶能解炙煿之毒也。[杨士瀛曰]姜茶治痢。姜助阳,茶助阴,并能消暑、解酒食毒。且一寒一热,调平阴阳,不问赤、白、冷、热,用之皆良。生姜细切,与真茶等分,新水浓煎服之。苏东坡以此治文潞公有效。[时珍曰]茶苦而寒,阴中之阴,沉也降也,最能降火。火为百病,火降则上清矣。然火有五,火有虚实。若少壮胃健之人,心、肺、脾、胃之火多盛,故与茶相宜。温饮则火因寒气而下降,热饮则茶借火气而升散,又兼解酒食之毒,使人神思闿爽,不昏不睡,此茶之功也。若虚寒及血弱之人,饮之既久,则脾胃恶寒,元气暗损,土不制水,精血潜虚;成痰饮,成痞胀,成痿痹,成黄瘦,成呕逆,成洞泻,成腹痛,成疝瘕,种种内伤,此茶之害也。民生日用,蹈其弊者,往往皆是,而妇妪受害更多,习俗移人,自不觉尔。况真茶既少,杂茶更多,其为患也,又可胜言哉?人有嗜茶成癖者,时时咀啜不止。久而伤营伤精,血不华色,黄瘁痿弱,抱病不悔,尤可叹惋。晋干宝《搜神记》载:武官因时病后,啜茗一斛二升乃止。才减升合,便为不足。有客令更进五升,忽吐一物,状如牛脾而有口。浇之以茗,尽一斛二升。再浇五升,即溢出矣。人遂谓之斛茗瘕。嗜茶者观此可以戒矣。陶隐居《杂录》言:丹丘子、黄山君服茶轻身换骨。《壶公食忌》言:苦茶久食羽化者,皆方士谬言误世者也。按唐补阙毋煛《茶饮序》云:释滞消壅,一日之利暂佳;瘠气侵精,终身之累斯大。获益则功归茶力,贻患则不谓茶灾。岂非福近易知,祸远难见乎?又宋学士苏轼《茶说》云:除烦去腻,世故不可无茶,然暗中损人不少。空心饮茶入盐,直入肾经,且冷脾胃,乃引贼入室也。惟饮食后浓茶漱口,既去烦腻,而脾胃不知,且苦能坚齿消蠹,深得饮茶之妙。古人呼茗为酪奴,亦贱之也。时珍早年气盛,每饮新茗必至数碗,轻汗发而肌骨清,颇觉痛快。中年胃气稍损,饮之即觉为害,不痞闷呕恶,即腹冷洞泄。故备述诸说,以警同好焉。又浓茶能令人吐,乃酸苦涌泄为阴之义,非其性能升也。

【附方】旧六新十三

气虚头痛:用上春茶末调成膏,置瓦盏内覆转,以巴豆四十粒,作二次烧烟熏之,晒干乳细。每服一字,别入好茶末,食后煎服,立效《医方大成》。

热毒下痢:[孟诜]曰:赤白下痢,以好茶一斤,炙捣末,浓煎一二盏服。久患痢者,亦宜服之。《直指》:用蜡茶,赤痢以蜜水煎服,白痢以连皮自然姜汁同水煎服。二服即愈。《经验良方》:用蜡茶二钱,汤点七分,入麻油一蚬壳,和服;须臾腹痛大下即止。一少年用之有效。一方:蜡茶末,以白梅肉和丸;赤痢甘草汤下,白痢乌梅汤下,各百丸。一方:建茶合醋煎,热服,即止。大便下血营卫气虚,或受风邪,或食生冷,或啖炙煿,或饮食过度,积热肠间,使脾胃受伤,糟粕不聚,大便下利清血,脐腹作痛,里急后重,及酒毒一切下血,并皆治之;用细茶半斤碾末,川百药煎五个烧存性。每服二钱,米饮下,日二服《普济方》。

产后秘塞:以葱涎调蜡茶末,丸百丸,茶服自通;不可用大黄利药,利者百无一生郭稽中《妇人方》。

久年心痛:十年、五年者,煎湖茶,以头醋和匀,服之良《兵部手集》。

腰痛难转:煎茶五合,投醋二合,顿服孟诜《食疗》。

嗜茶成癖:一人病此,一方士令以新鞋盛茶令满,任意食尽,再盛一鞋,如此三度,自不吃也;男用女鞋,女用男鞋,用之果愈也《集简方》)。

解诸中毒:芽茶、白矾等分,碾末,冷水调下《简便方》。

痘疮作痒:房中宜烧茶烟恒熏之。

阴囊生疮:用蜡面茶为末,先以甘草汤洗,后贴之妙《经验方》。

脚丫湿烂:茶叶嚼烂傅之,有效《摄生方》。

蠼螋尿疮:初如糁粟,渐大如豆,更大如火烙浆疱,疼痛至甚者,速以草茶并蜡茶俱可,以生油调傅,药至,痛乃止《胜金方》。

风痰颠疾:茶芽、栀子各一两,煎浓汁一碗服,良久探吐《摘玄方》。

霍乱烦闷:茶末一钱煎水,调干姜末一钱,服之即安《圣济总录》。

月水不通:茶清一瓶,入砂糖少许,露一夜服,虽三个月胎亦通,不可轻视鲍氏。

痰喘咳嗽:不能睡卧,好末茶一两,白僵蚕一两,为末,放碗内盖定,倾沸汤一小盏,临卧再添汤点服《瑞竹堂方》。

茶子

【气味】苦,寒,有毒。

【主治】喘急咳嗽,去痰垢。捣仁洗衣,除油腻**时珍**。

【附方】新三。

上气喘急:时有咳嗽,茶子、百合等分,为末,蜜丸梧子大,每服七丸,新汲水下《**太平圣惠方**》。

喘嗽齁鮯:不拘大人小儿,用糯米泔少许磨茶子,滴入鼻中,令吸入口服之,口咬竹筒,少顷涎出如线,不过二三次绝根,屡验《**经验良方**》。

头脑鸣响:状如虫蛀,名大白蚁,以茶子为末,吹入鼻中,取效**杨拱《医方摘要》**。

⚫ 皇甫嵩《本草发明·卷之二·草部上》

茶茗气微寒,味苦、甘。无毒。入手足厥阴经,阴中之阳,可升可降

【发明】曰:茶茗苦甘微寒,专上清头目。世医执证《本草》以苦泄下行之说,如何头目得清?殊不知头目不清由热气上熏,用苦以泄之则热降而上清矣。茶茗体轻而气浮,芽萌得春生之气,味虽苦而气则薄,故《汤液》以清头为主,解烦渴,利小水,逐痰涎热,令人少睡。苦茶下气,消宿食,除热,治瘘疮,皆苦以泄热之由也。饮之宜热,冷饮则聚痰,多饮则少睡,久服则消脂,苦泄之故也。不宜空腹饮,尤忌点盐汤。《序》云:释滞消壅,一日之利暂佳,瘠气侵精,终身之累斯大。此可谓一生嗜茶者戒也。○同姜连煎治赤白下痢;目痛,嚼贴两眦;香油调敷汤火毒。今按:早采为茗,晚采粗者曰茶。《本草注》以早采为茶,晚采为茗,一名荈。蜀人名之苦樣,今通谓之茶。古人谓早采芽茶为雀舌、麦颗,言其至嫩也,又有新芽一发便长寸许,此为上品,其根干水土力皆有余故也。其雀舌、麦颗又次之,前人未尽识,误为品题耳。○蒙山顶茶更佳雅州蒙山有五顶,惟中顶人迹罕到,顶有茶园,俟春雷发声,构采之三日而止,得一两,以本处水煎饮,驱宿痰,二两轻身,三两换骨,四两成地仙。斯言虽近迂,而其实奇妙。但今蒙山茶俱是石藓、白衣,非茶芽类。意者别有种芽茶,而人不能得也,详之。

⚫ 姚可成《食物本草·卷十六·味部》

茶。早采为茶,晚采为茗,一名荈,蜀人谓之苦茶。《诗》云:"谁谓茶苦,其甘如荠"是也。生益州及山陵道旁,凌冬不死。今闽、浙、蜀、江、湖、淮南山中皆有之,通谓之茶。春中始生嫩叶,蒸焙去苦水,末之,乃可饮。与古所食,殊不同也。陆羽《茶经》云:茶者,南方嘉木。自一尺二尺至数十尺,其巴川峡山有两人合抱者,伐而掇之。木如瓜芦,叶如栀子,花如白蔷薇,实如栟榈,蒂如丁香,根如胡桃。其上者生烂石,中者生砾壤,下者生黄土。艺法如种瓜,三岁可采。阳崖阴林,紫者上,绿者次,笋者上,芽者次;叶卷者上,舒者次。在二月、三月、四月之间，茶之笋者，生于烂石之间，长四五寸，若蕨之始抽，凌露采之。茶之枝（芽）者，发于丛薄之上，有三枝、四枝、五枝，于支颠采之。采得蒸焙封干，有千类万状也。略而言之：如胡人靴者蹙缩然，如犎牛臆者廉襜然，出山者轮囷然，拂水者涵澹然，皆茶之精好者也。如竹箨，如霜荷，皆茶之瘠老者也。其别者，有石南叶、枸杞芽、枇杷芽，皆治风疾。又有皂荚芽、槐芽、柳芽，乃上春摘其芽和茶作之。故今南人输官茶，往往杂以众叶。惟芽、芦竹箬（笋）之类不可入，自余山中草木芽叶，皆可和合，椿、柿尤奇。真茶性冷，惟雅州蒙山出者温而主疾。毛文锡《茶谱》云：蒙山有五顶，上有茶园，其中顶曰上清峰。昔有僧人病冷且久，遇一老父谓曰：蒙之中顶茶，当以春分之先后，多构人力，俟雷发声，并手采择，三日而止。若获一两，以本处水煎服，即能祛宿疾，二两当眼前无疾，三两能固肌骨，四两即为地仙矣。其僧如说，获一两余，服之未尽而疾瘳。其四顶茶园，采犹不废，惟中峰草木繁密，云雾蔽亏，鸷兽时出，故人迹不到矣。近岁稍贵其品，制作亦精于他处。陈承曰：近世蔡襄述闽茶颇备。惟建州北苑数处产者，性味与诸方略不同。今亦独名蜡茶，上供御用。碾治作饼，日晒，得火愈良。其他者或为芽，或为末收贮，若微见火便硬，不可久收，色味俱败。惟鼎州一种芽茶，性味略类建茶，今汴中及河北、京西等处磨为末，亦冒蜡茶者是也。寇宗奭曰：苦茶即今茶也。陆羽有《茶经》，丁谓有《北苑茶录》，毛文锡有《茶谱》，蔡宗颜有《茶对》，皆甚详。然古人谓茶为雀舌、麦颗，言其至嫩也。又有新芽一发，便长寸余，其粗如针，最为上品，其根干、水土力皆有余故也。雀舌、麦颗又在下品，前人未知尔。[李时珍]曰：茶有野生、种生。种者用子，其子大如指头，正圆黑色。其仁入口，初甘后苦，最戟人喉，而闽人以榨油食用。二月下种，一坎须百颗乃生一株，盖空壳者多故也。畏水与日，最宜坡地荫处。清明前采者为上，谷雨前者次之，此后皆老茗尔。采、蒸、揉、焙、修造皆有法，详见《茶谱》。茶之税，始于唐德宗，盛于宋、元，及于我朝，乃于西番互市易马。夫茶一木尔，下为民生日用之资，上为朝廷赋税之助，其利博哉！昔贤所称，大约谓唐人尚茶，茶品益众。有雅州之蒙顶、石花、露芽、谷芽为第一，建宁之北苑龙凤团为上供。蜀之茶，则有东川之神泉、兽目，硖州之碧涧、明月，夔州之真香，邛州之火井、思安、黔阳之都濡，嘉定之峨眉，泸州之纳溪，玉垒之沙坪。楚之茶，则有荆州之仙人掌，湖南之白露，长沙之铁色，蕲州蕲门之团面，寿州霍山之黄芽，泸州之六安、英山，武昌之樊山，岳州之巴蕉，辰州之溆浦，湖南之宝庆、茶陵。吴越之茶，则有湖州顾渚之紫笋，福州方山之声芽，洪州之白露，双井之白毛，庐山之云雾，常州之阳羡，池州之九华，丫山之阳坡，袁州之界桥，睦州之鸠坑，宣州之阳坑，金华之举岩，会稽之日铸，皆产茶有名者。今又有苏州之虎丘茶，清香风韵，自得天然之妙，啜之骨爽神怡，真堪为卢仝七碗之鉴。其名已冠天下，其价几与银等，向为山僧获利，果属吴中佳产也。其次曰天池茶，味虽稍差，雨前采摘者亦甚珍贵。其他犹多，而猥杂更甚。

　　按：陶隐居注苦菜云：酉阳、武昌、庐江、晋陵皆有好茗，饮之宜人。凡所饮物，有苦菜及木叶、天门冬苗、菝葜叶，皆益人。余物并冷利。南方有瓜芦木，亦似茗也。今人采楮、栎、山矾、南烛、乌药诸叶，皆可为饮，以乱茶云。

茶叶

　　味苦、甘，微寒，无毒。治瘘疮、利小便，去痰热，止渴，令人少睡，有力，悦志。下气消食，作饮加茱萸、葱、姜良。破热气，除瘴气，利大小肠。清头目，治中风昏愦,多睡不醒。治伤暑。合醋治泄痢甚效。炒煎饮,治热毒赤白痢。同芎䓖、葱白煎饮,止头痛。浓煎,吐风热痰涎。

阳羡茶 味甘、苦,主清头目,爽精神,消食下气,利水道,为众茶之主,百花之先。故谚有"天子未尝阳羡茶,百草不敢先开花"之句。

虎丘茶 味甘香爽,主清肌骨,养真元,得地土之淳和,禀山川之秀丽,饮之弥多弥善也。

六安茶 主消食调中,祛风邪,升阳气。

天池茶 主生津液,沁齿颊,升阳补脾。[陈藏器]曰:大抵茶性苦寒,久服令人瘦,去人脂,使人不睡。饮之宜热,冷则聚痰。与榧同食,令人身重。大渴及酒后饮茶,水入肾经,令人腰脚膀胱冷病,兼患水肿挛痹诸疾。[汪机]曰:头目不清,热熏上也。以苦泄其热,则上清矣。且茶体轻浮,采摘之时,芽蘖初萌,正得春升之气。味虽苦而气则薄,乃阴中之阳,可升可降,利头目,盖本诸此。[汪颖]曰:一人好食烧鹅炙煿,日常不缺,人咸防其生痈疽,后卒不病。访知其人每夜必啜凉茶一碗,乃知茶能解炙煿之毒也。[杨士瀛]曰:姜茶治痢。姜助阳,茶助阴,并能消暑、解酒食毒。且一寒一热,调平阴阳,不问赤、白、冷、热,用之皆良。生姜细切,与真茶等分,新水浓煎服之。苏东坡以此治文潞公有效。

[**李时珍**] 曰:茶苦而寒,阴中之阴,沉也,降也,最能降火。火为百病,火降则上清矣。然火有五,火有虚实。若少壮胃健之人,心肺脾胃之火多盛,故与茶宜。温饮则火因寒气而下降,热饮则茶借火气而升散。又兼解酒食之毒,使人神思闿爽,不昏不睡,此茶之功也。若虚寒及血弱之人,饮之既久,则脾胃恶寒,元气暗损,土不制水,精血潜虚。成痰饮,成痞胀,成痿痹,成黄瘦,成呃逆,成洞泻,成腹痛,成疝瘕,种种内伤,此茶之害也。民生日用,蹈其弊者,往往皆是,而害妇妪更多,习俗移人,自不觉耳。况真茶既少,杂茶更多,其为患也,又可胜言哉!人有嗜茶成癖者,时时咀啜不已,久而伤营伤精,血不华色,黄瘁痿弱,抱病不悔,尤可叹惋。晋《干宝搜神记》载:武官因时病后,啜茗一斛二升乃止。才减升合,便为不足。有客令更进五升,忽吐一物,状如牛脾而有口。浇之以茗,尽一斛二升,再浇五升,即溢出矣。人遂谓之斛茗瘕。嗜茶者观此,可以戒矣。陶隐居《杂录》言:丹丘子、黄山君服茶轻身换骨。《壶公食忌》言苦茶久食羽化者,皆方士谬言误世者也。

按:唐补阙毋煚《茶序》云:释滞消壅,一日之利暂佳;瘠气侵精,终身之累斯大。获益则功归茶力,贻患则不谓茶灾。岂非福近易知,祸远难见乎!又宋学士苏轼《茶说》云:除烦去腻,世故不可无茶,然暗中损人不少。空心饮茶入盐,直入肾经,且冷脾胃,乃引贼入室也。惟饮食后浓茶漱口,既去烦腻,而脾胃不知,且苦能坚齿消蠹,深得饮茶之妙。古人呼茗为酪奴,亦贱之也。当予早年气盛,每饮新茶必至数碗,轻发汗而肌骨清,颇觉痛快。中年胃气稍损,饮之即觉为害,不痞闷呕恶,即腹冷洞泄。故备述诸说,以警同好焉。又浓茶能令人吐,乃酸苦涌泄为阴之义,非其性能升也。

草茶 以下几种,虽总括在前题内,兹复另列,兼采往代名公记述,以备今人稽考。草茶生江西建昌县西南三十里云居山,茶中最称绝品。是处为黄庭坚所居之地,傍有双井,土人汲以造茶为第一,又称双井茶。黄山谷馈苏东坡诗云:人间风日不到处,天上玉堂森宝书,想见东坡旧居士,挥毫百斛双明珠。我家江南饱云腴,落皑霏霏雪不如,为君唤起黄州梦,独载扁舟向五湖。

草茶 味甘、苦,微寒,无毒。主利胸膈,润肠胃。顺气宽胃,解渴消烦。

龙井茶 产杭州府赤山西北凤篁岭龙井傍。茶味清馥隽永,迥出风尘,冠绝他品。

龙井茶 味苦、甘,凉,无毒。主清利头目,疏畅胸腔,退膀胱热郁。

苦茶 生浙江遂昌县匡山之顶。其山四面峭壁,上多北风,植物之味皆苦,其茶更苦于常茶。

苦茶 味甘、苦,寒,无毒。治诸热,解伤寒邪热,利小便,除烦止渴,生津液。

天柱茶 生直隶潜山县天柱山。唐李德裕有亲知授舒州牧,即今潜山县也。李谓之曰:到彼郡日,天柱茶可惠数角。其人献之数斤,德裕不受。明年,精意求数角投之,德裕曰:是矣,此茶可以消酒肉毒。乃命烹一瓯,沃于肉食而覆之,诘旦开视,其肉已化为水。

天柱茶 味甘、苦,平,无毒。主消一切鸡猪鱼肉毒,宽胸膈,下气消痰。

阳羡茶 产直隶宜兴县阳羡山。唐李洒守常州时,有僧献此茶,陆羽以为冠绝他境,可供尚方。以此一言,后遂入贡。阳羡山之巅,有珍珠泉,水味其胜。唐开元间,桐庐锡禅师筑庵隐迹,偶尝此泉,甚甘之,曰:以此泉烹桐庐茶,不亦称乎!未几,有白蛇衔茶子置庵侧。自是,种之滋蔓,味亦倍佳。皇甫曾送陆鸿渐"南山采茶"诗:千峰时迎客,香茗复丛生。采摘知深处,烟霞磬一声。郭三益"题阳羡南岳寺壁"诗:古木阴森梵帝家,寒泉一勺试新茶。官符星火催春焙,却使山僧怨白蛇。李郢"茶山贡焙歌":使君爱客情无已,客在金台价无比。春风三月贡茶时,尽逐红旗到山里。焙中清晓朱门开,筐箱渐见新茶来。凌烟触露不停采,官家赤印连帖催。喧阗竞纳不盈掬,一时一饷还成堆。蒸之馥馥香胜梅,研膏架动轰如雷。茶成拜表贡天子,万人争咽春山摧。驿骑鞭声夏流电,半夜驱夫谁复见?十日工程路四千,到时须及清明宴。

阳羡茶 味苦、甘,平,无毒。主消食下气,利水道,升阳气,解外邪。

紫笋茶 产浙江湖州府西北四十里明月峡。故事以清明日进御,先荐宗庙,后分赐近臣。唐时吴兴昆陵贾、崔二郡守造茶宴会。白乐天诗:遥闻境会茶山夜,珠翠歌钟俱绕身。盘上中分两州界,灯前合作一家春。青娥对舞应争妙,紫笋齐尝各斗新。自笑花时客窗下,蒲黄对酒病眠人。

紫笋茶　味苦、甘,平,无毒。主益精神,和脾胃,利六府。

湾甸茶　产西南夷湾甸州,去云南三千里,孟通山境内。色如碧玉,价等黄金,其味比之中原殊胜。杨升庵有"湾甸茶歌"云:柘东丹极春满边,湾甸有茶名家传。惜不逢炎皇与岐伯,复不遇鸿渐及玉川。英华阻贡日月筐,芳菲只结烟霞缘。湾甸山蟠赤虺路,滇阴迤西苍莽互。羊韦羌儿背负笼,笾箬重重香满风。

湾甸茶　味苦、甘,温,无毒。主补脾健胃,生津液,利血脉,治久疟,辟邪气,杀鬼物。昔一人患疟,年余不痊,尪羸已极。医治无功,虔祷于神,久而不懈。一夕,梦神召曰:汝病将瘳矣。明日当有馈汝湾甸茶者,可即浓煎一碗服之。梦醒俟旦,果有亲知从滇中归,惠得斤许。如教煎服,战栗几绝,大汗而苏,永不再发。时有"只愁湾甸茶难得,何虑经年疟未瘳"之语。

附方:

治心痛不可忍,十年、五年者。煎湖州茶以醋和服之,良。

治喉口痢。用细茶一两炒为末,浓煎一二盏,服之即瘥。

治七星虫尿人,初如粟,渐如火烙。用细茶为末,油调敷之,良。

附:中郎先生《茶谱》

采茶欲精,藏茶欲燥,烹茶欲洁。

山顶泉清而轻,山下泉清而重,石中泉清而甘,沙中泉清而冽,土中泉清而厚。流动者良于安静,负阴者胜于朝阳;山削者泉寡,山秀者有神;真源无味,真水无香。

品茶,一人得神,二人得趣,三人得味,七八人是名"施茶"。

初采为茶,老而为茗,再老为荈。

一、采茶

采茶之候,贵及其时。太早则味不全,迟则神散。以谷雨前五日为上,后五日次之,再五日又次之。茶芽紫者为上,面皱者次之,团叶又次之,光面如篦叶者最下。彻夜无云,浥露采者为上,日中采者次之,阴雨中不宜采。产谷中者为上,竹下次之,烂石中者又次之,黄砂中者又次之。

二、造茶

新采,拣去老叶及枝梗、碎屑。锅广二尺四寸,将茶一斤半焙之,候锅极热,始下茶。急炒,火不可缓。待熟方退火,撒入筛中,轻团那数遍,复下锅中。渐渐减火,焙干为度。中有玄微,难以言显。火候均停,色香全美,玄味未究,神味俱疲。

三、辨茶

茶之妙,在乎始造之精,藏之得法,泡之得宜。优劣定乎始锅,清浊系乎末火。火烈香清,锅寒神倦。火猛生焦,柴疏失翠。久延则过熟,早起却还生。熟则犯黄,生则着黑。顺那则甘,逆那则涩。带白带赤无妨,绝焦点者最胜。

四、藏茶

造茶始干,先盛旧盒中,外以纸封口。过三日,俟其性复,复以微火焙极干,待冷,贮坛中。轻轻筑实,以箬衬紧。将花笋箬及纸数重封扎坛口,上以火煨傅,冷定压之,置茶育中。切勿临风近火。临风易冷,近火先黄。

五、火候

烹茶者要火候为先,炉火通红,茶瓢始上。扇起要轻疾,待有声,稍稍重疾,斯文武之候也。过于文则水性柔,柔则水为茶降;过于武则火性烈,烈则茶为水制。皆不足于中和,非茶家要旨也。

六、汤辨

汤有三大辨、十五小辨。一曰形辨,二曰声辨,三曰气辨。形为内辨,声为外辨,气为捷辨。如虾眼、蟹眼、鱼眼连珠,皆为萌汤,直至涌沸如腾波鼓浪,水气全消,方是纯熟;如初声、振声、骤声,皆为萌汤,直至无声,方是纯熟;如气浮一缕、二缕、三四缕及缕乱不分、氤氲乱绕,皆为萌汤,直至气直冲贯,方是纯熟。

七、汤有老嫩

汤用嫩而不用老,盖因古人制茶,造则必碾,碾则必磨,磨则必罗,罗则茶为飘尘飞粉。于是和剂,印作龙凤团,则见汤而茶神便浮,此用嫩而不用老也。今时制茶,不假罗研,全具元体,此汤须纯熟,元神始发也。故曰汤须五沸,茶奏三奇。

八、泡法

探汤纯熟便取起。先注少许壶中,祛荡冷气,倾出,然后投茶。茶多寡宜酌,不可过中失正。茶重则味苦香沉,水胜则色清香寡。两壶后,又用冷水荡涤,使壶冷洁。不则减茶香矣。罐热则茶神不健;壶清,则水性常灵。稍俟茶水冲和,然后分,酾不宜早,饮不宜迟。早则茶神未发,迟则妙馥先消。

九、投茶

投茶有序,毋失其宜。先茶后汤,曰下投。汤半下茶,复以汤满,曰中投。先汤后茶,曰上投。春、秋中投,夏上投,冬下投。

十、饮茶

饮茶以客少为贵,客众则喧,喧则雅趣乏矣。独啜曰神,二客曰胜,三四曰趣,五六曰泛,七八曰施。

十一、香

茶有真香,有兰香,有清香,有纯香。表里如一曰纯香,不生不熟曰清香,火候均停曰兰香,雨前纯具曰真香。更有含香、漏香、浮香、间香,此皆不正之气。

十二、色

茶以青翠为胜,涛以蓝白为佳。黄黑红昏,俱不入品。雪涛为上,翠涛为中,黄涛为下。新泉活火,煮茗玄工,玉茗冰涛,当杯绝技。

十三、味

味以甘润为主,苦涩为下。

十四、点染失真

茶自有真香,有真色,有真味。一经点染,便失其真。如水中着盐,茶中着料,碗中着果,皆失真也。

十五、变不可用

茶始造则青翠,收藏不法,一变至绿,再变至黄,三变至黑,四变至白。食之则寒胃,甚至瘠气成积。

十六、品泉

茶者水之神,水者茶之体。非真水莫显其神,非精茶曷窥其体。山顶泉清而轻,山下泉清而重,石中泉清而甘,砂中泉清而冽,土中泉淡而白。流于黄石为佳,泻出青石无用。流动者愈于安静,负阴者胜于向阳。真源无味,真水无香。

十七、井水不宜茶

《茶经》云:山水上,江水次,井水最下矣。第一方不近江,卒无木水性。当多积梅雨,其味甘和,乃长养万物之水。雪水虽清,性感重阴,寒人脾胃,不宜多积。

十八、贮水

贮水瓮须置阴庭中,覆以纱帛,使承霜露之气,则英灵不散,神气尝存。假令压以木石,封以纸箬,曝以日下,则外耗其神,内闭其气,水神敝矣。饮茶,惟贵乎茶鲜水灵。茶失其鲜,水失其灵,则与沟渠水何异?

十九、茶具

桑苎翁煮茶用银瓢,谓过于奢侈。后用磁器,又不能持久,卒归于银。愚意银者宜贮朱楼华屋,若山斋茆舍,惟用锡瓢,亦无损于香、色、味也。但铜铁忌之。

二十、茶瓯
瓯以雪白者为上,蓝白者不损茶色,次之。

二十一、分茶盒
盒以锡为之。从大坛中分用,用尽再取。

二十二、茶道
造时精,藏时燥,泡时洁。精、燥、洁,茶道尽矣。

二十三、拭盏布
饮茶前后,俱用细麻布拭盏,其他易秽,不宜用。

张镐京《药性分类·痈疽破伤门》
茶叶

下气消食,泻热去痰,除烦渴,清头目,醒昏睡,解酒毒,利二便,止头痛,解油腻,愈瘘疮。

寒胃消脂,酒后饮茶,引入膀胱肾经,患瘕疝水肿,空心尤忌。

张懋辰《本草便·卷二·木部》
茗苦槚今茶也,早采者为茶,晚采者为茗。

味甘苦,气微寒,无毒。入手、足厥阴经。

主瘘疮,清头目,利小便,去痰热渴,下气消宿食,去人脂,令人少睡。

龚廷贤《万病回春·卷之一·药性歌》
茶茗味苦,热渴能济。

上清头目,下消食气。

梅得春《药性会元·卷中·木部第二》
茶茗

气微寒,无毒。谷雨节前采者为茶,味甘苦;节后采者为茗,味苦。入手厥阴包络,足厥阴肝经。

主治痰热消渴,下气消食,清头目,利小便,令人少睡。中风昏溃,多睡不醒人宜用。但多用久用令人瘦,去人脂。《茶饮序》云:释滞消壅,一日之利暂佳;瘠气侵精,终身之累斯大。

杜文燮《药鉴·卷之一·药性阴阳论》
苦茶乃阴中之阳,所以清头目。同建茶干姜为丸,治休息痢疾甚效。

✎ 杨崇魁《本草真诠·卷下·三集》

茶叶　下气，释滞，消壅，清头目，令人少睡。

茶苦，为阴中之阳，所以清头目。

茶叶　主瘘疮、诸烂疮及汤火疮。

茶清引能消结核疸。

✎ 缪希雍《神农本草经疏·卷十三·木部中品》

茗　苦茶

茗　味甘，微寒，无毒。主瘘疮，利小便，去痰热渴，令人少睡。

苦茶　主下气消食。

【疏】茗禀土中之清气，兼得春初生发之意，《本经》：味甘，气微寒，无毒。藏器言：苦。然亦有不苦者。气薄味厚，阴中微阳，降也。入手太阴、少阴经。太阴为清肃之脏，喜凉而恶热，热则生痰而津液竭，故作渴也。瘘疮者，大肠积热也。小便不利者，小肠热结也。甘寒入心肺，而除热则津液生，痰热解，脏气既清，腑病不求其止而止矣。令人少睡者，盖心藏神，神昏则多睡，清心经之热，则神常自惺寂，故不寐也。下气消食者，苦能下泄，故气下火降而兼涤除肠胃，则食自消矣。

【主治参互】

同黄连、酸枣仁生用、通草、莲实，治多睡好眠。同当归、川芎、乌梅、黑豆、生地黄、土茯苓、甘菊花，治头痛因于血虚有火者。《直指方》：热毒下痢。腊茶为末，蜜水煎服；白痢以姜汁同水煎服。两三服即愈。

【简误】

凡茶之种类极多，方宜大异，要皆以味甘不涩，气芬如兰，摘于夏前者为良。夫茶禀天地至清之气，生于山谷硗瘠砂土之中，不受纤芥秽滓，专感云露之气以为滋培，故能涤肠胃一切垢腻，宁非木中清贵之品哉！昔人多以其苦寒不利脾胃，及多食发黄消瘦之说。此皆语其粗恶苦涩，品质最下者言之耳。昔雅州蒙山出一种茶，服四两即为地仙，岂有味甘气芬者，饮之反致疾耶？但苦涩野气，叶瘘茎枯，非地道所产者，服之不利心脾，故不宜饮。酒后不宜用，能成饮证。

✎ 缪希雍《炮炙大法·木部》

茗　苦茶

入清头目药，用苦茶，消食下气，用佳茗。

张三锡《医学六要·本草发明切要·卷四》

茗

叶　**气味**　苦、甘，微寒。无毒。

【发明】茶苦而寒，阴中之阴，沉也，降也，最能降火。火为百病，火降则上清矣。然火有五，火有虚实。若少壮胃健之人，心肺脾胃之火多盛，故与茶相宜。温饮则火因寒气而下降，热饮则茶借火气而升散，又兼解酒食之毒，使人神思闿爽，不昏不睡，此茶之功也。若虚寒及血弱之人，饮之既久，则脾胃恶寒，元气暗损，土不制水，精血潜虚；成痰饮，成痞胀，成痿痹，成黄瘦，成呕逆，成洞泻，成疝瘕，种种内伤，此茶之害也。民生日用，蹈其弊者，往往皆是，而妇妪受害更多，习俗移人，自不觉尔。况真茶既少，杂茶更多，其为患也，又可胜言哉？人有嗜茶成癖者，时时咀嚼不已，久而伤营伤精，血不华色，黄瘁痿弱，抱病不悔，犹可叹惋。晋干宝《搜神记》载：武官因时病后，啜茗一斛二升乃止。才减升合，便为不足。有客令更进五升，忽吐一物，状如牛脾而有口。浇之以茗，尽一斛二升焉。浇五升，即溢出矣。人遂谓之斛茗瘕。嗜茶者观此可以戒矣。陶隐居《杂录》言丹丘子、黄山君服茶轻身换骨，《壶公食忌》言苦茶久食羽化者，皆方士谬言误世者也。按唐补阙毋煚《茶序》云：释滞消壅，一日之利暂佳；瘠气侵精，终身之累斯大。获益则功归茶力，贻患则不谓茶灾。岂非福近易知，祸远难见乎？又按：宋·苏轼《茶说》云：除烦去腻，世故不可无茶，然暗中损人不少。空心饮茶入盐，直入肾经，且冷脾胃，乃引贼入室也。惟饮食后浓茶漱口，既去烦腻，而脾胃不知，且苦能坚齿消蠹，深得饮茶之妙。古人呼茗为酪奴，亦贱之也。余早年气盛，每饮新茗必至数碗，轻汗发而肌骨清，颇觉痛快。中年胃气消损，饮之自觉其害，不痞闷呕恶，即腹冷洞泄。故备述诸说，以警同好焉。又浓茶能令人吐，乃酸苦涌泄为阴之义，非其性能升也。

李中立《本草原始·卷之四·木部》

茗**即茶**

今闽、浙、蜀、荆、江、湖、淮南山中皆有之。《尔雅》所谓槚，苦荼。郭璞云：木小似栀子，冬生叶，可煮做羹饮。今呼早采者为茶，晚采者为茗。《茶经》云：茶者，南方佳木，自一尺二尺，至数十尺。其巴川、峡山有两人合抱者，伐而掇之。木如瓜芦，叶如栀子，花如白蔷薇，实如栟榈，蒂如丁香，根如胡桃，其名一曰茶，二曰槚，三曰蔎，四曰茗，五曰荈，今通谓之茶。茶，荼，声近，故呼之。杨慎《丹铅录》云：茶即古荼字。诗云"谁谓荼苦，其甘如荠"是也。

气味：苦、甘，微寒，无毒。

主治：瘘疮，利小便，去痰热，止渴，令人少睡，有力悦志，下气消食。作饮加茱萸、葱、姜良。破热气，除瘴气，利大小便，清头目，治中风昏愦，多睡不醒。治伤暑。合醋治泄痢甚效。炒煎饮，治热毒、赤白痢。同芎藭、葱白煎饮，止头痛。浓煎，吐风热痰涎。

茶，清明采者上，谷雨采者次之。古人谓茶为雀舌、麦颗，言之甚嫩也。又有新芽一发，便长寸余，其粗如针，最为上品。其根干、水土，力皆有余故也。

细茶宜人，粗茶损人。少饮则醒神思，多饮则致疾病。

茗《唐本草》

藏器曰：苦，寒，久服令人瘦，去人脂，使人不睡。饮之宜热，冷则聚痰。[胡洽]曰：与榧同食，令人身重。[李廷飞]曰：大渴及酒后饮茶，入肾经，令人腰脚、膀胱冷痛，兼患水肿，挛痹诸疾。大抵饮茶宜少，不饮尤佳，空腹最忌之。[时珍]曰：服葳灵仙、土茯苓，忌饮茶。

毛文锡《茶谱》云：蒙山有五顶，上有茶园。其中顶曰上清峰。昔有僧人病冷且久，遇一老父，谓曰：蒙之中顶茶，当以春分之先后，多构人力，俟雷发声，并手采摘，三日而止。若获一两，以本处水煎服，即能祛宿疾；二两，当眼前无疾；三两，能固肌骨；四两，即为地仙矣。其僧如说，获一两余服之，未尽而疾瘳。其四顶茶园，采摘不废，惟中峰草木繁密，云雾蔽亏，鸷兽时出，故人迹不到矣。近岁稍贵此品，制作亦精于他出。

⚫ 卢之颐《本草乘雅半偈·第七帙·神农食经》

茗

气味苦甘，微寒，无毒。主悦志有力，令人少睡，止渴，利小便，去痰热，治瘘疮**华佗食论**。

苦茗

久食益意思**陆羽茶传**。

茶

之为用，味至寒，为饮，最宜精行俭德之人。若热渴凝闷，脑痛目涩，四肢烦，百节不舒，聊四五啜，与醍醐甘露抗衡也。

【核曰】茗为世所称尚，颐虽未能知味，然亦未能忘情。每读治茗诸书，不啻数十种，俱各载稿集，卒难汇考，不揣条录核左，以备博采。云神农氏前有《食经》，遵之为首。陆羽《茶经》，例应为传。后代诸书，递相为疏为注矣。传本不妄去取，余则采其隽永者，人各为政，不相沿袭。彼创一义，而此释之；甲送一难，而乙驳之，奇奇正正，靡所不有，政如春秋为经，而案之左氏、公谷为传,而断之是非,末则间有所评,小子不敏,奚敢多让矣。然书以笔札简当为工,词华丽则为尚,而器用之精良,赏鉴之贵重,我则未之或暇也。盖有含英吐华,收奇觅秘者,在编凡十有六,而茶事尽矣。

一、溯源

茶者,南方之嘉木。其树如瓜芦,叶如栀子,花如白蔷薇,实如拼榈,蕊如丁香,根如胡桃。其名一曰茶,二曰槚,三曰蔎,四曰茗,五曰荈。山南以陕州上,襄州、荆州次,衡州下,金州、梁州又下。淮南以光州上,义阳郡舒州次,寿州下,蕲州、黄州又下。浙西以湖州上,常州次,宣州、睦州、歙州下,润州苏州又下。剑南以彭州上,绵州、蜀州、邛州次,雅州、泸州下,眉州、汉州又下。浙东以越州上,明州、婺州次,台州下。黔中生恩州、播州、费州、夷州。江南生鄂州、袁州、吉州。岭南生建州、福州、韶州、象州。其恩、播、费、夷、鄂、袁、吉、建、福、韶、象,十一州未详。往往得之,其味极佳。《茶传》。陆羽,字鸿渐,一名疾,字季疵,号桑苎翁著。

按:唐时产茶地,仅仅如季疵所称。而今之虎丘、罗岕、天池、顾渚、松萝、龙井、雁宕、武夷、灵山、大盘、日铸、朱溪诸名茶,无一与焉。乃知灵草在在有之,但培植不嘉,或疏采制耳。《茶解》。罗廪,字高君著。

吴楚山谷间,气清地灵,草木颖挺,多孕茶荈。大率右于武夷者为白乳,甲于吴兴者为紫笋,产禹穴者以天章显,茂钱唐者以径山稀。至于续卢之岩,云衡之麓,雅山着于无歙,蒙顶传于岷蜀,角立差胜,毛举实繁《煮茶泉品》。叶清臣著。

唐人首称阳羡,宋人最重建州。于今贡茶,两地独多,阳羡仅有其名,建州亦非上品,唯武夷雨前最胜。近日所尚者,为长兴之罗岕,疑即古顾渚紫笋。然岕有数处,今唯洞山最重。姚伯道云:明月之峡,厥有佳茗,韵致清远,滋味甘香,足称仙品。其在顾渚,亦有佳者,今但以水口茶名之,全与岕别矣。若歙之松萝,吴之虎丘,杭之龙井,并可与岕颉颃。郭次甫极称黄山,黄山亦在歙,去松萝远甚。往时士人皆重天池,然饮之略多,令人胀满。浙之产曰雁宕、大盘、金华、日铸,皆与武夷相伯仲。钱唐诸山,产茶甚多,南山尽佳,北山稍劣。武夷之外,有泉州之清源,倘以好手制之,亦是武夷亚匹,惜多焦枯,令人意尽。楚之产曰宝庆,滇之产曰五华,皆表表有名,在雁茶之上。其他名山所产,当不止此,或余未知,或名未著,故不及论《茶疏》。许次杼,字然明著。

评曰:昔人以陆羽饮茶,比于后稷树谷然哉,及观韩翊谢赐茶启云:吴主礼贤,方闻置茗,晋人爱客,才有分茶,则知开创之功,虽不始于桑苎,而制茶自出至季疵而始备矣。嗣后名山之产,灵草渐繁,人工之巧,佳茗日著,皆以季疵为墨守,即谓开山之祖可也。其蔡君谟而下为传灯之上。又曰:茶系生人后天,随身衣报,盖地灵钟秀,或古之所产,今无取焉者,谓世帝频迁,山川失怙,灵从何来,秀从何起,生人依报,宁复居恒,人苦不思本耳。以上溯其源也。

二、得地

上者生烂石,中者生砾壤,下者生黄土。野者上,园者次。阴山坡谷者,不堪采啜《**茶传**》。

产茶处,山之夕阳,胜于朝阳;庙后山西向,故称佳,总不如洞山南向,受阳气特专,称仙品《**芥山茶记**》**,熊明道著**。

茶地南向为佳,向阴者遂劣。故一山之中,美恶相悬《**茶解**》。

茶产平地,受土气多,故其质浊;芥茶产于高山,浑是风露清虚之气,故可尚《**芥山茶记**》。

茶固不宜杂以恶木,唯桂、梅、辛夷、玉兰、玫瑰、苍松、翠竹,与之间植,足以蔽覆霜雪,掩映秋阳;其下可植芳兰幽菊清芳之物,最忌菜畦相逼,不免渗漉,沾厥清真《**茶解**》。

评曰:疆理天下,物其土宜;广谷大川异制,人居其间异形;瘠土民癯,沃土民厚,坚土民刚,地土民丑;城市民嚣而漓,山乡民朴而陋;齿居晋而黄,项处齐而瘿。皆象其气,悉效其形,知其利害,达其志欲,定其山川,分其圻界,条其物产,辨其贡赋,斯为得地。人犹如此,奚惟茗乎。

三、乘时

采茶在二月、三月、四月之间。茶之笋者,生烂石沃土,长四五寸,若薇蕨始抽,凌露采焉。茶之芽者,发于丛薄之上,有三枝、四枝、五枝者,选其中枝颖拔者采焉《**茶传**》。

清明太早,去夏太迟,谷雨前后,其时适中。若再迟一二日,待其气力完足,香烈犹倍,易于收藏《**茶疏**》。

茶以初出雨前者佳。唯罗芥立夏开园,吴中所贵,梗枬叶厚,便有萧箬之气,还是夏前六七日,如雀舌者佳,芥片亦好《**芥山茶记**》。

芥非夏前不摘,初试摘者,谓之开园;采自正夏,谓之春茶。其地稍寒,故须得此,又不当以太迟病之。往时无秋日摘者,近乃有之,七八月重摘一番,谓之早春,其品甚佳。不嫌少薄,他山射利,多摘梅茶。梅茶苦涩,且伤秋摘,佳产戒之《**茶疏**》。

双径两天目茶,立夏后,小满前,仅摘一次,断不复采。唯餐雨露,绝禁肥壤,故收藏岁久。色香味转胜,凌露无云。采候之上,霁日融和;采候之次,积雨重阴,不知其可《**茶说**》**,邢士襄,字三若著**。

评曰:时不可违,候不可失,桑苎翁时中之圣者欤。千载而下,采制之期,无能逾其时日,罗高君少有更变者,更体山川之寒暄,察草木之含吐,待时而兴,应时而起,不妄作劳,不伤物力。

四、揉制

其日有雨不采,晴有云不采。晴采之,蒸之,捣之,拍之,焙之,穿之,封之,茶之干矣《茶传》。

断茶以甲,不以指,以甲则速断不柔,以指则多湿易损《东坡试茶录》,宋子安著。

其茶初摘,香气未透,必借火力以发其香。然茶性不耐劳,炒不宜久,多取入铛,则手力不匀,久于铛中过热,而香散矣。炒茶之铛,最嫌新铁,须预取一铛,毋得别作他用。炒茶之薪,仅可树枝,不用干叶。干则火力猛炽,叶则易焰易灭。铛必磨洗莹洁,旋摘旋炒。一铛之内,仅用四两,先用文火炒,次加武火催之。手加木指,急急抄转,以半熟为度,微俟香发,是其候也《茶疏》。

茶初摘时,须拣去枝梗老叶,惟取嫩叶,又须去尖与柄与筋,恐其易焦,此松萝法也。炒时须一人从旁扇之,以祛热气,否则黄色,香味俱减。余所亲试,扇者色翠,不扇色黄。炒起出铛时,置大磁盘中,仍须急扇,令热气消退,以手重揉之,再散入铛,文火炒干,入焙,盖揉则其津上浮,点时香味易出。田子艺以生晒不炒不揉者为佳。偶试之,但作热汤,并日腥草气,殊无佳韵也《茶笺》,闻龙,字隐鳞,初字仲达著。

火烈香清,铛寒神倦;火烈生焦,柴疏失翠;久延则过熟,速起却还生;熟则犯黄,生则着黑;带白点者无妨,绝焦点者最胜《茶录》,张源,字伯渊著。

经云焙,凿池深二尺,阔一尺五寸,长一丈。上作短墙,高二尺,泥之以木,构于焙上。编木两层,高一尺以焙茶。茶之半干,升下棚,全干升上棚。愚谓今人不必全用此法,予尝构小焙室,高不逾寻,方不及丈,纵广正等,四围及顶,绵纸密糊,无小罅隙。置三四火缸于中,安新竹筛于缸内,预先洗新麻布一片以衬之,散所炒茶于筛上,阖户而焙,上向不可覆盖盖茶。叶尚润,一覆则气闷罨黄,须焙二三时,俟润气尽,然覆以竹箕,焙极干,出缸待冷,入器收藏。后再焙,亦用此法。色香与味,不致太减《茶笺》。

茶之妙,在乎始造之精,藏之得法,点之得宜。优劣定乎始铛,清浊系乎末火《茶录》。

诸名茶,法多用炒。唯罗岕专于蒸焙,味真蕴藉,世竞珍之。即顾渚阳羡,密迩洞山,不复仿此。想此法偏宜于岕,未可概施他茗。而经已云蒸之焙之,则所从来远矣《茶笺》。

必得色全,唯须用扇,必全香味,当时焙炒,此制茶之准绳,传茶之衣钵《茗笈》。

评曰:溯源、得地、乘时,尽物之性矣。揉制失节,仍同草芥。能尽人之性,则能尽物之性。

五、藏茗

育以木制之,以竹编之,以纸糊之,中有槅,上有覆,下有床,傍有门,掩一扇,一器贮煻煨火,令煴煴然,江南梅雨,焚之以火《茶传》。

藏茶宜箬叶而畏香,茶喜温燥而忌冷湿。收藏时先用青箬,以竹丝编之,置罂四周,焙茶俟冷,贮器中,以生炭火煅过,烈日中曝之令灭,乱插茶中,封固罂口,覆以新砖,置高爽近人处,霉天雨候,切忌发覆。取用须于晴明时,取少许,别贮小瓶,空缺处,即以箬填满,封置如故,方为可久。或夏至后一焙,或秋分后一焙《岕山茶记》。

切勿临风近火,临风易冷,近火先黄《茶录》。

凡贮茶之器,始终贮茶,不得移为他用《茶解》。

吴人绝重岕茶,往往杂以黄黑箬,大是缺事。余每藏茶,必令樵青,入山采竹箭箬,拭净烘干,护罂四周,半用剪碎,拌入茶中,经年发覆,青翠如新《茶笺》。

置顿之所,须在时时坐卧之处,逼近人气,则常温不寒。必在板房,不宜土室;板房煴燥,土室易蒸;又要透风,勿置幽隐之处,尤易蒸湿《茶录》。

罗生言茶酒二事,至今日可称精绝,前无古人,止可与深知者道耳。夫茶酒超前代希有之精品,罗生创前人未发之玄谈,吾尤诧夫厄谈名酒者十九,清谈佳茗者十一《茗笈》。

评曰:治茗如创业,藏茗如守业。创业易,守业难。守之难,又不如用之者更难。如保赤子,几微是防。

六、品泉

山水上,江水中,井水下。山水择乳泉、石池、漫流者上,其瀑涌湍漱勿食,久食令人有颈疾。又多别流于山谷者,澄浸不泄,自火天至霜郊以前,或潜龙蓄毒于其间,饮者可决之以流其恶,使新泉涓涓然酌之。其江水,取去人远者《茶传》。

山宣气以养万物,气宣则脉长,故曰山水上;泉不难于清,而难于寒,其瀬峻流驶而清,岩奥积阴而寒者,亦非佳品《煮泉小品》田崇衡字子薮著。

江,公也。众水共入其中也。水共则味杂,故曰江水次之;其水取去人远者,盖去人远,则澄深而无荡漾之漓耳《小品》。

余少得温氏所著《茶说》,常试其水泉之目,有二十焉。会西走巴峡,经虾蟆窟,北憩芜城,汲蜀冈井,东游故都,绝杨子江,留丹阳,酌观音泉,过无锡,鬻惠山泉水,粉枪末旗,苏兰薪桂,且鼎且缶,以饮以啜,莫不瀹气涤虑,蠲病析醒,祛鄙吝之生心,招神明而还观,信乎物类之得宜,臭味之所感,幽人之嘉尚,前贤之精鉴不可及矣《煮茶泉品》。

山顶泉清而轻,山下泉清而重。石中泉清而甘,砂中泉清而冽,土中泉清而白,流于黄石、紫石为佳。泻出青石、黑石无用。流动愈于安静,负阴胜于向阳《茶录》。

山厚者泉厚,山奇者泉奇;山清者泉清,山幽者泉幽,皆佳品也。不厚则薄,不奇则蠢;不清则浊,不幽则喧,必无用矣《小品》。

泉不甘,则损茶味。前代之论水品者以此《茶谱》蔡襄,字君谟著。

吾乡四陲皆山,泉水在在有之。然皆淡而不甘,独所谓他泉者。其源出自四明潺湲洞,历大兰小皎诸名岫,迥溪百折,幽涧千支,沿洄漫衍,不舍昼夜。唐鄞令王公元伟,筑埭他山,以分注江河,自洞抵埭,不下三数里。水色蔚蓝,素砂白石,粼粼见底。清寒甘滑,甲于郡中。余愧不能为浮家泛宅,送老于斯。每一临泛,浃旬忘返,携茗就烹,珍鲜特甚。洵源泉之最胜,瓯牺之上味矣。以僻在海陬,《图经》是漏,故又新之记罔闻。季疵之杓莫及,遂不得与谷帘诸泉齿,譬犹飞遁吉人,灭影贞士,直将逃名世外,亦且永托知稀矣《茶笺》。

山泉稍远,接竹引之,承之以奇石,贮之以净缸,其声琮琮可爱,移水取石子,虽养其味,亦可澄水《小品》。

甘泉旋汲,用之斯良。丙舍在城,夫岂易得。故宜多汲,贮以大瓮,但忌新器,为其火气未退易于败水,亦易生虫,久用则善。最嫌他用,水性忌木,松杉为甚,木桶贮水,其害滋甚,挈瓶为佳耳《茶疏》。

烹茶须甘泉,次梅水。梅雨如膏,万物赖以滋养,其味独甘,梅后便不堪饮。大瓮满贮,投伏龙肝一块,即灶中心赤土也,乘热收之《茶解》。

烹茶水之功居六,无泉则用天水,秋雨为上,梅雨次之。秋雨冽而白,梅雨醇而白;雪水五谷之精也,但色不能白;养水须置石子于瓮,不唯益水,而白石清泉,会心亦不在远。

壬寅腊八,过南屏,僧碧婆煮茶,不拘老嫩,皆可入口。又不在茶具,虽饭镬中,亦称其旨,时与之游,遂成茶癖。每令长须远汲虎跑泉,葛仙翁井,或索友人携来惠山泉水,以茶之妙在水发也。每值梅雨,托布承接,或荷叶,或磁盘,或以锡作板,溜积瓮中,试烹都有雾气,远不及泉水之清且洁也。一日偶取所蓄梅雨,见孑孓乌虫数十百,跳跃碗内,遂弃之,拟倾未果,月余后,好水吃尽,奴子误取前水就烹,色味俱全,气香特盛,乃知天水都好,但未可就用,须置器日久,俟其色变虫去,色香味始妙,不似山泉但可留数日,久即味变也。此后不烦远役奴子,亦不颛取梅雨,唯待久雨时,向急溜中,大缸承贮。月余后,另移瓮内,百日始佳,半年更妙。四时皆用此法。春雨味更鲜厚,雪色尤为洁白,居卤斥之地,阛阓之东,日日天泉作供,不但自受用,亦不但供宾客,并及其妻孥,真无量快活也《芝园日记》。

天气上为云,地气下为雨;雨出天气,云出地气,色变虫生,正所以攘地浊,以现天清也。诸泉日久作变,变则化,化则去泥纯水,本色本味,和盘托出,毋自倾弃,以失性真《月柜笔记》。

贮水瓮,须置阴庭,覆以纱帛,使承星露,则英华不散,灵气常存。假令压以木石,封以纸箬,曝以日中,则外耗其神,内闭其气,水神敝矣《茶解》。

《茶记》言养水,置石子于瓮,不惟益水,而白石清泉,会心不远。然石子须取深溪水中,表里莹彻者佳。要白如截肪,赤如鸡冠,青如螺黛,黄如蒸粟,黑如重漆,锦纹五彩,辉映瓮中,徙倚其侧,应接不暇,非但益水,亦且娱神《茗笈》。

仁智者性,山水乐深,载辇清泚,以涤烦襟《茗笈》。

评曰:得泉寻茗,得茗寻泉,如选俦觅偶,事主相夫,两家仔细,万一失所,此身已矣。

七、候火

其火用炭,曾经燔炙为腻脂所及,及膏木败器不用,古人识劳新之味,信哉《茶传》。

火必以坚木炭为上,然本性未尽,尚有余烟,烟气入汤,汤必无用。故先烧令红,去其烟焰,兼取性力猛炽,水乃易沸,既红之后,方授水器,乃急扇之,愈速愈妙,毋令手停,停过之汤,宁弃而再烹也《茶疏》。

炉火通红,茶铫始上。扇起要轻疾,待汤有声,稍稍疾重,斯则文武火候也。若过乎文,则水性柔,柔则水为茶降,若过于武,则水性烈,烈则茶为水制,皆不足于中和,非茶家之要旨《茶录》。

苏廙仙芽传,载汤十六;云调茶在汤之淑慝。而汤最忌烟,燃柴一枝,浓烟满室,安有汤耶? 又安有茶耶? 可谓确论。田子蓺以松实、松枝为雅者,乃时兴到之语,不知大谬茶政《茗笈》。

评曰:好茶好水,固不容易,火候一着,更是烦难,如媒妁一般,谋合一二姓,济则皆同其利,败则咸受其害。《李陵传》云:媒蘖其短。孟康曰:媒酒酵也。蘖,酒曲也。谓酿成其罪也。师古曰:齐人名曲饼,亦曰媒妁,君子司火,有要有伦,得心应手,存乎其人。

八、定汤

其沸如鱼目,微有声,为一沸。缘边如涌泉连珠,为二沸。腾波鼓浪,为三沸。已上水老,不可食也。凡酌置诸碗,令沫饽。沫饽,汤之华也。华之薄者为沫,厚者为饽;细轻者为华,如枣花漂漂然于环池之上;又如回潭曲渚,青萍之始生;又如晴天爽朗,有浮云鳞然。其沫者,若绿钱浮于渭水;又如菊英堕于尊俎之中。饽者,以滓煮之及沸,则重华累沫,皓皓然若积雪耳《茶传》。

水入铫,便须急煮,候有松声,即去盖,以消息其老嫩,蟹眼之后,水有微涛,是为当时。大涛鼎沸,旋至无声,是为过时。过时老汤,决不堪用《茶疏》。

沸速则鲜嫩,风逸沸迟,即老熟昏钝《茶疏》。

汤有三大辨:一曰形辨,二曰声辨,三曰捷辨。形为内辨,声为外辨,气为捷辨。如虾眼蟹眼,鱼目连珠,皆为萌汤。直至涌沸,如腾波鼓浪,水气全消,方是纯熟。如初声、转声、振声、骇声,皆为萌汤。直至无声,方为纯熟。如气浮一缕、二缕、三缕及缕乱不分,氤氲乱绕,皆为萌汤。直至气直冲贯,方是纯熟。蔡君谟因古人制茶,碾磨作饼,则见沸而茶神便发,此用嫩而不用老也。今时制茶,不暇罗碾,仍俱全体,汤须纯熟,元神始发也《茶录》。

余友李南金云:《茶经》以鱼目涌泉连珠,为煮水之节。然近世瀹茶,鲜以鼎镆,用瓶煮水,难以候视,则当以声辨一沸、二沸、三沸之节。又陆氏之法,以未就茶镆,故以第二沸为合量而下,未若以令汤就茶瓯瀹之,则当用背二涉三之际为合量,乃为声辨之。诗云:砌虫唧唧万蝉催,忽有千车捆载来,听得松风并涧水,急呼缥色绿磁杯,其论固已精矣。然瀹茶之法,汤欲嫩而不欲老,盖汤嫩则茶味甘,老则过苦矣。若声如松风涧水而遽瀹之,岂不过于老而苦哉。惟移瓶去火,少待其沸止而瀹之,然后汤适中而茶味甘,此南金之所以未讲者也。因补一诗云:松风桂雨到来初,急引铜瓶离竹炉,待得声闻俱寂后,一瓶春雪胜醍醐《鹤林玉露》,罗硕,字大经著。

李南金谓当用背二涉三之际为合量,此真赏鉴家言。而罗鹤林惧汤老,欲于松风涧水后,移瓶去火,少待沸止而瀹之,此语亦未中窾。殊不知汤既老矣,去火何救哉《茶解》。

评曰:《茶经》定汤三沸;《茶录》酌沸三辨。通人尚嫩,伯渊贵老,鹤林别出手眼,高君因以驳之,各有同异。各取当机,三沸而往,三辨随之,老去嫩来,无有终时。

又评:定汤谈说似易,措制便难。急即鼎沸,怠则瓦解。须具燮阴阳,调鼎鼐,山中宰相始得。三至七教,待汤建勋,谁其秉衡,跂石眠云。

九、点瀹

未曾汲水,先备茶具。必洁必燥,瀹时壶盖必仰,置磁盂,勿覆案上,漆气食气,皆能败茶《茶疏》。

茶注宜小不宜大,小则香气氤氲,大则易于散漫。若自斟酌,愈小愈佳,容水半升者,量投茶五分,其余以是增减《茶疏》。

投茶有序,无失其宜。先茶后汤曰下投;汤半下茶,复以汤满曰中投;先汤后茶曰上投。春秋中投,夏上投,冬下投《茶录》。

握茶手中,俟汤入壶,随手投茶,定其浮沉。然后泻以供客,则乳嫩清滑,馥郁鼻端,病可令起,疲可令爽《茶疏》。

酾不宜早,饮不宜迟。酾早则茶神未发,饮迟则妙馥先消《茶录》。

一壶之茶,只堪再巡。初巡鲜美,再巡甘醇,三巡意欲尽矣。余尝与客戏论,初巡为婷婷袅袅十三余;再巡为碧玉破瓜年;三巡以来,绿叶成阴矣。所以茶注宜小,小则再巡已终。宁使余芬剩馥,尚留叶中,犹堪饭后供啜嗽之用《茶疏》。

终南僧亮公,从天池来,饷余佳茗,授余烹点法甚细。余尝受法于阳羡士人,大率先火候,次汤候,所谓蟹眼鱼目,参沸沫浮沉法皆同。而僧所烹点,绝味清乳,是具入清净味中三昧者。要之此一味,非眠云跂石人,未易领略。余方避俗,雅意栖禅、安知不因是悟入赵州耶《茶寮记》陆树声,字与吉著。

凡事俱可委人,第责成效而已。惟瀹茗须躬自执劳,瀹茗而不躬执,欲汤之良,无有是处《茗笈》。

评曰:法四气三投,度众寡器宇,此点瀹之常则。因人以节缓急,随时而制适宜,此又点瀹之变通。还得具有独闻之聪,独见之断,乃可以尽人之性,尽茗之性,尽水火之性,正不在守已陈之迹,而胶不变之柱。

十、辩器

镤以生铁为之,洪州以磁,莱州以石。瓷与石皆雅器也,性非坚实,难可持久。用银为之至洁,但涉于侈丽,雅则雅矣,洁亦洁矣,若用之恒,而卒归于银也《茶传》

山林逸士,水铫用银,尚不易得,何况镤乎。若用之恒,而卒归于铁也《茶笺》。

贵则金银,贱恶铜铁,则磁瓶有足取焉。幽人逸士,品色尤宜。然慎勿与夸珍炫豪者道《仙牙传》苏廙。

金乃水母,锡备刚柔,味不咸涩,作铫最良。制必穿心,令火易透《茶录》。

茶壶往时尚龚春,近日时大彬所制,大为时人所重,盖是粗砂,正取砂无上气耳《茶疏》。

茶注茶铫茶瓯,最宜荡涤燥洁。修事甫毕,余沥残叶,必尽去之。如或少存,夺香败味,每日晨兴,必以沸汤涤过,用极热麻布,向内拭干,以竹编架,覆而庋之燥处,烹时取用《茶疏》。

茶具涤毕,覆于竹架,俟其自干为佳。其拭巾只宜拭外,切忌拭内,盖布帨虽洁,一经人手,极易作气,纵器不干,亦无大害《茶录》。

茶瓯以白磁为上,蓝者次之《茶录》。

人各手执一瓯,毋劳传送,再巡之后,清水涤之《茶疏》。

茶盒以贮茶,用锡为之,从大坛中分出,若用尽时再取,《茶录》。

茶炉或瓦或竹,大小与汤铫称《茶解》。

镀宜铁,炉宜铜,瓦竹易坏,汤铫宜锡与砂,瓯则但取圆洁白磁而已。然宜小,必用柴汝宣成,贫士何所取办哉《茶笺》。

评曰:付授当器,区别得宜,各称其用,各适其性而已。亦不必强以务饰,亦不必矫以异俗。

十一、申忌

采茶制茶,最忌手污膻气,口臭涕唾,及妇女月信,痴蠢酒徒。盖酒与茶,性不相入,故制茶时,少有沾染,便无用矣《茶解》。

茶之性淫,易于染着,无论腥秽,及有气息之物不宜近,即名花异香,亦不宜近。

茶性畏纸,纸于水中成受水气多,纸裹一夕,随纸作气尽矣。虽再焙之,少顷即润。雁宕诸山,首坐此病,纸帖贻远,安得复佳《茶疏》。

吴兴姚叔度言茶叶多焙一次,则香味随减一次,余验之良然。但于始焙极燥,多用炭箬,如法封固,即梅雨连旬,燥固自若,唯开坛频取,所以生润,不得不再焙耳。自四五月,至八月,极宜致谨。九月以后,天气渐肃,便可解严矣。虽然,能不弛懈,尤妙,尤妙《茶笺》。

不宜用恶木敝器,铜匙铜铫,木桶柴薪麸炭,粗童恶婢,不洁巾帨,及各色果实香药《茶录》。

不宜近阴室、厨房、市喧、小子啼、野性人、童奴相哄、酷热斋头《茶疏》。

评曰:茗犹人也。超然物外者,不为习所染,否则习于善则善,习于恶则恶矣。圣人致严于习染者,有以也。墨子悲丝,在所染之。

十二、防滥

茶性俭,不宜广,则其味黯淡,且如一满碗,啜半而味寡,况其广乎?夫珍鲜馥烈者,其碗数三;次之者,碗数五;若坐客数至五行三碗,至七行五碗;若六人以下，不约碗数，但阙一人而已，其隽永补所阙人《茶传》。

按经云：第二沸，留热以贮之，以备育华救沸之用者，名曰隽永。五人则行三碗，七人则行五碗，若遇六人，但阙其一，正得五人，即行三碗，以隽永补所阙人，故不必别约碗数也《茶笺》。

饮茶以客少为贵，客众则喧，喧则雅趣乏矣。独啜曰幽，二客曰胜，三四曰趣，五六曰泛，七八曰施《茶录》。

煎茶烧香，总是清事。不妨躬自执劳，对客谈谐，岂能亲莅，宜两童司之，器必晨涤，手令时盥，爪须净剔，火宜常宿《茶疏》。

三人以上，止爇一炉；如五六人，便当两鼎；炉用一童，汤方调适，若令兼作，恐有参差《茶疏》。

煮茶而饮非其人，犹汲乳泉，以灌蒿莸。饮者一吸而尽，不暇辩味，俗莫甚焉《小品》。

若巨器屡巡，满中泻饮，待停少温，或求浓苦，何异农匠作劳，但资口腹，何论品赏，何知风味乎《茶疏》。

评曰：客有霞气，人如玉姿，不泛不施，我辈是宜。其或客乍倾盖，朋偶消烦，宾待解醒，则玄赏之外，别有攸施。此皆排当于闽政，请勿弁髦乎茶榜。

十三、戒淆

茶有九难：一曰造，二曰别，三曰器，四曰火，五曰水，六曰炙，七曰末，八曰煮，九曰饮。阴采夜焙，非造也；嚼味嗅香，非别也；膻鼎腥瓯，非器也；膏薪庖炭，非火也；飞湍壅潦，非水也；外熟内生，非炙也；碧粉漂尘，非末也；操艰扰遽，非煮也；夏兴冬废，非饮也《茶传》。

茶用葱、姜、枣、橘皮、茱萸、薄荷等，煮之百沸，或扬令滑，或煮去沫，斯沟渎间弃水耳《茶传》。

茶有真香，而入贡者，微以龙脑和膏，欲助其香；建安民间试茶，皆不入香，恐夺其真。若烹点之际，又杂珍果香草，其夺益甚，正当不用，更杂蔗霜椒桂，羴羠酥酪，真不啻一鼓而牛饮矣《茶谱》。

茶中着料，碗中着果，譬如玉貌加脂，蛾眉着黛，翻累本色《茶说》。

花之拌茶也，果之投茗也，为累已久。唯其相沿，似须斟酌，有难概施矣。今署约曰：不解点茶之俦，而缺花果之供者。厥咎悭，久参玄赏之科，而瞆老嫩之沸者。厥咎怠，悭与怠，于汝乎有谴《茶笺》。

评曰：茗犹目也，一些子尘砂着不得，即掌中珍果，眼底名花，终非族伴，亟宜屏置，敢告司存。

十四、相宜

煎茶非漫浪,要须人品与茶相得,故其法往往传于高流隐逸,有烟霞泉石,磊块胸次者《煎茶七类》.陆树声著。

茶候凉台净室,曲几名窗,僧寮道院,松风竹月,晏坐行吟,清谈把卷《七类》。

山堂夜坐,汲泉煮茗,至水火相战,如听松涛,倾泻入杯,云光潋潋,此时幽趣,故难与俗人言矣《茶解》。

凡士人登临山水,必命壶觞。若茗碗熏炉,置而不问,是徒豪举耳。余特置游装,精茗名香,同行异室,茶罂铫鉒,瓯洗盆巾,附以香奁小炉,香囊匙箸《茶疏》。

茶熟香清,有客到门可喜。鸟啼花落,无人亦自悠然。可想其致《茗笈》。

宜寒宜暑,既游既处,伴我独醒,为君数举《茗笈》。

评曰:人繇意合,物以类从,同异之门绝,偏倚之形化矣。大凡攻守依乎区域,向背视其盛衰,若无畛可分,谁附坚瑕之敌;无膻可逐,谁开去就之场。任曲直于飘瓦虚舟,藩篱何妨孔道;等爱憎于浮烟飞沫,渣滓不碍太虚;转从前执滞之枢,于人何所不容;留尺寸安闲之地,于力何所不有。吾宁降心以循物,物或适理以从类矣。

十五、衡鉴

茶有千万状,如胡人靴者蹙缩然。犎牛臆者兼襜然,浮云出山者轮囷然,轻飚出水者涵澹然。有如陶家之子,罗膏土以水澄泚之。又如新治地者,遇暴雨流潦之所经。此皆茶之精腴。有如竹籜者,枝干坚实,艰于蒸捣,故其形篾篾然;有如霜荷者,茎叶凋沮,易其状貌,故厥状萎萃然,此皆茶之瘠老者也。阳崖阴林,紫者上,绿者次;笋者上,芽者次;叶卷者上,叶舒者次《茶传》。

茶通仙灵,然有妙理《茶解》。

其旨归于色香味,其道归于精燥洁《茶录》。

茶之色重、香重、味重者,俱非上品。松萝香重,六安味苦而香与松萝同。天池亦有草莱气,龙井如之,至云雾则色重而味浓矣。常啜虎丘茶,色白而香,似婴儿肉,真精绝《岕茶记》。

茶色白,味甘鲜,香气扑鼻,乃为精品。茶之精者,淡亦白,浓亦白,久贮亦白,味甘色白,其香自溢,三者得,则俱得矣。近来好事者,或虑其色重,一注之水,投茶数片,味固不足,香亦窨然。终不免水厄之诮,虽然,尤贵择水。香似兰花上,蚕豆花次《茶解》。

茶色贵白,然白亦不难。泉清瓶洁,叶少水洗,旋烹旋啜,其色自白。然真味抑郁，徒为目食耳。若取青绿，则天池松萝，及岕之最下者。虽冬月，色亦如苔衣。何足为妙，莫若余所收洞山茶，自谷雨后五日者，以汤薄浣，贮壶良久，其色如玉，至冬则嫩绿，味甘色淡，韵清气醇，亦作婴儿肉香，而芝芬浮荡，则虎丘所无也《岕山记》。

熊君品茶，旨在言外。如释氏所谓水中盐味，非无非有，非深于茶者不能道。当今非但能言人不可得，正索解人亦不可得《茗笈》。

肉食者鄙，藿食者躁。色味香品，衡鉴三妙。

评曰：蹙缩者靴，牛臆者帮，昔之精腴，今之瘠老矣。宁复能礼明月当空，睹芝芬浮荡者哉。

十六、玄赏

其色缃也；其馨驾也；其味甘，槚也；啜苦咽甘，茶也《茶传》。

试茶歌云：木兰坠露香微似，瑶草临波色不如。又云：欲知花乳清冷味，须是眠云跂石人谢禹锡。

饮茶觉爽，啜茗忘喧，谓非膏粱纨绔可语，爰着煮泉小品，与枕石漱流者商焉《小品》。

茶似翰卿墨客，缁衣羽士，逸老散人，或轩冕中超轶世味者《七类》。

茶如佳人，此论甚妙。但恐不宜山林间耳。苏子瞻诗云：从来佳茗是佳人是也。若欲称之山林，当如毛女麻姑，自然仙丰道骨，不浼烟霞；若夫桃脸柳腰，亟宜屏诸销金帐中，毋令污我泉石《小品》。

竟陵大师积公嗜茶，非羽供事不乡口，羽出游江湖四五载，师绝于茶味，代宗闻之，召入内供奉，命宫人善茶者，烹以饷师。师一啜而罢，帝疑其诈，私访羽召入，翼日赐师斋，密令羽供茶。师捧瓯，喜动颜色，且赏且啜曰：此茶有若渐儿所为者，帝由是叹师知茶，出羽相见《熏逍跋陆羽点茶图》。

建安能仁院，有茶生石缝间。僧采造得八饼，号石岩白，以四饼遗蔡君谟，以四饼遣人走京师，遗王禹玉。岁余蔡被召还阙，访禹玉，禹玉命子弟于茶笥中，选精品饷蔡。蔡持杯未尝，辄曰：此绝似能仁石岩白，公何以得之？禹玉未信，索贴验之始服《类林》。

东坡云：蔡君谟嗜茶，老病不能饮，日烹而玩之，可发来者之，一笑也。孰知千载之下，有同病焉。余尝有诗云：年老耽弥甚，脾寒量不胜，去烹而玩之几希矣。因忆老友周文甫，自少至老，茗碗熏炉，无时暂废，饮茶日有定期，旦明、晏食、禺中、铺时、下春、黄昏，凡六举，而客至烹点不与焉。寿八十五，无疾而卒。非宿植清福者，乌能毕世安享视好，而不能饮者，所得不既多乎。常畜一龚春壶，摩挲宝爱，不啻掌珠，用之既久，外类紫玉，内如碧云，真奇物也《茶笺》。

人知茶叶之香，未识茶花之香。余往岁过友大雷山中，正值花开，童子摘以为供，幽香馥郁，绝自可人。惜非瓶中物耳，乃余著瓶史月表，插茗花为斋头清供，而高濂瓶史，亦载茗花，足以助吾玄赏《茗笈》。

茗花点茶，绝有风致。人未之试耳《茗笈》。

评曰：人莫不饮食，鲜能知味矣。诗云：人生几见月当头，不在愁中即病中。明月非无，佳茗时有，但少闲情，领此真味。公案云：吃茶去，唯味道者，乃能味茗。

参曰：茗谐名。名，自命也。从夕从口。夕者，冥也。冥行无见，从口自名，失自明矣。茗晰而癯，与热脑肥膻反，故常食令人瘦，去人脂，倍人力，悦人志，益人意思，开人聋瞽，畅人四肢，舒人百节，消人烦闷，使人能诵无忘，不寐而惺寂也。聊四五啜，真堪与醍醐抗衡矣。神农氏主瘘疮，瘘疮本在脏，末在胡腋间，膏粱味，肥膻变也。亟返其本，逐其末，涤其肥膻，消其疣赘。顾諟其名义，克明其茗德，明行有见，从口自名，皆自明也。

茗谱题辞

仆少而习茗，亦止谓涤烦止渴，醒睡明目，非此君不能策勋耳。至天台所记，乃云服之可生羽翰，则又未敢轻信也。今读子籲核参评语，而以六义之比体求之，则台记所云，与陶弘景轻身换骨之说，大相符合。盖人方在大梦中，令旁一人，沃以佳茗，果能清其神魂否。故知子籲之意，正欲先使人涤净烦恼，蠲除心渴，扫却黑暗，远离颠倒。然后如法点瀹，领略瓯牺，两腋生风，岂非羽翰，实以形骸中既空一切，原是轻身换骨之人，茗碗策勋，理实可信。读子籲茶谱者，当作如是观。

丁亥夏五李玄晖漫笔

罗必炜《青囊药性赋·卷之下·木部类》

苦菜主头疼、痢生腹痛，同姜煎服。

苦菜，即茶茗。味甘、苦，微寒，无毒。除痰下气，消宿食。

赵南星《上医本草·卷之二》

茗

一名苦搽 搽、途二音，一名槚，一名蔎音设，一名荈音舛。颂曰：郭璞云，早采为茶，晚采为茗，一名荈。

叶

苦甘微寒，无毒。主治瘘疮，利小便，去痰热，止渴，令人少睡，有力，悦志，治伤暑。合醋治泄痢甚效。炒煎饮,治热毒、赤白痢。同芎藭、葱白煎饮,止头痛。藏器曰:苦寒。久食令人瘦,去人脂,使人不睡。饮之宜热,冷则聚痰。

按:唐补阙毋炅《茶序》云:释滞消壅,一日之利暂佳;瘠气侵精,终身之累斯大。获益则功归茶力,贻患则不谓茶灾。岂非福近易知,祸远难见乎?又宋学士苏轼《茶说》云:除烦去腻,世故不可无茶,然暗中损人不少,空心饮茶入盐,直入肾经,且冷脾胃,乃引贼入门也。惟饮食后浓茶漱口,既能去烦腻,而脾胃不知,且苦能坚齿消蠹,深得饮茶之妙。古人呼茗为酪奴,亦贱之也。

附方:久年心痛十年、五年者,煎湖茶,以头醋和匀服之良。

赤白冷热痢:生姜细切,与真茶等分,新水浓煎服之甚效。

🔹 李中梓《雷公炮制药性解·卷之五·木部》

茶茗。味苦甘,性微寒,无毒,入心、肝、脾、肺、肾五经。主下气,醒睡,除痰消食,利便,生津,破热气,清头目,善祛油腻,解煎炙毒。

按:茶茗清利之品,故五脏咸入,然过食伤脾,令人面黄消瘦,其醒睡者,亦以伐脾故耳。

🔹 李中梓《医宗必读·卷之四·本草徵要》

茶叶。味甘、苦,微寒,无毒。入心、肺二经。畏威灵仙、土茯苓,恶榧子。消食下痰气,止渴醒睡眠。解炙煿之毒,消痔瘘之疮,善利小便,颇疗头痛。

禀土之清气,兼得春初生发之意,故其所主,皆以清肃为功。然以味甘不涩,气芬如兰,色白如玉者为良。茶禀天地至清之气,产于瘠砂之间,专感云露之滋培,不受纤尘之滓秽,故能清心涤肠胃,为清贵之品。昔人多言其苦寒不利脾胃及多食发黄消瘦之说,此皆语其粗恶苦涩者耳。故入药须择上品,方有利益。

🔹 李中梓《本草通玄·卷下·果部》

茗

苦甘微寒。下气消食,清头目,醒睡眠,解炙煿毒酒,消暑,同姜治痢。

按:茗得天地清阳之气,故善理头风,肃清上膈,使中气宽舒,神情爽快,此惟洞山上品,方获斯功。至如俗用杂茶,性味恶劣,久饮不休,必使中土蒙寒,元精暗耗。轻则黄瘦减食,甚则呕泄痞肿,无病不集,害可胜哉?《茶序》云:消停释滞,一日之利暂佳;瘠气侵精,终身之累斯大。东坡云:除烦去腻,不可无茶,然空心饮茶,直入肾经,且寒脾胃,乃引贼入室也。

倪朱谟《本草汇言·卷之十五·果部》

茶茗

味苦、甘,气寒,无毒。可升可降,阳中阴也。入手足厥阴经。

苏氏曰:茶茗产浙、闽、江、湖、淮南山中皆有。然有野生、种生。种者用子,二月下种,一坎须百颗乃生一株,盖空壳者多也。畏水与日,最宜坡地、阴处。春生嫩叶,采以谷雨前者为上,谷雨后者次之。初采为茶,晚采为茗。或言六经无茶字,杨升庵谓茶即古荼字。《诗》所云"谁谓荼苦,其甘如荠"是也。

李氏曰:其子大如指头,圆而黑色。其仁入口,初甘后苦,最戟人喉。闽人以榨油食用,采芽蒸焙,修造皆有法,详见《茶谱》。唐人尚茶,茶税始于唐德宗,以迄于今,且与西番互市易马。以其所食腥肉之膻,青稞之热,烟草之火,非茶不解。西戎得茶,不为我害。中国得马,则为我利。以摘山之利,关御戎之权,此国家之重务也。

又按:陆羽《茶经》云:茶者,南方嘉木,自一尺二尺至数十尺。其巴蜀川峡山谷中,有两人合抱者。伐而掇之,木如瓜芦,叶如卮子,花如白蔷薇,实如拼榈,蕊如丁香,根如胡桃。其名一曰茶,二曰槚,三曰蔎,四曰茗,五曰荈。山南以陕州上,襄州、荆州次,衡州下,全州、梁州又下。淮南以光州上,义阳郡、舒州次,寿州下,蕲州、黄州又下。浙西以湖州上,常州次,宣州、睦州、歙州下,润州、苏州又下。浙东以越州上,明州、婺州次,台州下。剑南以彭州上,绵州、蜀州、邛州次,雅州、泸州下,眉州、汉州又下。黔州生恩州、播州、夷州,夷州、江南生鄂州、袁州、吉州,岭南生建州、福州、韶州、象州。其恩、播、费、夷、鄂、袁、吉、建、福、韶、象十一州未详。往往得之,其味极佳。又一说:其上者生烂石,中者生砾壤,下者生黄土。艺法如种瓜,三岁可采。又阳岸阴林,紫者上,绿者次;笋者上,芽者次;叶卷者上,舒者次。在二三四月之间,茶之笋者,生于烂石之间,长四五寸,若薇蕨之始抽,凌露采之。茶之芽者,发于丛薄之上,有三枝、四枝、五枝者,选其中枝颖拔者采之。采得蒸焙封干,有千类万状也。如胡人靴者,蹙缩然,犎牛臆者,廉襜然;浮云出山者,轮囷然。轻飚出水者,涵澹然。此皆茶之精好者也。有如竹箨者,枝干坚实,艰于蒸捣,故其形籭簁然。有如霜荷者,茎叶凋阻,易其状貌,故厥状萎萃然。此皆茶之瘠老者也。其别类而似茶者,有桑芽、石楠芽、枸杞芽、枇杷叶芽。又有槐芽、柳芽、皂荚芽,皆上春摘取,和茶拌之。故今南人输官茶,往往杂以众叶芽。如山中诸草木叶芽,皆可相合。椿、柿尤奇,惟茅、芦、竹笋、松芽之属,不能入和也。又杨起云:真茶性冷,杂茶性温。惟雅州蒙山顶出者,性气温平,专于治疾。

茶茗。方龙潭：解五藏郁火，去痰热。《本经》利小便，止烦渴之药也。江麓平云：按缪氏言：茶得水中之清气，兼得春初生发之意，为清肃之用。凡病火郁气滞、痰结食停诸证，饮之立清。他如伤暑中热，烦渴不宁，宜凉饮之即安。伤酒伤食，烦躁，呕逆，闷胀不安，宜热饮之即定。又按：陆氏《茶传》云：若热渴凝闷，目涩脑痛，四肢烦倦，百节不舒，聊四五啜，与醍醐、甘露抗衡也。则茶为清肃之品，洵非虚语矣。凡种类极多，方宜大异，要皆以味甘不涩，气芬如兰，采于夏前者为良。盖生于山谷碛瘠沙土之中，不受纤毫秽滓灌养，专感云露之气，以为滋培，故能涤肠胃一切肥膻垢腻，宁非木中清贵之品哉？昔人多以其苦寒不利脾胃，及多食发黄消瘦之说，此皆语其粗恶苦涩，品类最下者言之耳。昔雅州蒙山茶，人服四两，百病皆消，岂有味甘气芬者，饮之反致疾耶？如他种苦涩草气，叶痿茎枯，非地道所产者，服之不利心脾，使人脂消血败，故不宜饮也。留心斯业者，当细心审辩可也。

《本草纲目·发明》曰：汪颖云，一人好食炙膊，久防其生痈毒，后卒不病。其人每夜必啜凉茶一碗，茶能解炙膊之毒也。又陶隐居谓人服茶能轻身换骨。壶公言苦茶久食羽化。此皆着茶之功者也。又唐毋炅《茶序》云：释滞消塞，一日之利暂佳；瘠气损精，终身之累斯大。福近易知，祸远难见耳。又苏轼《茶说》云：空心饮茶，入盐直入肾经，且冷脾胃，乃引贼入室也。古人呼茶为酪奴，盖贱之也。李廷飞云：久饮茶令人腰脚膀胱冷痛，兼患水肿挛痹诸疾。陈藏器云：久饮消人脂，使人少睡。饮之宜热，冷则聚痰。此皆着茶之害者也。夫茶能降火，火为百病，火降则上清矣。然火有虚实之异，若少壮胃健之人，心、肺、脾、胃之火多盛，则与茶相宜。凉饮则火因寒气而下降，热饮则茶借火气而升散，兼解酒食之毒，使人神思闿爽，不昏不睡，茶洵有功于人矣。若气血虚寒之人饮之既久，则脾胃渐弱，精血潜虚，上不制水，成停饮泛溢，或为痞满呕恶，或为腹冷洞泄，或为痿痹瘫痪，或为疝瘕脚气，变病种种，茶亦岂无害哉？在人自当斟酌之耳。人有嗜茶成癖者，时时咀啜不止，久而伤营伤精，血不华色，尤可叹悼。惟饮食后浓茶漱口，既去烦腻而脾胃不伤，且苦能坚齿、消蠹，最有益而无损。又杨士行有茶姜治痢方，茶助阴，姜助阳，并能消暑解酒食毒，且一寒一热，平调阴阳，不问赤白青黄，不问虚实冷热，用之皆良。又浓茶能吐风热痰涎，乃酸苦涌泄为阴之义，非其性能升也。又治阴证，汤药内人之，以去格拒之寒，此寒因寒用之理也。

集方

《普济方》治一切下血，因食炙膊、醇酒、烟火、热药过度者。用细茶八两**炒**，五倍子五个**烧存性**，共为末，炼蜜丸梧子大。每早服二钱，白汤下。

《兵部手集》治久年心胃痛。用细茶五钱,水一大碗,煎四五分,和米醋二分饮之良。

《摘玄方》治风痰颠疾。用细茶、栀子各一两,煎浓汁一碗服,良久探吐。

《鲍氏方》治月水不通,以苦茶一碗,入沙糖五钱调匀,露一夜,温服亦可下胎。

🖋 聂尚恒《医学汇函·十三卷·本草分类》

茶茗苦消痰热渴,爽神头目自能清;

消积止泻利小便,更疗腰痛卒心疼。

早采为茶,晚采为茗。微寒,无毒。入手、足厥阴经。主去痰热烦渴,清头目,悦神醒神,令人少睡,下气消食,止泻及赤白痢,利大小便,兼治气壅腰疼,转动不得,心痛不可忍,并浓煎热服,冷则聚痰。《液》云:阴证汤内用此,去格拒之寒,与治伏阳大意相似。诸烂疮及汤火疮,细嚼敷之,或为末香油调搽。瘰疬已破者,用细茶、蜈蚣等分,炙令香熟,为末,先煎甘草汤洗,后以此末傅之。目热赤涩痛,嚼烂贴目两角,其痛即止。久食损人,去人脂,令人瘦,《茶序》云:释滞消壅,一日之利暂佳;瘠气侵精,终身之累斯大。又解炙炒毒,甚妙。

🖋 郑二阳《仁寿堂药镜·卷之二·木部》

茗苦茶。早采为茶,晚采为茗。

气微寒,味苦、甘,无毒。入手足厥阴经。

主发散,降火,清头目,除痰热,下逆气,消宿食,利小便,令人少睡。然去人脂,暗中损人不少。空心尤宜忌之。惟饮食后,浓茶漱口,即去烦腻,且苦能坚齿、消蠹,不妨。治阴证汤药内用此,去格拒之寒,及治伏阳,大意相似。茶苦,《经》云"苦以泄之"。其体下行,如何是清头目?

郭璞云:早采为茶,晚采者为茗。其名有五:一曰茶、二曰槚、三曰蔎、四茗、五荈。今不分说矣。十年茶用头醋煎服,治心痛不可忍者。

🖋 徐彦纯《本草发挥·卷三》

茗。洁古云:茶苦,为阴中之阳,所以清头目。

海藏云:清头目,利小便,消热渴,下气消食,令人少睡。中风昏愦,多睡不醒,宜用此。入手足厥阴经。治阴证汤药内用此,与去格拒之寒及治伏阳,大意相似。茗味苦,经云苦以泄之,其体下行,如何是清头目?

❀ 施永图《山公医旨食物类·卷三·果部》

茗　早采为茶，晚采为茗，其名有五，一茶、二槚、三蔎、四茗、五荈。

叶，味苦、甘，微寒。无毒。**苦寒久食令人瘦，去人脂，使人不睡，饮之宜热，冷则聚痰，与榧同食令人身重大渴，及酒后饮茶水入肾经，令人腰脚膀胱冷痛，兼患水肿挛痹诸疾，大抵饮茶宜热宜少，不饮尤佳，空腹最忌之。服威灵仙、土茯苓者忌饮茶。**

治瘘疮利小便，去痰热，止渴，令人少睡，有力，悦志，下气，消食。作饮加茱萸、葱、姜良；破热气，除瘴气，利大小肠，清头目，治中风昏聩，多睡不醒，治伤暑，合醋治泄痢甚效，炒煎饮治热毒、赤白痢；同芎䓖、葱白煎饮止头痛，浓煎吐风热痰涎。**气寒、味苦，入手足厥阴证汤药内。一人好烧鹅炙煿，日常不缺，人咸防其生痈疽，后卒不病，访知其人每夜必啜凉茶一盏，乃知茶能解炙煿之毒也。盖茶治痢疾，姜助阳，茶助阴，并能消暑解酒食毒，且一寒一热，调平阴阳，不问赤白冷热用之。茶苦而寒，阴中之阴，沉也降也，最能降火，火为百病，火降则上清矣。然火有五，火有虚实，若少壮胃健之人，心肺脾胃之多盛，故与茶相宜。温饮则火因寒气而下降，热饮则茶借火气而升散，又兼解酒食之毒使人神思阆爽，不昏不睡，此茶之功也。若虚寒及血弱之人，饮之既久则脾胃恶寒，元气暗损，土不制水，精血潜虚成痰饮，成痞胀，成痿痹，成黄瘦，成呕逆，成洞泻，成腹痛，成疝瘕，种种内伤，此茶之害也。民生日用，蹈其弊者，往往皆是，而妇妪受害更多，习俗人不自觉，而况真茶既少，杂茶更多，其为患也，又可胜言哉？**

附方：

气虚头痛：用上春茶末调成膏置瓦盏内覆转，以巴豆粒作两次烧烟熏之，晒干乳细每服一字，别入好茶末，食后煎服立效。

热毒下痢：以好茶一斤，炙，捣末，浓煎一二盏服，久患痢者亦宜服之。用腊茶，赤痢以蜜水煎服，白痢以连、皮、自然姜汁同水煎服，二三服即愈，用腊茶二钱，汤点七分，入麻油一蚬壳和服，须臾腹痛大下，即止。腊茶末以白梅肉和丸，赤痢甘草汤下，白痢乌梅汤下。一方建茶合醋煎，热服即止。

产后秘塞：以葱涎调腊茶末为百丸，茶服自通，不可用大黄利药，利者百无一生。

久年心痛：十年五年者，煎湖茶以头醋和匀服之，良。

腰痛难转：煎茶五合，投醋二合顿服。

解诸中毒：芽茶、白矾等分，碾末，冷水调下。

痘疮作痒：房中宜烧茶烟恒熏之。

阴囊生疮：用腊面茶为末，先以甘草汤洗后贴之，妙。

脚丫湿烂：茶叶嚼烂，敷之有效。

蟊螋尿疮：初如糁粟，渐大如豆，更大如火烙，浆炮疼痛至甚者，速以草茶并腊茶，俱可以生油调傅，药至痛乃止。

风痰头疾：茶芽、栀子各一两,煎浓汁一碗服,良久?吐。

霍乱烦闷：茶末一钱煎水,调干姜末一钱,服之即安。

月水不通：茶清一瓶,入砂糖少许,露一夜服,虽三个月胎亦通,不可轻视。

痰喘饮嗽：不能睡卧,好末茶一两,白僵蚕一两为末,放碗内盖定,倾沸汤一小盏,临卧再添汤点服。

茶子,味苦寒有毒,治喘急咳嗽,去痰垢,捣仁洗衣除油腻。

附方：

上气喘急：时有咳嗽,茶子、百合等分为末,蜜丸梧子大,每服七丸,新汲水下。

喘嗽齁䶎：不拘大人小儿用糯米泔少许,磨茶子滴入鼻中,令吸入口,服之,口咬竹筒,少顷,涎出如线,不过二三次,绝根,屡验。

头脑鸣响：状如虫蛀,名天白蚁,以茶子为末,吹入鼻中取效。

第四节　清代

◉ 蒋仪《药镜·卷四·寒部》

茶茗

化痰而解烦渴,甘露均功;消垢而醒睡魔,温泉凝裂。吾赏其清利头目之奏,须防其虐害生化之源。细者为茶,大者为茗。上病用茶,取其轻清而上升也,下病用茗,取其重浊而下降也。

◉ 郭佩兰《本草汇·卷十四·果部》

茶叶

苦甘,微寒。气薄轻浮,阴中之阳,可升可降。入手、足厥阴经。

消食下气,止渴醒眠,解炙煿之味,清头目酒毒 **头目不清,热熏土也,以苦泄之**。

按：茶叶之为物也,以其得天地清阳之气,兼得春初生发之意,故其所主,皆以清肃上膈为功。然以味甘不涩,气芬如兰,峒山者为清贵上品,堪入药中。古人多言其苦寒,不利脾胃,及多食发黄消瘦之说,此皆语其粗恶者耳。古有姜茶治痢方,姜助阳,茶助阴,一寒一热,调平阴阳,不问赤白冷热,用之皆良。东坡云："除烦去垢,不可无茶。"然空心饮茶,直入肾经,且寒脾胃,乃引贼入门也,戒之。

服威灵仙、土茯苓者忌。

❂ 刘泽芳《名医类编·药性部·医学药性歌》

茶茗味苦,热渴能济;

上清头目,下消食气。

❂ 沈穆《本草洞诠·第六卷·果部》

茗

茶,有野生、种生。种者用子,一坎须百颗乃生一株,盖空谷者多也。畏水与日,最宜坡地阴处。初采为茶,晚采为茗。或言《六经》无茶字,杨升庵谓茶即古"荼"字,《诗》云"谁谓荼苦,其甘如荠"是也。唐人尚茶,茶税始于唐德宗,以迄于今。且与西番互市易马,以其所食腥肉之膻、青稞之热,非茶不解。西戎得茶不为我害,中国得马则为我利,以摘山之利,关御戎之权,此国家之重务也。

气味甘,微寒,无毒。《神农食经》云:治瘘疮,利小便,去痰热。苏恭云:下气消食。汪机云:头目不清,热熏上也,以苦泄其热则上清矣。且茶体轻浮,采摘之时芽蘖初萌,正得春升之气。味虽苦而气则薄,可升可降,所以能清头目。汪颖云:一人好食炙煿,人防其生痈疽,后卒不病,其人每夜必啜凉茶一碗,茶能解炙煿之毒也。陶隐居谓丹丘子、黄山君服茶,轻身换骨。壶公言苦茶久食羽化。此皆着茶之功也。唐毋炅《茶序》云:释滞消壅,一日之利暂佳,瘠气侵精,终身之累斯大,福近易知,祸远难见耳。苏轼《茶说》云:空心饮茶入盐,直入肾经,且冷脾胃,乃引贼入室也。古人呼茗为酪奴,盖贱之民。李廷飞云:大渴及酒后,饮茶水入肾经,令人腰脚、膀胱冷痛,兼患水肿、挛痹诸疾。陈藏器云:久食消人脂,使人不睡,饮之宜热,冷则聚痰。此皆箸茶之害者也。夫茶能降火,火为百病,火降则上清矣。然火有虚实之异,若少壮健之人,心肺脾胃之火多盛,则与茶相宜,温饮则火因寒气而下降,热饮则茶借火气而升散,兼解酒食之毒,使人神思闿爽不昏不睡,茶洵有功矣。若气血虚寒之人,饮之既久则脾胃渐弱,精血潜虚,土不制水,停饮泛溢或痞闷呕恶,或腹冷洞泄,茶亦岂无害哉? 在人自酌之耳。

人有嗜茶成癖者,时时咀嚼不止,久而伤营伤精,血不华色,尤可叹悼。《搜神记》云:一人啜茗一斛二升乃止,才减升合,便为不足,有客令更进五升。忽吐一物,状如牛胞而有口,浇之以茗,尽一斛二升,再浇即溢出矣,谓之斛茗癖。嗜茶者可鉴矣。惟饮食后,浓茶漱口,既去烦腻而脾胃不知,且苦坚肾、齿消蠹,最有益而无损。杨士瀛有姜茶治痢方,姜助阳,茶助阴,并能消暑、解酒食毒,且一寒一热调平阴阳,不问赤白冷热,用之皆良。苏东坡以治文潞公有效。又浓茶能吐风热疲涩,乃酸苦通泄,为阴之义,非其性能升也。又治阴证汤药内入之,以去格拒之寒,此寒因寒用之理也。

翟良《医学启蒙汇编·卷之六·药性歌括》

茶茗

茶茗苦寒去痰蒸,止渴悦志头目清;

消食止痢能利便,敷疮散痛气下行。

张志聪《医学要诀·药性备考·味部》

茶,苦甘,微寒。治瘘疮,利小便,去痰热,止烦渴,清头目。治中风伤暑。令人少睡、有力,悦志。同芎䓖葱白煎饮,止头痛。同姜醋煎,止泄痢。同醋饮,止年久心痛。

刘若金《本草述·卷之十九》

茗

郭璞云:早采为茶,晚采为茗。

[许次杼然明] 曰:《茶疏》曰:唐人首称阳羡,宋人最重建州。于今贡茶两地独多,阳羡仅有其名,建州亦非上品。唯武夷雨前最胜。近日所尚者为长兴之罗岕,疑即古顾渚紫笋,然阶有数处,今唯峒山最重。[姚伯道]云:明月之峡,厥有佳茗。韵致清远,滋味甘香,足称仙品。其在顾渚亦有佳者,今但以水口茶名之,全与岕别矣。若歙之松萝,吴之虎丘,杭之龙井,并可与岕拮抗。郭次甫极称黄山,黄山亦在歙,去松萝远甚。往时士人皆重天池,然饮之略多,令人胀满。浙之产曰雁宕大盘、金华日铸,皆与武夷相伯仲。钱塘诸山产茶甚多,南山尽佳,北山稍劣。武夷之外有泉州之清源,倘以好手制之,亦是武夷亚匹,惜多焦枯,令人意尽。楚之产曰宝庆,滇之产曰五华,皆表表有名,在雁茶之上。其他名山所产当不止此,或余未知,或名未著,故不及论茗有名腊茶者,方书入药用,如疗滞下之茶梅丸是其一也。缘蔡襄述闽茶惟建州北苑数处产之,碾治作饼,日晒,得火愈良。

叶

[气味] 苦甘,微寒,无毒。

[主治] 清头目好古,利小便,去痰热,止渴,令人少睡《神农食经》。治中风

昏愦,多睡不醒**好古**;利大小肠**藏器**;炒煎饮,治热毒赤白痢,解饮食炙煿毒,治伤暑,同芎䓖、葱白煎饮,止头痛**吴瑞**。浓煎,吐风热痰涎**时珍**。

　　陆羽《茶传》曰:茶之为用,味至寒,为饮最宜。精行俭德之人若热渴凝闷,脑痛目涩,四肢烦,百节不舒,聊四五啜,与醍醐甘露抗衡也。[机]曰:头目不清,热熏上也,以苦泄其热则上清矣。且茶体轻浮,采摘之时芽蘖初萌,正得春升之气,味虽苦而气则薄,乃阴中之阳,可升可降,利头目,盖本诸此。[杨士瀛]曰:姜茶治痢,姜助阳,茶助阴,并能消暑,解酒食毒,且一寒一热,调平阴阳,不问赤白冷热,用之皆良。生姜细切,与真茶等分,新水浓煎服之。苏东坡以此治文潞公有效。按:仁斋谓姜茶汤宜于暑时,诚然。盖茶之气寒味苦,而入手足厥阴者,宜于少饮,以其伤阳也。如暑时正阴不能配阳之际矣,以之抑阳而助阴,谁曰不宜?第偏于助阴以伤阳,不惟阳伤,而阴亦不得以行气化,是两伤。如和以生姜之辛散,则阳得其气化以育阴,而阴亦由其化气以配阳矣。如老人在暑月则宜此汤,如三冬时以茱萸配茶为饮乃可,冬寒而茶又寒,虽姜亦无能助阳也。[时珍]曰:唐补阙毋炅《茶序》云:释滞消壅,一日之利暂佳;瘠气侵精,终身之累斯大。获益则功归茶力,贻患则不谓茶咎。岂非福近易知祸远难见乎?又宋学士苏轼《茶说》云:除烦去腻,世故不可无茶,然暗中损人不少,空心饮茶入盐,直入肾经,且冷脾胃,乃引贼入室也。惟饮食后浓茶漱口,既去烦腻而脾胃不知,且苦能坚齿消蠹,深得饮茶之妙。古人呼茗为酪奴,诚贱之也。

　　[愚按] 茗茶,海藏谓其气寒味苦,入手足厥阴经。夫手厥阴,心包络也,足厥阴,肝也。在足厥阴,乃由阴中达阳以上升也;在手厥阴,乃由阳中育阴以下降也。如下而达阴中之阳者,一为苦寒所伤,则阴之化机阻而不能达阳矣;如上而达阳中之阴者,复为苦寒所伤,则阳之化原亏而不能达阴矣。时珍所谓唯少壮胃健者,心肺脾胃之热多盛,乃与茶相宜。若虚寒及血弱之人,饮之既久,则脾胃恶寒,元气暗损,土不制水,精血潜虚,成痰饮,成痞胀,成痿痹,成黄瘦,成呕逆,成洞泻,成腹痛,成疝瘕,种种内伤,此茶之害也。又有嗜茶成癖者,时时咀啜不止,久而伤营伤精,血不华色,黄瘁痿弱,抱病不悔,尤可叹惋。细味斯言,刚摄生者岂得漫习世尚,致伤其升降之元气乎?经曰:升降息则气立孤危。如忽焉而不一致慎,非即在日用饮食之间,还以自戕其生乎哉。

　　[希雍] 曰:凡茶之种类极多,方宜大异,要皆以味甘不涩,气芬如兰,摘于夏前者为良。夫茶禀天地至清之气,生于山谷硗瘠砂土之中,不受纤芥秽泽,专感云露之气以为滋培,故能涤肠胃一切垢腻,宁非木中清贵之品哉?如所谓苦寒不利脾胃,多服久服贻害者,定属粗恶苦涩品类,非地道所产者,是则

不宜饮也。若味甘气芬之茗,饮之宁得致疾乎哉?但佳茗亦不宜饮于酒后,以其能成饮证也。同黄连、酸枣仁生用、通草、莲实,治多睡好眠;同当归、川芎、乌梅、黑豆、生地黄、土茯苓、甘菊花,治头痛因于血虚有火者。

[附方]

《直指方》热毒下痢,蜡茶为末,蜜水煎服。白痢,以连皮自然姜同水煎服,两三服即愈。

蒋介繁《本草择要纲目·平性药品》

茗茶

【气味】苦甘,微寒,无毒。乃阴中之阳,可升可降。入手足厥阴经。

【主治】瘘疮。利小便,止渴消食,去痰热,上行能清头目,并能消暑解酒食毒。凡膏粱炙煿诸厚味,啜之为良。但久啜无度,伤营伤精,血不华色。正如《茶序》所云,解滞消壅,一日之利暂佳,侵精瘠气,终身之累殊大,不可不慎。

闵钺《本草详节·卷之六·木部》

茶

味苦、甘,气微寒。阴中微阳。生各处山谷。早采为茶,晚采为茗。入肺、心经。服威灵仙、土茯苓者忌之。

主利小便,去痰热,止烦渴,清头目。与姜煎,治赤白痢;与川芎、葱白煎,止头痛。又解炙煿之毒。

按:茶之产地至多,要以味甘不涩,气芬如兰者为良。夫茶禀春初生发至清气,受深山云露之滋培,涤肠胃一切垢腻,非他草可比。世议其苦寒,不利脾胃,酒后过饮成癖,及多饮发黄消瘦之说,皆语其粗恶苦涩,品类之最下者耳。入治阴证药内,去格拒之寒,与治伏阳意同。

汪昂《本草备要·木部》

茶　　泻热,清神,消食。

苦甘微寒。下气消食,去痰热,除烦渴,清头目,得春初生发之气,故多肃清上膈之功。

《汤液》云:茶苦寒下行,如何是清头目?《蒙筌》曰:热下降,则上自清矣。醒昏睡,消神,解酒食、油腻、烧炙之毒,利大小便。多饮消脂,最能去油,寒胃。故浓茶能引吐。《千金》疗卒头痛如破,非中冷、中风,由痰厥气上冲听致,名厥头痛,单煮茶恣饮取吐,直吐出胆汁乃已,渴而即瘥。酒后饮茶,引入膀胱肾经,患瘕疝水肿,空心亦忌之。与姜等分浓煎,名姜茶饮,治赤白痢。茶助阴,姜助阳,使寒热平调。并能消暑,解酒、食毒。

陈细者良,粗者损人。

🌿 汪昂《本草易读·卷六》

茶叶 茗。五月采叶。

苦,甘,微寒,无毒。入手足厥阴。利小便而下痰热,止燥渴而消酒食,清头目而醒眠睡,止泻痢而解热毒。

热毒下痢赤白,好茶一斤,炙,捣末煎服。亦治久痢。又赤痢蜜水下。白痢姜水下。又同乌梅丸服。又醋煎热服。验方第一

脚丫湿烂,嚼敷之。第二

霍乱烦闷,为末煎水,调干姜末服。第三

月水不通,茶清一瓶,入沙糖少许,露一夜服,虽三个月亦通,不可轻视。第四

腰痛难移,煎茶五合,同醋二合服之。第五

🌿 王逊《药性纂要·卷三·果部》

茗《唐本草》

一名茶即古荼字,音途。《诗》云:谁为荼苦,其甘如荠。三四月采叶,炒爆,冲汤作饮。久食瘦去人脂,使人不睡。饮之宜热,冷则聚痰。泡熟茶叶,久食生虫面黄。今人采楂栌、山矾、南烛、乌药诸叶,皆可为饮,以乱茶。服灵仙、土茯苓忌饮茶。

叶,味苦,气微寒。其体轻浮,采摘之时芽蘖初萌,得春升之气,味虽苦而气薄。阴中之阳,可升可降,故利于目。少壮人心、肺、脾、胃火盛者,与茶相宜。温饮则火因寒气而下降,热饮则茶借火气而升散。解酒食炙煿之毒,使神思阆爽,不昏不睡,此茶之功也。虚寒血弱人久饮,则脾胃恶寒,元气暗损。土不制水,精血潜虚,或痰饮,或痞胀,或痿痹,或黄瘦,或呕逆,或洞泄,或腹痛,或疝瘕,种种内伤,此茶之害也。人有嗜茶成癖者,时时咀嚼不止,久而伤荣伤精,血不华色,黄悴萎弱矣。

[批]风俗沿习,坐下呼茶,惟此无厌。不渴而饮,每致食少饮多,偏胜为害。夫脾喜燥而恶湿,饮多则湿伤脾气,聚饮生痰,谷食反减,岂所宜也。

🌿 李熙和《医经允中·卷之二十二·果部》

茗

宜热饮,冷则聚痰。

苦、甘，微寒，无毒。主利小便，去痰热，解烦渴，清头目，治伤暑。同枣、姜治赤白痢。同川芎、葱白煎饮止头痛，吐风热痰涎。多饮则少睡，久饮则消脂。

按：茶入手足厥阴，治阴症。汤药用此，去格拒之寒及治伏阳。经云：苦以泄之。其性下行，所以清头目，引火下行也。能解炙煿之毒。同姜消暑，止痢爽神。但不利于虚弱多冷之人，尤忌空心饮之，乃引寒邪直入阴经矣。酒后饮茶，伤肾脏，患疝瘕水肿。

《蒙筌》云：消壅释滞，一日之利暂佳；瘠气侵精，终身之累斯大。损多益少，于此足征。

冯兆张《冯氏锦囊秘录·杂证痘疹药性主治合参·卷四》

茶茗

禀土中之清气，兼得春初生发之意，故味甘、苦，微寒，无毒。入手太阴、少阴经。甘寒之性，故入心肺而除热，消痰，利水解毒，且禀天地至清之气，生于山谷砂土之中，感云露之气以为滋培，不受纤芥滓秽，故能涤除一切垢腻，解炙煿之毒也。心脾胃受寒者戒之。酒后不宜用，能成饮证。

茶茗，细者名茶，粗者曰茗。清头目，利小便，逐痰涎，解烦渴，下气消宿食，除热治瘘疮，除烦去垢，解炙煿毒。姜、连同煎，止赤白痢。香油调末，敷汤火伤。眼目痛，嚼贴两眦。暑天泻，少加醋吞。热服则宜，冷服聚痰。多服少睡，久服瘦人。故云：释滞消壅，一日之利暂佳，瘠气侵精，终身之累斯大，损多益少，观此足征。若空心饮茶，直入肾经，且寒脾胃，乃引贼入门也，戒之。

主治痘疹合参　治痘痈烂疮，为末香油调敷。

张璐《本经逢原·卷三·味部》

茗　苦甘，微寒，无毒。服草薢、威灵仙、土茯苓忌之。

《本经》主疮，利小便，去痰热，止渴，令人少睡，有力悦志。

【发明】茗乃茶之粗者，味苦而寒，最能降火消痰，开郁利气，下行之功最速。《本经》主疮，利小便，去痰热之患。然过饮即令人少寐，以其气清也。消食止渴，无出其右。合醋治伤暑泄利。同姜治滞下赤白。兼香豉、葱白、生姜治时疫气发热头痛。一味浓煎治风痰。

茶之产处最多，惟阳羡者谓之真茶。凡茶皆能降火，清头目。其陈年者曰腊茶，以其经冬过腊，故以命名。佐刘寄奴治便血最效。产徽者曰松萝，专于化食。产浙绍者曰日铸，专于清火。产闽者曰建茶，专于辟瘴。产六合者曰苦丁，专于止痢。产滇南者名曰普洱茶，则兼消食辟瘴止痢之功。蒙山者，世所罕有，近世每采石苔代充，误人殊甚。其余杂茶，皆苦寒伐胃，胃虚血弱之人，有嗜茶成癖者,久而伤精,血不华,色黄瘁痿弱,呕逆洞泄,种种皆伤茶之害。而侵晨啜茗,每伤肾气。酒后嗜茶,多成茶癖。又新茶饮之令人声音不清,其能郁遏火邪也。至于精气寒滑,触之易泄者勿食,宜以沙菀蒺藜点汤代之。

茶子,味苦气肃,善于降火,专治头中鸣响,天白蚁之病。江右人每以打油,味最清香,浸油沐发最佳。取茶子饼煮汁浇花,以辟盆中之蚯蚓。煎汤涤衣垢则不退颜色。总取其质之轻清而不沾滞也。

◎ 顾靖远《顾松园医镜·卷二·本草必用》

茶叶**甘苦微寒,入心、肺二经。味甘不涩,气芬如兰,色白如玉者良。**消食祛痰热**下气降火,而兼有涤除肠胃之功。**止渴醒睡眠**甘寒除热,则肺气清肃而渴止,心肺明爽而睡醒,**解炙爆之毒又能消暑,**解酒食之毒,故治便血热毒,**下痢赤白亦用之。**消痔之疮**因大肠积热所致,肺脏清而腑病自安。**善利小便清心而小肠之热结亦解。**颇疗头痛取其降火也。**头目不清,热熏上也,以苦泄其热,则上消矣。**

昔人言其苦寒,不利脾胃,及多食发黄消瘦之说,此皆语其粗恶苦涩者耳!岂有味甘气芬者,服之反致疾耶?

◎ 史树骏《经方衍义·卷之五·木部》

茶叶

味甘苦,微寒,无毒,入心肺二经;畏威灵仙、土茯苓,恶榧子。消食,下痰气,止渴,醒睡眠,解炙煿之毒,消痔瘘之疮,能疗头疼,善通小便。禀土之清气,故其所主皆以清肃为功,南方之松萝天池者,性太寒凝,不利脾胃,宜与脊产者为胜。

◎ 刘汉基《药性通考·卷六》

茶

味苦甘,微寒。下气消食,去痰热,除烦渴,清头目,醒昏睡,解酒食油腻烧炙之毒,利大小便,多饮消脂,最能去油,忌酒后饮茶,引入膀胱肾经,患瘕疝水肿,空心亦忌之,陈细者良,粗大者损人。与姜等分浓煎,名姜茶,饮治赤白痢,茶助阴,姜助阳,使寒热平泻,并能消暑解酒食毒也。

◎ 王子接《得宜本草·上品药》

茶叶

味苦甘。入手太、少阴、太阳。功专清心肺,涤肠胃。得甘菊治头痛,得生姜治滞下。

徐大椿《药性切用·卷之四·果部》

细茶 苦甘微寒,泻热清神,善消油腻,为清利头目专药。空腹忌之。茶子:捣汁,洗衣去腻。

叶桂《本草再新·卷五·果部》

武彝茶味甘苦,性寒,无毒,入肝脾肺三经。清凉泻火,化老痰,消食积,治黄疸,肺痈,疗喉痹。

[批] 凡茶少饮则清心生津,消食,多饮反能助湿,苦劣品更不宜多饮。

普洱茶味甘苦,性寒,无毒,入肝胃二经。治肝胆之浮热,泻肺胃之虚火,生津止渴。

[批] 茶中之最重浊浓厚者,除病偶一用之,则可。

安化茶味苦,性寒,无毒,入肺胃二经。清肺热,泻脾火,舒肺胃之气,消脾胃之湿,下食化痰。

松萝茶味苦,性寒,无毒,入肝脾肺三经。凉血泻火,平肝燥胃,泻脾火而能利湿热,兼可化痰水,通二便,滑肠分。治小儿惊痫,脐疮火毒。

叶桂《叶氏医案存真·卷二》

饭后饮茶,只宜炒大麦汤。岕片,或香梗茶,其松萝、六安味苦气降,中气虚者不宜用。

吴仪洛《本草从新·卷四上·果部》

茶泻热清神、消食。甘苦微寒。下气消食,去痰热,除烦渴,清头目得春初生发之气,故多禀清上膈之功。《汤液》云:苦寒不行、如何是清头目?《蒙筌》曰:热下降、则上自清矣,醒昏睡能清神。景岳云:饮浓茶即不睡者、以心气被伐而已然,解酒食油腻烧炙之毒与姜等分浓煎,名姜茶饮,治赤白痢;茶助阴、姜助阳、使寒热平调,并能消暑、解酒食毒,利大小便。止头痛《千金》疗卒头痛如破、非中冷中风、由痰厥气上冲所致、名痰厥头痛。单煮茶、恣饮取吐,直吐出胆汁乃已,渴而即瘥,愈瘘疮,寒胃浓茶能引吐,消脂最能去油。酒后饮茶,引入膀胱肾经,患瘕疝水肿,空心尤忌。味甘而细者良茶禀天地至清之气、产于瘠砂之间、专感云露之滋培、不受纤尘之滓秽,故能清心涤肠胃,为清贵之品。昔人多言其苦寒不利脾胃、及多食发黄消瘦之说,此皆语其粗恶苦涩者尔,故入药须择上品,方有利益。

严洁等《得配本草·卷六·果部》

茶一名茗

甘苦,寒,入手足厥阴经。降火消痰,除烦止渴,去油腻,清头目,解酒食毒。

得甘菊,治头痛。配干姜,疗霍乱。配白矾**研**,冷水下,解诸毒。入紫砂糖,通经秘。合生姜,治赤白痢。调葱涎为丸,治产后秘塞**如用大黄利药利者,百无一生**。房中烧烟熏,解痘疮作痒。

嫩芽,味甘者良。苦者,浓煎恣饮取吐,治痰厥头痛。

虚寒血弱,酒后不寐,皆忌之。空腹者尤忌。服威灵仙、土茯苓者,忌饮茶。

怪症,脑中声响,状如虫蛀,名曰大白蚁。用茗子研末,吹入鼻中,至愈而止。

🔖 赵学敏《本草纲目拾遗·卷之六·木部》

烂茶叶

此乃泡过残茶,积存磁罐内,如若干燥,以残茶汁添入,愈久愈妙。

治无名肿毒、犬咬及火烧成疮,俱效如神,捣烂似泥敷之,干则以茶汁润湿,抹去再换,敷五六次痊愈《**救生苦海**》。

痘毒《**家宝方**》:用泡过茶叶晒干为末,五倍子各等分,鸡子清调敷。

诸毒胬肉不退《**保和堂秘方**》:硫黄研细末敷上即退。再用后收口药,烂茶叶五钱,乌梅三个,烧灰,共为末,敷上即收。

经霜老茶叶

治羊痫风《**家宝方**》:用一两为末,同生明矾五钱为细末,水法丸,朱砂作衣,每服三钱,白滚汤送下,三服痊愈。

好吃茶叶《**家宝方**》:即以茶叶入肉汁汤内,饭锅上蒸,吃二三次,即不喜吃。

雨前茶

产杭之龙井者佳,莲心第一,旗枪次之,土人于谷雨前采撮成茗,故名。三年外陈者入药,新者有火气。

清咽喉,明目,补元气,益心神,通七窍,性寒而不烈,以其味甘益土,消而不峻,以其得先春之气,消宿食,下气去噫气,清六经火。

下疳《**外科全书**》:雨前茶、麻黄各一钱五分,用连四纸方七寸许,用铅粉钱半擦纸上,铺前二药,卷成筒子,火灼存性,研细,加冰片各一分,研习用之。

偏正头风《**医方集听**》:升麻六钱,生地五钱,雨前茶四钱,黄芩一钱,黄连一钱,水煎服。又治头风,百发百中,赤、白首乌各一两,真川芎一两,藁本二钱,细辛一钱,苏叶一钱,此散邪方也。风寒甚者,可加川羌活、川乌服,以此散邪;不愈,便进后方:真雨前茶四钱,赤、白首乌各二钱,北细辛四分,米仁一钱五分,炒牛膝八分,大川芎一钱五分,甘草五分,煎药时令病者以鼻引药气,服后宜密室避风,至重者四帖痊愈,加金银花二钱更效。若生过杨梅疮(指梅毒,编者注)者,加土茯苓四两,煎汤煎药。

肚胀《集听》:凡人肚胀不思饮食,用五虎汤治之。核桃、川芎、紫苏、雨前茶,以上药先煎好,好时加老姜、砂糖在汤内,即服。

三阴疟《集听》:真雨前茶三钱,胡桃肉五钱敲碎,川芎五分;寒多加胡椒三分,未发前入茶壶内,以滚水冲泡,乘热频频服之,吃到临发时,不可住。

不论新久诸疟《慈航活人书》:白芥子一两炒为末,雨前茶和服一撮,疟久者不过二次即愈。

远年痢《凤联堂验方》:臭椿皮一两五钱,雨前茶钱半,扁柏叶钱五分,乌梅、枣头各二枚,酒、水各一碗煎好,缓缓服,恐泛。

五色痢《慈惠编》:陈年年糕、陈雨前茶、冰糖、茉莉花,共煎汤一盏,服之立愈。

消痰止嗽膏:米白糖一斤,猪板油四两,雨前茶二两,水四碗,先将茶叶煎至二碗半,再将板油去膜切碎,连苦茶、米糖同下,熬化听用,白滚汤冲数匙服之。

治痞:蜈蚣一条,用顶好细茶叶煎服,以身痒为度《医学指南》。又《家宝方》治痞:陈年雨前茶一两,枳壳三钱,水煎,渣再煎,次日服。

伤寒无汗《汇集》:用白糖、雨前茶,入水熬数沸,服下汗出即愈。加生姜,又治红白痢疾。

疗猪癫羊儿疯《陈氏笔记》:用晋矾一斤,雨前茶一斤,为末,茶汁米饮为丸,每服四十九丸,发日前用一丸,茶送下。

风痰痫病:生白矾一两,细茶五钱,为末,蜜丸桐子大。一岁十丸,茶汤下;大人五十丸。久服,痰自大便中出,断病根《指南》。

风眼烂皮《眼科要览》:甘石童便淬七次,黄连汁淬七次,雨前茶淬七次,出火气,入冰、麝研匀点。

头风满头作痛《家宝方》:川芎七钱,明天麻三钱,雨前茶一钱,酒一碗,煎六分,渣再用酒一碗,煎四五分,晚服,过夜即愈。

杨梅疮:雄黄四两,雨前茶四两,生芝麻四两,共为细末,黄米磨细,粉糊为丸,桐子大,每早白汤下三钱《家宝》。

上清丸:苏薄荷二两,雨前茶、白硼砂各七钱,乌梅肉、贝母、诃子各三钱,冰片三分,炼蜜为丸。

风寒无汗、发热头痛者：用核桃肉，葱白、雨前茶、生姜等分，水一盅，煎七分，热服，覆衣取汗。

气虚头痛《**不药良方**》：用上春茶末调成膏，置瓦盏内覆转，以巴豆四十粒，作二次烧烟熏之，晒干擂细，每服一字。别入好茶末，食后绞白汤服之，立愈。

肩背筋骨痛《**医学指南**》：槐子、核桃肉、细茶叶、芝麻各五钱，入磁罐内，二碗熬一半，热服，神效。

五虎汤：治外邪在表无汗而喘者，麻黄三钱，杏仁去皮尖三钱，石膏五钱，甘草一钱，细茶一撮，有痰加二陈汤。生姜、葱水煎，热服；加桑白皮一钱尤效《**医学指南**》。

千杯不醉：干葛、橄榄、细茶等分，为末，逢半酣时，以茶服下。

普洱茶

出云南普洱府，成团，有大、中、小三等。《云南志》：普洱山在车里军民宣慰司北，其上产茶，性温味香，名普洱茶。《南诏备考》：普洱府出茶，产攸乐、革登、倚邦、莽枝、蛮专、慢撒六茶山，而以倚邦、蛮专者味较胜。味苦性刻，解油腻牛羊毒，虚人禁用。苦涩，逐痰下气，刮肠通泄。

按：普洱茶大者，一团五斤如人头式，名人头茶，每年入贡，民间不易得也。有伪作者，名川茶，乃川省与滇南交界处土人所造，其饼不坚，色亦黄，不如普洱清香独绝也。普洱茶膏黑如漆，醒酒第一；绿色者更佳，消食化痰，清胃生津，功力尤大也。《物理小识》：普雨茶蒸之成团，狗西番市之，最能化物，与六安同。**按：普雨即普洱也。**

普洱茶膏能治百病，如肚胀受寒，用姜汤发散，出汗即愈；口破喉颡，受热疼痛，用五分嚼口过夜即愈；受暑擦破皮血者，研敷，立愈。

闷瘄：《百草镜》云：此症有三，一风闭、二食闭、三火闭，惟风闭最险，凡不拘何闭，用茄梗伏月采，风干，房中焚之，内用普洱茶二钱煎服，少顷尽出，费容斋子患此，已黑黯不治，得此方试效。

研茶

《粤志》：东莞人以芝麻薯油、杂茶叶煮煎而成。

去风湿，解除食积，疗饥。

龙脊茶

出广西，亦造成砖。

除瘴解毒，治赤白痢。

安化茶

出湖南，粗梗大叶，须以水煎，或滚汤冲入壶内，再以火温之，始出味，其色浓黑,味苦中带甘,食之清神和胃。

性温,味苦微甘,下膈气、消滞,去寒澼。

《湘潭县志》:茶谱有潭州铁色茶,即安化县茶也,称湘潭茶。

雪茶

出滇南,色白,久则色微黄,以盏烹瀹,清香迥胜,形似莲心,但作玉芽色耳。平来仲云:雪茶出丽江府,属山中雪地所产,色白味甘,性大温,去寒疾如神。

甘苦,性温,治胃气积痛,疗痢如神。

赵学敏按:雪茶出云南永善县,其地山高积雪,入夏不消,雪中生此,本非茶类,乃天生一种草芽,土人采得炒焙,以其似茶,故名。其色白,故曰雪茶。己亥腊过余杭,往访刘挹清少府,啜雪茶,云带自云南,茶片皆作筒子,如蜜筒菊蕊瓣样。询所主治,因言此茶大能暖胃,凡严寒冰冻时,啜一盏,满腹如火。若患痨损及失血过多之人,腹胃必寒,最忌食茶,惟此茶不忌。乃相与烹瀹食之,果入腹温暖,味亦苦洌香美,较他茶更厚。

《大观茶论》:白茶自为一种,与常茶不同,其条敷阐,其叶莹薄,崖林之间,偶然生出,非人力所可致,有者不过四五家,生者不过一二株,所造止于二三铸而已,芽英不多,尤难蒸焙,汤火一失,则已变而为常品。须制造精微,运度得宜,则表里昭澈,如玉之在璞,它无与伦也。《东溪试茶录》:白叶茶,民间大重,出于近岁,园焙时有之,地不以山川远近,发不以社之先,芽叶如纸,民间以为茶瑞。

武彝茶

出福建崇安,其茶色黑而味酸,最消食下气,醒脾解酒。

单杜可云:诸茶皆性寒,胃弱者食之多停饮,惟武彝茶性温,不伤胃,凡茶澼停饮者宜之。

治休息痢《救生苦海》:乌梅肉、武彝茶、干姜,为丸服。

松萝茶

产徽州。《本经逢原》云:徽州松萝,专于化食。《秋灯丛话》:北贾某,贸易江南,善食猪首,兼数人之量,有精于岐黄者见之,问其仆曰:每餐如是,已十有余年矣,医者曰:病将作,凡药不能治也。俟其归,尾之北上,将以为奇货,久之无恙。复细询前仆,曰:主人食后,必满饮松萝数瓯。医爽然曰:此毒惟松萝可解。怅然而返。

姚希周《经验方》云:凡患眼臀服羊肝者,忌服松萝茶,以沙苑蒺藜煎汤代茶。

消积滞油腻,消火下气,除痰。

病后大便不通:吴兴钱守和《慈惠小编》用松萝茶叶三线,米白糖半盅,先煎滚,入水碗半,同茶叶煎至一碗,服之即通,神效。

治顽疮不收口,或触秽不收口,梁氏《集验》。上好松萝茶一撮,先水漱口,将茶叶嚼烂,敷疮上一夜,次日揭下,再用好人参细末,拌油胭脂涂在疮上,二三日即愈。

羊儿疯(指癫痫,编者注)《集效方》:好松萝茶末八两,生矾末四两,米粥捣为丸,临发日清晨及常日,各服三钱,米汤下。

水臌气臌《汇集》:服此药不忌盐酱,一服立消。活鱼一尾,重七八两,去鳞甲,将肚剖开,去肠净,入好黑矾五分,松萝茶三钱,男子用蒜八片,女七片,共入鱼腹内,放在磁器中,蒸熟,令病人吃鱼,连茶、蒜皆食更妙。从鱼头吃起,就从头上消起,如从鱼尾吃起,即从脚上消起,立效。

绣球风(指阴囊糜烂、潮湿、瘙痒。编者注)《活人书》:五倍子炒,松萝茶各五钱,研末,茶和敷。

黄病刘羽仪《验方》:生芝麻八合,好松萝五合,砂仁二合。以上三味,先将芝麻研细,再另将茶叶烘脆研,再将砂仁研,各为细末和匀,每日常服。如年久病深者,服到黄退乃止。如因好食茶叶者成黄,此方不可用。

一切头风兼热者王站柱《不药良方》:荜茇为细末,用猪胆汁拌过,嗜鼻中,作嚏立愈。如兼湿者,以瓜蒂、松萝茶为末,嗜鼻中出黄水,立愈。

治五瘿《医学指南》破结散:用海蛤、通草、昆布、海藻、洗胆草、枯矾、松萝茶各三分,半夏、贝母各二分,麦面四分,为末,酒调服,日三次,忌鲫鱼猪肉。

治痢疾神方:核桃五个(带壳敲碎),松萝茶、生姜、糖各三钱,用水三盏煎;如红痢用红糖,如白痢用白糖,如红白相兼,用红、白糖各一钱五分,煎服,重者连渣服。

五臌(指水肿,编者注)验方:松萝茶研末、鸡毛管炒研各等分,每日一钱,白汤下,二十服痊愈,忌盐百日。

半身不遂《秘方集验》:白糖、槐豆子、化皮红谷子、松萝茶各五钱,水三盅,煎一盅服,出汗即愈。十日后,方可出门。

小儿牙疳《同寿录》:松萝茶、花椒去目、乌龙尾、食盐各一钱,童便一盅,水一盅,煎汤漱口,口内含之,不可咽下。

白浊《古今良方》:车前草五六棵,陈松萝茶一二钱,灯心一二十根,三味煎服,止后,宜服水陆二仙丸以固之。

除瘟救苦丹:专治一切瘟疫时症,伤寒感冒,不论已传未传,百发百中。有力者宜修合以济人,阴德最大。李炳文《经验广集》:天麻、麻黄、松萝茶、绿豆粉各一两二钱,雄黄、朱砂、甘草各八钱,生大黄二两,共为细末,炼蜜为丸,弹子大,收磁器内,勿令泄气。遇症,大人每服一丸,小儿半丸,凉水调服,出汗即愈。重者连进二服,未汗之时,切不可饮热汤食热物,汗出之后不忌。

治烂眼皮方《**种福堂公选良方方**》:用挂金灯净壳,每壳一个,掺入研细透明绿胆矾二厘,或用壳十个,或二十个,装套好,外用净黄泥包裹好,勿泄气,炭火煅至中间壳将成黑灰,存性,放地上,用碗盖熄火,将中间灰研细包好,放土地上,一夜出火毒。每用灰少许,放在茶杯内,以冷松萝茶浸之,用薄绵纸盖在茶面上,俟茶渗出纸面上,将此水洗眼皮,每日五六次,二三日即愈。

乌须方《**吉云旅抄**》:王守副家传乌须药甚验,用五倍子二钱,皂矾四分八厘,青盐六分,紫铜末一分五厘,榆香末六分,松萝茶三钱,共为末,蒸透用。

六安茶

张处士《逢原》(指张璐《本经逢原》,编者注)云:此茶能清骨髓中浮热,陈久者良。

《年希尧经验方》:有异传终身不出天花法,用金银花**拣净**七两,六安茶**真正多年陈者**三两,共为粗末,冲汤代茶,每日饮数次,终身不出天花,虽出亦稀,极验。

《千金不易方》稀痘丹:用新抛羊屎一粒,六安茶一钱,甘草节二分,灯心二十七寸,赤、黑、绿豆各二十一粒,珍珠一分,银簪一支,洗净油气,水二碗,煎八分,温服。

太上五神茶《**经验广集**》:治伤风咳嗽,发热头痛,伤食吐泻,陈细六安茶一斤,山楂(蒸熟)、麦芽、紫苏、陈皮、厚朴、干姜**俱炒**各四两,磨末,磁器收贮高燥处,大人每服三钱,小儿一钱,感冒风寒葱姜汤下;内伤,姜汤下;水泻痢疾,加姜水煎,露一宿,次早空心温服。

消疽膏《**广集**》治一切疽仙方:松香、官粉、细六安茶各三钱,蓖麻仁(去皮)四十九粒,为末,先将蓖麻捣烂,然后入药末捣成膏。如干,少加麻油捣匀,摊青布上,贴患处,再以绵纸大些盖好扎住,七日痊愈。

普陀茶

《定海县志》:定海之茶多山谷野产,又不善制,故香味不及园茶之美。五月时重抽者,曰二乌,苦湿不堪。产普陀山者,入药,不可多得。

治血痢肺痈。

江西芥片**罗芥**

《宦游笔记》:出赣州府宁都县,制法与江南之芥片异。《茶疏》:芥茶不炒,甑蒸熟,然后烘焙,此指江南者言耳。出江西者,大叶多梗,但生晒不经火气,枪叶舒畅,生鲜可爱,其性最消导,贮饭一瓯,以茶泡之。经半日,饭不加涨,而消少许,故饱食者宜饮此茶。别有一种极细炒岕,乃采之他山,炒焙以欺好奇者,反非其真,然则茶亦不可以貌取也。

《花镜》:岕片产吴兴,似茶而实非茶种。

味苦,性刻,利消宿食,降火利痰。虚人禁用,以其能峻伐生气。

罗岕

《茶疏》:长兴罗岕疑即古人顾渚紫笋也,介于山中谓之岕,罗氏隐焉,故名罗。《西吴枝乘》:湖人于茗不数顾渚,而数罗岕,顾渚之佳者,其风味已逊龙井,岕山梢清隽,然叶粗而作草气。《嘉靖长兴志》:罗岕在互通山西土地庙后,产茶最佳,吴人珍重之。凡茶以初生雨前者佳,惟罗岕立夏开园,梗粗叶厚,微有萧箬之气,还是夏前六、七日如雀舌者,最不易得。然庙后山西向,故称佳,总不如洞山南向,独受阳气,专称仙品,只数十亩而已。凡茶产平地,多受土气,故其质浊。罗茗产高山岩石,纯是风露清虚之气,故可尚。《长物志》云:浙之长兴者佳,价亦甚高,今所最重,荆溪稍下。采茶不必太细,细则芽初萌而味欠足;不必太青,青则茶已老而味欠嫩,惟成带叶绿色而团厚者为上,不,宜日晒,炭火焙过,扇冷,以箬叶衬罂贮高处,盖茶最喜温燥,而忌冷湿也。

味甘,气香,性平,涤痰清肺,除烦消臌胀。

治咳嗽秘方《医学指南》:用川贝母、茶叶各一钱,米糖三钱,共为末,滚汤下。

水沙连茶

产台湾,在深山中,众木蔽亏,雾露蒙密,晨曦晚照,总不能及,色绿如松萝,每年通事于各番议明,入山焙制。

性极寒,疗热症最效,能发痘。

红毛茶

《台湾志》:草属也,黄花五瓣,叶如瓜子,亦五瓣,根如藤,刨取晒,或遇时气不快,熬茶饮之,即愈。

治时气腹胀,或闷郁不舒。

角刺茶

出徽州,土人二三月采茶时,兼采十大功劳叶,俗名老鼠刺,叶曰苦丁,和匀同炒焙成茶,货与尼庵,转售富家妇女,云妇人服之,终身不孕,为断产第一妙药也,每斤银八钱。

味甘苦极香,兼能逐风活血。绝孕如神。

栾茶

《范石湖集》:脩江出栾茶,盖右楠树叶也。毛文锡《茶谱》云:湘人四月采杨洞汁作饭,则必采石楠芽作茶,乃能去风。

治头风。

云芝茶

《宦游笔记》:山东蒙山在蒙阴县城南三十里,高二十里许,周围约三百余里,产茶曰云芝茶,土人售于市曰蒙山茶,然绝非茶类,乃山石中所生石衣,如苔藓之属,土人掬而沃之,冒登茗荈。五杂俎:蒙山在蜀雅州,其中峰顶,尤极险秽,蛇虺虎狼所居,得采其茶,可蠲百疾。今山东人以蒙阴山下石衣为茶当之,非矣。然蒙阴茶性冷,寸治胃热之病,性寒,能消积滞。纲目有石蕊,云性温,不言消一积滞。

乌药茶

出东莞,以芝麻薯油杂茶为汁煎之。

去风湿,破食积,疗饥应昌按:乌药茶与前研茶制造主治皆同,未知是一是二。

泸茶

《四川通志》:泸州出,通呼为泸茶。

味辛性热,饮之可以疗风。

瘟茶

《闽志》:出福宁府。

治瘟。

乐山茶

《茶谱》:鄂州乐山出茶,黑色如韭。又云:出鄂州东山,名东山茶,色黑如韭,性与韭相反,食之已头痛。

黄宫绣《本草求真·卷四·泻剂》

茶茗 清胃肾火

茶茗专入胃、肾。大者为茗,小者为茶。茶禀天地至清之气,得春露以培,生意克足,纤芥滓秽不受,味甘气寒,故能入肺清痰利水,入心清热解毒,是以垢腻能涤,炙煿能解,凡一切食积不化属滞、属湿,头目不清属热,痰涎不消,二便不利,消渴不止,及一切便血、吐血、衄血、血痢,火伤目疾等症,服之皆能有效《汤液》云:茶苦寒下行,如何是清头目?《蒙筌》曰:热下降,则上自清矣。但热服则宜,冷服聚痰,多服少睡损神,久服瘦人伤精。至于空心饮茶,既直入肾削火,复于脾胃生寒,阳脏服之无碍,阴脏服之不宜,万不宜服。茶之产处甚多,有以阳羡名者,谓之真岩茶,治能降火以清头目;有以腊茶名者,以其经冬过腊,佐刘寄奴治便血最效;有以松萝名者,是生于徽,端于化食;有以日铸名者,生于浙绍,端于清火;有以建茶名得,生于闽地,专于辟瘴;有以苦丁名者,产于六合,专于止痢;有以普洱名者,生于滇南,专于消食、辟瘴、止痢;至于蒙山,世所罕有,且有许多伪充,真伪莫辨;然大要总属导痰宣滞之品,**茶与生姜同煎,名姜茶散,能治赤白痢。盖茶助阴,姜助阳,合用使寒热平调。**虽一日之利暂快,而终身之累斯大,损多益少,服宜慎矣。

🔘 罗国纲《罗氏会约医镜·卷十七·本草中》

茗,**细者名茶,粗者曰苦**。味甘、苦、微寒,入心、脾、肺、胃四经。禀天地清肃之气,除垢涤秽,降热消食,去痰止渴,清利头目**热下降则上自清**,醒昏睡精神,解烧炙热毒**苦寒**,利大小便**火下**,止赤白痢,**同姜、连煎**,敷汤火伤,**香油调末**,消脂瘠体,**最能去油,坏胃减食。**虽能释滞消壅,却损多益少。若空心多饮,直伐肾经,且败败胃,虚寒者慎之。

🔘 林玉友《本草辑要·卷之四·味果部》

茶

苦、甘、微寒。下气消食,去痰热,除烦渴,清头目**得春初生发之气,故多肃清上膈之功**。《汤液》云:茶苦寒下行,如何是清头目?《蒙筌》曰:热下降,则上自清矣,醒昏睡,清神,解酒食、油腻、烧炙之毒,利大小便。多饮消脂最能去油,寒胃故浓茶能引吐。《千金》疗卒头痛如破,非中冷、中风,由痰厥气上冲所致,名厥头痛。单煮茶浓饮取吐,直吐出胆汁乃已,渴而即瘥。酒后饮茶,引入膀胱、肾经,患瘕疝水肿,空心亦忌之。**与姜等分浓煎,名姜茶饮。治赤白痢。茶助阴,姜助阳,使寒热平调。并能消暑,解酒食毒。**

陈细者良,粗者损人。

🔘 吴世铠《本草经疏辑要·卷五·木部》

茗

味甘、苦,微寒,无毒。主瘘疮,利小便,祛痰热渴,令人少睡。

苦茶:主下气消食。

茗禀土中清气,得春初生发之意,气薄味厚,阴中微阳,降也。入心、肺经。甘寒入心肺,除热生津,苦能涤肠胃,下气降火。

同黄连、枣仁、木通、莲实,治多睡好眠。同当归、川芎、乌梅、黑豆、生地、土茯苓、菊花,治头痛因于血虚有火者。

茶类极多,皆以味甘不涩,气芬如兰,摘于夏前者为良。昔人言其苦寒不利脾胃,及多食发黄消瘦。此其粗恶苦涩,品类最下者,故不宜饮。酒后不宜服,能成饮证。

🌑 章穆《调疾饮食辩·卷一下》

茶

《纲耳》曰:《尔雅》云槚、苦荼。郭璞云,即茶也。蜀人谓之苦荼,又名荈。陆羽曰:共名有五,一荼,二槚,三蔎、四茗、五荈。《丹铅录》云,茶即苦荼字音涂。《诗》曰:"谁谓荼苦,其甘如荠"是也。颜师古云:茶陵(地名),汉时始转涂音为宅加切,是则荼即茶也。或言六经无茶字,未深考耳观杨氏、颜氏二家之说,则六经有荼字。但考《尔雅》荼字凡两见,其"释草"云。荼,苦菜。郭注引《诗》谁谓荼苦释之。"释木"云:槚,苦荼。郭注云:叶可煮作羹饮,早采为荼,晚采为茗。是明明二物。恐苦荼之荼,可读宅加切;苦菜之荼,仍当作涂音。杨氏引《诗》之言,未免失考。清明前采为上,谷雨前次之,此后皆老茗耳,此亦视乎南北地气,但卖者必曰雨前细茶。若清明前,叶尚未萌,未必可采。采、蒸、揉、焙俱有法,详见《茶谱》。茶之税,始于唐德宗,盛于宋元,至我朝时珍自谓明朝,乃与西番互市易马,遂为朝廷赋税之助,其利溥哉!

我《大清会典》所载茶课:凡山乡宜茶之地,土人莳茶为业者无征;惟商贾转运而售之民者,征其商曰茶课。榷茶之法,由户部颁引,州县官暨茶马司,甘肃五司以道府同知知兼之。批验茶引所,江苏设大使一人,受而布之商。商人采于山,及经过关津,居积待售于各府、州、县,运行于边界。吐司皆凭引以为信,无引冒行者为私茶,县,私茶之禁与私盐同。茶引之颁于各省者,江苏、安徽、江西、浙江、湖南、湖北、陕西、甘肃、四川、云南,贵州,岁行三十六万四千九百四十有九引。已行之引,由所司照验截角,更颁新引。茶课之专入奏销者,陕、甘岁征银六千二百六十六两有奇,茶一十三万六千四百八一八篦十斤为篦。四川岁征银五万九千七十两有奇。商有逋负者,经理之官论。若江苏、安徽、浙江所属茶课,由经过关津验引征收,归入关税。江西、湖北、湖南暨贵州仁怀一县,归入杂税。云南归入田赋。其他直省不产茶。及虽产茶不颁引者,皆听民贩运,赋归关市,不列茶课。陕、甘茶商受引于本省,市茶于湖南,回经河南,由陕州照验出关,均不征课,推行于陕、甘有征。其所赋篦茶,初制于关外互市以易番马,后停易马之令,所赋篦茶贮库发售。四川茶引行于外州、县者为内引,行于沿边者为边引,行于土司者为土引。其赋入不同,各酌土俗之宜,以定征输之等,此本朝茶课大略。

按凡饮，古人惟曰羹，不专用茶羹者，诸饮之通称，不拘肉、菜、谷、果汁，皆可为之。至唐始尚，卢全遂有《七碗》之诗。此后其品渐众。《纲目》曰：茶有雅州之蒙顶、石花、露芽、谷芽，建宁之北苑、龙团、凤团，东川之神泉、兽目，陕州之碧洞、明月，夔州之真香，邛州之火井、思安。黔阳之都濡，嘉州之峨嵋，泸州之纳溪，玉垒之沙坪，荆州之仙人掌，湖南之白露，长沙之铁色，蕲州之团面，寿州之黄芽，六安之英山、霍山，武昌之樊山，岳州之巴陵，辰州之溆浦，衡州之紫笋，福州之生芽，洪州之白露，双井之白毛，卢山之云雾，常州之阳羡，池州之九华，丫山之阳坡，袁州之界桥，睦州之鸡坑，宣州之阳坑，金华之举岩，会稽之日铸，皆产茶有名者。其他尚多，而猥杂更甚。盖茶产处既多，其所谓有名者，缘货者巧立名色。品茶之书，如陆羽之《茶经》，丁谓之《北苑茶录》，毛文锡之《茶谱》，蔡宗颜之《茶对》，大率皆如《笋谱》《菌谱》，为清客所矜夸而已耳。

其性但能去油腻，清头目，同川芎、葱白止头痛，浓煎吐风痰而已，他无所长。而其害则在刮削脏腑，消人腹内脂膏。嗜茶之人，营卫既伤，必面无血色，枯瘦痿黄。积伤既久，暗损寿元。有茶癖者，曾不悟也。试观看馔中，无论猪、羊、牛肉，任十分膘肥，遇茶则油腻全无，滋味尽失。几案油腻用茶洗之，则油去如新。人乃血肉之躯，全赖脂膏充足，可胜此消伐乎？惟其如此，故西北塞外之民，日食牛羊、饮奶酪，非茶不能去肥雍而得其平。明之所以开互市、增国赋者，职是故也。中国食稻粱、饮酒醴，何取乎其消也观食肉饮乳宜茶之消，则平素食厚味，肥白娇嫩之人，亦必宜之。盖此等人脏气多壅，故多中风、痰厥之病，饮以浓茶，乃以偏救其偏之法，不可不知。每见嗜茶成癖者，必好食茶叶，甚至刻不可离男子犹少，妇人极多，其人身必多病，所不待言。且必失财败事，久而不愈必死。若晦运将终，亦必不食茶叶，乃得身家安泰。然则茶也者，灾星厄难之媒也。文人之笔，如卢全《七碗》"两腋生风"，以为戏谈则可耳，肯为之夸色、夸香、夸味，作谱作经乎？苏颂《图经本草》乃至引毛文锡《茶谱》，谓蒙山中岭茶，得四两可以成仙，直到无稽吃语。其入药，自古本草皆不收，至苏恭《唐本草》、陈藏器《本草拾遗》始载。又有《神农食经》亦载之，此乃后人伪造，非上古之文也。盖载籍所传，自《郭注尔雅》以前，总无茶字，安得神农时即有之乎李笠翁《偶寄》曰：六经无茶字，《史记》前后《汉书》亦无之。始见于陈寿《三国志·吴志·韦曜传》，曰：韦曜性不饮，每宴会，孙皓命以茶代酒。茶即茶也。

自唐以后，医方用之者，皆只前所列去油垢、清头目、吐风痰而已。至宋·陈承《本草别说》云同醋煎治泄利，已无理不可信。杨士诚《医说》又巧立姜茶治痢方，谓姜助阳、茶助阴，一寒一热调平阴阳，昔苏东坡用治文潞公有效。夫苏、文二公诚名士，诚贵人，而服药治病不论资格，苟药饵不当，恐二竖无知,非势力所能压也。医书论列诸方,多有某帝王、某卿相试验之说,竟是游方术士虚张声势,哄骗乡愚之法,可鄙可笑。且潞公偶然患病,偶然服药,正史既所不书,稗官野乘又复无有,数百年后之医何自而知?而士流言之,《纲目》信之,尤为不值一笑。即使果有,其所患必是寒痢,治之而愈者,得力于姜也。设为热痢,而欲借茶之寒,**茶何曾寒**,制姜之热,岂非梦梦?而今之愚俗,虽目不识丁,无不知姜茶治痢方者。迨至百用百误,而犹圭臬奉之,不可解也。且茶能令人不睡,此亦耗人精血,有消无息之验也。李廷飞《延寿书》曰饮茶宜少,不饮尤佳,空腹最忌,此见理之言。但茶不知始自何人,欲使举世不饮,实难劝喻。惟饮宜少宜清,忌多忌浓,或以他草本之可煎饮者代之,尤妙。**平时有平时之代法,遇一病有一病之代法。此非创论,《尔雅》注暨各本草甚多。**若天渴症及诸热症发渴者,多饮此物,病更难愈,尤不可不代也。

独茶子能治天白蚁,其症头中鸣响如虫蛙物声,蛀穿唇鼻则死。以茶子研末,频吹入鼻中。又俗传茶能解药,夫药有千百性,但补药忌茶之消,其他岂此一物所能尽解?然此或古医制病人少饮之法,其意甚佳,不必辨也。义俗尚陈茶,仅来年或二年止矣,乃竟有陈至五七年,一二十年者,能令人立时失音或暴死。盖凡物过陈者皆有毒,愚俗何足以知之也。

◎ 翁藻《医钞类编·卷二十四·本草木部》

茶茗

大者为茗,小者为茶[批]**早采为茶,晚采为茗。清明前者上,谷雨前者次之,此后皆老茗耳。**茶禀天地至清之气,得春露以培,生意充足,纤芥滓秽不受。味甘气寒,故能入肺清痰利水,入心济热解毒,垢腻能涤,炙煿能解,并治食积不化**属滞属湿**、头目不清**属热**、痰涎不消、二便不利、消渴不止,及便血、吐血、衄血、血痢、火伤目疾等证。解酒食油腻,烧炙之毒,服之皆效**《汤液》云:茶苦寒下行,如何是清头目?《蒙筌》曰:热下降则上自清矣。**但热服则宜,冷服聚痰,多服少睡损神,久服瘦人伤精。至于空心饮茶,既直入肾削火,复于脾胃生寒**阳脏服之无碍,阴脏服之不宜。**陈细者良,粗者害人。

◎ 杨时泰《本草述钩元·卷十九·果之味部》

茗 早采为茶,晚采为茗,种类极多,方宜大异,要皆以味甘不涩,气芬如兰,摘于夏前者为良。其粗恶苦涩品类,服之贻害。

气味苦甘,微寒,入手足厥阴经。清头目,利小便,去痰热,止渴,令人少睡。治中风昏愦,多睡不醒;利大小肠;解酒食炙煿毒;治伤暑;炒煎饮,治热毒赤白痢;同川芎、葱白煎饮,止头痛;浓煎,吐风热痰涎。茶禀天地至清之气,生于山谷硗瘠砂石之中,不受纤芥秽滓,专感云露之气以为滋培,故能涤肠胃一切垢腻。[仲淳]热渴,凝闷,胸痛,目涩,四肢烦,百节不舒;聊四五啜,与醍醐甘露抗衡。[陆羽]茶体轻浮,采时芽初萌,正得春升之气,味虽苦而气则薄,乃阴中之阳,可升可降,利头目,盖本如此。[石山]茶最伤阳损人,惟饮食后浓茶漱口,既去烦腻,而脾胃不知,且能坚齿消蠹,深得饮茶之妙。[东坡]姜茶治痢,姜助阳,茶助阴,并能消暑、解酒、食毒,且一寒一热,调平阴阳。不问赤白冷热,用之皆良。[仁斋]按:姜茶宜于暑令者,阴不配阳之际,谁曰不宜?第偏于助阴,不惟伤阳,而阴亦不得以行其气化,是两伤也。和以生姜之辛散,俾阳得其气化以育阴,阴亦由其化气以配阳矣。老人暑月宜此汤。如三冬时,又当以茱萸配茶为饮乃可。同黄连、生枣仁、通草、莲子心,治多睡好眠。同当归、川芎、乌梅、黑豆、生地、土茯苓、甘菊,治头痛因于血虚有火者。热毒下痢,腊茶为末,蜜水煎服,白痢以连、皮、自然姜汁同水煎服,两三服即愈。

【论】海藏谓:茶,气寒味苦,入手足厥阴经。夫足厥阴肝经,乃由阴中达阳以上升者。手厥阴包络,又由阳中育阴以下降者。如下而阴中达阳者,一为苦寒所伤,则阴之化机阻而不能达阳矣。如上而阳中育阴者,复为苦寒所伤,则阳之化原亏而不能达阴矣。《经》曰:升降息则气立孤危。故虚寒血弱之人,饮之既久,元气暗损,土不制水,血不色华,而痰饮,痞胀,痿痹,黄瘦,呕逆,洞泻,肚痛,疝瘕,种种内伤之病成矣。然则摄生者,岂可漫习世尚暗伤升降之元气乎?《茶序》云:释滞消壅,一日之利暂佳,瘠气侵精,终身之累斯大。获益则功归茶力,贻患则不为茶咎。岂非福近易知,祸远难见乎? [毋炅]《茶说》云:除烦去腻,世固不可无茶,然暗中损阳伤人不少。如空心饮茶,入盐能直入肾经,且冷脾胃,乃引贼入室也东坡。不宜饮于酒后能成饮证仲淳。

【辨治】入药有名腊茶者,惟建州北苑数处产之。研治作饼,日晒得火愈良。

● 张千里《千里医案·卷一·湿》

论姚伯昂学使病案。

奉到钧谕,只悉种种。初时便干艰,跗微肿,茎皮微厚。溺色黄赤,驯至胃钝欲呕。是湿热之邪袭入手阳明大肠、上扰足阳明胃也。湿热内蒸则微渴,梨、蔗汁稍多即作泻。湿家本易泻,但不可多泻耳。食入欠运,是湿阻于中,则胃气不下行而反上逆,所以头亦为之眩胀也。

普洱茶温中化滞,与建曲同,江浙闽广初交湿令之神药也。凡遇胸腹痞满、头目眩胀,不论何病,随饮一二盏最妙。

南方卑湿,地土浮薄溽溽,一遇天气阴晴蒸热,人易昏闷,亦几似瘴疠之病,所谓痧胀也。若觉神思不快,或痞满呕泻,或头胀肢麻,即以平安散搐鼻或点眼角即解,重则用冷水点服二三厘,大可辟暑湿、痧秽、岚瘴不正之气。今奉上一缄,聊备左右不时之需。以小瓶贮之,勿使泄气。杭省精一堂合制者亦佳,购之甚便也。今跗肿未全退,小溲尚未清长,敬遵谕拟奉一方呈电。蔗浆、枇杷除烦养胃最佳,梨、桃、黄瓜皆易滑泄,鳗、鳝壅滞,均当忌也。此体气既小有违和,饮食亦不宜强进,且愿稍稍节劳为祝。

🔘 佚名《本草分队·脾部药队·温脾猛将》

茶,上细者佳,迟入或冲

苦甘,微寒,入心肝胆经。功专清肃,疗头痛,利小便,止渴,醒睡,消食,下痰,解炙煿之毒,消痔漏之疮。武夷山茶消导偏长。

🔘 姚澜《本草分经·不循经络》

茶 苦甘微寒,整肃上膈,下气消食,去痰热,除烦渴,清头目,醒昏睡。能清神,解酒食油腻烧炙之毒,止痰厥头痛。与姜同煎治痢,并能消暑。

🔘 何本立《务中药性·卷九·木部》

茶叶

茶性微寒苦甘味,清热下行小便利;

除烦止渴清头目,解酒消腻消食滞;

能解煎炒炙煿毒,消痰下气醒昏寐;

胃寒之人宜少饮,过饮伤脾耗散气。

茶叶微苦微甘,性微寒,能下气消食,去痰热,除烦渴,清头目,得春初生发之气,故多肃清上膈之功。《汤液》曰:茶苦寒下行,如何是清头目?《蒙筌》曰:热下降则土自清矣。又能清神止昏睡,解酒食油腻烧炙之热,利大小便。多饮消腻,最能去油,性极寒胃,故浓茶能引吐。《千金》疗卒头痛如破,非中冷中风,由痰厥气上冲所致,名厥头痛。单煮茶悠饮取吐,直吐出胆汁乃已,渴而即瘥。酒后饮茶,引入膀胱、肾经,患痕疝水肿。空心亦忌之。与生姜等分浓煎,名姜茶饮,治赤白痢。茶助阴,姜助阳,使寒热平调则愈。陈者良。

🔘 赵其光《本草求原·卷十三·果之味》

茗茶 茗即茶之粗者。茶之种类不一,总以甘香不涩、苦味少者为良。盖苦泄热,甘香和胃,体轻气浮,阴中阳也。更采于初芽,得春初生升之气,故皆清肃上膈,下气热降则气下,消食,去痰热,除烦渴,涤肠胃垢腻,清头目火下则上清,同芎、归、乌梅、黑豆、生地、甘菊、茯苓,治血虚有火头痛。主瘘疮,利小便,治多睡同川连、生枣仁、通草、莲实。解酒食、煎炒热毒,治伤暑下痢合醋炒或盐炒至黑煎饮,热毒下痢赤白同连皮、生姜等分。茶助阴,姜助阳,使寒热平调,并能消暑、解酒食毒,时疫发热头痛同姜、豉、葱白,吐风热痰涎痰厥头痛,猝然头痛如破,浓煎恣饮,吐出胆汁,口渴即瘥。

经冬过腊、陈久者名腊茶,治便血同寄奴最效。徽之松罗,专化食。浙绍之日铸,专清火。闽之建茶,专辟瘴。六合之苦丁,专止痢。滇南之普洱,消食、辟瘴、止痢。杭之龙井、武夷之雨前,皆称上品。然真者甚少。其余杂茶皆苦寒而涩,伐胃肝,伤包络。伤肝则不能由阴达阳以上升,伤心包则不能于阳中化阴以下降。必致胀满气逆,而胃亦不施化,故浓茶能引吐。

武夷茶　甘寒微苦。清肝肺脾火,化老痰,消食积、黄疸、肺痈、喉痹。

普洱茶　甘苦寒。清肝胆浮热,除肺胃虚火,生津止渴。

安化茶　苦寒。清肺脾火,舒肺胃气,消脾胃湿,下食化痰。

松罗茶　苦寒。凉血,清肝,燥胃泻脾湿热,化痰水,通二便,滑肠。治小儿脐疮、惊痫、火毒。

古劳茶　功亦同,得盐同炒,则利水止泻,得尖槟则泄水。

胃虚血弱,人多饮则中寒。土不制水,精亦不化,致痰饮,痞胀,瘘痹,黄瘦,呕泄,腹痛,诸症作矣。早晨多饮,或入盐而饮,每伤肾气。酒后嗜茶,引入膀胱,多成茶癖,瘕疝水肿。新茶多饮,令人音喑,以其郁遏火邪也。如暑月以生姜,冬月以食茱萸合食,则不致伤阳。又宜于饱后饮之,方去烦腻,而脾胃不觉。且苦能坚齿、消蠹,为得饮茶之妙。精气寒滑人,以沙菀子代之。

茶子苦降,专治头中鸣响。天白蚁之病。茶子饼煮汁浇药,去蚯蚓;洗衣去腻,而不退颜色。

文晟《本草饮食谱·食物》

茶。甘寒,入肾胃,清火清痰,利水清热,解毒涤垢腻,消肉食。热服则宜,冷则否。多服损神,久服瘦人,空心服则伤脾胃,余详药部泻火。

文晟《药性摘录·茶》

茶茗　味甘气寒,入胃肾。清火清痰,利水,清热解毒,是以垢腻能涤,炙煿能解。凡食积不化,头目不清,痰涎不清,二便不利,消渴不止及便血、衄血、血痢、火伤、目疾等症服之有效。但热服得宜,冷服聚痰;多服损神少睡,久服则削肾损脾,尤宜慎之。徽州松萝茶化食,盒茶解瘴,浙绍茶清火,六合茶止痢,普洱茶消食辟瘴。茶与生姜同煎和胃脾治赤白痢。

屠道和《本草汇纂·卷二·泻火》

茶茗 专入胃、肾。味甘气寒。消胃肾火。又入肺清痰利水,入心清热解毒。下气消食,去痰热,除烦渴,清头目,醒昏睡,解酒食油腻燔炙之毒,利大小便,止头痛,愈瘘疮,寒胃消脂。合醋治泄痢,甚效。与生姜治赤白痢。同川芎、葱白煎饮,治头痛。味甘而细者良。但酒后饮茶,引入膀胱肾经,患瘕疝水肿。空心饮茶,直入肾削火,复于脾胃生寒,阳脏服之无碍,阴脏不宜。但热服则宜,冷服聚痰,多服损神少睡,久服伤精瘦人。茶之产处甚多,性亦不一。名阳羡者,为真岩茶,能降火清头目;经冬过腊名腊茶,能佐刘寄奴以治便血甚速。松萝生徽州,专化食;日铸生浙江,专清火;建茶生闽,专解瘴;苦丁生六合,专止痢;普洱生滇南,消食解瘴止痢;蒙山世所罕有,真伪难辨,总属导痰消滞之品。

佚名《本草明览·卷三》

茶茗

味甘苦,气微寒,无毒。入手足厥阴。清头目,利小便,逐痰涎,解烦渴,下气消食,除热止痢,热服行痰。冷服聚痰,多服少睡,久服消脂。唐毋炅云:释滞消壅,一日之利暂佳;瘠气侵精,终身之累斯大。损多益少,观此足征。

按:《本经》茶茗,上清头目,然苦以泄之,其体下行,如何头目清也?殊不知头目不清,多由热气上熏。若泻之而热降,则上自清矣。且茶体轻浮,采摘萌芽,得春升之气,味虽苦而气则薄,乃阴中之阳,可升可降者也。云利头目,果可悖乎?

张仁锡《药性蒙求·草部》

茶茗味苦,热渴堪医;

上清头目,食滞亦宜。

浓茶能引吐,最能去油腻,甘而细者良。若酒后饮茶,引入膀胱、肾经,患疝瘕,水肿。空心尤忌。功专清心肺,涤胃肠。得甘菊治头痛,得生姜治滞下。单杜可云:诸茶皆性寒,胃弱人食之多停饮。惟武夷茶性温,不伤胃,出福建崇安,色黑,味带酸。松罗茶产徽州,专于消积化食,清火除痰。六安茶清骨髓中浮热,陈久者良。张路玉云:产闽者曰建茶,则消食辟瘴。产兴安者曰苦丁茶,专于止下痢。产滇南者曰普洱茶,性温,味苦涩香,性解油腻、牛羊毒,虚人忌用,出云南普洱府成园,有大中小三等。

◎ 王士雄《随息居饮食谱·水饮类》

茶

微苦、微甘而凉。清心神,醒睡除烦;凉肝胆,涤热消痰;肃肺胃,明目解渴。不渴者勿饮。以春采色青,炒焙得法,收藏不泄气者良。色红者已经蒸盦,失其清涤之性,不能解渴,易成停饮也。普洱产者,味重力峻,善吐风痰,消肉食。凡暑秽痧气、腹痛、干霍乱、痢疾等症初起,饮之辄愈。

◎ 凌奂《本草害利·凉脾次将》

武夷茶。

【害】寒胃消脂。酒后饮茶,引入膀胱肾经,能令人腰脚膀胱冷痛,患瘕疝水肿拘挛,空心尤忌多食,发黄消瘦,使人不睡,多成饮症。

【利】苦甘微寒,入心、肺、脾三经。下气消食,去痰热,除消渴,清头目,利小便,解炙煿油腻之毒,消痔漏等疮。

武夷茶,消食偏长,饮之宜热。冷则聚痰。与肥肉同食,令人身重。

【修治】三四月采,焙干,芽尖入药。

◎ 黄钰《本草经便读·神农本草经·下品》

茶叶气味,苦甘,微寒。

止渴少睡,利便去痰《神农食经》。

◎ 费伯雄《食鉴本草·五味》

茶

气清能解山岚瘴障疠之气,江洋露雾之毒,及五辛炙之热。宜少饮。多饮去人脂。最忌空心茶,大伤肾气。清晨茶黄昏饭,俱宜少食。漱口固齿。

◎ 宁源《寿养丛书全集·食鉴本草·五味》

茶茗 味苦、甘,平,凉。无毒

清头目,化痰饮,消谷食,除烦止渴,清神。啜多妨寐。

◎ 钱雅乐《汤液本草经雅正·卷五·果部》

茶《食经》

【气味】苦、甘,微寒,无毒。

【主】瘘疮,利小便,祛痰热,止渴,令人少睡,有力悦志。

《本经》上品,苦,寒,无毒。主五脏邪气,厌谷胃痹,久服安心益气,聪察少卧。

茶本作荼，或作梌，今作茶，茗也《韵会》。早采为茶，晚采为茗璞。《诗》云：“谁谓荼苦，其甘如荠”是也。秉天地至清之气，不受纤芥秽浊，专受云露之气以为滋培，苦甘而凉，最能清火消痰，开郁下气石顽，涤肠胃一切垢腻仲淳，解酒食、炙煿之毒时珍，消奶酪积诚庄，凉肝胆，肃肺胃孟英，故有本文主治之功。得春升之气石山，寒能清心神而悦志孟英，甘能生津液而止渴仲淳，苦能解酒食士瀛、土菌毒仁玉。然过饮令人少寐石顽，故赋云：滋饭蔬之精素，攻肉食之膻腻，发当暑之清吟，绦通霄之昏寐况。以其气清也，消食止渴，无出其右石顽。谷雨前采名雨前，杭之龙井者佳恕轩。

松萝，产徽，专于化食石顽，泻火元功，消积油腻，正气除痰恕轩。

苦丁，产六合石顽，专于清少阳郁热天士，凉肝胆孟英，清上风热在泾。

普洱，产滇南，味重力峻石顽。善吐风痰，消肉积。凡暑秽痧气，腹痛，干霍乱，痢疾，初起饮之辄愈孟英，取其质之轻清而消滞也石顽。

陈其瑞《本草撮要·卷二·木部》

茶叶

味苦甘。入手足少阴太阴厥阴经。功专清心肺，涤肠胃。得甘菊治头痛，得生姜水滞下，酒后饮之。引入膀胱肾经，患瘕疝水肿空心亦忌之。陈细者良。

张秉成《本草便读·谷部·谷类》

茶叶

能清心而入胃，涤垢除烦；可消食以行痰，解醒止渴；芳香清肃，甘苦阴寒。

茶叶，处处有之，皆产山谷间，种类不一，大抵以嫩而色香味美者为佳。味苦而甘，性寒，入心、肺、脾、胃四经。能蠲除上焦郁热垢腻，除痰化食，清头目，利二便，令人少睡。若虚寒之人服之，戕败脾胃，易成痰饮等证耳。

高砚五《本草简明图说·果木虫部·果部》

茗

陆羽云：一茶、二槚、三蔎、四茗、五荈。《诗雅》谓，荼苦是也。各处所产，自分优劣。苦寒无毒，消食下痰气，止渴醒睡眠，解炙煿之毒，消痔瘘之疮，善利小便，颇疗头疼。

🍵 陈明曦《本草韵语·卷下》

茶苦甘微寒

除烦解渴茶称最,下气行痰热并洵;睡起自然头目醒,得初春生发之气,故多
肃清上隔之功。《汤液》曰,茶苦寒下行,如何是清头目,《蒙筌》曰,热下行则上自清矣。
食余应觉胃肠消;酒杀生毒清能解,能解酒食油腻烧炙之毒。便溺逾期腻不胶,利
大小便;多饮消脂平声寒犯胃,最能去油。浓茶能引吐,《千金》疗卒头痛如破,非中冷中
风,由痰厥气上冲所致,名厥头痛,单煮茶恣饮取吐,至吐出胆汁乃已,渴而后瘥。尤防醉
后肾家遭,酒后饮茶,引入膀胱,肾患瘕疝水肿之病。与姜等分酒煎,名姜茶饮,治赤
白沥,茶助阴,姜助阳,使寒热平调,并能消暑解酒食毒,陈细良者,粗者损人。

🍵 赵瑾叔《本草诗·下卷·木部》

茶　味甘苦,微寒,无毒。入心肺二经。

从来佳茗似佳人,陆羽《茶经》辨最真;
清肺只宜供暮夜,损脾慎勿啜清晨;
食同榧实身偏重,煎伴生姜味可均;
诸品名山难屈指,采将谷雨一时新。

🍵 黄彝鬯《药性粗评全注》

茶　茶有旗枪,常惊睡魔远遁茶即茗,苦甘微寒无毒。《神农食经》云:主瘘疮,
利小便,去热痰,止渴,令人少睡,有力悦志。

🍵 王象晋《本草撮要类编·茶叶》

茶叶

苦平气清,消暑清头目,解酒去热痰。种类甚繁,均堪已渴。今选常用者
数品,新者有火气,入药陈者为良。解牛羊油腻,兼发闷瘄,普洱为胜《百草镜》
闷瘄有三,一风闷,一食闷,一火闷,惟风闷最险。凡不拘何闷,用茄梗,伏月采,风干,房中
焚之;内用普洱茶二钱煎服,少顷尽出。去骨髓浮热,能稀痘疮,六安为佳《年希尧经
验方》有异传终身不出天花法:用捡净金银花七两,陈六安茶三两为粗末,冲汤代茶,每日
饮数次,终身不出天花。虽出天亦也稀,极验。

　　武夷茶　消食积,并能醒脾解酒单杜可云:诸茶性寒,胃弱者食之多停饮,惟武夷
茶性温,不伤胃,凡茶癖停饮者宜之。

　　松萝茶　清头目,且可治痢除痧,核桃五个,连壳敲碎。松萝茶、生姜各二钱,红
痢用红糖,白痢用白糖,红白痢用红白糖各一钱五分煎服,重者连渣并服,效。《集效方》:
好陈松萝茶末八两,生矾末四两,每日清晨开水和服三钱,发痧后服三钱。《姚

希周经验方》云：松萝茶能清头目，凡患目疾服羊肝者，忌服松萝茶，以沙苑蒺藜煎汤代茶最妥。

苦丁茶　泄肝胆而清湿热。

雨前茶　愈疟痢，而去火风。至经霜茶叶消茶癖可治羊癫。《家宝方》：如人饮茶有癖，即以经霜茶叶入肉汁汤内，饭锅上蒸，吃两三次即不喜吃。《家宝方》：用经霜茶叶一两为末，同生明矾五钱为细末，水法丸，朱砂作衣，每服三钱，白滚汤送下，服三四次痊愈。

泡烂茶叶敷痘疮《家宝方》：用泡过茶叶晒干为末，五倍子各等分，鸡子清调服，兼收努肉，此皆方物各殊，以致药品异性，理自然也《保和堂秘方》：硫磺研细末，敷上即退，再用后收口药：烂茶叶五钱、乌梅三个烧灰，共为末敷上即效果。

🕮 莫枚士《神农本经校注·卷上》

苦菜

味苦，寒。主五脏邪气，厌谷胃痹。久服安心益气，聪察少卧，轻身耐老。一名荼草，一名选。

案：此即茶。"荼""茶"古字同，其主治皆茶之功效也。茶叶须拣择，故名选。选，择也。陶注已疑此即茗矣，其尤苦者乃名槚，故《玉篇》荼字与蒋茗类列，而"茶"下引《尔雅》"槚，苦荼"及注。"五脏邪气，厌谷胃痹"与龙眼主治颇相似。《纲目》以苦菜即苦荬，引《金匮》野苣不可共蜜食，令人作内痔云云，于气味下是谓苦菜即野苣也。然《千金》"蔬菜门"，苦菜与野苣并列，孙氏固不以为一物也。《说文》次字"苣"与"荼"不类次，许氏早不以为一物也，此陶注所以疑即茗也。

🕮 袁凤鸣《药性三字经·寒性类·茶》

茶叶　凉，清头目，治热痢，可煎服。

注：本品性味甘、苦、微寒。功能下气消食，去痰热，除烦渴，清头目热下行，上自清，利咽喉，醒昏睡，解酒食，利大小便。

《验方》有姜茶饮，治热痢。

🕮 徐爔《药性诗解·草部》

茶叶，苦甘微寒，入肺脾二经，宜用香尖细茶。

甘寒茶叶最清神，止咳除烦亦益津；

利便兼能疗痢疟，又消油腻饮宜频。

眉批：泻热清神消食。

◎ 佚名《用药法程·草部·山草》

茶叶　能清心而入胃,涤垢除烦,可消食以行痰,解醒止渴,芳香清肃,甘苦阴寒。

第五节　民国

◎ 杨著园《著园药物学·卷三·普洱茶》

普洱茶。京师茶品甚多,其最贵重者为普洱饼,有大小长圆之异,极上讲究,富贵家多嗜之,云能消食去满,非食厚味不敢饮。家大人索不喜此茶,谓不食马肝,未为不知味。予谓茶色本清,此茶独色红者,由人力蒸窨而成,色香味俱变,有何可贵。世之循名而不责实,岂独一茶为然哉。王孟英《归砚录》亦云:"茶能清神醒睡,止渴除烦,有解风热,凉肝胆,利头目、去油垢,肃肺胃之功。口不渴者,可以勿饮,红茶既经蒸盦,失其清涤之性,更易停饮"云云。然则所谓消食去满者,亦浪得名耳。

◎ 丁泽周《药性辑要·卷下》

茶叶。甘,苦,微寒,入于心、肺。

消食下痰气,止渴,醒睡眠,解炙煿之毒,消痔瘘之疮,善利小便,颇疗头疼。

茶叶无毒。畏威灵仙、土茯苓,恶榧子。

寒胃消脂,酒后饮茶,引入膀胱、肾经,患疝瘕水肿,空心尤忌。禀土之清气,兼得初春生发之义,故其所主皆以清肃为功。然以味甘不涩、气芬如菊、色白如玉者良。茶禀天地至清之气,产于瘠砂之间,专感云雾之滋培,不受纤尘之滓秽,故能清心涤肠胃,为清贵之品。昔人多言其苦寒,不利脾胃,及多事发黄消瘦之说,此皆语其粗恶苦涩者耳。故入药须择上品,方有利益。

◎ 何炳元《实验药物学·卷一·发散剂》

雨前茶　山木茶。产杭之龙井者佳,莲心第一,旗枪次之。土人于谷雨前采撮成茗,故名。三年陈者入药,新者有火气。

味甘苦,微涩。性凉而气芳。寒而不烈,善能清脑提神,醒睡,明目,清喉尤擅持功。消而不峻,兼能导滞下气,宿食、脘痞、噫嗳亦有专效。

按:雨前茶,入脑、肺、胃、肠四经。为肃清风热、上中下焦之药。轻用八分至一钱,重用钱半至二钱。配川芎、藁本、紫苏,治风寒头痛。合天麻、菊花、桑叶,消郁热头风。配麻黄、杏仁、石膏、甘草,治客寒包火,无汗而喘。合半夏、橘红、薄荷、前胡,治风邪犯肺,痰多气壅。配硼砂、川贝、梅冰、蜜丸,清咽利喉。合粳米、白糖、荆沥,煎膏,除痰止嗽。配胡桃肉、川芎、胡椒,除三阴疟。合陈年糕、茉莉花、冰糖,止五色痢。配葛花、青果,善能醒醉。合枳壳、桔梗,亦可消痞。配生姜,治疟痢最便。合白矾,定癫痫尤良。但胃气虚寒、中虚停饮、夜卧少寐、久泻伤脾,均当忌用。

顾鸣盛《食物须知·二十一章·茶类》

茶 为属于山茶科植物之叶,向为我国独有其后传至日本,乃稍稍培养之。千六百三十六年始传至法国巴黎,又三十年更见英国,当时欧洲人民尚多未知饮用之方法,故只少数之上流社会用之,至十八世纪中叶,渐普及于社界,今则全球需用,栽培亦广。中如印度之锡兰、安南、朝鲜、巴西、爪哇、苏门答腊、高加索、美国及澳洲大陆等处,皆栽种茶树最著名之地。茶之种类有绿茶、红茶、晚茶、末茶等。绿茶系先上蒸笼蒸熟,然后制之,红茶系将末蒸之生叶,晒至枯凋,上锅炒过,乃捻揉使干制之,与绿茶制法全异,晚茶系取后采之叶与老叶制之,品味最下,末茶一名碾茶,系将上等茶叶碾成粉末。茶之有效成分,第一为茶素,即咖啡精也,茶中含有之茶素,虽因茶之种类而异,大都有百分之零八至三分半。他如挥发油则自半分至一分,单宁酸则自八分至十二分。茶素又因茶叶之老嫩而异,嫩叶所含之量辄多余老叶,此异屡试不爽者也,又生茶之成分,每与制成者不同。我国所产之乌龙茶,味浓厚而不苦涩,嗅之自有一种香气,美国人最爱之,谓之其质实在各种茶叶之上。成分百分中含茶素二分零三五八,单宁酸十二分零七一二,蛋白质二十分零六五,胶质三十六分零一三,水分十二零五三,灰分六分零二五二。当千八百八十九年间,我国运销各国之茶,有十九万零四百五十万斤之多,诚巨额也。

张仁安《本草诗解药性注·卷五·果菜部》

细茶叶一名茗,苦甘微寒,入心脾膀胱三经。产福建、浙江、江西、安徽、湖北、云南等处。种类颇多,以香尖细叶为良。

茶叶苦甘性微寒,苦能入心,甘能入脾,寒入膀胱。

消食清神最宜餐;苦寒下降,力能荡涤油腻,故能消食、清神而醒昏睡。

泻热除烦兼利便，苦寒泻热，故能清心除烦而利便。

清利头目疟痢安。清热降火，则头目自清。疏利油腻积滞则疟痢自愈。

普洱茶甘苦性温，入肝脾胃三经，产云南。逐痰下气，利肠通泄，消油腻、牛、羊诸积，宽胀醒酒。

安化茶味苦，微甘，性温，入脾肾二经，产湖南安化县。下膈气酒滞，去寒澼，泻胃疏脾，去湿化痰。

武夷茶甘、苦、微酸，性寒，入肝脾二经，产福建。化老痰，消食积。治黄疸、肺痈、休息痢，疗喉痹。

松罗茶味苦，性寒，入心肝二经，产徽州。凉血泻火，平肝燥胃，利湿热，化痰水，通二便。治惊痫、脐疮、火毒。

第二章
各科茶方

第一节 内科

◎ 感冒

【方名】川芎茶

【组成】紫苏叶_{锉碎} 生姜_{锉丝} 鲜川芎梗叶_{锉碎。如无,用干川芎亦可} 陈皮 鲜菖蒲_{用根,锉丝}各等分。

【用法】作一盒,细茶一盒,于五月五日午时洗干净手收药,与茶拌匀,用厚纸包封,勿令泄气,焙干,瓷瓶收贮。每服用时,加葱白,用滚汤泡一钟,热服之。汗出即愈。

【功用】解表发汗,活络止痛。

【主治】感冒风寒,头痛鼻塞,身体拘急,畏风者。

【出处】《万氏家抄方·卷一》。

【方名】观音救苦甘露饮

【组成】观音柳一枝_{五钱} 滑石 炒谷芽 焦神曲各三两 苍术_{泔水浸} 茯苓各二两 柴胡一两五钱 川厚朴_{姜汁炒} 黄芩 枳壳 葛根 苏叶 姜半夏 陈皮_{盐水炒} 芍药 楂肉 乌药各一两 香附 木香 甘草各五钱 陈茶叶二斤_{安化茶或六安茶之陈者佳}。

【用法】上为细末,每次三钱,用阴阳水煎服。

【功用】避邪逐恶,祛风清热,疏滞和中。

【主治】感冒时邪,瘟疫疟疾,伏暑停食,霉乱吐泻,头痛腹胀,口渴心烦,脾胃不调,吞酸嗳腐,一切不服水土。

【出处】《霍乱吐泻方论》。

【方名】四时药茶

【组成】川羌活一两五钱 法半夏三两 北杏仁二两_{去皮尖,炒} 漂茅术二两 紫川朴二两 尖川贝二两 软秦艽二两 明玉竹三两 陈建曲三两 正川芎二两 广陈皮一两五钱 藿香叶一两 煨天麻一两五钱 芽桔梗二两 苏扁豆三两 香白芷一两五钱 陈枳壳一两六钱 苏薄荷一两 北防风二两 结云苓三两 薏苡仁三两 白归身三两 京赤芍二两 飞滑石三两。

【用法】外加淡姜片二两,大红枣五十个,同煎,除姜、枣,须选地道咀片,照戥依制,将大铜锅煮取浓汁_{铁锅亦可用,仍须擦净油};再将红茶叶五六斤,或七八斤袭入炒匀,取起另烘干,庶免伤火,候冷,瓷罐收贮,封紧勿走药性**如走药性或兼受霉,恐不应验**。临用时再取大撮,开水泡服。汗若出透,不可再进,病自轻愈。

【功用】祛风逐湿,清热散寒,宽胸导滞,和气化痰,汗不伤元,攻不克正。

【主治】风寒外感,发热恶寒,头目胀疼,腰脚酸痛,伤风咳嗽,鼻涕流清;以及食积痰滞,呕吐泄泻,饮食无味,似疟非疟,汗出不彻,一切四时不正之气。

【宜忌】孕妇虚人亦可用之,但病久化热。唇焦舌赤,汗大出,口大渴者,则不可服。

【出处】《寿世新编·外感杂方》。

【方名】太上五神茶

【组成】陈细六安茶一斤　山楂**蒸熟**　麦芽　紫苏叶　陈皮　厚朴　干姜**俱炒各四两**。

【用法】上为末,瓷器收贮,置高燥处。大人每服三钱,小儿一钱。感冒风寒,葱、姜汤下;内伤,姜汤下;水泻痢疾,加姜水煎,露一宿,次早空心温服。

【主治】伤风咳嗽,发热头疼,伤食吐泻。

【出处】《仙拈集·卷四》。

【方名】天中茶

【组成】厚朴五钱**姜汁炒**　广陈皮三钱　山楂一两　羌活三钱　小青皮　干葛　防风　乌药　川乌　枳壳　白芷　茱萸　石菖蒲　甘草　广木香**勿见火,另研末**　砂仁各三钱**另研末**　制香附　广藿香　茅术**米泔水浸、洗,切片**　莪术　槟榔　茯苓各五钱　麦芽　神曲　紫苏各一两　木通八钱。

【用法】上药除木香、砂仁另研入。其余俱要饮片制过,共合一处,磨如粗末,五月初四日夜,每料用白酒一斤,浸药于瓷缸内,端午日,用六安茶或红茶叶,每料二斤半,入药内拌匀,待至午时,每料加雄黄末三钱五分。同温烧酒八两,搅匀拌茶内,即于午时炒干,临上坛时,再将木香、砂仁末拌和。候凉透,再扎好坛口,勿令泄气。每服三钱,水二碗,煎一碗,红痢加白蜜糖五钱,白痢加赤糖一两。

【主治】一切感冒,伏暑停食,滞而不化,胸膈不宽。气逆呕痰,疟痢。

【出处】《集验良方拔萃·卷二》。

【方名】天中药茶

【组成】细茶一斤**武彝松罗更妙**　石菖蒲一两　羌活　陈皮　川芎　北

细辛 麦芽**炒** 吴茱萸 生甘草 干姜**不炒各一两** 生枳实五钱 苏叶四两 上朱砂一两 明雄黄一两**另研极细**。

【用法】以上药茶和匀,晒干,日中喷上好火酒。待滋润拌之,又拌入朱砂、雄黄末,再喷火酒,再拌再喷,当天日中晒干,如无日色,即以火微微烘干,用瓷罐收贮,勿令泄气。每服三钱,用沸汤泡少刻,候药味出,连服二三次。有汗即止,无汗即出。蛇咬取汗亦妙。此药配合,宜五月五日午时。

【主治】男妇小儿感冒,一切时症。

【出处】《医方易简·卷四》。

【方名】五虎茶

【组成】生姜 葱白 核桃 细茶 黑豆。

【用法】煎汤,冲熏头面,得汗乃解。

【主治】伤寒感冒。

【出处】《理瀹骈文·六淫》。

【方名】午时茶

【组成】杜藿香一斤半 紫苏一斤半 荆芥一斤半 青蒿一斤 前胡一斤 制半夏一斤 制川朴十二两 广皮一斤 炒白术一斤 广木香一斤 枳壳一斤 青皮一斤 槟榔一斤 炒莱菔子一斤 焦山楂一斤 炒麦芽一斤 炒六曲一斤 豆蔻八两 西砂仁八两 红茶十斤 生姜五斤 面粉六斤半。

【用法】先将生姜刨丝打汁候用,上药除应炒者外,其余生晒,为粗末,将姜汁、面粉打浆和药为块,每块约干重五钱。每用一块至二块,绢包煎服。

【功用】解表疏中。

【主治】感冒食积,寒热吐泻。

【出处】《中药成方配本》。

【方名】午时茶

【组成】茅术十两 陈皮十两 柴胡十两 连翘十两 白芷十两 川朴十五两 枳实 山楂肉 羌活 防风 前胡 藿香 甘草各十两 陈茶二十斤 桔梗 麦芽 苏叶各十五两 建曲十两 川芎十两。

【用法】上为细末,拌匀,宜五月五日午时合糊成小块。每服三钱,加葱、生姜各少许,水煎,热服。汗出即效。

【主治】一切风寒感冒停食,及不服水土,腹泻腹痛。

【出处】《急救经验良方》。

【方名】药茶

【组成】羌活　独活　荆芥　防风　柴胡　前胡　藿香　香薷　紫苏　葛根　苍术　白术炒焦　枳实　槟榔　藁本　滁菊　青皮　桔梗　甘草　半夏制　白芥子　大腹皮　木通　莱菔子研　杜苏子　车前子　泽泻　猪苓　薄荷　生姜各二两　川芎　白芷　秦艽　草果各一两　陈建曲　南楂炭　茯苓皮　麦芽各四两　杏仁　厚朴　广陈皮各三两。

【用法】上药共煎浓汁,以陈松萝茶叶六斤,收之晒干。每服二三钱,小儿减半,煎服。

【主治】伤风伤寒,头痛发热,停食,肚腹膨胀,霍乱吐泻,伏暑赤白痢疾。

【出处】《良方合璧·卷上》。

【方名】药茶

【组成】乌药　枳壳　干葛　紫苏　神曲　前胡　雄黄　香附　槟榔　苍术　厚朴　桔梗　菖蒲　甘草　麦芽　山楂　陈皮　藿香　砂仁各五钱。

【用法】用麦酒二斤,拌一宿,于五月五日午时,用红茶二斤,同炒透,收贮。每服一二三四钱,开水冲服。煎服亦可。

【主治】风寒时感,头痛,腹胀,发热,以及小儿停积。

【出处】《同寿录·卷尾》。

【方名】药茶

【组成】新会皮五钱炒　青皮五钱炒　柴胡五钱　槟榔五钱　厚朴面炒　麦芽五钱炒　葛根五钱　秦艽五钱　白芷五钱　甘草五钱　甘葛五钱　枳壳五钱　薄荷五钱　神曲四钱炒　苍术四钱炒　半夏曲八钱　山楂一两　莱菔子七钱炒　紫苏七钱　独活七钱　羌活七钱　升麻二钱五分　麻黄三钱　川芎二钱。

【用法】先用湘潭茶二斤,和入姜汁一碗,拌透,晒干,再入前药和炒,收贮。每用二钱,小儿减半,煎汤服。或加砂糖冰糖,以开水化服亦可。

【主治】四时感冒,风寒头疼,肚痛,胸膈不宽,咳嗽吐痰,痢泻。

【出处】《良方续录·卷上》。

【方名】白芷丸

【组成】白芷末　葱白。

【用法】捣为丸,如小豆大。每服二十丸,茶送下。仍以白芷末,姜汁调,涂太阳穴,乃食热葱粥取汗。

【主治】小儿风寒流涕。

【出处】《本草纲目·卷十四》。

【方名】茶调散

【组成】滑石二两　石膏二两　黄芩二两　桔梗二两　甘草二两　薄荷一两　荆芥一两　防风一两　川芎一两　当归一两　麻黄一两　连翘一两　白芍一两　大黄一两　朴硝一两　白术五钱　黑山栀五钱。

【用法】上为细末。每服三钱,午后、临睡用浓茶或白汤调下。

【功用】疏风解表,清热消痰。

【主治】冒风初起,鼻塞喷嚏,头痛声重,外寒内热,痰嗽咽干,二便结涩,内火有余。

【出处】《活人方·卷三》。

【方名】来苏散

【组成】苍术八钱*米泔浸一宿,去皮炒*　香附子四钱*去毛*　甘草一钱*炙*　陈皮*去白*　紫苏叶各二钱。

【用法】上为细末。每服二钱,水一盏半,加生姜三片,煎至一盏,如微觉伤风感冷及头晕等,用腊茶汤调下,不拘时候。

【主治】伤风及伤寒。

【出处】《魏氏家藏方·卷一》。

【方名】疏风丸

【组成】通圣散一料加天麻　羌活　独活　细辛　甘菊　首乌各半两。

【用法】上为细末,炼蜜为丸,如弹子大,朱砂为衣。每服一丸。细嚼,茶、酒任下。

【主治】诸风。

【出处】《儒门事亲·卷十二》。

【方名】香汗散

【组成】马蹄香。

【用法】上为末。每服一钱,热酒调下。少顷饮热茶一碗催之,出汗即愈。

【主治】风寒头痛。伤风伤寒,初觉头痛发热者。

【出处】《本草纲目·卷十三》。

【方名】香芎散

【组成】香附子炒，去皮六两　川芎　香白芷　甘草炙各二两　藿香叶四两　石膏研如粉三两。

【用法】上为细末。每服一大钱，热茶调下。不拘时候。

【主治】感寒伤风，鼻塞头痛，及时行瘟疫。

【出处】《传信适用方·卷一》。

❻ 伤寒

【方名】柴胡枳桔汤

【组成】川柴胡一钱至一钱半　枳壳一钱半　姜半夏一钱半　鲜生姜一钱　青子芩一钱至一钱半　桔梗一钱　新会皮一钱半　雨前茶一钱。

【功用】和解表里。

【出处】《重订通俗伤寒论·卷二》。

【方名】刺蓟散

【组成】刺蓟半两　土瓜根半两　子芩半两　蜡面茶一分　麝香半钱研。

【用法】上为粗散，入麝香研令匀。每服二钱，以冷蜜水调下，不拘时候。以愈为度。

【主治】伤寒，气毒热盛，鼻衄不止。

【出处】《太平圣惠方·卷十》。

【方名】黑龙散

【组成】附子一枚半两烧存性，用冷灰焙，去火毒。

【用法】上为极细末。入腊茶一钱匕和匀，分作二服，每服用水一盏，蜜半匙，同煎至六分，放冷服。须臾躁止得睡，汗出为效。

【主治】伤寒阴盛格阳，身冷烦躁，脉细沉紧。

【出处】《圣济总录·卷二十一》。

【方名】回阳返本汤

【组成】熟附子　干姜　甘草　人参　麦门冬　五味子　腊茶　陈皮。

【用法】面戴阳者，下虚，加葱七茎、黄连少许，用澄清泥浆水一钟煎之，临服入蜜五匙，顿冷服之。取汗为效。

【主治】阴盛格阳，阴极发燥，微渴面赤，欲坐卧于水井中，脉来无力，或脉全无欲绝。

【出处】《伤寒六书·卷三》。

【方名】火焰散

【组成】硫黄　黑附子去皮.生用　新腊茶各一两。

【用法】上为细末,先用好酒一升调药,分大新碗五口中,于火上摊荡令干,合于瓦上,每一碗下烧熟艾一拳大,以瓦攒起,无令火着,直至烟尽,冷即刮取,却细研,入瓷合盛。每服二钱,酒一盏,共煎七分,有火焰起,勿讶。

【主治】伤寒恶候。

【出处】《类证活人书·卷十六》。

【方名】嚼化丸

【组成】米炒西洋参六钱　醋制香附　广橘红各四钱　川贝　桔梗各三钱　松萝茶二钱蒸烂。

【用法】上为末,同竹沥、梨膏为丸,每丸一钱,临卧嚼化。

【功用】疏通胸膈中脘。

【主治】夹痞伤寒。

【出处】《重订通俗伤寒论·伤寒夹证》)

【方名】松萝散

【组成】松萝半两　川升麻一两　甘草一两生用　恒山半两。

【用法】上为散。每服五钱,以水一大盏,煎取七分,入粗茶末二钱,更煎一二沸,去滓,空腹温服。如未吐,相去如人行三四里再服,以吐为度。

【主治】伤寒四日,毒气在胸中,寒热不退,头痛,百节烦疼。

【出处】《太平圣惠方·卷九》。

【方名】白芷散

【组成】香白芷一两　荆芥一钱。

【用法】上为末。腊茶清调服。如不用荆芥,薄荷一钱亦佳。

【主治】伤寒鼻塞,出清涕不已。

【出处】《是斋百一选方·卷七》。

【方名】槟榔散

【组成】槟榔一两　牵牛子一两微炒　川大黄半两锉碎.微炒　青橘皮半两汤浸.去白瓤.焙。

【用法】上为散,每服二钱,以温茶调下,不拘时候。良久,吃姜粥,利三两行,如未利再服。

【主治】伤寒五日,少阴受病,口舌干燥,烦渴欲水,心膈不利,大肠秘涩,其脉滑,气逆不顺者。

【出处】《太平圣惠方·卷九》。

【方名】神通散

【组成】朱砂一钱　雄黄五分　沉香一钱　木香一钱五分　巴豆一钱_{去油}　郁金一两。

【用法】上为末。每服六厘或半分,看人大小以七厘作一服为止,更不可多,茶送下。

【主治】伤寒,危急发狂,并大小便不通,有食腹痛。

【出处】《遵生八笺·卷十八》。

【方名】圣饼子

【组成】甘遂　大戟_{去皮}各半两　黑牵牛_{生用}一两半　轻粉一钱匕　粉霜一钱　巴豆_{去皮,醋煮黄}十四个　水银一钱_{入锡一钱结砂子}。

【用法】上药先将前三昧为末,入白面五钱,水和作饼子,文武火煨焦黄,再为末,入后四味拌匀,水为丸,如绿豆大,捏作饼子。每服三饼,茶清送下。

【主治】伤寒结胸。

【出处】《圣济总录·卷二十二》。

【方名】通关散

【组成】抚芎二两　川芎一两　川乌二两　龙脑薄荷一两半　白芷　甘草各二两　细辛半两。

【用法】上为细末。每服一大钱,葱白、茶清调下,薄荷汤亦得,不拘时候。

【主治】中风伤寒,发热恶风,头痛目眩,鼻塞声重,肩背拘急,身体酸痛,肌肉瞤动,牙关紧急,久新头风。

【出处】《太平惠民和剂局方·卷一》。

【方名】乌仙散

【组成】川乌不拘多少。

【用法】上药用童便浸,不计日数,直至浸脱皮时,用水净洗,切碎,晒至八分干,便以纸袋盛,吊于当风处,用时旋取为末。腊茶调下半钱。

【主治】阴证伤寒,四肢厥逆者。

【出处】《小儿卫生总微论方·卷七》。

【方名】犀角清咽饮

【组成】犀角三钱　桔梗三钱　栀子四钱　胖大海三个　黄连二钱　山

豆根三钱　皂角刺三钱　薄荷二钱　桂枝三钱　麻黄三钱　木通三钱　甘草
二钱。

【用法】茶叶一捻为引,水煎服。

【主治】伤寒头痛,身热恶寒,复觉咽喉作痛者。

【出处】《医学探骊集·卷三》。

【方名】皂荚丸

【组成】皂荚二梃_{去皮子,慢火炙黑}　大黄半两_{生用}　槟榔锉　木香各一分。

【用法】上为末,炼蜜为丸,如梧桐子大。每服二十丸,一日二次,生姜、茶
清送下,不拘时候。

【主治】伤寒,发汗下利不解,心中躁闷,复发壮热,大肠不通,咽中干痛,
变成狐惑。

【出处】《圣济总录·卷二十九》。

❂ 阴盛格阳

【方名】霹雳散

【组成】附子一枚_{及半两者,炮熟取出,用冷灰焙之,去皮脐为粗末}　真腊茶一
大钱。

【用法】上细研同和,分作二服。每服用水一盏,煎六分,临熟入蜜半匙,
放温冷服之。须臾躁止,得睡,汗出即愈。

【主治】阴盛格阳,烦躁,不欲饮水。

【出处】《类证活人书·卷十六》。

【方名】霹雳散

【组成】熟附子　人参　甘草　白术　干姜　细茶一撮。

【用法】水煎,入蜜二匙,麝香少许调,顿冷服下。须臾汗出,得睡躁止
乃愈。

【主治】阴极发烦躁,阴极似阳,身热面赤,烦躁不能饮水,脉沉细或伏绝。

【出处】《伤寒全生集·卷四》。

❂ 风证

【方名】白术丸

【组成】草乌头五两_{去皮,细切,盐少许,炒}　苍术十两_{米泔浸三日,去皮,切,炒}。

【用法】上为细末,酒糊为丸,如梧桐子大。每服五丸,加至十丸,如觉麻即减至五丸,食后茶、酒任下。

【主治】一切风疾。

【出处】《普济方·卷一一六》。

【方名】川芎散

【组成】川芎　荆芥　甘菊　薄荷　蝉壳　蔓荆子各二两　甘草一两炙。

【用法】上为细末。每服三二钱,食后茶、酒任下。

【主治】诸风疾。

【出处】《儒门事亲·卷十二》。

【方名】荆芥散

【组成】干荆芥穗五两　干薄荷叶三两　木贼二两　蝉壳二两洗去尘土,焙干　蛇蜕皮一钱炒黄,别研为细末。

【用法】上为末,次入蛇蜕皮末拌匀。每服一钱匕,腊茶或酒调下,不拘时候。

【主治】风毒上攻头目。

【出处】《圣济总录·卷一〇七》。

【方名】南剑州医僧白龙丸

【组成】白芷生　川芎生锉　大甘草生　草乌头用粗瓦片相拌,水底挞洗,去皮尖白净　细辛洗净,生　白僵蚕去丝嘴　薄荷叶生　苍术米泔浸一宿,焙干　石膏一半烧通赤,一半生用各四两。

【用法】上生用为末,蒸饼五个,泡糊为丸,如弹子大。每服一丸,食后茶、酒嚼下。

【主治】诸风。

【出处】《普济方·卷一一六》。

【方名】乳香丸

【组成】没药一两研　川乌头一两炮制,去皮脐　木香半两生　五灵脂三两研　朱砂一分研　乳香一分研　麝香一钱研。

【用法】上为细末,薄糊为丸　如梧桐子大每服三二丸,茶、酒任下。

【主治】一切风疾。

【出处】《普济方·卷一一六》。

【方名】乌蛇散

【组成】乌蛇酒浸,去皮骨,炙三两　槟榔五枚　肉豆蔻五枚去皮　桂去粗皮　人参　白茯苓去黑皮　当归切,焙　牛膝酒浸,切,焙　甘草炙,锉　麻黄去根节　白附子炮　天麻　芎劳　羌活去芦头　藁本去苗土　附子炮裂,去皮脐各半两　细辛去苗叶一分　干蝎去土,炒一两　白芷半两　防风去叉半两　白鲜皮一分　木香半两　丹砂研一分　麝香研二钱。

【用法】上药除研者外,捣箩为末,再同研令细匀。每服一钱匕。治虚风气上攻,兼进饮食,葱白腊茶清调下;常服只用腊茶调下。

【主治】一切风气。

【出处】《圣济总录·卷十二》。

【方名】五子芥风丸

【组成】胡麻子　葶苈子　车前子　澄茄子　大风子　荆芥　防风各二两。

【用法】上为末,酒糊为丸,如梧桐子大。每服百丸,或茶或酒送下。

【主治】大风。

【出处】《解围元薮·卷三》。

【方名】延龄汤

【组成】甘草一两炙　白术二两炒　荆芥三两。

【用法】上为细末。每服二钱,茶清点服,不拘时候。

【主治】诸风。

【出处】《魏氏家藏方·卷一》。

【方名】愈风丹

【组成】苍术酒浸　香白芷　南川乌火炮　南草乌火炮各四两　天麻　当归酒洗　防风　何首乌火炮　荆芥穗　麻黄去根节　石斛去根,酒洗　甘草各一两　南芎五钱。

【用法】上为细末,炼蜜为丸,如弹子大。每服一丸,临卧茶清送下。急闷风,茶清送下;产后咳嗽肺风,红花汤送下;遍身筋骨疼痛,乳香汤送下;腰疼耳聋,肾气风,荆芥汤送下;眉毛脱落大风,天麻汤送下;口发狂言气心风,朱砂汤送下;十指断裂,盐汤送下;饮食无味,皂角汤送下;遍身疥癣肺风,茶送下;口眼㖞斜,茶汤送下;迎风冷泪,米泔汤送下;手足皮肿,天麻汤送下;大肠下血,烧独蒜汤送下;心胸闷,胸膈噎塞,姜汤送下;发狂吐沫,荆芥汤送下;妇人黄肿,当归汤送下;五般色淋,盐汤送下;鼻生赤点,葱汤送下;手足热困,苏木汤送下;发须脱落,盐汤送下;小儿脐风撮口,朱砂汤送下;耳作蝉声,川椒汤送下;口吐酸水,茴香汤送下;膀胱疼痛,文醋汤送下;起坐艰难,地黄汤送下;偏正头痛,茶汤送下;眼跳热痒,米汤送下;小儿急慢惊风,金煎汤送下;手足麻痹,石榴皮汤送下;小儿吐虫,皂角汤送下;妇人赤白带下,甘草汤送下。

【主治】三十六种风。

【宜忌】勿见风,忌猪肉、雀肉三曰。

【出处】《万病回春·卷二》。

【方名】愈风丹

【组成】龙脑薄荷三两　天麻二两　天南星一两半　白附子一两　玄参一两半　大川　乌头一两半。

【用法】上为细末,后入龙脑、麝香各一分,研令极细,以怀州皂荚二梃去皮子,切碎,入水三升,浸一宿,接取浓汁,去滓,同蜜半升,入银器内,以文武火熬成膏一升,将此膏和前药,若药干即以炼蜜和入臼内,捣一千杵,丸如大鸡头大。每服一丸,不拘时候,茶、酒任下。

【主治】一切风,凉风。

【出处】《医方类聚·卷二十四》。

【方名】愈风丹

【组成】芍药　川芎　白僵蚕炒　桔梗　细辛去叶　羌活各半两　麻黄去节　防风去芦　白芷　天麻　全蝎炙各一两　甘草三钱　南星半两生姜制用。

【用法】上为末,炼蜜为丸,如弹子大,朱砂半两为衣。每服一丸,细嚼,茶酒吞下。

【主治】诸风疾。

【出处】《儒门事亲·卷十五》。

❀ 温病

【方名】除瘟救苦丹

【组成】天麻　麻黄　松萝茶　绿豆粉各一两二钱　雄黄　朱砂　甘草各八钱　生大黄二两。

【用法】上为细末,炼蜜为丸,如弹子大,收瓷器内,勿令泄气。大人每服一丸,小儿半丸,凉水调服,出汗即愈,重者连二服。

【主治】一切瘟疫时症,伤寒感冒,不论已传未传。

【宜忌】未汗之时切不可饮热汤,食热物,汗出之后不忌。

【出处】《仙拈集·卷一》。

【方名】龙胆丸

【组成】草龙胆　白矾煅各四两　天南星　半夏各二两半水浸,切作片,用浆水、雪水各半同煮,三五沸,焙干各二两。

【用法】上为末,面糊为丸,如梧桐子大。每服三十丸,食后、临卧腊茶清送下。面糊须极稀,如浓浆可也。

【功用】解暴热,化涎凉膈,清头目。

【主治】痰壅膈热,头目昏重。咽喉肿痛,口舌生疮,凡上壅热涎诸证。岭南瘴毒,才觉意思昏闷,速服便解。

【出处】《苏沈良方·卷五》。

【方名】麻黄散

【组成】麻黄去根三分　牡丹皮去心　桔梗　羌活　独活　细辛　荆芥穗各一两。

【用法】上为细末。每服五钱,用水一碗,加椒五十粒,茶末半钱,煎取浓汁调下药末,不拘时候,和滓吃。厚盖衣被发大汗,一服安效。

【功用】发汗。

【主治】疫毒在表。热病疫毒病一日两日,头痛壮热,浑身发热如火,眼目昏眩,项背强急,脉浮数。

【出处】《普济方·卷一五二》。

【方名】清平丸

【组成】槟榔一斤　川厚朴姜汁炒　广皮各十二两　藿香六两　制香附半斤　炒枳实半斤　酒白芍半斤　半夏曲十二两　紫苏六两　草果仁半斤　制苍术十二两　青皮半斤　柴胡半斤　炒黄芩半斤　莱菔子四两炒　煨干葛六两　山楂肉半斤　甘草四两。

【用法】上加陈神曲三斤,武彝茶四两,共为细末,用生姜十斤,捣取自然汁,将红枣打泥泡浓汁,拌水泛为丸,每丸重一钱五分,晒干透,用大瓶盛贮,勿泄气。每服二丸,开水化服,重者四五丸。如噤口痢疾,饮水入口即吐者,用一丸嚼化,徐徐咽下。小儿减半。

【功用】开通胃气。

【主治】一切天行四时瘟疫,彼此传染,憎寒壮热,精神昏迷,身体倦怠,骨节疼痛,饮食不进,胸腹膨胀。及炎天受暑,痧症霍乱吐泻,春瘟夏疟秋痢,感冒风寒,山岚瘴气。噤口痢疾,饮水入口即吐者。

【宜忌】孕妇忌服。

【出处】《回生集·卷下》。

【方名】石膏茶

【组成】石膏二两搗碎 淡竹叶一握 茅苇半两 木通半两。

【用法】上锉细。以水二大盏,煎至一盏,去滓,分作四服。点腊面茶,不拘时候服。

【主治】热病,头疼壮热,心躁,烦渴。

【出处】《太平圣惠方·卷十七》。

【方名】五仙汤

【组成】茶叶 核桃仁 艾叶 绿豆各一撮 葱根三茎。

【用法】上用酒、水各半,煎服。即汗。

【主治】时气三日前者。

【出处】《诚书·卷十三》。

【方名】香椿散

【组成】香椿嫩叶酒浸,焙三两 甘草炙 南壁土向日者 腊茶各一两。

【用法】上为散。每服二钱匕,用酒调下,空心临卧服。如患久者,更入甘遂、柴胡各半两。

【主治】瘴气恶心,四肢疼痛,口吐酸水,不思饮食,憎寒壮热,发过引饮,谓之黑脚瘴、虾蟆瘴、哑瘴、黄芒瘴、黄茅瘴。

【出处】《圣济总录·卷三十七》。

【方名】香甲丸

【组成】川楝子十个炒 胡芦巴一分 上茴香一两 附子一个炮,去皮脐 柴胡半两 宣连半两 鳖甲二两醋炙令黄。

【用法】上为末,煮面糊为丸,如梧桐子大。每服五丸,茶、酒任下。

【主治】男子热劳,四肢无力,手足浑身壮热,不思饮食,口苦舌干,夜梦鬼交,多饶惊魇。

【出处】《普济方·卷二二九》。

【方名】茵陈丸

【组成】茵陈蒿一两　大黄铧　鳖甲去裙襕,醋浸炙黄　常山　杏仁汤浸,去皮尖双仁,炒令黄　栀子仁各半两　巴豆去皮心膜,研出油尽　芒硝研各一分。

【用法】上为末,以豉汁和丸。如梧桐子大。每服五丸,空心茶送下,得快利,以冷粥止之。

【主治】初得温黄瘴气,憎寒壮热。

【出处】《圣济总录·卷三十七》。

【方名】愈风饼子

【组成】川乌半两炮制　川芎　甘菊　白芷　防风　细辛　天麻　羌活　荆芥　薄荷　甘草炙各一两。

【用法】上为细末,水浸蒸饼为剂,捏作饼子,每服三五饼子,细嚼,茶酒送下,不拘时候。

【主治】雷头风;妇人头风眩晕,登车乘船亦眩晕眼涩,手麻发脱,健忘喜怒。

【出处】《儒门事亲·卷十二》。

🌀 发热

【方名】石膏散

【组成】石膏碎　甘菊花　羌活去芦头　白附子炮　白僵蚕炒　玄参　黄连去须各等分。

【用法】上为散,研匀。每服二钱匕,生姜、茶清调下。

【主治】上焦壅热,目赤口干。

【出处】《圣济总录·卷一〇三》。

【方名】皂荚丸

【组成】皂荚实肥者半斤　甘草一两于罐器内,同皂荚烧,不令烟出　芎䓖四两　恶实微炒　蒺藜子炒去角各二两　菊花微炒　马牙消研各四两　玄参晒干一两　甘松去土　藿香叶　零陵香各一两　龙脑研一钱。

【用法】上为末,炼蜜为丸,如樱桃大。每服一丸,嚼破,食后临卧茶酒任下。

【功用】凉心膈,润肺脏。

【主治】风热痰壅,面发热,皮肤痛。

【出处】《圣济总录·卷十二》。

❧ 暑证

【方名】甘露散

【组成】黄连**去须,锉**一两　吴茱萸半两。

【用法】上二味同炒,以茱萸黑色为度,放地上出火毒;不用茱萸,将黄连为细散。每服半钱匕,食后茶清或新水调下。

【主治】暑气。

【出处】《圣济总录·卷三十四》。

【方名】菩提万应丸

【组成】陈皮　厚朴**姜汁制**　苍术　制半夏　制香附　柴胡　薄荷　黄芩　枳壳各一两四钱　山楂　麦芽　神曲　砂仁各二两　甘草　藿香各五钱。

【用法】用干荷叶煎汤拌前药,晒干为末,炼蜜为丸,如弹子大,每丸重一钱。随饮服之。一切感冒及瘟疫时症、头痛、骨痛、咳嗽、痰喘,用生姜、葱白煎汤调下;红白痢,用车前子煎汤调下;泄泻,用姜茶汤调下;久泻不止,糯米饮调下;水泻,小便不通,口渴,淡竹叶、灯心煎汤调下;疟疾,用姜汤调下;久疟,必用人参汤调下;霍乱吐泻,用胡椒七粒、绿豆四十九粒煎汤调下;黄疸,用茵陈汤调下;心胃痛,用槟榔煎汤调下;其余山岚瘴气,水土不服并胸膈饱闷,宿食不消,一切杂症,或在路途无引,俱用清茶开水调下。轻者一服,重者二服。

【主治】夏、秋一切时症,中暑,霍乱,疟痢。

【宜忌】孕妇忌服。

【出处】《医方易简·卷四》。

【方名】水瓢丸

【组成】百药煎　腊茶各等分。

【用法】上为细末,以乌梅肉为丸,如鸡头子大。含化。

【主治】暑渴。

【出处】《医方类聚·卷二十五》。

❧ 湿证

【方名】四制柏术丸

【组成】黄柏**去皮,净**四斤**一斤酥炙十三次,一斤乳汁浸十三次,一斤童便浸十三次,一斤米泔浸十三次**　无油苍术**去皮,净**一斤　川椒炒四两　破故纸炒四两　五味子**炒四两** 川芎**炒四两**。

【用法】去四味同炒之药,只用苍术、黄柏为末,炼蜜为丸,如梧桐子大。每服三十丸,早酒下,午茶下,晚白汤下。

【功用】滋阴降火,开胃进食,尽除周身之湿。

【主治】湿病。

【出处】《万氏家抄方·卷一》。

【方名】小金丹

【组成】苍术四两**去芦,米泔浸一宿** 草乌五两**不去尖,去皮,米泔浸一宿** 葱白四两 老姜四两**上共四味,一处捣为饼,焙干** 川乌半两 何首乌半两 自然铜半两**醋淬七次** 地龙半两 二蚕沙半两 破故纸**酒浸**半两 穿山甲半两**火炮带性** 白芷半两。

【用法】上为细末,用好醋糊为丸,如梧桐子大。每服十丸,加至十五丸,茶汤或酒任下。

【主治】中湿。

【宜忌】忌热物、猪羊血、豆粉。

【出处】《普济方·卷一一八》。

【方名】小金丹

【组成】草乌六两**姜、葱各半斤,捣烂** 苍术四两**米泔浸** 地龙 穿山甲 败龟壳 白芷 晚蚕沙 骨碎补 虎骨**炙** 自然铜 破故纸 何首乌 川萆薢 乳香 没药各半两。

【用法】上为细末,醋糊为丸,如梧桐子大。每服七丸至十五丸,茶、酒任下。

【主治】中湿。

【出处】《普济方·卷一一八》。

❷ 湿热

【方名】坎离丸

【组成】苍术**刮净一斤分作四份,一份用川椒一两炒,一份用破故纸一两炒,一分用五味子一两炒,一份用川芎劳一两炒,只取术研末** 川柏皮四斤**分作四份,一斤用酥炙,一斤用人乳汁炙,一斤用童便炙,一斤用米泔炙,各十二次**。

【用法】上为末和匀,炼蜜为丸,如梧桐子大。每服三十丸,早用酒,午用茶,晚用白汤送下。

【功用】滋阴降火,开胃进食,强筋骨,去湿热。

【出处】《本草纲目·卷十二》。

咳嗽

【方名】辰砂丸

【组成】辰砂半两研,一半为衣,一半入药　白矾枯半两　天南星去皮脐,切片,再用雪水煮,焙干一两　大半夏汤浸七次,用生姜自然汁作饼子,炙一两半　白附子去皮,炮半两。

【用法】上为细末,用糯米粉煮糊为丸,如小绿豆大。每服二十丸,用腊茶、薄荷汤送下。

【功用】安惊化痰。

【主治】咳嗽。

【出处】《洪氏集验方·卷五》。

【方名】沉檀香茶饼

【组成】檀香一两五钱为末　沉香　芽茶　甘草　孩茶各一钱　百药煎二钱　龙脑量加。

【用法】上用甘草膏为丸,如豌豆大。每服一丸,嚼化;捏作饼亦可,以模印花样亦可。

【功用】香口生津,止痰清热,宁嗽,清头目。

【出处】《鲁府禁方·卷四》。

【方名】定喘丹

【组成】杏仁去皮尖,炒,别研　马兜铃　蝉蜕洗去土并足翅,炒各一两　煅砒二钱别研。

【用法】上为末,蒸枣肉为丸,如葵子大。每服六七丸,临睡用葱、茶清放冷送下。

【主治】男子、妇人久患咳嗽,肺气喘促、倚息不得睡卧,齁鼾嗽。

【宜忌】忌热物。

【出处】《医方类聚·卷一一七》。

【方名】定喘宁肺丸

【组成】半夏　南星　青黛　白矾枯各一两　砒霜半两。

【用法】上为细末,用生姜水,面糊为丸,如绿豆大。每服十丸,渐加至二十丸,用茶清放冷送。

【主治】男子、妇人久患咳嗽,肺气喘促倚息,不得睡卧,累年不愈,渐至面目浮肿。

【出处】《普济方·卷一五九》。

【方名】法制清金丹

【组成】广陈皮拣红者,净米泔水洗,略去白,锉大片晒干一斤,先用枳壳四两,去瓤净,用水六碗,浸一宿,煎浓汁二碗,拌橘皮,浸透一夜,次日蒸透晒干;二次,用甘草三两,去皮照前煎汤,浸蒸晒干;三次,用款冬花,去芦梗净,四两,用水照前煎浸蒸晒;四次,用桔梗,去芦净,四两,用水照上浸一夜,浓汁煎二碗,去滓,加白硼砂、玄明粉、青盐各四钱入汁化开,照前拌酒,浸一夜,蒸透晒干;五次,用竹沥浸拌,照前蒸晒;六次,用梨汁浸拌,照前蒸晒;七次,用姜汁、萝卜汁浸拌,照前蒸晒 沉香三钱 檀香三钱 山楂一两 百药煎一钱 细茶一两 乌梅肉一两 白硼砂五钱 五味五钱 人参一两 天花粉一两 薄荷叶一两 半夏一两姜汁炒。

【用法】上为细末,加白糖霜十两,炼熟蜜十两,和匀,入臼捣于杵,印成饼。临卧,或有痰火涎嗽时含咽。

【功用】生津止渴,消食顺气,调中降火,清气化痰,止嗽。

【主治】痰火咳嗽。

【出处】《遵生八笺·卷十八》。

【方名】甘胆丸

【组成】甘草二两去皮,作二寸段,中半劈开,以猪胆汁五枚,浸三日,取出火上炙干。

【用法】上为末,炼蜜为丸。每服四十丸,卧时茶清吞下。

【主治】吃醋呛喉,咳嗽不止,诸药无效。

【出处】《赤水玄珠·卷七》。

【方名】甘桔汤

【组成】桔梗 甘草 杏仁泥。

【用法】水煎,加竹沥半钟和服,细茶咽下。

【主治】咳嗽,咽痛,声哑者。

【出处】《幼科指南·卷下》。

【方名】干咯散

【组成】鹅管石尝着不涩而凉者 钟乳石 井泉石 款冬花 佛耳草 甘草炙 白矾各一两 官桂 人参各半两。

【用法】上为细末。每服一钱半,食后用芦管吸之,冷茶清送下。

【主治】咳嗽。

【出处】《是斋百一选方·卷五》。

【方名】瓜蒌半夏丸

【组成】瓜蒌 杏仁去皮尖 枯矾各一两 半夏汤泡二两 款冬花一两半 麻黄去根节一两。

【用法】上为末,用瓜蒌汁、生姜自然汁,用水糊为丸,如梧桐子大。每服三十丸,食后、临卧淡茶汤下。

【主治】咳嗽,喘满。

【宜忌】忌生冷咸酸。

【出处】《丹溪心法附余·卷五》。

【方名】滚涎丸

【组成】天南星炮 半夏慢火炮裂,生姜二两取汁浸一宿,焙干 白僵蚕炒去丝嘴各一两 猪牙皂角一分去皮丝,炙黄色。

【用法】上为细末,炼蜜为丸,如黍米大。每服十丸,茶清送下,乳食后服。

【主治】小儿风涎壅盛,咳嗽喘急。

【出处】《杨氏家藏方·卷十九》。

【方名】诃子散

【组成】汉防己一两 麻黄去根节 诃子炮 杏仁麸炒,去皮尖各半两。

【用法】上为粗末。每服三钱,水一盏半,煎至一盏,去滓,加好茶一钱,再煎至七分,食后温服。

【主治】喘嗽。

【出处】《普济方·卷一六三》。

【方名】黑龙丸

【组成】明矾枯 池矾枯各一分 南星炮二分 半夏炮二分 百药煎二分 五味子一分米泔浸一宿 猪牙皂角一分去皮弦 乌梅肉二分焙干。

【用法】上为末,面糊为丸,如梧桐子大。每服三十丸,冷嗽,临睡淡姜汤送下。热嗽,睡时茶清送下。

【功用】善化痰涎。

【主治】诸般咳嗽,不问老少远年近日。

【出处】《急救仙方·卷六》。

【方名】加味金花丸

【组成】黄连 黄柏 黄芩并酒炒 栀子各一两 大黄煨 人参 半夏 桔梗各五钱。

【用法】上为末,滴水为丸,如梧桐子大。每服三十丸,茶清送下。

【功用】泻三焦火,止嗽化痰,清头目。

【主治】三焦火。

【出处】《东医宝鉴·卷三》。

【方名】加味上清丸

【组成】南薄荷叶四两 柿霜四两 玄明粉五钱 硼砂五钱 冰片五片 寒水石五钱 乌梅肉五钱 白粉八两。

【用法】上为细末,甘草水熬膏为丸,如芡实大。每服一丸,嚼化,茶汤送下。

【功用】清声润肺,宽膈化痰,生津止渴,爽气凝神。

【主治】咳嗽烦热。

【出处】《万病回春·卷二》。

【方名】加味五仙散

【组成】川贝 知母 款冬 茯苓 桔梗 桑皮 杏仁 栝楼 甘草 雨前茶。

【主治】肺胃虚火咳嗽。

【出处】《麻症集成·卷四》。

【方名】加味五仙散

【组成】知母 贝母各二钱 款冬花四钱 桑白皮七钱 桔梗七钱 芽茶五钱。

【用法】上为末。每用一钱,杏仁煎汤调下。

【主治】咳嗽不止。

【出处】《麻科活人全书·卷一》。

【方名】金粟丸

【组成】雌黄 雄黄 信各等分。

【用法】上为末。糯米粽和丸,如萝卜子大。每服四丸,食后、临卧茶清送下。

【主治】新旧咳嗽。

【宜忌】忌热物。

【出处】《普济方·卷一五七》。

【方名】橘皮丸

【组成】陈橘皮 桂心 杏仁**去皮尖，熬**各等分。

【用法】上为末，炼蜜为丸。每服二十丸，饭后茶汤送下。

【主治】气嗽，不问多少时者。

【宜忌】忌生葱。

【出处】《肘后备急方·卷三》。

【方名】灵宝烟筒

【组成】黄蜡 雄黄各三钱 佛耳草 款冬花各一钱 艾叶三分。

【用法】先将蜡熔化涂纸上，次以艾叶铺上，将三味细研掺匀，卷成筒。每用火点烟一头，熏入口内，吸烟一口，清茶吞下。

【主治】一切寒喘咳嗽。

【出处】《古今医统大全·卷四十四》。

【方名】灵应散

【组成】钟乳粉 款冬花 枯白矾各一两 甘草半两**炙** 轻粉一钱 桂六钱。

【用法】上为细末，入钟乳粉 轻粉同研令匀。每服半钱。用匙挑入喉中，咽津，随用茶清压下。每日临卧只一服。小儿或以糖少许和服。

【主治】一切咳嗽，不问久新轻重。

【出处】《普济方·卷一五七》。

【方名】芦筒散

【组成】钟乳石半钱 白矾**枯**二钱 人参**去芦头** 佛耳草各三钱 甘草**炙** 官桂**去粗皮**各二钱。

【用法】上为细末。每服半钱，夜卧抄在手内，竹筒子吸咽后，用茶清送下，频用。

【主治】年深日久咳嗽。

【出处】《御药院方·卷五》。

【方名】麻黄散

【组成】麻黄十两**去根节** 款冬花**去芦枝梗** 诃子皮**去核** 甘草**煅**各五

两 桂六两**去皮,不见火** 杏仁三两**去皮尖,麸炒。**

【用法】上为细末。每服二钱,以水一盏,加好茶一钱,同煎八分,食后夜卧通口服。如半夜不能煎,但以药末入茶和匀,沸汤点,或干咽亦得。

【主治】久近肺气咳嗽,喘急上冲,坐卧不安,痰涎壅塞,咳唾稠黏,脚手冷痹,心胁疼胀。兼伤风咳嗽,膈上不快。

【宜忌】忌鱼、酒、炙煿、猪肉、腥臊物。

【出处】《太平惠民和剂局方·卷四》。

【方名】秘传三仙丹

【组成】柏枝 槐角子 生矾。

【用法】面糊为丸,如梧桐子大。每服一百丸,临卧以冷茶送下。

【主治】咳嗽。

【出处】《何氏济生论·卷二》。

【方名】噙化上清丸

【组成】五倍子**打碎,去内末净**一斤 水 白酒曲二两。

【用法】上为细末,合一处令匀,将细茶煎卤,冷和为糊,如烙饼样放瓷盆内,上用瓷拌盖严,放木桶内,上下周围俱铺穰草,口间上用草拍盖住,次日验看发动作热,用棍动仍旧盖住,看盖上有水擦净,如此一日二次,看搅擦水,至二七日尝之,其味凉甜为止,后加薄荷三两,白硼砂二两,砂仁**焙**,甘松**焙**,玄明粉各五钱**为末**,与此前药一处,用梨汁熬膏,捣和为任意噙化。加片脑尤妙。如无梨汁,用柿霜白汤和之亦可。

【功用】香口生津,止痰清热,宁嗽,清头目。

【出处】《鲁府禁方·卷四》。

【方名】祛火利痰丸

【组成】大黄锦纹者一斤,**切片,好酒浸二日,上下柳叶蒸黑色,晒干为末** 巴戟天四两**水泡,去骨** 萝卜子炒 真苏子炒 麦芽炒 枳实炒各二两。

【用法】上为细末,炼蜜为丸,如梧桐子大。每服五十丸,空心茶清送下。

【主治】一切痰火,久嗽不住。

【出处】《丹台玉案·卷三》。

【方名】润肺除嗽饮

【组成】人参 杏仁 生甘草 薄荷各三分 五味子九粒 款冬花 紫菀茸 麻黄 陈皮**去白** 石膏**煅** 桔梗 半夏 桑白皮**蜜炒** 枳壳**麸炒** 乌

梅　罂粟壳去瓤,蜜炙各等分。

【用法】上细切、加生姜三片,细茶一撮,水一盏半,煎至一盏服。

【主治】远年咳嗽。

【出处】《医学正传·卷二》。

【方名】上清丸

【组成】龙脑二分另研　硼砂二分另研　薄荷末一两　川芎末五钱　桔梗末二钱　甘草末二钱。

【用法】上为细末,炼蜜为丸,如龙眼大。每服一丸,临卧嚼化;或食后茶清咽下。

【主治】心脾有热,上焦痰火咳嗽。

【出处】《寿世保元·卷二》。

【方名】神吸散

【组成】鹅管石火煅,好醋淬七次一钱　余粮石火煅,醋淬七次一钱　官桂三分　粉草三分　枯白矾五分　款冬花五分　石膏煅五分。

【用法】上为细末。每服三分二厘,至夜食后静坐片时,将药放纸上,以竹筒五寸长,直插喉内,用力吸药,速亦不怕,吸药令尽为度,以细茶一口,漱而咽之。

【主治】年久、近日咳嗽,哮吼喘急。

【宜忌】忌鸡鱼羊鹅,一切动风发物,并生冷诸物;惟食白煮猪肉、鸡子,戒三七日。宜用公猪肺一副,加肉半斤,栀子一岁一个,炒成炭,桑白皮不拘多少,用之同炒至熟烂,去药;至五更,病人不要开口言语,令人将汤肺喂之,病人嚼吃任用,余者过时再食。

【出处】《寿世保元·卷三》。

【方名】顺气五味子丸

【组成】五味子炒　覆盆子去蒂　仙灵脾各一两。

【用法】上为末,炼蜜为丸,如梧桐子大。每服二十丸,加至三十丸,空心、食前生姜腊茶送下。

【主治】三焦咳,腹满不欲食。

【出处】《圣济总录·卷五十四》。

【方名】四味散

【组成】补骨脂炒　牵牛子半生半炒各一两　杏仁去皮尖双仁,炒一两　郁李仁_{去皮}半两。

【用法】上为细散。每服一钱匕，茶清调下。

【主治】肾咳。

【出处】《圣济总录·卷六十五》。

【方名】嗽烟筒

【组成】佛耳草　款花各二钱　鹅管石　雄黄各半钱。

【用法】上为末。铺艾上，卷起，烧烟吸入口内，细茶汤送下。

【主治】久远痰嗽。

【出处】《丹溪心法·卷二》。

【方名】五拗汤

【组成】麻黄_{不去节}　干姜_{不去皮}　杏仁_{去皮尖}各二钱　细芽茶五钱　生石膏三钱。

【用法】生姜、葱为引，水煎服。微取汗。

【主治】伤寒伤风后，咳嗽，痰火盛作齁喘者。

【出处】《墨宝斋集验方·卷上》。

【方名】吸药仙丹

【组成】鹅管石二两　寒水石四钱半　金星礞石七钱_{焰消煅后用醋淬}　白附子七钱　白矾七钱_{枯过四钱半}　孩儿茶四钱　款冬花_{净蕊}七钱　粉甘草四钱。

【用法】上药各为极细末，方用总筛过搅匀。如有气加沉香五分、木香七分、官桂七分；如心下虚悸加朱砂三分。热嗽用茶汤送下；寒用生姜汤送下；咳如浮肿，用木瓜、牛膝汤送下；咳而有红痰，吐血，白芥子汤送下。

【主治】咳嗽。

【加减】如有气逆，加沉香五分，木香七分，官桂七分；如心下虚悸，加朱砂三分。

歌曰：

仙方二两鹅管石，青礞白附款冬花，

三味各秤七钱重，四钱甘草与儿茶，

枯矾寒水四钱半，八味精研制莫差，

日进六分三次吸，寒用姜汤热用茶，

虚加五分沉木桂，咳而惊悸用朱砂，

薄荷煎汤潮热使,化痰止嗽最为佳。

【出处】《万病回春·卷二》。

【方名】消痰止嗽膏

【组成】米白糖一斤　好猪板油四两　谷雨前茶叶二两。

【用法】上用水四碗,先将茶叶煎至二碗半,将板油去膜切碎,连苦茶、米糖同下熬化,听用,每服数匙,白滚汤冲服。

【主治】咳嗽。

【出处】《同寿录·卷二》。

【方名】硝矾丸

【组成】白矾　焰硝各等分。

【用法】上为细末,入锅子内捺实,以生茶叶数片盖之,火煅通红,伏火为度,茶叶旋添,直待伏火后却,连锅子入地坑一宿,取出为细末,糯米粥为丸,如梧桐子大,朱砂为衣。每服三丸,姜汤送下,食后临卧服。

【主治】痰涎壅结,咳嗽咽痛。

【出处】《卫生家宝·卷三》。

【方名】泻白丸

【组成】石膏煨熟一两　花粉　川贝母去心　陈香橼去瓢　胆南星　款冬花　薄荷叶各一两　甘草　细芽茶各七钱上九味共为极细末,听用　麻黄一两五钱　防风　桑皮蜜炙炒　杏仁去皮尖,炒　前胡　紫菀　苏子炒,为末各一两　陈瓜蒌一大个　柿饼三两　山栀一两　葶苈子炒五钱。

【用法】上用水煎,去滓滤清,再入萝卜汁、水梨汁、饧糖各四两,姜汁五钱,煎成膏,滴水成珠,将前末药和匀为丸,每丸重一钱。每服一丸,小儿灯心汤化下,大人嚼化。

【功用】止嗽疏邪,消痰定喘,清热顺气。

【主治】风邪痰火咳嗽,嗽声不转者。

【出处】《医宗说约·卷五》。

【方名】银杏膏

【组成】陈细茶四两略焙,为细末　白果肉四两一半去白膜,一半去红膜,擂烂　核桃肉四两擂　家蜜半斤。

【用法】上药入锅内炼成膏。不拘时候服。

【主治】久年咳嗽吐痰。

【出处】《寿世保元·卷三》。

【方名】皂荚丸

【组成】皂荚_{不蛀者,去黑皮} 半夏 甜葶苈炒各一两 杏仁_{去皮尖双仁半两} 以上四味,用醋一升煮干,慢火炒令焦,为末 巴豆二十一个去皮心膜,用醋一盏煮令紫黑色,水洗,焙干,细研 槟榔半两为细末。

【用法】上为细末,炼蜜为丸,如梧桐子大。每服一至二丸,腊茶送下;生姜汤亦得。

【主治】三焦咳,腹满不欲饮食。

【出处】《圣济总录·卷六十五》。

🔵 喘证

【方名】定喘饮子

【组成】诃子三两,麻黄四两_{不去节}。

【用法】上为粗末。每服四大钱,用水二盏,煎至一盏二分,去滓,入好腊茶一大钱,再同煎至七分,通口服,不拘时候,临卧服尤佳。

【主治】喘证。

【出处】《是斋百一选方·卷五》。

【方名】防己汤

【组成】防己一两 诃子_{炮,用肉} 麻黄_{不去节} 杏仁_{去皮尖,麸炒各一两}。

【用法】上㕮咀。水煎,临热入腊茶少许,再沸去滓服。

【主治】婴孩伤寒喘促,及久年喘急。

【出处】《普济方·卷三六九》。

【方名】僵蚕汤

【组成】好茶末一两 白僵蚕一两。

【用法】上为细末,放碗内,用盏盖定,倾沸汤一小盏,临卧再添汤点服。

【主治】嗽喘,喉中如锯,不能睡卧。

【出处】《瑞竹堂经验方·卷二》。

【方名】救生丹

【组成】虢丹 马牙消 信石各一钱_{细刷一处,夜露七宿} 半夏 甜葶苈_{隔纸炒香} 桑白皮各半两 杏仁_{去皮尖,另研半两} 鸡内金十个。

【用法】上为细末,同前三味拌匀,枣肉为丸,如梧桐子大。每服七丸,临睡茶清送下。

【主治】大人、小儿駒鮐喘嗽及疟疾。

【出处】《医方类聚·卷一一九》。

【方名】救生丹

【组成】鸡内金三七枚旋取，去却谷食，净洗，阴干，每夜露七宿　甜葶苈半两洗，焙　黑牵牛子半两用瓦上焯令下焦　砒信一分别研细，每夜露七宿，至晚收于床下　半夏一分洗净，焙，浸一宿，换水七遍，生用　黄丹半两亦如砒信制。

【用法】上为细末，煮青州枣大者十二枚，去皮核，捣和为丸，如干，即入淡醋少许，丸如绿豆大，以朱砂为衣。食后、临卧温葱茶下七丸，甚者十丸。

【主治】远年日近肺气喘急，坐卧不能。

【宜忌】忌大冷、大热、毒食等。

【出处】《博济方·卷二》。

【方名】芦吸散

【组成】肉桂　明雄黄　鹅管石　款冬花　粉甘草各等分。

【用法】上为极细末。以芦管挑药，轻轻含之，吸入喉内，徐徐以清茶过口。

【主治】寒痰凝结肺经，喘嗽气急，午后发寒。

【出处】《丹台玉案·卷四》。

【方名】清气达痰丸

【组成】广陈皮三两　茯苓三两　杏仁三两　苏子四两　甘草一两　嫩桑皮四两　制半夏四两　前胡四两　枳实三两　南星三两　白芥子三两　瓜蒌仁三两。

【用法】水泛为丸。午后、临睡茶清、白汤送服二三钱。

【主治】寒邪客于肺俞，郁热闭于上焦，肺气失之清润，致精液凝滞，而为痰为嗽，甚之痰气壅逆而喘急，或咽嗌不利，而烦咳或浊气痞结而不舒，或寒痰久伏而哮嗽，无论远年久日，一切有余痰火。

【出处】《活人方·卷二》。

【方名】清热平喘汤

【组成】生石膏三钱　杏仁二钱　麻黄八分　炙甘草一钱　松萝茶一钱半　大枣三枚。

【用法】水煎服。

【功用】清热宣肺,化痰平喘。

【主治】热型哮喘。内有伏热、外感风邪,风热相搏,熏灼肺金,炼液成痰,痰阻气道,肺失宣降,面赤唇红,口干舌燥,渴喜冷饮,呼吸困难,气急鼻煽,呼吸迫促,声如蝉鸣,胸高腹陷,甚则喘不得卧,小便短赤或大便秘结。脉象数而有力,舌质红、苔白腻或黄燥,指纹暴紫。

【出处】《儿科证治简要》。

【方名】神秘方

【组成】猪爪甲二枚_{烧灰,研细}　麝香当门子一枚。

【用法】上为细末。用腊茶清调下。

【主治】喘证。

【出处】《奇效良方·卷三十二》。

【方名】五虎汤

【组成】麻黄、杏仁、甘草、石膏、细茶、桑皮。

【用法】同煮水。

【主治】伤寒发喘急。

【出处】《云林神彀·卷一》。

【方名】五仙汤

【组成】细茶一两五钱　山楂　甘草　广陈皮各五钱　老姜一钱。

【用法】水二钟,煎八分,温服。片时即吐出痰涎,重则三四碗,轻吐一二碗,吐完以小米汤止之。五七日后痰火清,眼目自明矣。如痰不净。停几日再服。

【主治】胸膈痰喘有声,两目昏暗。

【宜忌】老年虚弱不可用。

【出处】《眼科阐微·卷三》。

【方名】中金丸

【组成】苍术不计多少。

【用法】以长流水浸七日,逐日一度换,仍以竹刀削去粗皮,切作片,别用无灰酒浸一宿,浸可以于术上仄二指许,候渗酒尽,焙干为末,炼蜜为丸,如梧桐子大。每服二三十丸,早晨茶、酒任下。

【功用】治金化痰,辟邪养正,益津液,润肌肤,大进饮食,延年补气。

【主治】痰饮咳喘。

【宜忌】忌桃、李、雀、鸽。

【出处】《博济方·卷三》。

哮证

【方名】加味七粒紫金丹

【组成】砒霜末一钱　枯矾末一钱　淡豆豉一两　射干五两　麝香四分。

【用法】先将豆豉蒸软,然后同药末捣和成丸,如绿豆大。每服七丸,冷茶送下。小儿酌服一二丸,以服至不喘为度。

【主治】冷痰哮喘,天雨便发,坐卧不得,饮食不进;兼治寒痰疯狂。

【宜忌】服药后一小时内,当忌热食,以免引起恶心呕吐。

【出处】《外科十三方考·下编》。

【方名】劫痰方

【组成】青黛三钱　辰砂一分　雌黄　雄黄　明矾　信石各一钱**并生用**。

【用法】上为末,淡豆豉一百粒,汤浸去壳,研入膏,入药末为丸,如梧桐子大。临卧冷茶吞一丸。

【主治】哮喘痰涌。

【出处】《续本事方·卷五》。

【方名】砒霜顶

【组成】精猪肉三十两**切作骰子块**　白信一两**研细末,拌在肉上令匀,用纸筋黄泥包之,令干**。

【用法】白炭火于无人处煅,俟青烟出尽,研细,以汤浸蒸,和丸如绿豆大。每服大人二十粒,小儿四五粒,食前茶汤送下,量虚实服之。

【主治】哮证。

【宜忌】药宜制三年后方可用。

【出处】《串雅内编·卷三》。

哮喘

【方名】必胜饮

【组成】半夏　枳实各二钱　石膏**煅**三钱　杏仁**去皮尖**　茶叶　麻黄　瓜蒌霜**去油**　甘草各一钱。

【用法】生姜五片为引,不拘时候服。

【主治】哮症久久不愈。

【出处】《丹台玉案·卷四》。

【方名】内金丸

【组成】鸡内金二十一个　信石二钱半　黄丹半两。

【用法】上各为细末,露星七宿,再入白牵牛末半两、葶苈末半两、半夏二钱半,共为末,蒸枣肉取膏为丸,如麻子大,露星二宿。朱砂为衣。每服七丸,临卧冷清茶送下。

【主治】哮喘。

【出处】《普济方·卷一六三》。

【方名】青金丹

【组成】天南星一两　人参二钱半　半夏一两半　款冬花三钱　杏仁二两**去皮尖**　螺青半钱　百药煎二两　五味子五钱　僵蚕二个　白矾半钱　诃子五钱　皂角一两。

【用法】上为细末,姜汁糊为丸,如梧桐子大。每服二十丸,临卧清茶送下,一日三次。

【主治】哮喘。

【出处】《普济方·卷一六三》。

【方名】四陈散

【组成】陈芥茶　陈薄荷　陈皮　陈紫苏各二钱。

【用法】加生姜十片,煎熟温服。

【主治】痰哮。

【出处】《丹台玉案·卷四》。

【方名】五虎二陈汤

【组成】麻黄**去节**一钱　杏仁十四粒**泡**　石膏**煅过**一钱　橘皮一钱　半夏**姜制**一钱　茯苓**去皮**八分　甘草八分　人参八分　木香七分　沉香七分　细茶一钱。

【用法】上锉一剂。加生姜三片,葱白三茎,蜜三匙,水煎服。

【主治】哮吼喘急痰盛。

【出处】《古今医鉴·卷四》。

【方名】五虎汤

【组成】麻黄七分　杏仁**去皮尖**一钱　甘草四分　细茶八分**炒**　石膏一钱半。

【用法】上咬咀。水煎服。

【主治】痰气喘急。

【出处】《仁斋直指方论·卷八》。

◎ 肺痨

【方名】大胡连丸

【组成】胡黄连 银柴胡 黄芩 当归 白芍 茯苓 陈皮 熟地 知母各一两 人参 白术 川芎 桔梗 甘草 地骨皮 半夏 秦艽各八钱 黄芪一两二钱 黄柏 五味子各一两半 牛黄二钱 犀角二钱。

【用法】上为末,炼蜜为丸,如梧桐子大。每服六七十丸,茶清送下。

【主治】肺痨,面红,咳嗽。

【出处】《医学入门·卷七》。

◎ 肺风

【方名】何首乌丸

【组成】何首乌一两半 防风 黑豆_{去皮} 荆芥穗 地骨皮_{净洗}各一两 桑白皮 天仙藤 苦参 赤土各半两。

【用法】上为末,炼蜜为丸,如梧桐子大。每服三四十丸,食后茶清送下。兼服大风油。

【主治】肺风面赤鼻赤。

【出处】《世医得效方·卷十》。

◎ 心病

【方名】镇心丸

【组成】远志_{去心} 人参 赤茯苓_{去黑皮} 柏子仁 细辛_{去苗叶} 茺蔚子 山芋 车前子各一两。

【用法】上为末,炼蜜为丸,如梧桐子大,每服十丸,空心茶汤送下。

【主治】心热,目生丁翳。

【出处】《圣济总录·卷一一一》。

◎ 胸痹

【方名】化风丸

【组成】鸡苏叶二两 羌活_{去芦头}一两半 芎䓖一两半 羚羊角_{镑屑}一两 防风_{去又}一两 天麻一两 人参一两 干蝎_炒四钱 天南星_炮半两 白僵蚕_炒一两 龙脑_研 麝香_研各五钱。

【用法】上药先以十味为末,入研者龙脑、麝香,再同研,炼蜜为丸,如鸡头子大,以丹砂为衣。每服一丸或二丸,茶、酒任下,不拘时候。

【功用】利胸膈。

【主治】风气,肌肉瞤动,头目昏眩,胸膈不利。

【出处】《圣济总录·卷十二》。

【方名】天麻丸

【组成】天麻一两半 羌活去芦头一两半 芎䓖一两半 羚羊角镑一两 干薄荷叶二两 人参一两 干蝎炒四钱 白僵蚕直者,微炙一两 天南星牛胆制者半两 龙脑 麝香各二钱研。

【用法】上十一味,先将九味捣箩为末,入龙脑、麝香同研匀,炼蜜为丸,如鸡头子大,以丹砂为衣。每服一丸,细嚼,茶、酒任下,食后服。

【主治】胸膈风痰,头目旋运,时发昏痛。

【出处】《圣济总录·卷一〇八》。

【方名】小沉香丸

【组成】丁香 沉香各一分 乳香一钱半 舶上茴香一两炒 肉桂半两去粗皮 槟榔二枚冬春一枚 肉豆蔻五枚夏加二枚 荜茇五钱 阿魏少许 巴豆十五颗去皮,不出油,别研。

【用法】上为末,研入巴豆、阿魏令匀,煮白米饭为丸,如绿豆大。每服五丸,生姜汤送下。如胸膈气不和,脏腑冷气,上攻迷闷,加十丸,温酒送下。常服清茶送下。要微利,以意加服之。

【功用】消滞气,顺三焦,空胸膈,理脾元,兼化酒食毒。

【主治】胸膈气不和,脏腑冷气,上攻迷闷。

【出处】《普济方·卷一八四》。

【方名】枳壳汤

【组成】枳壳去瓤,麸炒半两 苦参 甘草生,锉各一两 灯心二小束切。

【用法】上为粗末。每服三钱匕,水一盏,煎至六分,加盐半钱,茶末半钱,去滓温服,食后再服。以篦子于喉中引令吐,吐定更服,以痰尽为度。吐后宜服茯苓汤。

【主治】风痰心痛,每食黏滑等物,即吐清水,痛连胸背不可忍者。

【出处】《圣济总录·卷五十六》。

● 胸闷

【方名】泻热麦门冬散

【组成】麦门冬一两去心　青葙子　黄芩　茯神　地黄　苦参　甘草炙　羚羊角屑各半两。

【用法】上为散。每服三钱,以水一中盏,入茶一钱同煎至六分,去滓,食后温服。

【主治】胆实,心胸冒闷,精神不守。

【出处】《医方类聚·卷十》。

● 多睡

【方名】生枣仁汤

【组成】枣仁生。

【用法】上为末。茶清调服,一日三钱。

【主治】胆热多睡。

【出处】《罗氏会约医镜·卷七》。

【方名】酸枣仁汤

【组成】酸枣仁一两研,生用　腊茶二两以生姜汁涂,炙令微焦。

【用法】上为粗末。每服二钱匕,水七分,煎至六分,去滓温服,不拘时候。

【主治】胆风毒气,虚实不调,昏沉睡多。

【出处】《经史证类备急本草·卷十二》。

● 神昏

【方名】惊调散

【组成】脑一分　麝香半钱　荆芥穗一两微炒,焙,末之。

【用法】上将脑、麝各为末,入药令匀。每服半钱,以好茶半盏调下,和滓服。重者二钱,小儿少许,不拘时候。

【主治】诸般伤寒伤风,体虚热,上膈有涎,烦躁不省人事者。

【出处】《普济方·卷三六九》。

【方名】清里散

【组成】熟石膏五钱　松萝茶一两。

【用法】上为末。大人服三五钱,小儿服二钱,生蜜调和,空心热酒送下,每日二次。

【主治】痈疽疔毒,内攻患处,麻木,呕吐,昏愦,牙关紧闭。

【出处】《古方汇精·卷二》。

 厥证

【方名】烧附散

【组成】大附子一枚半两者。

【用法】入急火烧,微存中心二三分取出,用瓷器合盖放冷为末,更入腊茶末一大钱,同研匀细。每服半钱,水一小盏,蜜少许,同煎半盏,去滓温服。服讫须臾,躁止得睡,汗出而解。

【主治】伤寒阴盛格阳,身冷厥逆,脉沉细,而烦躁体冷。

【出处】《小儿卫生总微论方·卷七》。

痫证

【方名】丹矾丸

【组成】黄丹一两　白矾二两。

【用法】银罐中煅通红,为末,入腊茶一两,不落水猪心血为丸,如绿豆大,朱砂为衣。每服三十丸,茶清送下。久服其涎自便出,服一月后,更以安神药调之。

【主治】五痫。

【出处】《张氏医通·卷六》。

【方名】化痰丸

【组成】生白矾一两　细茶五钱。

【用法】上为末,炼蜜为丸,如梧桐子大。一岁十丸,茶汤送下;大人五十丸。久服,痰自大便中出,断病根。

【主治】风痰痫病。

【出处】《本草纲目·卷十一》。

【方名】磨刀散

【组成】木贼半两为末　腊茶一钱半。

【用法】上为末。每服半钱,以磨刀清水调下,不拘时候,服罢吃少许人参。

【主治】一切风痫。

【出处】《普济方·卷三七七》。

【方名】清明丸

【组成】白矾　细茶各一两。

【用法】上为细末，炼蜜为丸，如梧桐子大。每服三十丸，茶清送下。久服其涎随小便出。

【主治】风痫。

【出处】《鲁府禁方·卷一》。

【方名】驱风散

【组成】防风四两去芦　白砂蜜半斤　朱砂一两水飞，研令极细　薄荷四两苗儿紫心者　蜗牛七个瓦上炒去壳，细研，形如蜒蚰皆负壳者　皂角十条不蛀者，去边寸，锉，先用水浸三日，去原浸水，却以一碗，接取浓汁，去滓，入银石器内熬去五六分　天麻四两。

【用法】上为末，入朱砂、蜗牛，先以皂角膏子和匀，炼蜜为丸，如梧桐子大。每服三十丸至五十丸，腊茶清送下，一日三次。服一料，永除根，

【主治】暗风痫疾，涎潮不省人事，手足搐搦；又小儿惊风等疾。

【宜忌】忌猪、鸡、鱼、面、动风物。

【出处】《普济方·卷一〇〇》。

【方名】神应丸

【组成】好腊茶半两　白矾一两生用。

【用法】上为细末，蜜为丸，如梧桐子大。每服三十丸，腊茶汤送下，取涎自大便出。

【主治】风痫，暗风。

【出处】《是斋百一选方·卷三》。

【方名】郁金丹

【组成】川芎二两　防风　郁金　猪牙皂角　明矾各一两　蜈蚣黄，赤脚各一条。

【用法】上为末，蒸饼为丸，如梧桐子大。每服十五丸，空心茶清送下。

【主治】痫疾。

【出处】《丹溪心法附余·卷十》。

【方名】长春丸

【组成】苦参　独活　荆芥　豨莶　紫萍　苍术　风藤各六两　木通三两　草乌二两　大风子一斤　巨胜子十二两　仙灵脾四两俱不见火。

【用法】上为末，水为丸。每服五十丸，茶送下。

【主治】风癫困顿。

【出处】《解围元薮·卷三》。

❦ 抽搐

【方名】天竺黄散

【组成】天竺黄　腊茶　甘草炙各二钱　全蝎生薄荷叶裹,煨炙七个　绿豆半生半熟,炒四十粒　荆芥穗　雄黄水飞　枯矾各五分。

【用法】上为细末。每服半钱,人参煎汤调服。

【主治】小儿天钓,目睛钓上,四肢瘈疭。

【出处】《古今医统大全·卷八十八》。

❦ 癫证

【方名】坠涎丸

【组成】水银半两　腻粉七钱匕　巴豆去皮膜,出油二七枚　硇砂研一分　半夏汤洗七遍　白矾并半夏,用生姜二两一处捣烂,阴干用　五灵脂各一两　羌活去芦头半两　木鳖子去壳　大黄煨熟,锉各一两　茴香一分　马牙消研二两　丹砂研一钱。

【用法】上为末,水浸蒸饼为丸,如绿豆大,每服五七丸,茶酒送下,一日三次。

【主治】大风癫病。

【出处】《圣济总录·卷十八》。

❦ 狂证

【方名】朱砂滚痰丸

【组成】大黄酒蒸　片黄芩各八两　沉香半两　礞石煅一两　朱砂二两另研为衣。

【用法】上为细末,水为丸,如梧桐子大。每服四五十丸,临卧、食后茶清、温水任下。

【主治】痰热攻心,癫狂唱哭。

【出处】《济阳纲目·卷四十六》。

❦ 胃脘痛

【方名】桂枝丸

【组成】槟榔三个大者　牵牛三两一半麸炒,一半生用　官桂三两去皮　青皮二两**去白** 陈皮二两**去白** 干姜二两**炮**。

【用法】上为细末,煮醋面糊为丸,如绿豆大。每服十五丸,茶、酒任下。如妇人心腹痛,即醋汤送下,男子用茴香汤送下。若宿酒后服妙。

【功用】利胸膈,进饮食,充肌肤。

【主治】诸气,心疼,腹痛,宿酒。

【出处】《博济方·卷二》。

【方名】青木香丸

【组成】补骨脂**炒香** 荜澄茄 槟榔**酸粟米饭裹,湿纸包,火中煨令纸焦,去饭**各四十两,黑牵牛**二百四十两,炒香,别捣末**一百二十两 木香二十两。

【用法】上为细末,入牵牛末令匀,渐入清水和令得所,丸如绿豆大。每服二十丸,食后茶、汤、熟水任下。酒食后可每服五丸至七丸,小儿一岁服一丸。

【功用】宽中利膈,行滞气,消饮食。

【主治】胸腹痞满胀痛,呕逆不食,膀胱疝气,湿着腰痛。

【宜忌】怀妊妇人不得服之。

【出处】《太平惠民和剂局方·卷三》。

【方名】胜金余粮丸

【组成】余粮石**煅,净六两** 绿矾**煅红四两** 当归身**酒焙三两** 广陈皮三两 浮麦**炒三两** 川椒**出汗二两** 六安茶**焙二两** 砂仁**炒二两** 黑枣肉**去皮**三两。

【用法】上为细末,即用枣肉捣烂,加熟蜜为丸,如梧桐子大。每早空心陈米汤或百沸汤送下一钱

【主治】心胃疼,面黄肌瘦,白淫淋带,湿汗浮肿,二便不调。

【出处】《活人方·卷四》。

【方名】应痛丸

【组成】好茶末四两**拣** 乳香二两。

【用法】上为细末,用腊月兔血为丸,如鸡头子大。每服一丸,温醋送下,不拘时候。

【主治】心气痛不可忍。

【出处】《袖珍方·卷二》。

❽ 痞满

【方名】槟榔丸

【组成】槟榔_{大者}三个　牵牛_{半生,半麸炒}三两　桂一两　陈皮_{去白}二两　干姜_炮三两　青皮_{去白}二两。

【用法】上为细末,醋糊为丸,如大豆大。每服二十丸,茶、酒任下;妇人心腹痛,醋送下;男子,茴香酒送下。

【功用】消宿食酒饮,停滞痞闷。

【主治】气滞胸膈,心腹疼痛。

【出处】《医方类聚·卷八十九》。

【方名】桂香匀气丸

【组成】桂_{去粗皮}　丁香皮　缩砂仁　益智_{去皮,炒}　陈橘皮_{汤浸,去白,焙}　青橘皮_{汤浸,去白,焙}　槟榔_锉　木香　蓬莪术_{煨各一两}　乌梅_{和核一两半}　巴豆_{去皮心膜,研出油六十四粒}。

【用法】上除巴豆外,为末,和匀,煮面糊为丸,如麻子大。每服七丸至十丸,食后茶、酒任下。

【功用】消积滞,化宿食、痰饮。

【主治】胸膈痞闷。

【出处】《圣济总录·卷七十二》。

【方名】诃子丸

【组成】诃子皮二两_{洗,炮}　木香　白豆蔻　槟榔　桂　人参　干姜　茯苓各二两　牵牛子一两_{略炒}　甘草_{粗大者,炙一两}。

【用法】上药酒煮面糊为丸,如梧桐子大,每服十五丸至二十丸,烂嚼,茶、酒任下。

【功用】消食化气。

【主治】气疾发动,吃食过多,筑心满闷;食饱胀满,及气膨胸膈。

【出处】《苏沈良方·卷四》。

【方名】快膈汤

【组成】青橘皮四两　盐一两_{分作四份,一份用盐汤浸青橘皮一宿,漉出,去瓤,又用盐三份一处拌匀,候良久,铫子内炒微焦,为末}。

【用法】每服一钱半,茶末半钱,水一盏,煎至七分,放温常服。不用茶煎,沸汤点亦妙。

【主治】膈下冷气,及酒食饱满。

【出处】《经史证类备急本草·卷二十三》。

【方名】腊茶丸

【组成】腊茶末　丁香　槟榔　青橘皮_{去白、切、炒}　木香　缩砂_{去皮、炒}各半两　巴豆_{去皮心膜、研出油}三七粒　乌梅肉_炒二两。

【用法】上除巴豆外，为末，再同研匀，醋糊为丸，如绿豆大。每服三丸至五丸，早、晚食后温生姜汤送下。

【主治】膈气痞闷，呕逆恶心，不下饮食。

【出处】《圣济总录·卷六十二》。

【方名】内消丸

【组成】陈皮　青皮　三棱_煨　莪术_煨　神曲_炒　麦芽_炒　香附_炒各等分。

【用法】上为细末，醋糊为丸，如梧桐子大。每服三五十丸，清茶送下。

【主治】痞闷，气积，食积。

【出处】《寿世保元·卷三》。

【方名】青橘皮散

【组成】青橘皮_{去白、炒}　葛根一两　砂仁五钱。

【用法】上为末。浓茶调服。

【功用】消食，化气，醒酒。

【主治】食过饱，痞闷。

【出处】《赤水玄珠·卷十三》。

【方名】新制润下丸

【组成】陈皮四两_{盐水拌、煮透晒干为末}　炙甘草一两。

【用法】水酒糊为丸，如绿豆大，清茶化下。

【功用】降痰。

【主治】胃虚痰滞，气不流行，痰因气涩，胸中痞满，恶心食少，脉弦者。

【出处】《证治汇补·卷二》。

🟡 脾胃病

【方名】茴香丸

【组成】茴香二两　生姜四两。

【用法】同捣令匀，净器内湿纸盖一宿，次以银石器中，文武火炒令黄焦，为末，酒为丸，如梧桐子大。每服十丸至十五丸，茶酒送下。

【功用】助脾胃,进食。

【出处】《经史证类备急本草·卷九》。

呕吐

【方名】安胃散

【组成】五灵脂杏核大,以醋和面裹,烧令香熟,去面　白茯苓一枚杏核大　丁香三十粒　朱砂五分　人参　木香各一分。

【用法】上为细末。每服半钱,茶清调下。

【主治】胃反,呕吐。

【出处】《普济方·卷三十六》。

【方名】法制半夏

【组成】半夏半斤汤洗四十九遍,用法酒二升浸一日,焙干　白矾四两　丁香皮为末三两　草豆蔻去皮为末二两半。

【用法】上同入酒内浸,春、夏七日,秋、冬半月,候日满,只取半夏,于温汤内浴过焙干。每服三五粒,嚼用腊茶送下,或酒亦得,不拘时候。

【功用】开胃健脾,止呕吐,去胸中痰满,兼下肺气。

【出处】《圣济总录·卷六十四》。

呕吐泄泻

【方名】藿香玉液散

【组成】丁香一钱　桂府滑石四两烧　藿香二钱。

【用法】上为极细末,每服二钱,小儿半钱,清米饮调下,温冷服。大人霍乱吐泻,水打腊茶调下二钱立效。

【主治】诸呕逆吐泻,或霍乱不安,及伤寒疟病前后呕逆吐秽,躁不得眠睡,腹胀,或小便赤涩,大便泻,躁渴闷乱。

【出处】《医方类聚·卷一〇八》。

【方名】神效药茶

【组成】建曲　楂炭　滑石　麦芽各四两　杏仁　陈皮各二两半　葛根　青皮　乌药　薄荷　防风　香薷　藿香　淡芩　木通　苏梗　羌活　白扁豆　泽泻　苍术　白芷　苍耳　大黄　钩藤　半夏制　枳壳　蔓荆子　槟榔　荆芥　甘草　独活各二两　川芎　升麻　柴胡　木瓜　大青叶各一两半　草果仁　麻黄去节　细辛　厚朴　苏木各一两　鲜姜六两。

【用法】上药炭火煎浓,用雨前茶叶十五斤,将药汁拌收,烈日中晒五六日,干透,贮瓷瓶内。每服三钱,阴阳水煎服。小儿及虚弱减半。

【主治】外感风寒暑湿,身热头痛,时疫疟痢,霍乱吐泻,伤食饱胀,心口急痛。

【宜忌】孕妇忌服。

【出处】《卫生鸿宝·卷一》。

吞酸

【方名】清痰丸

【组成】苍术二两 香附一两半 瓜蒌仁 半夏各一两 黄连 黄芩各五钱。

【用法】上为末,面糊为丸,如梧桐子大。每服五十丸,食远茶清送下。

【主治】吞酸嘈杂。

【出处】《医学入门·卷七》。

食积

【方名】法制芽茶

【组成】芽茶一斤**拣净,冷水洗,烘干** 白檀香**末**五钱 白豆蔻**末**五钱 片脑一钱**另研**。

【用法】用甘草膏拌匀茶,将前三味散为衣,晒干。不拘时嚼咽。

【功用】清热化痰,消食,止渴,解酒。

【出处】《鲁府禁方·卷四》。

【方名】肥儿糕

【组成】苏叶一两 苏梗一两 霜桑叶二两 茅术**炒**三两 广湘黄**炒**五两 楂炭五两 麦芽**炒**五两 红茶叶二两 沙糖半斤或一斤。

【用法】上为末,后入沙糖,制如印糕法。

【主治】小儿百病。

【出处】《青囊秘传》。

【方名】化痰丸

【组成】半夏**洗** 南星**去皮膜** 白矾 皂角**切碎** 生姜各一斤。

【用法】上用水同煮至南星无白点为度,拣去皂角不用,将生姜切片,同半夏、南星晒干,无白色,火焙,再加:青皮**去瓤**、陈皮**去白**、紫苏子**炒**、萝卜子**炒,别研**、杏仁**去皮尖,炒,另研**、干葛、神曲**炒**、麦蘖**炒**、糖球子、香附子**炒,去毛**,上加药共半斤,与前药合和一处,碾为细末,生姜自然汁浸,蒸饼打糊为丸,如梧桐子大。每服五七十丸,临睡、食后茶、酒送下。

【功用】快脾顺气,化痰消食。

【主治】痰湿食积内阻,咳嗽气喘,胸膈胀闷。

【出处】《瑞竹堂经验方·卷二》。

【方名】金草丹

【组成】舶上硫黄一分研细 颗块朱砂一分细研 木香末一钱半 水银 腻粉二钱 川大黄三钱略慢火中煨熟,捣碎 巴豆十粒或十二粒去皮去心了,研如粉。

【用法】上同乳钵内,研二三百遍,为细末,入酒浸蒸饼为丸,如绿豆大。疗诸病,每服三五丸,以生姜、橘皮汤送下;酒食伤饱,每服二三九,汤茶送下。

【功用】消磨积聚,下酒食毒。

【主治】积滞。

【出处】《普济方·卷一六九》。

【方名】救生丹

【组成】丁香一分 肉桂一分去皮 大甘草七钱炒存性 面姜半两烧存性 木香一分 巴豆十五个去壳油,煎令黑色为度。

【用法】上为细末,以酒煮面糊为丸,如绿豆大。每服三二丸,茶酒送下。

【功用】消酒食,化滞气,宣利胸膈。

【主治】诸气滞。

【出处】《博济方·卷二》。

【方名】罗汉丸

【组成】缩砂仁 乌梅去核,切,焙 丁香 胡椒各一百粒 巴豆五十个取霜。

【用法】上为细末,醋糊为丸,如绿豆大。每服五七丸,茶、酒任下。

【功用】化痰涎,行滞气,消痞痛。

【主治】一切酒食所伤。

【出处】《医方类聚·卷一一三》。

【方名】清气化痰丸

【组成】半夏大者佳 南星 白矾 皂角 生姜各八两上用水浸二日,同煮至南星无白点为度,拣去皂角,只用南星、半夏、姜三味,各切片晒干为末,入后药 橘

红　神曲炒　麦芽炒　黄连酒炒　香附童便浸　白术各四两　紫苏子炒　杏仁去皮尖　山楂　枳实去瓤,麸炒　黄芩枯片者,酒炒　厚朴姜制各三两　青皮去瓤　干葛各一两五钱　茯神　川芎各一两　藿香五钱。

【用法】上为细末,同前末和合,以生姜汁打面糊为丸,如梧桐子大。每服五七十丸,临卧或食远茶清送下。

【主治】饮食积滞,痰火郁结,气不升降者。

【出处】《摄生众妙方·卷六》。

【方名】肉豆蔻丸

【组成】肉豆蔻去核半两面裹煨,锉　半夏三分与茱萸半两同用水一升,慢火煮干,只用半夏,焙干　巴豆七枚去皮心膜,研出油。

【用法】上为末,酒煮面糊为丸,如梧桐子大。每服三丸,食后茶、酒任下。

【主治】留饮宿食不消。

【出处】《圣济总录·卷六十四》。

【方名】如意丸

【组成】硇砂一两半　木香　陈丁香　荜澄茄　牵牛子各一两　附子桂　干姜　大黄　巴豆　陈皮　香墨　青橘皮　蓬莪　茂京三棱　筒子漆各二两。

【用法】上为细末。用醋熬硇砂、大黄、巴豆成膏,和前药末为丸,如绿豆大。每服五丸,温水、好茶任下。

【功用】消酒食。

【主治】五积气。

【出处】《鸡峰普济方·卷九》。

【方名】四圣丸

【组成】黑牵牛末三两　大黄三两　皂角去皮三两　朴硝半两　萝卜二斤煮软,去皮用汁。

【用法】上为末,萝卜汁打糊为丸,如梧桐子大。每服三五十丸,茶送下。

【主治】男子妇人酒食所伤。

【出处】《袖珍方·卷三》。

【方名】万灵丹

【组成】沉香　乳香去油　砂仁　香附米炒　姜黄　丁香　藿香　白芷黄连　枳实麸炒　甘草　巴豆霜　黄芩　厚朴苏油炙六钱　木香　牙皂去皮,

炒 青皮 连翘去心 大黄酒炒 草豆蔻 陈皮 黄柏 生地 南山楂去核 川芎 红花 栀子炒 杏仁去尖,炒各一两 雄黄 朱砂各四钱 血竭八钱。

【用法】上为细末,醋糊为丸,如梧桐子大。每服大人二十丸,小儿十丸、五丸、六丸;水泻,姜汤送下,小儿米汤送下;红痢,甘草汤送下;白痢,灯心、姜汤送下;疟疾,桃叶汤送下;气滞,乳香汤送下;酒滞,茶清送下;食滞,滚白水送下;胸膈嘈杂,茶清送下;胃脘疼,姜汤送下;心口疼,茶醋汤送下;眼目赤肿,菊花汤送下;大小便不通,茶清送下;五淋白浊,车前子汤送下;寒嗽,甘草汤送下;热嗽,桑白皮汤送下;疝气,小茴香汤送下;牙疼,细辛汤送下;口内生疮,薄荷汤送下;宿食宿酒,茶清送下;小儿疳证,竹叶、蜜汤送下;小儿惊悸,朱砂、乌梅汤送下;以上引俱凉用。

【主治】气滞、酒滞、食滞,胸膈嘈杂,胃脘疼,水泻,赤白痢,大便不通,五淋白浊,疝气,咳嗽,疟疾,眼目赤肿,牙疼,口内生疮,小儿惊悸、疳证。

【出处】《良朋汇集·卷三》。

【方名】遇仙丹

【组成】茵陈 槟榔 牙皂 三棱 莪术 枳壳 广木香各五钱 萝卜子一两 牵牛头末半生半熟四两。

【用法】大皂角煎水,打面糊为丸。每服三钱,茶送下。如血盅,先服红花、桃仁、三棱、莪术、桂枝、芒硝、大黄、甘草各等分,水煎服,后服此丸。

【主治】盅症并气膈胀、食积。

【出处】《虺后方》。

🔵 噎膈

【方名】诃黎勒散

【组成】诃黎勒十枚煨五枚,用皮,五枚生用 大腹子十枚五枚煨用,五枚生用。

【用法】上为散。每服三钱,以茶煎服。

【主治】五膈气,心胸噎塞,背闷不食。

【出处】《太平圣惠方·卷五十》。

【方名】木香丸

【组成】木香二两 荜澄茄四两 牵牛子二十四两炒香,别捣,取末一十二两 槟榔四两酸粟米饭裹,湿纸包,灰火中煨,令纸焦,去饭 补骨脂炒香四两。

【用法】上药先捣萝四味为末,入牵牛末令匀,清水和令得所,为丸如绿豆大。每服二十丸,茶汤或熟水送下,食后服;若酒食过伤,可服五七丸;小儿一岁,可服一丸。

【功用】行滞气,消饮食,通大小便。

【主治】三焦病腹胀气满,小便不利;产后胸膈噎塞,心下痞坚;小儿胸膈痞塞,心腹胀满。

【宜忌】妊妇不可服。

【出处】《圣济总录·卷五十四》。

【方名】木香丸

【组成】木香炮半两　莎草根炒　京三棱煨.锉　白术各一两　沉香锉　硇砂别研　好茶末　益智子去皮.炒各半两　桂去粗皮　丁香炒各一分　乌梅肉炒一两　巴豆二七粒去皮.研.出油　肉豆蔻去壳枚。

【用法】上药除巴豆外,捣箩为末,醋煮面糊为丸,如绿豆大。每服三丸至五丸,食后生姜汤送下。

【主治】膈气痞闷,痰饮恶心,呕逆,不下饮食。

【出处】《圣济总录·卷六十二》。

【方名】万灵木香丸

【组成】木香一分　附子炮裂.去皮脐一枚　槟榔锉一两　缩砂去皮　干姜炮　桂去粗皮　陈橘皮汤浸.去白.焙　肉豆蔻去壳　茴香子炒各半两。

【用法】上为末,醋煮面糊为丸,如梧桐子大,丹砂为衣。每服二十丸,生姜汤送下,茶、酒亦得,不拘时候。

【主治】膈气,咽喉噎塞。

【出处】《圣济总录·卷六十二》。

🍵 腹痛

【方名】百疾消散

【组成】葱头七根　生姜五大片　陈茶叶三钱。

【用法】砂糖半酒杯,水二碗共煎,热服,加陈酒随量饮。盖被汗出。惟暑热天气,不宜多用生姜,天气寒冷,生姜加重。

【主治】胸膈饱闷,肚腹疼痛,及伤风发热。

【出处】《梅氏验方新编·二集》。

【方名】宝花散

【组成】郁金一钱　细辛三两　降香三钱　荆芥四钱。

【用法】上为末。每服三匙,清茶稍冷服。

【主治】心腹绞切大痛,或如板硬,或如绳转,或如筋吊;或如锥刺,或如刀刮,痛极难忍。轻者亦微微绞痛,胀闷非常。

【出处】《痧胀玉衡·卷下》。

【方名】川椒茶

【组成】细茶　川椒少许。

【用法】水煎服。

【主治】腹冷寒,胀满。

【出处】《李氏医鉴·卷二》。

【方名】当归腊茶散

【组成】细芽茶半斤　川百药煎五个**烧存性**。

【用法】上为细末。每服二钱,用米汤饮调下;或乌梅汤亦可。

【主治】荣卫气虚,风邪冷气进袭脏腑之内,或食生冷,或啖炙煿,或饮食过度,积热肠间,致使肠胃虚弱,糟粕不聚,大便下利鲜血,脐腹疼痛,里急后重,久患酒毒便血诸疾,一切大便下血。

【出处】《普济方·卷二十四》。

【方名】和中丸

【组成】木香　沉香　白豆蔻　砂仁　槟榔　枳实**去瓤**　蓬术**去皮**　当归**酒浸**　木通**去皮**　黄芩**去腐**　黄连各一两　大黄四两　郁李仁**去皮**一两　猪牙皂角半两。

【用法】上为末,滴水为丸,如梧桐子大。每服一丸,食后茶清送下。

【功用】治脾气,益肾水,消肠胃中积滞,调三焦气,开胸膈痞满,润大便,清小便,进美饮食。

【主治】心腹闷痛,筋脉拘急,肢体闷倦。

【出处】《普济方·卷一六八》。

【方名】拈痧丸

【组成】丁香　雄黄　苍术　朱砂　蟾酥**切片,酒浸**各等分。

【用法】上为末,为丸如芥子大,晒干密藏。每服七丸,温茶送下,立醒。

【主治】绞肠痧,一切腹痛。

【出处】《仙拈集·卷二》。

【方名】如意丸

【组成】黄连　青皮　川乌　枳壳　巴豆十粒**去壳油心膜尽**　干姜　蓬莪术　陈皮各一两。

【用法】上为细末,煮薄糊为丸,如绿豆大。常服三五丸,食后夜卧茶清送下。妇人血气,艾醋汤送下;酒积,炒姜酒送下;黄肿,淡姜汤送下;脏腑不快,茶清送下;冷食伤,生姜汤送下;小肠气,炒茴香酒送下;小儿疳,饭汤送下一二丸。

【功用】消积化气。

【主治】妇人血气,酒积,黄肿,脏腑不快,冷食伤,小肠气,小儿疳。

【宜忌】孕妇忌服。

【出处】《普济方·卷一六九》

【方名】五味子丸

【组成】五味子**炒**　覆盆子**去蒂**　仙灵脾各一两。

【用法】上为末,炼蜜为丸,如梧桐子大。每服二十丸,空心、食前生姜、腊茶送下。加至三十丸。

【功用】顺气。

【主治】三焦咳,腹满不欲食。

【出处】《普济方·卷四十三》。

【方名】香积丸

【组成】木香　枳壳**去瓤,麸炒**　羌活**去芦头**　独活**去芦头**　干姜**炮**　桂**去粗皮**　人参　陈橘皮**汤浸,去白,焙**　芎䓖　甘草**炙,锉**　白术　附子**炮裂,去皮脐**　京三棱**煨,锉**　大黄**蒸过,切,焙各半两**　肉豆蔻**去皮一分**　槟榔**锉一两**　牵牛子**净淘,拣,焙干一斤取粉半斤,别入用**。

【用法】上除牵牛子外,为末,瓷合收,勿泄气。每用时,旋称药末一两,牵牛子粉半两,和匀,炼蜜为丸,如梧桐子大。每服二十丸至三十丸;葱白、腊茶送下;生姜汤、温酒亦可。

【功效】除风气,利胸膈。

【主治】风气及心腹诸疾;妇人血风劳气,心腹胀痛;小儿疳痢、时疫、癥瘕。

【出处】《圣济总录·卷十二》。

🕮 泄泻

【方名】姜茶煎

【组成】生姜　红糖各三钱　细茶二钱　核桃仁五个**一方加砂仁**。

【用法】水二碗,煎八分服。

【主治】泻痢。

【出处】《仙拈集·卷一》。

【方名】神圣香姜散

【组成】宣连一两匀锉如豆大 生姜四两匀锉如黑豆大。

【用法】上二味一处,以慢火炒令干,姜脆深赤色即止,去姜取出,只要黄连,研为细末。每服二钱,空心腊茶清调下,甚者不过两服即愈。

【主治】久患脾泄泻,脓血痢。

【出处】《博济方·卷三》。

【方名】铁门栓

【组成】文蛤炒黄色一两 白矾半生半煅三钱 黄丹二钱。

【用法】上为细末,黄蜡一两熔化为丸,如绿豆大。每服大人十五丸,小儿五七丸,加茶一钱、生姜二钱,煎汤送下。

【主治】赤白痢疾,五种泄泻。

【出处】《万病回春·卷七》。

便秘

【方名】沉香和中丸

【组成】陈皮去白 青皮 黄芩 槟榔 木香 枳壳 青礞石消煅各半两 大黄一两一分 沉香二钱 滑石二两 黑牵牛末二两二钱。

【用法】上为末,滴水为丸,如梧桐子大。每服五十丸,临卧以茶清送下。

【主治】痰气壅盛,中脘气滞,胸膈烦满,头目不清,痰涎不利,大便秘结,小便赤涩。

【出处】《袖珍方大全·卷一》。

【方名】东流饮

【组成】细茶一撮 生芝麻一撮 生桃仁七枚 大黄一钱或二三钱。

【用法】用长流水生擂碎服。

【主治】大便热结闭塞。

【出处】《古今医鉴·卷八》。

【方名】莲心散

【组成】莲心四十九粒瓦上焙干,为末 建茶一小挑 蜜一匙。

【用法】上作一服,用井花水半盏,调匀服之。

【功用】通阴阳,利大小便。

【主治】大小便不通。

【出处】《普济方·卷三十九》。

【方名】清脏润燥丸

【组成】黄连 当归 大黄 郁李仁 枳壳 连翘 川芎 薄荷叶 芍药 麻仁**去壳** 条芩各等分。

【用法】上为末,炼蜜为丸,如梧桐子大。每服六七丸,食前茶汤送下。

【功用】解毒,养血,润肠。

【主治】热毒脏躁,老人血少,阳脏便难。

【出处】《保命歌括·卷十》。

【方名】宣积药

【组成】巴豆一百粒**去壳,水洗四十九次** 五灵脂 白姜 赤茯苓各一两。

【用法】上为末,用醋糊为丸,如绿豆大。每服五丸,五更初用冷茶清送服。或欲泻止,冷水洗手、面、脚三处,立住。

【主治】大便不通。

【出处】《续本事方·卷十》。

【方名】玄明粉散

【组成】玄明粉半两。

【用法】每服二钱匕,将冷茶磨木香,入药顿服。即通。

【主治】大便不通。

【出处】《圣济总录·卷九十七》。

◎ **痢疾**

【方名】白梅饮子

【组成】白梅一枚**去核**。

【用法】盐水研烂,合蜡茶醋汤沃服之。

【主治】血痢不止。

【出处】《小儿卫生总微论方·卷十一》。

【方名】茶煎汤

【组成】细茶 生姜。

【用法】治赤痢,细茶四钱、生姜二钱;治白痢,细茶二钱、生姜四钱。

【主治】赤痢,白痢。

【出处】《方症会要·卷二》。

【方名】茶梅丸

【组成】蜡茶不以多少。

【用法】上为细末,用白梅肉为丸。每服二十丸,赤痢,甘草汤下。白痢,乌梅汤下。泄泻不止,陈米饮下。

【主治】赤痢,白痢,泄泻。

【出处】《证治准绳·类方·卷六》。

【方名】封脐膏

【组成】大黄　黄芩　黄柏　枳实各一两　槟榔八钱　黑白牵牛各三钱　当归　槐花各五钱　地榆一两　木香三钱后入　生姜　麻油八两　黄丹四两。

【用法】上药熬成膏。白多者,先用生姜三片、茶叶一钱、红糖三钱,煎服;赤多者,或口噤者,用川连一钱、地榆一钱、茶叶八分,煎服。后以膏药摊贴脐上。

【主治】痢疾。

【宜忌】忌油腻、酒浆、烟、面、荤腥。

【出处】《惠直堂经验方·卷一》。

【方名】诃黎勒散

【组成】诃黎勒一枚不去核,炮　干姜炮一块　高良姜一指节大炮　甘草一寸炙　白矾一块灰,如良姜一半大。

【用法】上为散。每服二钱匕,先吃好茶一盏,后用乌梅一枚捶破,以水一盏,煎至六分调下。微利即愈。

【主治】久患血痢。

【出处】《圣济总录·卷七十六》。

【方名】黑散子

【组成】枣子去核五十个　北矾一两作小块子,每一个枣子入一块矾,麻皮缠定,烧留性,冷后用。

【用法】上为末。每服半钱,水调下。赤者,更入好茶半钱,白者不用。

【主治】赤白痢。

【出处】《幼幼新书·卷二十九》。

【方名】槐实散

【组成】槐实_{酥炒} 防风_{去叉} 枳壳_{去瓤，麸炒焦黑为度}各半两 黄芪_{锉，炒}一两。

【用法】上为细散。每服一钱匕，茶清调下。

【主治】肠风。

【出处】《圣济总录·卷一四三》。

【方名】黄连饮

【组成】胡黄连 乌梅肉 灶下土各等分。

【用法】上为末，腊茶清调下，空心温服。

【主治】血痢。

【出处】《朱氏集验方·卷六》。

【方名】加味通元二八丹

【组成】宣黄连八两 当归身 赤芍药 生地黄 南川芎各五钱 槐花 荆芥穗 乌梅肉各一两。

【用法】上药各为细末，用雄猪肚一枚，以刀刮尽，仍用酒洗净，将前药末装入，线缝严密，用韭菜铺底盖顶，以桑柴火蒸一日，捣千余下为丸，如桐子大。每服七八十丸，温水送下；肠风及便毒下血，用浆水汤送下；脏毒痔漏，每清晨服一百丸，清茶送下。此药霜降后合方妙。

【主治】痢疾，休息痢十数年不愈者。

【出处】《济阳纲目·卷二十二》。

【方名】姜茶散

【组成】生姜、茶茗各等分。

【用法】煎服。

【主治】取其姜助阳，茶助阴，一寒一热，调平阴阳，不问赤白冷热（指痢疾，编者注），用之皆良。

【出处】《冯氏锦囊秘录杂证大小合参·卷十三》。

【方名】姜茶散

【组成】芽茶三钱 生姜三钱 黄蜡一分 盐一撮 车前草叶七片。

【用法】水一钟，煎至四分，服之即止。不尽止，再一服。红多重用茶叶，白多重用生姜。

【主治】赤白痢。

【出处】《痘疹传心录·卷十七》。

【方名】姜茶丸

【组成】干姜炮　建茶各一两。

【用法】上以乌梅取肉为丸，如梧桐子大。每服三十丸，食前米饮送下。

【主治】休息痢。

【出处】《朱氏集验方·卷六》。

【方名】姜橘散

【组成】干姜　青橘皮　好腊茶各等分。

【用法】上为细末。每服一钱，米饮调下，不拘时候。

【主治】赤白痢。

【出处】《幼幼新书·卷二十九》。

【方名】开噤汤

【组成】砂仁一钱研　砂糖七钱　细茶五钱　生姜五片。

【用法】上锉一剂。水二钟，煎至八分，露一宿，次早温服。外用木鳖子二钱去壳、麝香二分，共捣，置脐中。即思食。

【主治】噤口痢疾。

【出处】《万病回春·卷三》。

【方名】痢疾奇效方

【组成】萝卜捣取自然汁二酒杯　生老姜自然汁半酒杯　生蜂蜜一酒杯　陈细茶浓煎一盏。

【用法】上和匀内服．若无鲜萝卜，可用陈干萝卜菜煎水，或多用萝卜子，冷水浸过，捣取汁均可。

【主治】痢疾，不拘红白久近，日夜不止。

【出处】《寿世新编·痢疾门》。

【方名】痢疾食料丸

【组成】陈莱菔英二斤　陈茶叶二斤　阳春砂仁四两　陈蚕豆二斤炒。

【用法】共为细末，用鲜荷叶十三瓣，煎汤泛丸。每服三钱，红痢，黄连一分煎汤送下；白痢，姜汤送下；红白痢，姜皮汤送下；水泻，米汤送下。

【主治】痢疾,水泻。

【出处】《良方集腋·卷上》。

【方名】敛红丸

【组成】腊茶不以多少。

【用法】上为细末,以上等醇醋和丸,每两作一十五丸。每服一丸,浓煎乌梅汤送下。

【主治】伏热下血,里急后重。

【出处】《普济方·卷二一二》。

【方名】羚羊角丸

【组成】羚羊角一两半 宣黄连二两 白茯苓一两 黄柏一两半去黑皮。

【用法】上为末,炼蜜为丸,如梧桐子大。每服五六十丸,腊茶送下。

【主治】蛊疰痢。下血黑如鸡肝色,时发渴者。

【宜忌】若血鲜滑泄不固,欲作厥状,此药不可服。当灸脐下气海、关元二穴,更服玉华白丹。

【出处】《世医得效方·卷六》。

【方名】龙骨丸

【组成】龙骨一两烧醋淬三五度 白矾灰半两 铅丹炒黑一分。

【用法】上为末,面糊为丸,如梧桐子大。每服十丸,腊茶清送下,不拘时候。

【主治】久患滑泄下痢。

【出处】《圣济总录·卷七十七》。

【方名】梅蜜饮

【组成】陈白梅 好茶。

【用法】蜜、水各半煎服。

【主治】热痢。

【加减】冷痢,用生梅汁,蜜、水各半煎服,仍将木香,生肉豆蔻为佐。

【出处】《医学入门·卷七》。

【方名】秘传万病遇仙丹

【组成】牵牛子一斤取头末五两,半生半炒 莪术生用 茵陈生用 槟榔生用
三棱酒浸,煮 猪牙皂角醋浸,去皮核,为末各五钱。

【用法】上为细末,将皂角末用水打面糊为丸,如梧桐子大。男妇每服三钱,小儿每服一钱五分,五更初用冷茶送下。痢五六次,见秽积乃除根。

【主治】一切痢疾,积聚癥瘕,男子、女人、小儿一切腹病。

【宜忌】忌油腻、湿面,生冷之物。孕妇不宜服。

【出处】《松崖医径·卷下》。

【方名】千金膏

【组成】橡斗子一两　细茶　白姜　甘草各二钱半　白芷五钱。

【用法】上锉、焙,为末,炼蜜为丸,如芡实大。每服二丸至三丸,空心温米清汤化下;入醋与蜜,相亭为膏,汤温化服。

【主治】水泻疳泻,下痢赤白,腹痛烦渴。

【出处】《活幼心书·卷下》。

【方名】千金枳壳汤

【组成】枳壳煨,去瓤　甘草　黄连去须　木贼　当归　阿胶　槐花　荆芥穗　山栀仁烧存性　大黄各半分。

【用法】上为末,白盐梅、好茶、炼蜜为丸食前服。

【主治】血痢。

【出处】《普济方·卷三九七》。

【方名】如圣散

【组成】臭橘　草薢各一两。

【用法】上药同捣碎,炒令烟出,放冷,为细末。每服二钱至三钱匕,茶清调下。

【主治】后重下脓血。

【出处】《圣济总录·卷七十八》。

【方名】涩肠散

【组成】诃子炮　赤石脂　龙骨。

【用法】上为末。用腊茶少许和药掺肠头上,绢帛揉入。治痢,米汤调。

【主治】小儿久痢,大肠脱出不收。

【出处】《婴童百问·卷八》。

【方名】芍药汤

【组成】生白芍　山楂烧成炭　桔梗各一钱五分　陈茶叶二钱　炙甘草七

分 生姜五片。

【主治】痢疾初起,身不热者。

【出处】《不知医必要·卷三》。

【方名】神应散

【组成】金樱草梗 肉豆蔻 诃子 罂粟壳去蒂等 地榆 甘草 当归去尾 茯苓 白术 枳壳去瓤 乌梅各一两 丁皮 木香各五钱 陈皮一两取红生血,若红痢勿用。

【用法】上为丸或末。五花痢,用春茶、陈皮煎汤送下。如是末,用蜜一匙,春茶、乌梅煎汤调服。

【主治】痢。

【出处】《世医得效方·卷六》。

【方名】疏痢丸

【组成】木香一两 槟榔二两 川朴三两 山楂三两 青陈皮各三两 银花尖三两 麦芽四钱 枳壳三两 元曲四两 三棱二两 香附二两 桃仁三两 葛根二两 苦参三两焙,炒 红茶叶四两。

【用法】上为末,水泛为丸。每空心用红茶叶汤送下。

【主治】痢初起。

【出处】《内外验方秘传·痢疾门》。

【方名】太阳流珠丹

【组成】硫黄一斤 马牙消四两 盐花四两炒令转色 硼砂二两伏火者。

【用法】上为细末,入瓷瓶内按实,上更以炒盐盖之,出阴气,如法固济:将入一鼎中,鼎下先熔铅半斤,坛药瓶子以铁索括定,又销铅注入鼎,令浸瓶子,固济后入灰炉中,以火养铅,常似热为候,如此一百日满出鼎,别以小火养三日,日满,大火煅令似赤,即止,放冷取出如琥珀。以寒泉出火毒,细研为末,以枣瓢为丸,如绿豆大。每服三丸,空心以茶送下。

【主治】一切夙冷风气,癥癖结块,女人血气,赤白带下,肠风下血,多年气痢疝癖,常吐清水,及反胃吐逆。

【出处】《太平圣惠方·卷九十五》。

【方名】猬皮散

【组成】刺猬皮锉 陈槐花 白矾 鹿角屑各一两 王瓜半两。

【用法】上五味同入沙盒子内,用盐泥固济,令干,烧令通赤,取出,为细散。每服半钱匕,加生姜自然汁二三点,用腊茶清调下。

【主治】小儿脏毒泻血。

【出处】《圣济总录·卷一七八》。

【方名】五汁饮

【组成】生萝卜汁二杯　生姜汁半酒杯　白蜜　陈细茶汁　生藕汁各一酒杯。

【用法】和匀,重汤炖温饮之。无萝卜时,以莱菔子五钱,清水擂浸一时许,绞汁用。

【功用】清润滑降。

【主治】痢后积热未尽。

【出处】《湿温时疫治疗法·卷下》。

【方名】仙梅丸

【组成】细茶　乌梅水洗,剥去核,晒干各一两。

【用法】上为末,用生蜜为丸,如弹子大。每服一丸,水冷热随意化下。

【主治】痢疾发热发渴。

【出处】《古今医鉴·卷五》。

【方名】油调散

【组成】腊茶末二钱。

【用法】用热汤七分盏调,倾一蛤蜊壳生麻油在内,搅匀。食空服之。

【主治】积痢。

【出处】《续易简方论·卷四》。

【方名】止久泻丸

【组成】黄丹飞过　枯矾　黄蜡各一两　石榴皮八钱炒。

【用法】将蜡熔化小铜勺内,再以丹、矾二味细末投入。乘热为丸,如豆大。每服五丸。红痢,空心清茶送下,白痢,空心姜汤送下。

【主治】一切久泻、久痢。

【出处】《种福堂公选良方·卷二》。

【方名】治痢散

【组成】葛根　苦参酒炒　陈皮　陈松萝茶各一斤　赤芍酒炒　麦芽炒　山楂炒各十二两。

【用法】上为末,每服四钱,小儿减半。

【主治】赤白痢疾初起。

【出处】《济阳纲目·卷二十二》。

🔖 黄病

【方名】余粮丸

【组成】余粮石醋煅一斤 海金沙醋炒二两 皂矾浮麦醋炒四两 豨莶草酒炒二两 益母草蜜酒炒二两 百草霜醋炒二两 香附童便浸,盐酒炒四两 茵陈酒炒二两 乌龙尾醋酒炒二两 广皮焙二两 砂仁姜汁炒二两 白蔻仁烘二两 松萝茶焙脆二两 木香晒二两 生地酒煮,晒二两 归身炒二两 白芷晒二两 陈香橼切片,晒二两 川贝母去心,晒二两 川椒晒二两 延胡索酒炒二两 漆渣炒烟尽二两。

【用法】上以大枣六斤煮,取肉作丸,如豌豆大。朝七暮八,开水送下,以病愈为度。

【主治】脱力劳伤黄病,及一切黄胖病。

【出处】《杂病源流犀烛·卷十六》。

🔖 积聚

【方名】大通散

【组成】沉香锉 木香 白术 陈橘皮汤浸,去白,焙 桑根白皮锉 木通锉各一分 胡椒一钱一字 黑牵牛三两半生半炒,捣取粉一两半,余者不用。

【用法】上除牵牛外,别捣箩为细散。每服一钱匕,入牵牛末一钱匕,五更初以沸汤点腊茶调热服。却卧,不住以热茶及热粥投饮,取利为效。少壮多用牵牛,少用药末;老弱多用药末,少用牵牛。

【主治】痃癖积聚,腹胀气逆,烦满呕逆;脚气呕逆,心胸烦闷。

【出处】《圣济总录·卷七十三》。

【方名】黑龙丹

【组成】珍珠一钱 蜜蜡二钱 沉香三钱 白丑四两 黑丑四两二味俱各半生半炒,各研细,取第一次细末各二两,余不用 槟榔取第一次细末一两 茵陈五两将叶研细末五钱,余留后熬膏用 三棱一两去皮毛,醋浸一宿,锉,炒,研末,取五钱 莪术一两制同上,亦取末五钱。

【用法】上药各照分称过,不可多少,共为末,将剩下茵陈,用水三碗半煎二碗,以好纸滤过滓,再煎成膏,量调前药,临调加醋一小杯为丸,如梧桐子大,合药须用辰戌丑未日,瘵病端午日更妙,如合好,即用炭火烘干。每服五钱或三钱,于五更鸡鸣时,用好茶一钱五分,滚水冲之,候茶冷,分药作五口送下。至药力行动时,用马桶盛粪一二次,是粪未见病源,看第三四次下来,即是病源,或虫、或是鱼冻、或作五色等积。若病源浅,一服见效,深者二三服,病根尽除矣。此药泻几次,不用解补自止,不伤元气。

【功用】消积、消气、消虫、消块,宣导四时蕴积,春宣积滞,不生疮毒;夏宣暑热,不生热病;秋宣痰饮,不生痎疟;冬宣风寒,不生春温。

【主治】五劳七伤,山岚瘴气,水肿腹痛,脾胃心肺诸疾,齁齁咳嗽,痰涎壅滞,酒食气积、气块,翻胃吐食,十膈五噎,呕逆恶心,肠风痔漏,脏毒疟痢,积热上攻,头目疮癫肿痛,下部淋沥,及妇人血瘕气蛊,寒热往来,肌体瘦弱,面色萎黄,月水不调,赤白带下,肚生血鳖、血鼠,传尸穿心,诸般皮里膜外之症,鬼胎,产后诸疾;小儿五疳虫积,误吞铜铁,并食恶毒等物。

【宜忌】服药之日,终日不可进饮食,亦不得饮米汤等物,务要饿一周时,至次日黎明,方可进稀粥一碗,午间吃饭一碗。只可吃素,忌荤腥、油腻并烟三日方好。孕妇忌服。

【出处】《惠直堂经验方·卷一》。

【方名】剪红丸

【组成】使君子一两 雷丸一两半 槟榔半两 黑牵牛八钱 木香半两 净青皮一两半 天花粉半两 草乌二两半炮 香附子 三棱炮各一两。

【用法】上为末,皂角熬膏为丸,如绿豆大。每服三十丸,空心用冷茶送下。

【主治】五积六聚。

【出处】《永类钤方·卷三》。

【方名】酒癖丸

【组成】寒食面半斤 神曲三两 雄黄二钱 巴豆五十个去皮心膜,不去油。

【用法】上为细末,滴水为丸,如梧桐子大,阴干,用谷糠同药丸一处,炒令糠焦为度。每服二三丸,茶、酒任下,不拘时候。伤食后温水送下;心气痛,醋汤送下。若取转使物隐破两丸,临卧冷水送下。常服一丸,食后茶、酒任下。

【主治】男子妇人一切酒食所伤,日久成积,心腹胀满,不思饮食,四肢无力,时发寒热,涎痰咳嗽,两胁刺痛及肚里疼。

【宜忌】孕妇人不可服。

【出处】《御药院方·卷三》。

【方名】酒癥丸

【组成】雄黄拣六个如皂荚子大　巴豆不去皮,不出油　蝎梢各十五个。

【用法】上为细末。入白面称五两半,滴水和如豌豆大,候稍干,入麸内同炒香。将一粒放水中,如药粒浮于水上,即去麸不用。每服二粒,食后温酒送下。寻常伤酒,每服一粒,茶、酒任下。

【主治】饮酒过度,头旋恶心,呕吐不止;及酒积停于胃间,遇饮即吐,久而成癖。

【出处】《太平惠民和剂局方·卷三》。

【方名】快活丸

【组成】枳壳　青皮　陈皮　丁香　砂仁　乌药各一两　三棱　蓬术　香附　萝卜子　栗楔　麦芽各三两。

【用法】糊为丸,如梧桐子大。每服三五十丸,茶、酒任下。

【功用】消酒食,去积滞,散冷气。

【主治】积聚。

【出处】《普济方·卷一六八》。

【方名】秘传神仙消痞丸

【组成】斑蝥二十个去头足翼,用糯米半升同炒,候米焦黄色为度,去米不用　巴豆去皮取霜二十粒。

【用法】先将斑蝥碾为细末,却入巴豆霜同研令匀,米糊为丸,如小绿豆大。小儿三岁以前,每服三丸,五更初,茶清下。

【主治】小儿寒温不调,乳哺失节,或生冷、果子、黏食等物,脾胃微弱,不能消化,五脏不利,三焦壅滞而致病疾,结块腹内,坚硬如石,或发作寒热,有如疟证,不能饮食,渐致羸瘦。

【出处】《太平惠民和剂局方·卷十》。

【方名】肉豆蔻散

【组成】肉豆蔻仁　枳壳去瓤,麸炒各三分　芜荑炒二两　吴茱萸汤洗,焙　木香各半两　高良姜一两　生姜并皮用一斤。

【用法】上锉,如麻豆大,拌匀,面裹煨令香热,去面取药,捣筛为散。每服二钱匕,冷生姜茶清调下。

【主治】疝气,胃中寒癖,不思食。

【出处】《圣济总录·卷七十三》。

【方名】麝香丸

【组成】麝香一分_{细研} 硼砂半两_{细研} 川大黄半两_{锉碎,微炒} 神曲一两_{微炒} 巴豆三十枚_{生用,去皮心} 寒食白面一两_{生用}。

【用法】上为末,入研了药令匀,用易州墨汁为丸,如梧桐子大,如是十年至十五年食癥,即先嚼干柿半枚,裹药一丸同咽之。如寻常食癥,即丸如豌豆大。每服一丸,茶、酒任下。

【主治】积年食癥。

【出处】《太平圣惠方·卷四十九》。

【方名】生犀丸

【组成】生犀半分_镑 生龙脑半分 真麝香半分 红娘子二十个 斑蝥二十一个_{去头翅,同红娘子着豆面炒焦黄为度}。

【用法】上为末,用豆面糊为丸,如绿豆大。每日空心、日午、夜卧用腊茶放温酒下一丸。服至十日,加至二丸。

【功用】消毒,化结聚。

【宜忌】除淡饮烧盐外,余并忌一月,日食切忌荤腥。

【出处】《博济方·卷五》。

【方名】万应膏

【组成】天麻六钱_{去皮} 艾六两_{去梗} 白及二两 巴豆一两五钱_{去皮} 白松香二两 香油一斤_{炼过} 硇砂四两 铜绿二两半 人言五钱_煅 细茶二两半 木鳖子二钱_{去壳} 皮消五两_{焙过,只有三两} 斑蝥一两_{去翅皮} 黄蜡三两半_{炼过}。

【用法】上为细末,香油调和,捣烂成膏,贮瓷器内。量痞大小,用油纸一张,针刺成碎孔,剪方圆摊药贴之。复用绢帛拴住,二日一换。血出病消。

【主治】痞块。

【出处】《摄生众妙方·卷六》。

【方名】五通丸

【组成】干姜炮一两 巴豆半分_{去皮心膜,醋一盏,煮醋尽,研如膏} 陈橘皮汤浸去白,焙 黄连去须 白术各一分。

【用法】上药捣筛四味为末,与巴豆同研令匀,煮面糊为丸,如梧桐子大。每服一丸,空心盐汤送下,加至二丸;茶清送下亦得。如有积滞,生姜、橘皮汤送下。

【主治】食癥气。

【出处】《圣济总录·卷七十二》。

【方名】皂荚散

【组成】皂荚_{猪牙者,烧灰}七梃　乌头一个_{炮裂,去皮脐}　沙草根七枚_生。

【用法】上为散。每服一钱匕,腊茶调下,并三两服。

【主治】风头痕。

【出处】《圣济总录·卷十六》。

臌胀

【方名】晋福散

【组成】晋矾　福建茶各一两。

【用法】上为末。每服三钱,新汲水调下,即吐出也。未吐,再服必吐。

【主治】蛊毒,水蛊。

【出处】《寿世保元·卷十》。

【方名】药乌鱼

【组成】活乌鱼一条重_{七八两者}。

【用法】去鳞甲,将肚剖开,去肠净。入好黑矾五分,松萝茶三钱,男子用蒜八瓣,女用七瓣,共入鱼腹内,放瓷器中蒸熟,令病人吃鱼,连茶蒜俱食甚妙。此药从头吃,即从头上消起;从尾吃,即从尾上消起。

【主治】水臌。

【出处】《仙拈集·卷一》。

头痛

【方名】白蒺藜散

【组成】地骨皮_{去土}　白蒺藜_{去刺}　旋覆花　山茵陈　白菊花各半两　鼠黏子　石膏各一两。

【用法】上药生为末。每服一钱,食后清茶调下,一日三次。

【主治】上焦虚热,头目昏疼,或眼赤肿,心胸烦闷。

【出处】《博济方·卷二》。

【方名】白芷散

【组成】白芷四钱　生乌头一钱。

【用法】上为末。每服一字,茶调下。有人患眼睛痛者,先含水,次用此药嗜入鼻中,其效更速。

【主治】头痛及目睛痛。

【出处】《普济方·卷四十四》。

【方名】百解散

【组成】防风去芦 麻黄去根节各三两半 白芷 白芍药各二两 川乌半两炮.去皮尖 甘菊去枝叶 荆芥穗 干姜各三两。

【用法】上为细末。每服二钱,葱茶或腊茶点下,煎服亦可,不拘时候。

【功用】解截四时伤寒,常服清神爽气,瘟疫瘴疠不生。

【主治】伤寒头痛,肢体沉重,恶寒发热,痰逆咳嗽,困倦少力,及偏正头痛,瘟疫瘴疠。

【出处】《是斋百一选方·卷七》。

【方名】半钱散

【组成】大川芎二枚锉作四块 大附子一个和皮生捣为细末。

【用法】上以水和附子末如面剂,裹芎作四处。如附子末少入面,裹毕以针穿数孔子,用真脑、麝熏有穴处内香,再捏合穴内,如穴内未觉有香,再熏一炷,细箩灰,用罐子内热炭炮熟,为细末。每服半钱,葱茶调下,不拘时服。

【主治】气虚头痛。

【出处】《普济方·卷二一八》。

【方名】半字散

【组成】川乌一个炮去皮尖 草乌七个炮去皮尖 川芎半两 石膏一两煅 荆芥一两。

【用法】上为末。每服半钱,好茶点下。

【主治】头痛。

【出处】《医方类聚·卷八十二》。

【方名】必胜散

【组成】高良姜 附子各等分。附子一枚端正重八钱者,生,去皮脐,切为四段,生姜自然汁一大盏,浸一宿,慢火炙干,再于生姜汁内蘸,再炙再蘸,渗尽姜汁为度。

【用法】上为细末。每服二钱,腊茶清调下,食后连进二服。

【主治】一切风寒客搏阳经,偏正头痛不可忍,及阳虚头痛,连绵不愈。

【宜忌】忌热物少时。
【出处】《杨氏家藏方·卷二》。

【方名】荜茇散
【组成】荜茇不以多少。
【用法】上为细末。每服一大钱,食后茶清调下;仍嗜少许鼻中。
【主治】年深头风,痰厥呕吐,恶闻人声,头不能举,目不能开。
【出处】《杨氏家藏方·卷二》。

【方名】茶煎散
【组成】川芎一钱 甘草三分 薄荷 白芷 防风 细辛 羌活 荆芥 藁本 辛夷各五分。
【用法】加茶叶一撮,水煎服。
【主治】头痛。
【出处】《方症会要·卷三》。

【方名】茶调散
【组成】川芎 白芷 荆芥 黄芩 石膏 薄荷 茶叶 生姜。
【主治】内热头痛。
【出处】《医学集成·卷三》。

【方名】茶调散
【组成】川芎一两二钱 甘草炙 香白芷 香附子 防风去芦 细辛 砂仁各一两 薄荷叶二两。
【用法】上为细末。每服一二钱,食后茶调下。
【功用】清神。
【主治】头风头痛。
【出处】《魏氏家藏方·卷一》。

【方名】茶调散
【组成】菊花 细辛去苗叶 石膏研 莎草根炒去毛各等分。
【用法】上为细散。每服一钱匕,食后茶清调下。
【功用】偏正头痛。
【主治】头风,痰塞目涩,昏眩头疼,心愦烦热,皮肤瘙痒,风毒壅滞。
【出处】《圣济总录·卷十五》。

【方名】茶调散

【组成】石膏_{碎,研二两} 羌活_{去芦头,生用} 苍术_{去皮} 甘草_{半生半炙} 芎
劳 茵陈蒿 荆芥穗各一两 桂去粗皮半两。

【用法】上为散。每服一钱匕,用腊茶末一钱匕,同葱白煎汤,点热服。

【主治】伤寒头痛不止。

【出处】《圣济总录·卷二十四》。

【方名】茶调散

【组成】香白芷二两半炒 川芎一两_{锉,炒} 甘草一两_{锉,炒} 川乌头半两
炮,锉。

【用法】上为末。每服二钱,好茶少许,薄荷三叶,沸汤调下。

【主治】偏正头风,诸药不愈者。

【加减】暴伤风头疼,加葱白二寸_{细切}和茶调下。

【出处】《普济方·卷四十五》。

【方名】茶牙汤

【组成】细茶牙一两 生草乌半两_{去皮尖} 细辛半两。

【用法】上为粗末。每服五钱,水二盏,慢火煎至六分,去滓温服。

【主治】偏正头疼,恶心呕吐不止者。

【出处】《洪氏集验方·卷四》。

【方名】蝉花饼子

【组成】川芎 甘草各二两 防风 天麻 细辛 半夏 蝉花_{微炒,去}
土 川乌_{炮,去皮脐各半两} 南星 荆芥穗 干生姜炮各一两。

【用法】上为末,汤浸蒸饼,捻作饼子每服五七饼,食后茶汤下。

【主治】头痛。

【出处】《医方类聚·卷二十一》。

【方名】彻清膏

【组成】川芎三钱 蔓荆子一钱 细辛一钱 生甘草半钱 炙甘草半
钱 薄荷一钱 藁本一钱 当归半钱。

【用法】上为细末。每服二钱,食后茶清调下。

【主治】妇人头痛。

【出处】《徐氏胎产方》。

【方名】彻清膏

【组成】蔓荆子　细辛各一分　薄荷叶　川芎各三分　生甘草　熟甘草各五分　藁本一钱。

【用法】上为细末。每服二钱,食后茶清调下。

【主治】偏正头痛,年深不愈者;及风湿热上壅损目,脑痛不止。

【出处】《兰室秘藏·卷中》。

【方名】抽刀散

【组成】川乌切片,姜汁浸,晒　雄黄　蝉蜕去头足各半两　川芎　细辛各一两。

【用法】上为末。每服半钱,食后、临卧茶清调下。

【主治】头痛。

【出处】《仁斋直指方论·卷十九》。

【方名】抽刀一字散

【组成】生乌头去皮,盐水浸一月,取出切片,又以生姜汁浸一宿,炒干;如急用,只炮,去皮尖,不必浸也　细辛　蝉蜕　川芎各半钱一处炒。

【用法】上为细末。每服一字,茶清调下。

【主治】偏正头痛。

【出处】《普济方·卷四十五》。

【方名】川附散

【组成】川芎　白附子　牛蒡子　荆芥各等分。

【用法】上为细末。每服二钱,腊茶调服。

【主治】偏正头痛。

【出处】《普济方·卷四十五》。

【方名】川乌散

【组成】川乌　草乌头　藿香叶　川芎　甘草　白芷　川蝎各半两　雄黄六分。

【用法】上为细末。每服一钱,入好茶半钱,百沸汤点,趁热服之。如破伤风,每用大半钱,以葱白三寸,细嚼,滚热酒大半碗调服。甚者,如人行五里,再一服即愈。

【主治】偏正头痛,伤寒冷,打扑折碎破伤风,头面虚肿,呕逆恶心。

【出处】《普济方·卷四十五》。

【方名】川乌丸

【组成】川乌头四两清白者，去皮脐，研为细末　韭菜洗过，风干，取自然汁。

【用法】搅和为丸，如绿豆大。每服四丸，渐加至七八丸，临睡用冷茶清送下。

【主治】一切头风。

【出处】《普济方·卷四十六》。

【方名】川芎茶调散

【组成】薄荷叶不见火八两　川芎　荆芥去梗各四两　香附子炒八两别本作细辛去芦一两　防风去芦一两半　白芷　羌活　甘草各二两。

【用法】上为细末。每服二钱，食后茶清调下。

【功用】清头目。

【主治】偏正头痛，伤风壮热，肢体烦疼，风热隐疹。

【出处】《局方发挥·卷二》。

【方名】川芎散

【组成】白僵蚕六钱生用　甘菊花　石膏　川芎各三钱。

【用法】上为末。每服三钱，食后茶清调下。

【主治】偏头痛。

【宜忌】忌猪肉、荞麦面。

【出处】《卫生宝鉴·卷九》。

【方名】川芎散

【组成】川芎　细辛　羌活　槐花　石膏　香附子　甘草炙各半两　荆芥　薄荷　茵陈　防风去又　菊花各一两。

【用法】上为末。每服二钱，食后茶清调下，一日三次。

【主治】头风，偏正头疼，昏眩。

【出处】《卫生宝鉴·卷九》。

【方名】川芎散

【组成】川芎七钱半　细辛　羌活　槐花　甘草　香附子　石膏各半两　荆芥穗　薄荷叶　菊花　山茵陈　藁本　白芷　勾藤　防风去芦头各一两一方无藁本。

【用法】上为细末。每服一钱，食后茶调下，一日三次。

【主治】头风，偏正头疼。

【出处】《普济方·卷四十五》。

【方名】川芎散
【组成】甘菊　石膏　川芎各三钱。
【用法】上为末。每服一钱,茶清调下。
【主治】偏头痛,头风。
【出处】《赤水玄珠·卷三》。

【方名】川芎丸
【组成】川芎　龙脑　薄荷叶焙干各七十五两　细辛洗五两　防风去苗二十五两　桔梗一百两　甘草三十五两。
【用法】上为细末,炼蜜为丸,每一两半,分作五十丸。每服一丸,食后、临卧细嚼,腊茶清送下。
【功用】消风壅,化痰涎,利咽膈,清头目。
【主治】头痛旋运,心松烦热,颈项紧急,肩背拘倦,肢体烦疼,皮肤瘙痒,脑昏目疼,鼻塞声重,面上游风,状如虫行。
【出处】《太平惠民和剂局方·卷一》。

【方名】川芎丸
【组成】川芎四两　天麻一两。
【用法】炼蜜为丸,每两作十丸每服一丸,细嚼,茶、酒任下。
【主治】头风,汗多恶风。
【出处】《类证治裁·卷五》。

【方名】川芎香附汤
【组成】川芎　香附子　羌活　苍术米泔浸各一两　细辛　茵陈各七钱半　甘菊　薄荷　白芷各二两　荆芥　甘草各八钱。
【用法】上为细末。每服二钱,食后茶清调下。
【主治】厥头痛,风寒脑后疼,及伤寒伤风,一切头痛。
【出处】《古今医统大全·卷五十三》。

【方名】寸金丹
【组成】川芎　乌头　甘草　荆芥　薄荷各等分。
【用法】上为末,酒打面糊为丸,如皂子大。每服一丸,食后细嚼,茶清送下。

【主治】头风,偏正风。

【出处】《普济方·卷四十六》。

【方名】寸金散

【组成】天麻 川芎 白芷 藿香 防风 人参各半两 雄黄三钱研 地龙去土一分 甘草一分 蝎炒一分。

【用法】上为细末。每服半钱,茶、酒调下。

【主治】一切头痛。

【出处】《普济方·卷四十四》。

【方名】大芎丸

【组成】芎䓖一斤大者 天麻四两。

【用法】丸如樱桃大。每服一丸,茶酒嚼下,荆芥汤嚼下亦得。不拘时候。

【功用】宜行阳经风寒,化导胸膈痰饮,清爽神志,通利关窍。

【主治】偏正头痛,头风眩晕,目系眩急,身体拘倦。

【出处】《圣济总录·卷十五》。

【方名】大愈风丹

【组成】薄荷叶 牛胆 天南星 防风各三两 甘草炙或生用 干姜各一两。

【用法】上为细末,炼蜜为丸,每一两作十五丸。食后茶清嚼下。

【主治】上焦风热,头疼脑痛无时。

【出处】《鸡峰普济方·卷十八》。

【方名】大追风散

【组成】川乌头炮 防风 羌活 川芎各一两 全蝎去毒.醋泡.炒黄 地龙去土.炒脆 南星炮 天麻煨各五钱 荆芥 甘草炙 僵蚕炒黄 石膏煅各八钱。

【用法】上为散。每服二钱,临卧茶清调服。

【主治】一切头风攻注属虚寒者。

【出处】《张氏医通·卷十四》。

【方名】地骨皮散

【组成】地骨皮一分 荆芥穗二两 石膏研.飞过二两 白花蛇酒浸.炙.去皮骨 天南星浆水煮软.切.焙各一两。

【用法】上为散。每服一钱匕,加腊茶一钱,食后、临卧汤点服。

【主治】脑风,头痛时作,及偏头疼。

【出处】《圣济总录·卷十五》。

【方名】点头散

【组成】川芎二两生 香附子去毛,炒四两。

【用法】上为细末。每服一钱,好茶清调下。常服可除根。

【主治】偏正头痛。

【出处】《是斋百一选方·卷九》。

【方名】定风饼子

【组成】草乌头半两微炮 香白芷一两 川芎二两 防风 天麻 甘草炒各一两 细辛五钱。

【用法】上为末,姜汁为丸,如龙眼大,捏饼子。每服一饼,食后茶汤送下。

【主治】头风头痛。

【出处】《袖珍方·卷二》。

【方名】定痛散

【组成】川乌一个炮,去皮尖 软石膏 僵蚕各半两 雄黄一分 蝎梢半钱。

【用法】上为末。每服二钱,食后茶清调下。

【主治】头风。

【出处】《医方类聚·卷八十二》。

【方名】豆粉丸

【组成】川芎 细辛 甘草 白芷 豆粉各二钱半 薄荷 石膏各五钱 朴消。

【用法】上为末,蜜和丸,如弹子大,石膏末为衣。每服一丸,细嚼茶清送下。

【主治】风热头痛。

【出处】《袖珍方·卷二》。

【方名】飞虎散

【组成】白附子 香白芷 荆芥穗 石膏煅,研 薄荷叶 天麻 川芎 防风以上各半两 两头尖一两黑心者不用,明白者佳 苍术一两泔浸。

【用法】上为极细末。每服一钱,临卧温茶清调下。

【主治】偏正头风。

【出处】《瑞竹堂经验方·卷九》。

【方名】风火双解散

【组成】川芎 白芷 熟石膏各等分。

【用法】上为末。每服三钱,食远热茶调下。

【主治】头风,两太阳痛。

【出处】《古方汇精·卷一》。

【方名】附子方

【组成】附子炮 石膏煅各等分。

【用法】上为末,加脑麝少许。每服半钱,茶、酒送下。

【主治】头痛。

【出处】《经史证类备急本草·卷十》

【方名】甘菊散

【组成】甘菊花择 旋覆花 防风去叉 石膏碎研各等分。

【用法】上为散。每服二钱匕,腊茶调服。如煎此药沐发,大去白屑。

【主治】头面风,头目昏眩。

【出处】《圣济总录·卷十七》。

【方名】甘露茶

【组成】柴胡 厚朴 防风 山楂 枳壳 苍术 神曲 谷芽 陈皮 川乌各一两。

【用法】用陈茶八两同药拌匀。每服二钱,加生姜一片,煎水服之。取出微汗而愈。

【主治】头痛发烧,胸痞闷,气结不舒,脾胃不和,饮食停滞,霍乱吐泻,以及四时不正之气;并疟疾,红白痢疾,暑热伤食等。

【出处】《易简方便医书·卷一》。

【方名】古卿古败散

【组成】荆芥穗一斤 干菊花半斤 川芎四两 白术三两。

【用法】上为细末。每服二钱,食后茶调下。

【功用】明目去风。

【主治】头风、血风。

【出处】《中藏经·附录》。

【方名】寒湿煎

【组成】紫苏　川芎　花椒　雨前茶。

【用法】加葱白五寸,水煎,熏头一刻,热服,盖暖出汗。

【主治】因风湿而头痛者。

【出处】《仙拈集·卷二》。

【方名】黑龙丸

【组成】天南星　川乌各半斤黑豆煮三次　石膏半斤　麻黄去根节　干薄荷各四两　藁本去芦,洗　白芷不见火各二两　京墨一两半。

【用法】上为细末,炼蜜为丸,如弹子大。每服一丸,薄荷、茶汤嚼下。

【主治】一切中风头痛。

【出处】《普济本事方·卷二》。

【方名】黑散

【组成】天南星一枚重一两,锉　皂荚二梃不蛀者,寸截,二味同烧,令通赤,放冷,细研,称二两　芎劳末一分　荆芥穗末半两。

【用法】上为散。每服一钱匕,腊茶调服,蜜水亦得,不拘时候。

【主治】首风,头痛不可忍。

【出处】《圣济总录·卷十五》。

【方名】黑散子

【组成】天南星一个重一两　不蛀皂荚二挺。

【用法】上同入瓶子,烧令通赤,放冷,再入川芎、荆芥穗与烧药等分用,纳川芎减半,同杵为细末。腊茶清调下,蜜水亦可。

【主治】头风,痛不可忍。

【出处】《鸡峰普济方·卷十八》。

【方名】花蛇全蝎散

【组成】全蝎二钱半　细辛　藁本　羌活　川芎　防风各五钱　白花蛇二钱炙。

【用法】上为细末。每服一钱,食后临卧茶清调下。

【主治】夹脑头风,一切眼疾。

【出处】《普济方·卷八十六》。

【方名】槐实散
【组成】槐实炒八两　荆芥穗四两　甘草炙一两　防风去又三两。
【用法】上为散。每服一钱匕,食后茶、酒任调下。
【功用】清头目,化风痰。
【主治】风头痛。
【出处】《圣济总录·卷十六》。

【方名】黄芩白芷汤
【组成】黄芩酒洗二钱　白芷一钱。
【用法】上为细末。食后,临卧茶清调下。
【主治】眉棱风热痛。
【出处】《医部全录·卷一六五》。

【方名】黄乌丸
【组成】硫黄六钱生用　乌药四钱。
【用法】上为细末,宿蒸饼为丸,如梧桐子大。每服三五丸,食后茶清送下,稍著一服;住多日,则三五服便退。
【主治】头风不时发作。
【出处】《普济方·卷四十六》。

【方名】藿香散
【组成】藿香半两　草乌头半两炮,去皮脐　乌头一两炮裂,去皮脐　乳香三两　皂子许研。
【用法】上为极细末,每服一字至半钱,发时服,好茶调下。
【主治】风客阳经,头重疼痛及偏凑一边,绕额角痛。伤风夹痰饮,上厥头疼,偏正夹脑诸风。
【出处】《圣济总录·卷十六》。

【方名】鸡苏丸
【组成】鸡苏薄荷叶八两　川芎　荆芥各四两　羌活　防风　香白芷　炙甘草各二两　细辛一两。
【用法】上为末,蒸饼糊为丸。每服二钱,清茶送下。
【主治】男妇诸风上攻,头目昏重,偏正头风。

【出处】《惠直堂经验方·卷二》。

【方名】加味茶调散

【组成】荆芥穗　薄荷　黄芩　青茶叶　石膏生　白芷　川芎。

【用法】引用生姜,水煎服。

【主治】胃热头痛,鼻干目痛,齿颊疼痛。

【出处】《医宗金鉴·卷五十四》。

【方名】加味乌荆丸

【组成】荆芥二两　天麻　附子　白附子　乌药　当归　川芎各一两。

【用法】上为末,炼蜜为丸,如弹子大,朱砂为衣。每服一丸,食后细嚼,茶送下。

【主治】形寒伤风头痛,鼻塞声重;或老人头风宿疾,发而又感风寒;一切虚风上攻,头目咽膈不利。

【出处】《医学入门·卷七》。

【方名】家菊散

【组成】家菊花去蒂　石膏水飞　牛蒡子各等分。

【用法】上为末。每服二钱,早、晚食后茶、酒任意调服。

【功用】祛风明目。

【主治】诸般头风。

【出处】《古今医统大全·卷八十七》。

【方名】僵蚕散

【组成】白僵蚕直者,去嘴,焙尽丝令黄。

【用法】上为末。好茶清,入些姜汁调服。

【主治】偏正头痛,并夹脑风,连太阳头痛者。

【出处】《仁斋直指方论·卷二十四》。

【方名】降真丹

【组成】石膏一两半　乌头半两　白附子　白僵蚕　天南星　藿香各一两　辰砂一两　芍药　甘草各一分　白芷半两　细辛一分　麝香半两别研。

【用法】上为细末,滴水为丸,如鸡头子大,于风阴处晾干。每服一丸。细嚼,食后腊茶送下。

【主治】风痰偏正头痛,项背拘急,或伤风不可忍者。

【出处】《鸡峰普济方·卷十八》。

【方名】荆芥散

【组成】天南星　草乌头**肉白者.生用**　荆芥穗各半两　石膏一两。

【用法】上为细末。每服二钱半,加陈茶一钱,生姜汁半呷,薄荷三叶,水两盏,煎至八分,温服,一日三次。

【主治】伤寒头痛。

【出处】《伤寒总病论·卷二》。

【方名】荆芥丸

【组成】荆芥穗十二两　天麻**去苗**　附子**炮.去皮脐**　白附子炮乌药**洗.焙**　当归**洗.焙**　川芎各一两。

【用法】上为细末,炼蜜为丸,每一两,作十丸,朱砂为衣。每服一丸,食后细嚼,茶、酒任下。

【主治】一切风邪,上攻头面,眩晕多痰,咽膈不利,口目瞤动。偏正头痛;或伤风头痛,发热鼻塞声重。

【出处】《杨氏家藏方·卷二》。

【方名】韭根丸

【组成】全蝎**糯米炒.去米**　大川乌**去皮.微炮**各等分。

【用法】上为细末,用韭根取汁为丸,如绿豆大。每服十丸,茶清送下。

【主治】元阳虚,头痛如破,眼睛如锥刺。

【出处】《本草纲目·卷十七》。

【方名】救苦神白散

【组成】川芎　甘松　白芷　赤芍药　两头尖　川乌**去皮**各六分　甘草**炙**八钱。

【用法】上为末。每服二钱,茶清调下,服后饮热汤半盏。

【主治】男子、妇人偏正头痛,眉骨两太阳穴痛,及热上攻头目,目赤不已,项筋拘急,耳作蝉鸣。

【出处】《卫生宝鉴·卷九》。

【方名】菊花茶调散

【组成】菊花　川芎　荆芥穗　羌活　甘草　白芷各二两　细辛**洗净**一两　防风**去芦**一两半　蝉蜕　僵蚕　薄荷各五钱。

【用法】上为末。每服二钱,食后茶清调下。

【主治】诸风,头目昏重,偏正头痛,鼻塞。

【出处】《丹溪心法附余·卷十二》。

【方名】菊花散

【组成】菊花一两　白附子炮三分　防风去又半两　甘草炙一分　枳壳去瓤,麸炒三分。

【用法】上为散。每服二钱匕,以腊茶清调下,不拘时候。

【主治】风痰气厥,头疼昏眩。

【出处】《圣济总录·卷六十四》。

【方名】开关散

【组成】川芎五钱　白芷一两　北细辛去叶三钱　薄荷叶五钱。

【用法】上为末。每服二钱,食后用葱汤或热茶或水调下,后服用茶、葱煎热水下。

【主治】边头痛风,一边头疼如破。

【出处】《外科百效全书·卷二》。

【方名】苦茶散

【组成】茗。

【用法】煮茗作饮二三升许,适冷暖饮二升,须臾即吐,吐毕又饮,如此数过,剧者须吐胆乃止。不损人而渴则愈。

【主治】非中冷,又非中风,由胸膈中痰厥气上冲所致的卒头痛如破。

【出处】《备急千金要方·卷十八》。

【方名】腊茶饮

【组成】附子半两　芽茶一大撮　白芷一钱　细辛　川芎　防风　羌活　荆芥各半钱。

【用法】水煎服。

【主治】凡赤脉翳,初从上而下者,其病必连眉棱骨痛,或脑项痛,或半边头肿痛。

【出处】《医学纲目·卷十三》。

【方名】立效散

【组成】上春茶末。

【用法】调成膏,置瓦盏内覆转,以巴豆四十粒作二次烧烟熏之,晒干,用乳钵研烂,为末。每服一字,别入好茶末,食后点服。

【主治】气虚头痛。

【出处】《医方大成·卷三》。

【方名】立效丸

【组成】豆豉四两焙干　川乌头二两生,去皮脐尖　白僵蚕炒,去丝嘴　石膏生各一两　地龙去土,炒　葱子生各半两。

【用法】上件为细末,葱汁煮面糊为丸,如梧桐子大。每服二十丸,食后生葱、茶清送下。

【主治】头疼不可忍者。

【出处】《杨氏家藏方·卷二》。

【方名】灵速散

【组成】细茶一两水二钟,煎至半钟,去滓　白芷　细辛　牙皂　紫苏　薄荷各三钱。

【用法】用茶汤煎七分,食后服。

【主治】一切头痛。

【出处】《丹台玉案·卷四》。

【方名】龙脑芎犀丸

【组成】石膏细研　川芎各四两　生龙脑别研　生犀角　山栀子去皮各一两　朱砂研,飞四两内一两为衣　人参去芦　茯苓去皮,用白者　细辛去苗　甘草炙各二两　阿胶碎,炒一两半　麦门冬去心三两。

【用法】上除别研后入外,并为细末,炼蜜为丸。每服一丸至二丸,食后细嚼,茶、酒任下。

【功用】消风化痰,除心肺邪热,去头面诸风。

【主治】偏正头痛,心怔烦郁,面热目瞤,鼻塞脑昏,痰热咳嗽,咽膈不利。

【出处】《太平惠民和剂局方·卷一》。

【方名】龙脑芎辛丸

【组成】芎䓖二两　细辛去苗叶　甘草炙各半两　龙脑研一分　天南星炮　秦艽去苗土　丹砂研各一两。

【用法】上为末,炼蜜为丸,如樱桃大。每服一丸,食后嚼,以茶清或荆芥汤送下。

【主治】风热头痛,痰涎壅闷,眩晕昏倦。

【出处】《圣济总录·卷十六》。

【方名】梅煎散

【组成】川乌去皮尖 白附子 石膏 半夏 南星各一两。

【用法】上为细末。每服二钱,水一盏,加薄荷七叶,白梅一个,煎至七分,食后,临卧服。

【主治】偏正头痛。

【加减】呕吐,加生姜十片;昏晕,入葱白,茶调下。

【出处】《普济方·卷四十五》。

【方名】梅煎散

【组成】南星二两 川芎一两 白芷半两并生用。

【用法】上为细末。每服一钱,水一盏半,腊茶一钱,白梅一个,煎至半盏。发时服。立效。

【主治】头风。

【出处】《普济方·卷四十六》。

【方名】秘传加减川芎茶调散

【组成】片黄芩二两酒拌炒,再拌再炒,如此三次,不可令焦 小川芎一两 白芷五钱 芽茶三钱 荆芥四钱 薄荷针二钱五分。

【用法】上为细末。每服二钱,茶清或滚白汤调送下。

【主治】头风热痛不可忍者。

【出处】《松崖医径·卷下》。

【方名】秘传愈疯丹

【组成】防风去芦 连翘 麻黄去节 黄连酒炒 黄柏酒炒各五钱 川芎 川归酒洗 赤芍药酒浸 薄荷叶 石膏 桔梗 何首乌 熟地黄酒洗 羌活 细辛减半 甘菊花 天麻各一两 黄芩一两五钱 白术 荆芥穗各二钱五分 山栀仁七钱五分 滑石五两另研 甘草炙二两 僵蚕炒五钱。

【用法】上为细末,炼蜜为丸,如弹子大,以朱砂、金箔为衣。每服一丸,细嚼,用茶清或酒送下。

【主治】一切风疾,偏正头风,半身不遂;及诸恶疮毒,赤白痢疾,痛风。

【加减】热甚,加大黄、朴消各一两。

【出处】《松崖医径·卷下》。

【方名】秘方茶调散

【组成】片芩二两酒拌炒三次,不可令焦　小川芎一两　细芽茶三钱　白芷五钱　薄荷三钱　荆芥穗四钱。

【用法】上为细末。每服二三钱,用茶清调下。

【主治】风热上攻,头目昏痛,及头风热痛不可忍。

【加减】头巅及脑痛,加细辛、藁本、蔓荆子各三钱。

【出处】《赤水玄珠·卷三》。

【方名】秘方立效散

【组成】春茶。

【用法】上为末,调成膏,置瓦盏内覆转,以巴豆四十粒作二次烧烟熏之,晒干,用乳钵研烂为末。每服一字,别入好茶末,食后点服。

【主治】气虚头痛。

【出处】《医方大成·卷三》。

【方名】南荆散

【组成】南星一个重一两　荆芥穗半两。

【用法】上将南星切片,用生姜自然汁淹一夜,次早捣为饼,新瓦上焙干微黄,同荆芥为末。每服二钱,入修仁茶少许调服,如无修仁,建茶亦得。

【主治】头风。

【出处】《朱氏集验方·卷九》。

【方名】南星丸

【组成】天南星大者一个　全蝎一对　川芎二两　人参　藁本各半两　龙脑二钱　防风一两。

【用法】上为末,以蒸饼一个,水浸一宿,去皮搜和药末为丸,如鹅眼大。每服三丸,食前茶清送下。入薄荷尤佳。

【主治】头风。

【出处】《普济方·卷四十六》。

【方名】南星皂角白梅散

【组成】南星七片　皂角十四枚半生半煨　白梅一个　生姜三片　茶芽一撮　葱白二寸。

【用法】上用木器捣碎。水煎,温服。

【主治】风痰头痛。

【出处】《医学入门·卷七》。

【方名】脑朱丹

【组成】朱砂二两二钱半　龙脑一钱　白附子_{炮，去皮脐}　石膏_{煅红，令冷}各半斤。

【用法】上为末，烧粟米饭为丸，如小豆大，朱砂为衣。每服三十丸，食后茶酒送下。

【主治】诸风痰盛，头痛目眩，气郁积滞，胸膈不利。

【出处】《济阳纲目·卷一》。

【方名】千金散

【组成】川芎　细辛　防风　甘菊花　甘草　石菖蒲　青藤根　全蝎　细茶芽　藁本各一两。

【用法】上为粗末。每服五钱，水一盏半，加葱白一根，同煎至七分，去滓，食后、临卧服，滓再煎。

【主治】偏正头疼诸证。

【出处】《普济方·卷四十五》。

【方名】羌活清空膏

【组成】蔓荆子一钱　黄连三钱　羌活　防风　甘草各四钱　黄芩一两。

【用法】上为细末。每服一钱，食后、临卧茶清调下。

【主治】头痛。

【出处】《兰室秘藏·卷中》。

【方名】羌活散

【组成】羌活　防风　旋覆花　独活　川芎　细辛芽　蔓荆子　甘草　石膏。

【用法】上锉。中风，煎服；寻常点清茶服。

【主治】头风。

【出处】《奇效良方·卷二十四》。

【方名】羌乌散

【组成】川乌　草乌_{二味童便浸，炒去毒}　细辛　羌活　黄芩　甘草各等分_{一方有南星}。

【用法】上为细末。茶清调服。

【主治】风热与痰致眉眶痛。

【出处】《丹溪心法·卷四》。

【方名】芩芷散

【组成】黄芩酒炒一两　白芷一两。

【用法】上为末。每服二钱,茶清调下。

【主治】风热上盛,眉眶疼痛,目不能视物者。

【出处】《明医指掌·卷六》。

【方名】青囊丸

【组成】香附子为主,略炒不拘多少　乌药略炮,减附三分之一。

【用法】上为细末,水醋煮为丸,如梧桐子大。随证用引,如头痛,茶送下;痰,姜汤之类,多用酒下为妙。

【主治】妇人头痛

【出处】《韩氏医通·卷下》。

【方名】轻金散

【组成】甘菊花二分　川芎　白芷　旋覆花　川乌头　藿香　天南星并生用各二钱。

【用法】上为细末。每服一字,腊茶清调下,不拘时候。不可多服,只一两服,病愈便止。如患偏头疼,不问年深,但只闻合此药气味,其病已自半愈,服之神验。

【主治】太阳厥逆,偏正头痛,夹脑风。

【出处】《鸡峰普济方·卷十八》。

【方名】清宁散

【组成】石膏　黍黏子炒　川芎各等分　菊花　细辛减半。

【用法】上为末。食前茶清调下。

【主治】妇人偏头痛,连睛痛者。

【出处】《医方类聚·卷二一七》。

【方名】清神散

【组成】芎䓖二两　莎草根炒去毛三两　石膏研一两　龙脑研一分。

【用法】上为散。每服二钱匕,食后用荆芥、腊茶清调下。

【主治】脑风头痛,连眼目紧急,肢体拘急疼痛。

【出处】《圣济总录·卷十五》。

【方名】清香散

【组成】川芎　藁本各一两　防风　羌活各二钱　细辛三钱　香白芷一两　甘草半两。

【用法】上为细末。食后茶清调服。

【主治】偏正头风并牙痛。

【出处】《普济方·卷四十六》。

【方名】驱风丹

【组成】草乌四两**不去皮尖**　川乌四两　芎䓖　白胶香**河水煮过**　赤土　赤小豆　荆芥穗　夏蚕沙各六两。

【用法】上为细末,用白面半斤搅匀,沸汤泡为丸,如梧桐子大。每服十五丸至二十丸,茶、酒任下。打扑损伤,乳香酒送下;头风,薄荷茶送下;浑身倦怠,苏木酒送下。

【主治】首风。新沐中风,头面多汗,恶风头痛,浑身倦怠;打扑损伤。

【宜忌】孕妇莫服。

【出处】《普济方·卷四十六》。

【方名】祛痰丸

【组成】姜制皂角　半夏各一两　大黄**酒浸,纸包煨,再浸煨三次**二两　橘红　桔梗　天麻各五钱　片芩七钱　薄荷三钱　青礞石　白芷　甘草各一钱。

【用法】蒸饼为丸,临卧茶送下。

【主治】头风。

【出处】《杂病源流犀烛·卷二十五》。

【方名】全蝎散

【组成】川乌**炮**　草乌**炮**各半两　麻黄一两半　川芎　防风　羌活各一两　地龙**去土**　雄黄各三钱　全蝎十个**一方加苍术、细辛尤妙**。

【用法】上为极细末。每服半钱重,食后、睡时茶清调下;仍以少许贴太阳穴。

【主治】偏正头疼,一切头风,两太阳穴疼不可忍者。

【出处】《医方类聚·卷二十三》。

【方名】如神丸

【组成】光明硫黄　消石各一两。

【用法】上为极细末,水为丸,如指头大。每服一丸,空心腊茶嚼下。

【主治】头痛。

【出处】《是斋百一选方·卷九》。

【方名】如圣饼子

【组成】苍术_{泔浸}四两　川芎　白芷各二两　草乌一两_{姜汁炒}。

【用法】上为细末,酒糊为饼,如小围棋子大。每服七饼,用细茶一撮,嚼烂,早晨茶清送下。服后一日不可见风。

【主治】头痛、头风因寒者。

【出处】《内经拾遗·卷二》。

【方名】如圣饼子

【组成】防风　天麻　半夏_生各半两　天南星_洗　干姜　川乌_{去皮尖}各一两　川芎　甘草_炙各二两。

【用法】上为细末,汤浸蒸饼为丸,如鸡头子大,捻作饼子晒干。每服五饼,同荆芥三五穗细嚼,茶、酒任下,熟水亦得,不拘时候。

【功用】清头目,消风化痰,暖胃。

【主治】男子妇人气厥,上盛下虚,痰饮风寒伏留阳经,偏正头疼,痛连脑巅,吐逆恶心,目瞑耳聋。

【出处】《太平惠民和剂局方·卷三》。

【方名】山牛汤

【组成】土茯苓四两　忍冬三钱　防风　天麻　黑参各一钱　辛夷仁　川芎各六分　黑豆四十九粒　芽茶一撮。

【用法】水煎,温服。

【主治】梅疮,头痛不止。

【出处】《张氏医通·卷十四》。

【方名】上消散

【组成】白芷_炒二两半　川芎　生甘草　草乌_{半生半熟}各一两。

【用法】上为末。每服一钱,细茶或薄荷汤下。

【主治】偏正头风。

【出处】《仙拈集·卷二》。

【方名】麝香茶芽散

【组成】茶芽一两　川芎　细辛　荆芥　川乌　甘草各半两　麝香少许

【用法】上为粗末。每服三钱。水一盏半,煎至八分。去滓,食后温服。

【主治】头痛不已、诸药不效者。

【出处】《普济方·卷四十四》。

【方名】神效散

【组成】江茶二两　香白芷半两。

【用法】上为细末,水调成膏子,摊在盏内,用巴豆十四个,捶碎,逐个烧烟熏尽为度,阴干为末。每服一大钱,加薄荷七叶,白梅一个,水一盏,煎至六分,临发时服。五七服立效。

【主治】头风。

【出处】《普济方·卷四十六》。

【方名】神应散

【组成】光草乌炮裂　细辛去土各五钱　好茶一两半。

【用法】上为细末,每服半钱。临卧浓茶点服。

【主治】一切头风。

【出处】《奇效良方·卷二十四》。

【方名】神朱石膏丸

【组成】石膏烧二两　芎劳一两　龙脑少许研。

【用法】上为细末,面糊为丸,如樱桃大,丹砂为衣。细嚼一丸,食后茶、酒任下。

【主治】头痛。

【出处】《圣济总录·卷十六》。

【方名】生朱丹

【组成】白附子炮制,去皮脐半斤　石膏烧通红,放冷半斤　龙脑一字　朱砂一两二钱半为衣。

【用法】上前三味为细末。烧粟米饭为丸,如小豆大,朱砂为衣。每服三十丸,食后茶、酒任下。

【功用】清神爽气。

【主治】诸风痰甚,头痛目眩,旋晕欲倒,肺气郁滞,胸膈不利,呕哕恶心,恍惚健忘,颈项强直,偏正头痛,面目浮肿,筋脉拘急,涕唾稠黏,咽喉不利。

【出处】《御药院方·卷一》。

【方名】圣饼子

【组成】川乌头　天南星　干姜各一两　甘草_{以上并生}　川芎各二两　防风一分　天麻半两。

【用法】上为细末,汤浸蒸饼为丸,如芡实大,荫一夕,来日晒干。每服三两饼子,先嚼三两荆芥穗,方嚼药,茶清送下,不拘时候。

【主治】偏正头痛。

【出处】《鸡峰普济方·卷十八》。

【方名】圣饼子

【组成】川芎　防风　白芷　甘草各一两　半夏半两_{面略炒}　天南星_炮　川乌头半两_{炮,去皮脐}　天麻一两　干生姜半两。

【用法】上为细末,汤泡蒸饼为丸,如梧桐子大,捏作饼子。每服五七饼,茶清、荆芥汤任下,不拘时候。

【功用】清头目。

【主治】风痰,头风。

【出处】《普济方·卷四十六》。

【方名】圣饼子

【组成】天南星_{汤泡七次}　半夏_{汤泡七次}　防风_{去芦}　干姜_{泡洗}　甘草_炙　细辛　白附子_生　朴消_{别研}　太阴石_{别研}　川芎　白僵蚕_{直者,炒去丝}　陈皮_{去白}　川乌头_{生,去皮脐}　薄荷叶各一两。

【用法】上为细末,生姜自然汁拌和,打成饼子,如钱大。每服一饼,食后细嚼,茶汤送下。

【主治】头风。

【出处】《魏氏家藏方·卷二》。

【方名】圣效散

【组成】石膏　荆芥穗各等分。

【用法】上为细末。用茶清调下。

【主治】诸般头痛。

【出处】《医方类聚·卷八十二》。

【方名】胜金散

【组成】荆芥穗　薄荷叶各四两　木贼_{去节}二两　蛇蜕二条_{微炙}。

【用法】上为散。每服二钱匕,食后茶清送下,一日三次。

【主治】脑风头痛,鼻息不通,或流清涕,多嚏不已。

【出处】《圣济总录·卷十五》。

【方名】石膏菊花散

【组成】石膏研,飞过一两 天南星炮一两半 白僵蚕一两炒 甘菊花一两 甘草炙,锉三分。

【用法】上为散。每服二钱匕,食后腊茶调下。

【主治】脑风头痛难任,时愈时发。

【出处】《圣济总录·卷十五》。

【方名】石膏散

【组成】石膏 赤芍药各一两 川芎三钱。

【用法】上药生用,为细末。每服一钱,食后、临卧茶清调下,并吃三服。

【主治】偏正头风。

【出处】《魏氏家藏方·卷一》。

【方名】石膏散

【组成】石膏 石决明煅 荆芥 白芷 川芎 防风 旋覆花各等分。

【用法】上为细末。每服一钱,食后薄荷、生葱、茶清调下,一日三次。

【主治】头风攻注于目,目中常早晨昏者。

【出处】《秘传眼科龙木论·卷十》。

【方名】石膏散

【组成】石膏二两火煅过 芎䓖一两 甘草炙,锉半两。

【用法】上为细散。每服一钱匕,食后生葱、好茶调下,一日二次。

【主治】目风眼寒,偏头痛,夹脑风,鼻出清涕,眼目冷痛。

【出处】《圣济总录·卷一〇七》。

【方名】石膏散

【组成】石膏火煅,研 天南星炮 白僵蚕炒各等分。

【用法】上为散。每服二钱匕,加葱白二寸,腊茶一钱,同煎汤,连葱点顿服,良久再服。

【主治】脑风,邪气留连,头痛不已。

【出处】《圣济总录·卷十五》。

【方名】石膏散

【组成】石膏研 芎䓖 旋覆花各一两 白附子炮 细辛去苗叶 甘草炙各一分。

【用法】上为散。每服半钱匕,腊茶调下,不拘时候。

【主治】风壅头痛,眉骨疼。

【出处】《圣济总录·卷十六》。

【方名】石膏鼠黏子散

【组成】石膏 鼠黏子炒各等分。

【用法】上为细末。每服二钱,食后用温酒或茶清调下。

【主治】偏正头疼,连睛疼。

【出处】《奇效良方·卷二十四》。

【方名】石膏丸

【组成】石膏煅通赤,净地出火毒,以器覆之一两 白附子炮一分半 铅霜研 丹砂研 龙脑研各一分。

【用法】上为细末,薄荷汁煮面糊为丸,如梧桐子大,丹砂为衣。每服二丸,好茶嚼下。

【主治】风盛痰壅,头疼不止。

【出处】《圣济总录·卷十六》。

【方名】四白散

【组成】蒺藜子炒去角 白芷 白附子炮 白僵蚕炒各等分。

【用法】上为散。每服二钱匕,茶清或酒调下,不拘时候。

【主治】伤寒头痛身热,百节疼痛。

【出处】《圣济总录·卷二十四》。

【方名】四川丸

【组成】大川乌一个生,去皮脐 川白芷 川细辛去叶 大川芎各一两。

【用法】上为末,韭叶自然汁为丸,黄丹为衣。每服一丸,细嚼,葱白、淡茶清送下。

【主治】头痛如破。

【出处】《世医得效方·卷十》。

【方名】太白散

【组成】石膏煅二两 川芎半两 甘草一分一方无甘草。

【用法】上为末。茶芽少许,热汤调二分,食后服。

【主治】头痛。

【出处】《普济方·卷四十四》。

【方名】太一麝香汤

【组成】草乌头生用一两 细辛去苗叶二两 新茶芽二两。

【用法】上㕮咀,如麻豆大。每服三钱匕,水一盏半,入真麝香一捻,同煎八分,去滓热服。

【主治】风邪客于脑,头痛至甚。

【出处】《圣济总录·卷十五》。

【方名】天麻饼子

【组成】天麻 草乌汤泡,去皮 川芎 细辛 苍术 甘草 川乌汤泡,去皮 薄荷 甘松 防风 白芷 白附子去皮各五钱 雄黄 全蝎各三钱。

【用法】上为细末,寒食面打糊捣稠,捻作饼子,如寒豆大,每服二三十饼,食后细嚼,葱头汤送下;属火热痰痛者,茶汤送下。甚者日进二服。

【主治】因风火湿痰上攻及杨梅疮毒所致头痛;兼治头目昏眩,项背拘急,肢体烦痛,肌肉蠕动,耳哨蝉鸣,鼻塞多嚏,皮肤顽麻,瘙痒瘾疹;又治妇人头风作痛,眉棱骨疼,牙齿肿痛,痰逆恶心。

【宜忌】忌诸般发物。

【出处】《外科正宗·卷四》。

【方名】天麻除风丸

【组成】天麻去苗 防风去芦头 细辛去叶土 藁本去土 川芎 香白芷 干山药 黄芪蜜炙 蝎梢略炒,去毒 当归洗,焙各一两 甘草八钱炙 白附子半两炮。

【用法】上为细末,炼蜜为丸,每一两作十丸。每服一丸,食后茶、酒任下。

【功用】疏风顺气,清利头目。

【主治】一切风气上壅,头昏目涩,鼻塞耳鸣,项背拘急,肢体倦怠。

【出处】《杨氏家藏方·卷二》。

【方名】天麻散

【组成】天麻二两 藿香去梗 石膏研 莎草根炒去毛各一两 王瓜十枚烧灰。

【用法】上为散。每服一钱匕,腊茶调下。

【主治】首风头痛。

【出处】《圣济总录·卷十五》。

【方名】天麻丸

【组成】天麻四两酒浸一宿,焙干 川芎四两 防风去芦头四两 甘草二两。

【用法】上为细末,炼蜜为丸,每一两分作十丸,朱砂为衣。每服一丸,细嚼,食后茶清送下。

【主治】风气壅盛,头疼目涩,项背拘急,鼻塞耳鸣。

【出处】《杨氏家藏方·卷二》。

【方名】天麻丸

【组成】天麻一两半 附子炮裂,去皮脐一两 半夏汤洗七遍去滑一两 荆芥穗半两 木香半两 桂去粗皮一分 芎䓖半两。

【用法】上为末,入乳香和匀,滴水为丸,如梧桐子大。每服五丸,渐加至十丸,茶清送下,一日三次。

【主治】偏正头疼,首风攻注,眼目肿疼昏暗,及头目旋运,起坐不能。

【出处】《圣济总录·卷一〇八》。

【方名】天南星丸

【组成】天南星牛胆内者 白附子炮各一两 石膏三两碎,研 犀角屑一分 甘草炙半两 丹砂研一两、龙脑研一分。

【用法】上药除研外,捣箩为末,次入研者和匀,以生鸡苏茎叶捣取汁,和蜜炼熟为丸,如鸡头子大。每服一丸,食后、临卧茶清嚼下。

【功用】化痰涎。

【主治】风头痛。

【出处】《圣济总录·卷十六》。

【方名】天雄散

【组成】天雄一两如无,以大川乌代之 雄黄半两水磨,澄干 川芎一两半 全蝎半两去土 白僵蚕四钱直者,去丝嘴 荜茇三钱微炒。

【用法】上为细末。每服一钱。用腊茶调下。如牙疼,先以盐汤漱口,次用药擦牙上。

【主治】头风。

【出处】《普济方·卷四十六》。

【方名】通顶散

【组成】石膏四两煅　荆芥一两半　川芎三两　薄荷五钱。

【用法】上为细末。每服二钱,食后茶清调下。

【主治】头风。

【出处】《普济方·卷四十六》。

【方名】乌白丸

【组成】绵川乌汤浸润,略炮,去皮脐　草乌略炮,去皮　川白芷　苍术如上制各一两。

【用法】上药锉,焙,为末,用生葱汁合面糊丸,如绿豆大。慢火焙干,晴晒亦好。每服三十丸至五十丸,或七十丸,食后、临卧用温清茶送下。

【主治】五六岁以上小儿,头风苦痛,或一边作痛,及聤耳。

【出处】《活幼心书·卷下》。

【方名】乌豆散

【组成】草乌头尖一分生用　赤小豆三十五粒　麝香一字研。

【用法】上药除麝香外,为细散,再研匀。每服半钱匕,煎薄荷、茶清,放冷调下。更于痛处一边鼻内嗜药少许。

【主治】久患偏头疼。

【出处】《圣济总录·卷十六》。

【方名】乌辛茶

【组成】川乌一只生,去皮　高丽细辛二钱　茶芽二钱。

【用法】上咬咀,作三服。每服用水二大盏,加生姜十片,煎至七分,临发后连进。或呕痰即愈。

【主治】头风。

【出处】《备急灸法》。

【方名】细辛散

【组成】细辛去苗叶　夏枯草各三钱　荜茇　高良姜各一钱。

【用法】上为细散。每用少许,随痛左右嗜入鼻内。如牙疼,用时须开口流涎,不得喷,候涎尽,以冷水点腊茶饮之,其痛立止。

【主治】偏头疼,连牙齿风痛不可忍。

【出处】《圣济总录·卷十六》。

【方名】细辛丸

【组成】乌头　藁本　川芎　细辛各半两　甘草一分。

【用法】上为细末,用石膏半斤研细,入坩锅子内,大火煅过,飞去石末,滴石膏水为丸,如弹子大。每服一丸,茶、酒任下,不拘时候。

【主治】头痛久不愈。

【出处】《鸡峰普济方·卷十八》。

【方名】仙传午时茶

【组成】茯苓片八两　柴胡六两　泽泻片　枳壳片　苏叶　防风　扁豆　赤小豆各五两　忍冬藤　枯黄芩　鲜竹茹　花粉各四两　藿香　生甘草　香薷　麦冬各三两　双钩藤二百一十只　鲜荷叶三十片**切碎**　陈茶叶一百两**均用库平**。

【用法】先将荷叶放大铁锅内,加水煎汁去滓;再将茯苓等十七味一并下锅,煎至汁水较浓,滤汁储缸;仍将原药加水再煎多时,滤汁储缸;再加水煎至第三次,滤汁去渣,连同前汁,并入锅内再煎至约汁小半锅为度;再将茶叶放入,随放随拌,将汁渗干,取起摊晒极燥,每服二钱,分装纸袋封口,储大洋铁筒,勿令泄气受蒸。每服一袋,清水煎服。暖睡出汗。重则二剂同煎,小儿减半。

【主治】伤风头痛,冒暑发痧,吐泻。

【出处】《经验奇方·卷上》。

【方名】仙方如圣饼子

【组成】草乌　芎䓖　半夏　天花粉　细辛　薄荷　荆芥　何首乌　防风　羌活　苍术　赤小豆　松香　甘松　藿香　晚蚕沙　菊花　白芷　甘草　赤芍药　蔓荆子各等分。

【用法】上为细末,用炒面作糊和为饼,赤土为衣。每服一饼,食后细嚼,茶清送下。

【主治】头痛头风。

【出处】《奇效良方·卷二十四》。

【方名】香茶散

【组成】细辛　草乌头各一分　陈茶牙二钱　麝香少许**候熟入**。

【用法】上为细末。每服三钱,水二盏,煎至八分,临熟入麝香少许。不过三服愈。

【主治】痰癖头痛。

【出处】《鸡峰普济方·卷十八》。

【方名】香茗散
【组成】香附子二钱 川芎一钱 细茶一摄。
【用法】上锉二剂。水煎,温服。
【主治】因气脑冲动,头痛。
【出处】《鲁府禁方·卷二》。

【方名】香芎散
【组成】川芎 香附子炒 石膏乱纹者良,水飞 白芷 甘草 薄荷各一两
一方川乌头半两,去脐皮。
【用法】上为细末。每服二钱,温酒或茶清调下。
【主治】偏正头风。
【出处】《儒门事亲·卷十五》。

【方名】香芎散
【组成】香附子半斤炒去毛 川芎三两 甘草二两 石膏一两研。
【用法】上为细末,每服一钱,食后腊茶、荆芥汤点服。
【主治】一切头风。
【出处】《中藏经·附录》。

【方名】香芎散
【组成】芎䓖 荆芥穗 白芷 槐蛾 莎草根炒去毛 甘草炙,锉各等分。
【用法】上为散。每服一钱匕,茶酒调下,一日三次。
【主治】脑风。邪气留客,头痛久不已。
【出处】《圣济总录·卷十五》。

【方名】星乌散
【组成】天南星 川乌生,去皮尖各等分。
【用法】上为细末。每服二钱,入细茶一钱,薄荷七叶,盐梅一个,同煎
一二沸,入生姜汁些少,温服
【主治】诸般头风,二三十年不愈者。
【出处】《奇效良方·卷二十四》。

【方名】芎茶汤
【组成】好川芎半两。

【用法】上为末。每服二钱,腊茶清调下。

【主治】气虚头痛。

【出处】《普济方·卷四十四》。

【方名】芎黄汤

【组成】荆芥穗三钱　全蝎五个炒　大川乌头二个炮,去皮脐,切碎,炒黄色　川芎半两　细辛去苗叶一钱半　雄黄研,水飞一钱。

【用法】上为细末,每服半钱,茶少许,白汤点下,不拘时候。

【主治】偏正头痛,外伤风鼻塞声重,清涕多嚏者。

【出处】《御药院方·卷一》。

【方名】芎菊茶调散

【组成】荆芥二钱　防风二钱　川芎二钱　甘菊三钱　细辛五分　白芷二钱　茅术二钱炒　薄荷八分　生甘草八分。

【用法】上为细末。每用一二钱,清茶调服。

【功用】祛风止痛。

【主治】鼻塞头痛,头风诸症。

【出处】《慈禧光绪医方选议》。

【方名】芎菊散

【组成】芎䓖二两　菊花一两　白芷二两　细辛去苗叶半两　石膏水飞半两　防风去又二两　甘草炙半两。

【用法】上为细散。每服一钱匕,食后茶调下。

【主洽】眉骨、太阳穴、头面俱痛,眼见黑花,目渐昏暗。

【出处】《圣济总录·卷一〇八》。

【方名】芎䓖散

【组成】芎䓖　石膏碎　细辛去苗叶　荆芥穗　甘草炙,锉　草乌头去皮脐,同黑豆炒,去豆各一两。

【用法】上为散。每服半钱匕,腊茶清调下,加至一钱匕,空心食前服。

【主治】头风,头面多汗,恶风,头痛。

【出处】《圣济总录·卷十五》。

【方名】芎䓖丸

【组成】川芎不拘分两。

【用法】用净水洗浸,薄切片子,晒干或焙,为末,炼蜜为丸,如小弹子大。每服一丸,茶、酒嚼下,不拘时候。

【功用】化痰。

【主治】头风。

【出处】《经史证类备急本草·卷七》。

【方名】芎劳饮

【组成】芎劳半两　马牙消_研　石膏_研各一两。

【用法】上为粗末。每服二钱匕,水一盏,加生姜三片,好茶一钱匕,同煎至六分,去滓温服。不拘时候。

【主治】伤寒头疼不止。

【出处】《圣济总录·卷二十四》。

【方名】芎犀丸

【组成】石膏_{细研}四两　生龙脑_{别研}　朱砂_{研·飞}四两_{留一两为衣}　生犀角一两　人参_{去芦}二两　茯苓_{去皮}二两　川芎四两　阿胶_{碎·炒}一两半　细辛_{去苗}二两　麦门冬_{去心}三两　甘草_炙二两　山栀子_{去皮}一两。

【用法】上除别研药后入,并为末,炼蜜为丸。每服一至二丸,食后细嚼、茶、酒任下。服此不十数次,成作嚏,突出一铤稠脓,即愈。

【主治】偏头疼,一边鼻塞不闻香臭,常流清涕,或作臭气一阵,加芎、蝎等遍服无效者。

【出处】《世医得效方·卷十》。

【方名】芎辛菊花散

【组成】川芎　羌活　白芷　防风　荆芥　薄荷各一两　细辛　甘草　菊花各五钱。

【用法】上为细末。每服二钱,清茶调,食远服。

【主治】风热头痛,发作无时。

【出处】《保命歌括·卷十五》。

【方名】芎辛散

【组成】川芎四钱　苍术八钱　甘草三钱　细辛一钱。

【用法】上为细末。每服一钱,茶清调下,不拘时候。

【主治】风客阳经,头痛晕眩,项背拘急,肢体疼痛,鼻塞声重,发热恶寒;及诸语涩,麻痹而筋挛。

【出处】《鸡峰普济方·卷五》。

【方名】芎辛丸
【组成】川芎洗　防风去叉股　僵蚕去丝嘴,炒　独活黄色如鬼眼者,去芦,洗,焙各一两　天麻四两　桔梗炒三两　细辛去叶　白附子炒　羌活洗,去芦　甘草炙各半两　薄荷　荆芥穗各一两半。
【用法】上为细末,炼蜜为丸,如弹子大。每服一丸,食后茶、酒嚼下。
【主治】头痛面赤,烦闷咽干,上膈风痰,头目晕昏,百节疼痛,背项拘急。
【出处】《普济本事方·卷四》。

【方名】杨梅散
【组成】杨梅。
【用法】上为末。每服二钱,食后,薄荷、茶清调下。
【主治】头风。
【出处】《普济方·卷四十六》。

【方名】一字散
【组成】南星生　全蝎末　川芎二钱　白芷二钱　荆芥穗二钱。
【用法】上为末。茶调下。
【共享】疏风。
【主治】太阳头痛。
【出处】《医方类聚·卷二一七》

【方名】玉饼子
【组成】川乌炮　干姜炮　天南星炮各半两　川芎　甘草炒　防风各一两　天麻　半夏姜制各一分。
【用法】上为细末,蒸饼为丸,如弹子大,捏作饼子。每服一丸,荆芥穗同嚼,茶下,不拘时候。
【主治】妇人头风,恶寒风冷,昏闷呕逆。
【出处】《医方类聚·卷二十四》。

【方名】愈风丹
【组成】通圣散　四物汤　黄连解毒汤各一料　羌活　细辛去叶　甘菊　天麻　何首乌　薄荷　独活各一两。
【用法】上为细末,炼蜜为丸,如弹子大。每服一丸,细嚼,不拘时候,以茶、酒任下。

【主治】诸般风证,偏正头风。

【出处】《普济方·卷一五》。

【方名】芷芩散

【组成】白芷酒　黄芩各等分。

【用法】上为末。每服二钱,茶清送下。

【主治】风热夹痰而致眉棱骨痛。

【出处】《杂病源流犀烛·卷二十二》。

【方名】芷芎散

【组成】白芷　川芎各等分。

【用法】上为末。每服二钱、茶清调下。

【主治】头风。

【出处】《普济方·卷四十六》。

【方名】追风散

【组成】白僵蚕去丝嘴，炒　全蝎微炒　甘草炙　荆芥各二两　川乌炮，去皮脐　防风去芦叉　石膏研各四两　川芎三两　麝香研一两。

【用法】上为细末。每服半钱,食后、临卧好茶调下。

【功用】清头目,利咽膈,消风壅,化痰涎。

【主治】年深日近,偏正头痛;肝脏久虚,血气衰弱,风毒之气上攻头痛,头眩目晕,心忪烦热,百节酸疼,脑昏目痛,鼻塞声重,项背拘急,皮肤瘙痒,面上游风,状如虫行;一切头风;兼治妇人血风攻注,头目昏痛。

【出处】《太平惠民和剂局方·卷一》。

❂ 头重

【方名】藁本散

【组成】防风　白芷　何首乌　麻黄　甘草　白芍药　旋覆花各一两。

【用法】上为细末,每服二钱,食后茶清调下。

【主治】头目昏重,鼻塞清涕。

【出处】《鸡峰普济方·卷五》。

❂ 头昏

【方名】天麻丸

【组成】龙脑薄荷叶一两　荆芥穗**去子**　天麻　甘草**炙各二两半**　川芎　羌活　白芷　马牙消　玄参各一两半　川乌头二分半**炮制。去皮脐**。

【用法】上为细末,炼蜜为丸,如鸡头子大。每服一丸至二丸,食后细嚼。茶清送下。

【功用】凉膈明目。

【主治】肺脏风热,鼻塞不通,头昏脑闷。

【出处】《御药院方·卷一》。

◎　头目不清

【方名】清神散

【组成】川芎　芥穗　香附子各一两　防风　泽泻　甘草　石膏　蒺藜各一两。

【用法】上为细末。每服一钱,茶清调下,不拘时候。

【主治】头目不清,精神昏愦。

【出处】《鸡峰普济方·卷十八》。

【方名】清神散

【组成】干菊花　白僵蚕**炒去丝嘴各一两**　荆芥穗　羌活　木通　川芎　防风各半两　木香二钱　甘草　石菖蒲各三钱。

【用法】上为末。每服三钱,食后、临卧服,茶清调下。

【主治】气壅于上,头目不清,耳常重听。

【出处】《朱氏集验方·卷九》。

【方名】消痰流气饮

【组成】僵蚕　石菖蒲　木香　木通　菊花　防风　羌活　黄连　黄芩　甘草　川芎各等分。

【用法】上为末。每服二钱,茶清送下。

【主治】气壅头目不清。

【出处】《外科集腋·卷二》。

◎　眩晕

【方名】白附子丸

【组成】天南星**生**　天麻　半夏**汤洗七遍**　川乌头**生,去皮脐**　白附子**生用各**等分。

【用法】上为细末,加脑子、麝香少许,瓷盒内闭一二宿,清水为丸,如梧桐子大,朱砂为衣。每服五七丸,加至十丸,食后茶清或姜汤送下。服时微以齿碎之。

【主治】风虚痰盛,头目昏眩。

【出处】《普济方·卷四十七》。

【方名】白云丸

【组成】大南星炮 川乌炮.去皮 白附子生 半夏洗各二两 滑石研 石膏研各三两 麝香 龙脑各一分。

【用法】上药稀面糊为丸,极稀为妙,如绿豆大。每服五十丸,姜、酒、茶或薄荷茶下,食后服为佳。每遇头目昏困,精神懵冒,胸中痰逆,惯怖如中酒痫,服此药,良久间如搴去重裘,豁然清爽,颜色夷畅。

【主治】痰实胸膈嘈逆及头昏眩困倦,头目胀痛。

【出处】《御药院方·卷五》。

【方名】白芷丸

【组成】新白芷,不拘多少。

【用法】上锉,以萝卜汁浸,晒干,为末,炼蜜为丸,如弹子大。每服一丸,细嚼,以茶清或荆芥汤送下。

【主治】沐浴后眩晕头痛,或头风眩痛,及暴寒乍暖,神思不清,头目昏晕。

【出处】《东医宝鉴·卷一》。

【方名】百嚼丸

【组成】槐角炒 槐花炒 桔梗炒 薄荷叶去土 蝉蜕净洗各半斤 荆芥穗 甘草炙 枳壳麸炒.去瓤 白僵蚕炒去丝嘴各四两 川芎 羌活去头芦 防风去头芦 香白芷 白茯苓去皮各二两 天麻一两去苗 细辛去叶土 藁本去土 白附子炮 细松烟墨烧红.醋淬各半两。

【用法】上为细末,炼蜜为丸,每一两作十丸。每服一丸,食后、临睡细嚼,茶清送下。

【主治】风壅涎实,头目昏晕,眼多紧涩,肌肉瞤动,手足烦热,浑身疼痛,腰重脚弱,大便多秘,夜间少睡。

【出处】《杨氏家藏方·卷二》。

【方名】必效丸

【组成】巴豆去皮.出油一分 丹砂研 乳香研 细辛去苗叶 当归切.焙 槟榔各半两 丁香 桂去粗皮 龙脑研各一钱。一方有麝香。

【用法】上为末,蒸饼为丸,如梧桐子大。每发日服一丸,用好茶清送下。须是当门齿嚼,冷茶下之。十年病只用一粒,额上汗出即愈。

【主治】头风眩晕。

【出处】《普济方·卷四十六》。

【方名】碧云汤

【组成】荆芥穗二两　牛蒡子炒一两　真薄荷一两。

【用法】上为末。每服三钱,食后茶送下。

【主治】风痰上攻,头目昏眩,咽喉疼痛,涎涕稠黏。

【出处】《扁鹊心书·神方》。

【方名】草乌头汤

【组成】草乌头去皮尖,生用　细辛去苗　茶芽各等分。

【用法】上为散。每服五钱,水二盏,煎至一盏,去滓,缓缓服尽。

【主治】气晕。但晕而不眩,发则伏地昏昏,食顷乃苏,由荣卫错乱,气血溷浊,阳气逆行,上下相隔,气复通则苏,脉虚大而涩。

【出处】《全生指迷方·卷三》。

【方名】川芎散

【组成】川芎　槐子各一两。

【用法】上为细末。每服三钱。如胸中气滞不利,生姜汤调;目疾,茶调;风热上攻,吹咀一两,水煎,食后服。

【主治】风热上冲,头目眩热,肿及胸中不利。

【出处】《素问病机气宜保命集·卷下》。

【方名】大效香砂丸

【组成】巴豆生,出油,去皮　生珠　乳香　细辛　当归去苗各等分　丁香少许　官桂少许去皮　龙脑五十文　麝香五十文　槟榔少许。

【用法】上为末,以水浸蒸饼和为丸,如梧桐子大。发病日,用好茶送下一丸。额上汗出即愈。

【主治】头风眩晕,头面多汗,恶风,甚则头痛心烦闷,脉寸口洪大而长。

【出处】《博济方·卷三》。

【方名】都梁丸

【组成】香白芷大块,择白色新洁者,先以棕刷刷去尘土,用沸扬泡洗四五遍。

【用法】上为细末,炼蜜为丸,如弹子大。每服一丸,食后常服,多用荆芥点腊茶细嚼下;只干嚼咽亦可。

【主治】诸风眩晕,妇人产前产后乍伤风邪,头目昏重,及血风头痛,暴寒乍暖,神思不清,伤寒头目昏晕。

【出处】《是斋百一选方·卷九》。

【方名】防风散

【组成】防风去叉　羌活去芦头　甘菊花择去梗　白附子炮　山芋　藁本洗,切,焙　附子炮裂,去皮脐　蒺藜子炒,去角各半两　麝香研一分。

【用法】上为细散。每服一钱匕,食后茶清调下。或炼蜜为丸,如梧桐子大。每服二十丸,茶、酒任下。

【主治】风头眩,目昏痛。

【出处】《圣济总录·卷十六》。

【方名】黑将军散

【组成】大黄酒炒。

【用法】上为末。清茶调下;或用酒浸,九蒸九晒,为末,水丸如绿豆大。每服百丸,食后临卧清茶送下。

【主治】痰火太盛,眩晕难当。

【出处】《古今医鉴·卷七》。

【方名】化风丸

【组成】藁本去土　川芎　荆芥穗　细辛去叶土　甘草炙　草乌头炮,去皮尖　香白芷各一两。

【用法】上为细末,汤浸蒸饼为丸,每一两,作一十丸,朱砂为衣,阴干。每服一丸,细嚼,食后茶清送下。

【主治】风气上攻,头目旋晕,项背拘急,鼻塞不通,神志不爽。

【出处】《杨氏家藏方·卷二》。

【方名】槐角煎

【组成】槐角四两慢火麸炒黄黑　荆芥穗三两　菊花二两　皂角去皮弦子,酥炙黄一两。

【用法】上同为细末,炼蜜为丸,每一两作十丸。每服一丸,细嚼,食后茶清送下。

【功用】治风凉血。

【主治】头目旋运,涕唾稠黏,皮肤瘙痒。

【出处】《杨氏家藏方·卷三》。

【方名】藿香散

【组成】藿香叶 零陵香 莎草根炒去毛各等分。

【用法】上为散。每服二钱匕,食后腊茶清调下,一日三次。

【主治】风,头旋目眩,痰逆恶心,不思饮。

【出处】《圣济总录·卷十七》。

【方名】鸡苏羌活丸

【组成】鸡苏叶二两 羌活去芦头 芎劳各一两半 羚羊角镑 防风去叉 天麻 人参 丹砂研各一两 白僵蚕微炒 天南星炮 干蝎去土,微炒 牛黄研 麝香研 龙脑研各半两 犀角镑一两。

【用法】上为末,炼蜜为丸,如梧桐子大。每服二十丸,食后临卧腊茶清送下。

【主治】风邪鼓作,头目眩运,目系急痛,甚则倒仆。

【出处】《圣济总录·卷十六》。

【方名】菊花散

【组成】甘草一两半 川芎 苍术 甘菊各一两 防风 白蒺藜 羌活 木贼 麻黄 黄连各三钱。

【用法】上为细末。每服三钱,食后临卧酒、茶吞下,一日三四次。

【主治】头目眩。

【出处】《普济方·卷八十五》。

【方名】菊花散

【组成】菊花 芍药各等分。

【用法】上为细散。每服一二钱,食后,临卧茶清调下。

【主治】风毒上攻,头昏眼晕。

【出处】《普济方·卷一〇五》。

【方名】龙脑丸

【组成】草龙脑 白矾烧沸定各四两 天南星二两 半夏二两半水浸,切作片,用浆水、雪水一钟半同煎三五沸,焙干各称二两。

【用法】上为细末,面糊为丸,如梧桐子大。每服三十丸,食后、临卧腊茶清送下。

【功用】解暴热,化痰凉膈,清头目。

【主治】热痰壅膈,头目眩重;岭南瘴气,意思昏闷;咽喉肿疼,口舌生疮。

【出处】《普济方·卷一六七》。

【方名】普济药茶

【组成】南藿香六两四钱　苍术七两二钱　木香七两六钱　半夏七两五钱　苏薄荷七两八钱　厚朴七两五钱　陈皮三两　荆芥八两一钱　青皮六两　木瓜七两八钱　枳壳七两八钱　槟榔七两八钱　南苏叶八两一钱　甘草三两　生安化茶廿斤。

【用法】共研细末,拌匀听用。随便饮之。

【功用】消食散寒,宽中下气,解表清瘟,和胃止呕。

【主治】胸膈膨闷,腹脘嘈杂,食后倒饱,四时感冒,不正之气,头痛发热,恶寒伤风,咳嗽,呕吐涎水。

【出处】《太医院秘藏膏丹丸散方剂·卷四》。

【方名】清上丸

【组成】石菖蒲　酸枣仁　胆星　茯苓　黄连　半夏　神曲　橘红各一两　僵蚕　青黛　木香各五钱　柴胡七钱半。

【用法】上用竹沥打糊为丸。食后茶下一钱五分。

【功用】安神。

【主治】痰火眩晕。

【出处】《赤水玄珠·卷十六》。

【方名】清神散

【组成】王瓜细碎,炒令黑色一两　川芎一两　香附子二两炒　防风　薄荷叶　白芷　荆芥穗　羌活　细辛去叶　甘草炙各一两。

【用法】上为细末。每服一大钱,食后茶清点服;或温水亦得。

【主治】头风旋晕,面目眴动,神志不清,鼻塞声重。

【出处】《御药院方·卷一》。

【方名】祛风四物汤

【组成】荆芥　防风　川芎　羌活　柴胡　白芷　甘草　蔓荆子　当归　白芍　天冬　甘菊　香附　黄芪　陈皮　苍耳子　黄连　茶叶。

【主治】妊娠肝脏壅热,风充入脑,头旋目晕,忽然视物不明,腮颈颐项发肿结核。

【宜忌】病愈后一切炙煿、酒、面、辛热及毒物、鲜味、烦劳皆忌。如不守禁,两目必至失明。

【出处】《陈素庵妇科补解·卷三》。

【方名】山茱萸散

【组成】山茱萸一两　甘菊　人参　山药　茯神　川芎各五钱。

【用法】上为末。每服二钱,茶清或酒调服。

【主治】风眩头晕。

【出处】《医学入门·卷八》。

【方名】四神散

【组成】菊花　当归　旋覆花　荆芥穗各等分。

【用法】上为细末。每服一钱,水一盏,加葱白三寸,茶末一钱,煎至七分,通口服。良久,去枕仰卧少时。

【主治】妇人血风,眩晕头痛。

【出处】《妇人大全良方·卷四》。

【方名】松香散

【组成】松实去壳　白芷　当归切,焙　芎䓖　甘草炙各三两　甜瓜子洗一升。

【用法】上为细散,每服二钱匕,食后以荆芥、薄荷、茶清调下。

【主治】头旋,肩背拘急,肢节疼痛,鼻塞耳鸣,面赤咽干,心忪痰逆,眼见黑花,当风泪出。

【出处】《圣济总录·卷十七》。

【方名】檀香散

【组成】白檀香锉半两　甘菊花择三两　芎䓖二两　甘草生用一两。

【用法】上为散,每服一钱匕,温薄荷汤调下;茶清或沸汤调亦得。

【主治】头面风。头目昏眩,肩背疼痛,头皮肿痒,头项拘急。

【出处】《圣济总录·卷十七》。

【方名】桃红散

【组成】白附子新罗者　黄丹各等分。

【用法】上同炒,候黄丹深紫色,筛出黄丹不用,只将白附子为末。每服一钱匕,茶清调下。

【主治】风眩,左手关脉虚弦。

【出处】《全生指迷方·卷三》。

【方名】天麻丸

【组成】天麻半两　芎劳二两。

【用法】上为末,炼蜜为丸,如芡实大。每食后嚼一丸,茶、酒任下。

【功用】消风化痰,清利头目,宽胸利膈。

【主治】心忪烦闷,头运欲倒,项急,肩背拘倦,神昏多睡,肢节烦痛,皮肤瘙痒,偏正头痛,鼻齆,面目虚浮。

【出处】《本草纲目·卷十二》。

【方名】香茸六味丸

【组成】鹿茸血片一钱　生地　熟地各一两　山萸肉四钱　怀山药　茯神各八钱　桑叶　丹皮各四钱　定风草三钱　真麝香五厘。

【用法】上为细末,豆淋酒糊为丸。每服三钱,细芽茶五分,杭茶菊五朵,泡汤送下。

【主治】内风夹痰,上冲头脑,抬头屋转,眼常黑花,见物飞动,猝然晕倒者。

【出处】《重订通俗伤寒论》。

【方名】消风散

【组成】甘菊　荆芥　当归　大豆叶炒　防风　茶叶　羚羊角镑　生石膏三四分。

【主治】胎气伤于热毒,头旋眼花,腮项暴肿成核,痛甚呕吐。

【出处】《盘珠集·卷下》。

【方名】芎劳天麻丸

【组成】芎劳二两　天麻半两。

【用法】上为细末,炼蜜为丸,每一两半作二十丸。每服一丸,食后细嚼,茶,酒任下。

【功用】清利头目,消风化痰,宽胃利膈。

【主治】心忪烦闷,旋运欲倒,颈项紧急,肩背拘倦,神昏多睡,肢体烦痛,皮肤搔痒瘙痒,偏正头痛,鼻塞声重,面目浮肿。

【出处】《御药院方·卷一》。

【方名】芎犀丸

【组成】犀角**镑屑**一分 芎䓖三两 桔梗**锉,炒**一分 甘草**炙**一分 鸡苏叶**茎去土**三两 丹砂**别研,水飞**半两 细辛**去苗叶**一分 天麻半两 白芷一分 防风**去叉,锉**一分。

【用法】除丹砂另研外,上为细末,和匀,炼蜜为丸,如樱桃大。每服一丸,食后细嚼,茶、酒任下。

【功用】治风化痰,清神志。

【主治】头目运眩欲倒,痰逆恶心,偏正头痛,眉骨痛,肢体倦怠,鼻塞气道不通,或面上游风,目眴。

【出处】《圣济总录·卷十二》。

【方名】止旋饮

【组成】大黄**酒炒**五钱 苶茶八钱 枳实三钱 生姜七片。

【用法】水煎服。

【主治】冒雨中湿,实火上炎,头眩不可当者。

【出处】《丹台玉案·卷四》。

🜋 中风

【方名】安魂琥珀丹

【组成】天麻 川芎 防风 细辛 白芷 羌活 川乌**炮,去皮脐** 荆芥穗 僵蚕各一两 薄荷叶三两 全蝎 粉甘草 藿香 朱砂**细研,水飞**各半两 麝香 珍珠 琥珀各一钱。

【用法】上为细末,炼蜜为丸,如弹子大,金箔为衣。每服一丸,空心茶清或酒送下。若蛇伤,狗咬,破伤风,牙关紧急,先用一丸擦牙,后用茶清调下一丸;如小儿初觉出痘疹,即用茶清调一丸与服。

【功用】安魂定魄,疏风顺气。

【主治】中风,左瘫右痪,口眼㖞斜,心神不宁;蛇伤,狗咬,破伤风,牙关紧急。

【出处】《丹溪心法附余·卷一》。

【方名】白花蛇丸

【组成】白花蛇**酒浸,去骨取肉,炙**一两 人参 蝉壳**洗泥土** 干蝎**去土,炒** 天麻 白僵蚕**洗,炒** 草薢 当归**切,焙** 羌活**去芦头** 芎䓖 白芷 乌头**炮裂,去皮脐** 附子**炮裂,去皮脐**各半两 狼毒三分**炮** 生犀**锉末**半两 龙脑三钱

别研 雄黄一两半细研.水飞 甘草炙.锉一分。

【用法】上为末,炼蜜为丸,如皂子大。每服一丸,茶、酒任嚼下,不拘时候。

【主治】风邪客于机关,筋脉缩急,肢体拘挛。

【出处】《圣济总录·卷八》。

【方名】白龙丹

【组成】川芎 防风各十二两 滑石一斤 草乌十两生用 两头尖 甘草各八两 川乌 桔梗 寒水石各四两 何首乌二两四钱 茴香一两七钱 广木香一两半 地骨皮一两七钱 白及一两四钱 藁本 甘松 白芷 香附子 良姜 薄荷 当归 白芍药 羌活 川椒去子.炒 广零陵香 藿香叶 全蝎不炒 细辛 荆芥穗 甘菊花 麻黄去根各一两 人参 升麻 天麻 僵蚕炒断丝 干葛各七钱 蕲州白花蛇一条去头尾.酒浸三日.去骨皮.将肉焙干.为末 乌梢蛇一条同上制 豆粉四两为糊 麝香一钱同滑石为衣 白面半斤蛇酒为糊。

【用法】上为末,打糊,蛇酒为丸,如弹子大,滑石为衣,晒干收用。每服一丸,临卧茶清或酒化下。

【主治】男子妇人诸般风证,左瘫右痪,半身不遂,口眼㖞斜,腰胸疼痛,手足顽麻,语言謇涩,行步艰难,遍身疮疥上攻头目,耳内蝉鸣,痰涎不利,皮肤瘙痒,偏正头痛,一切诸风。

【出处】《丹溪心法附余·卷一》。

【方名】白龙丸

【组成】白附子 明天麻 藁本去土 缩砂仁 荆芥穗 川羌活 细辛去叶 川独活 薄荷叶 藿香叶 麻黄去根节 甘松去土各一两 葛根 防风 白芷 川芎 桔梗 香附子炒 甘草炒 川乌生.去皮 石膏各二两 寒水石烧一斤半。

【用法】上为细末,鹅梨汁为丸,每两作十丸,别用水石粉为衣,阴干。每服一丸,食后细嚼,茶、酒任下,一日两次。嗽,含化;伤风,葱白酒送下;小儿,薄荷酒送下。

【主治】男子妇人,卒暴中风,口眼㖞斜,神昏涎堵,筋脉拘急,肢体顽痹,头目旋运,呕逆恶心,皮肤瘙痒,偏正头疼,暗风倒仆。男子肾风,妇人血风,伤风咳嗽,声重,鼻渊,小儿慢惊,吐泻霍乱,手足厥冷,湿风痉病,瘰疬潮搐,昏乱不省,一切诸风。

【出处】《医方类聚·卷二十四》。

【方名】白龙丸

【组成】天南星四两以生姜四两同捣成饼　川乌　甘草　藁本　甘松　白芷　桂心各二两　海桐皮一两　石膏二两煅,研极细。

【用法】上为末,糯米糊为丸,如弹子大,石膏为衣。每服大人一丸,小儿半丸,茶清送下;若治伤寒,姜、葱汤送下,出汗。

【主治】风邪,言语不遂、面如虫行,手足麻木,头旋眼晕,及伤风伤寒,头痛拘急,小儿急慢惊风,大人风抽失音。

【出处】《扁鹊心书·神方》。

【方名】不换金丹

【组成】荆芥穗　白僵蚕炒　天麻　甘草各一两　羌活去芦　川芎　白附子生　川乌头生　蝎梢去毒,炒　藿香叶各半两　薄荷三两　防风一两。

【用法】上为细末,炼蜜为丸,如弹子大。每服细嚼,茶清送下。如口㖞向左,即右腮上涂之。

【功用】退风散热,行经和血,开发腠理。

【主治】中风口㖞。

【出处】《医学启源·卷中》。

【方名】蝉花无比散

【组成】苍术童便浸一夜,切,晒　白芍药各一两　白蒺藜八钱　茯苓四钱　蛇蜕皂角水浸,焙　荆芥　细辛各一钱。

【用法】上为末。每服二钱,茶清下。

【主治】偏风牵引,风起㖞偏,双目㖞斜,频泪无翳,不痒不痛。

【出处】《杂病源流犀烛·卷二十二》。

【方名】大川芎丸

【组成】川芎一斤　天麻四两。

【用法】上为末,炼蜜为丸,每两作十丸每服一丸,食后茶、酒细嚼送下。

【主治】首风,眩晕眩急,外合阳气,风寒相搏,胃膈痰饮,偏正头痛,身拘倦。

【出处】《黄帝素问宣明论方·卷二》。

【方名】大防风丸

【组成】防风去芦头　山药　甘草炙各二两半　川芎　蔓荆子　香白

芷 独活_{去芦头} 藁本_{去土}各一两半 天麻_{去苗} 肉桂_{去粗皮} 白附子_炮各一两 全蝎_{去毒,微炒} 细辛_{去叶土} 大豆黄卷_炒 雄黄各半两。

【用法】上为细末,炼蜜为丸。每一两作十丸,朱砂一分为衣。每服一丸,细嚼,食后茶、酒任下。

【主治】风邪上攻,头目昏眩,鼻塞耳鸣,项背拘急。

【出处】《杨氏家藏方·卷二》。

【方名】大通丸

【组成】甘草八两_{微炙} 川乌头八两_{炮,去皮脐尖} 寒水石二斤_{用瓷盒盛,以炭火十斤煅过,火尽为度} 肉桂_{去粗皮} 荆芥穗 藿香叶_{去土} 薄荷叶_{去土} 天南星_炮 甘松_{去土} 藁本_{洗去土,切,焙干} 香白芷 麻黄_{去根不去节} 乌药 没药_{别研} 天麻_{去苗} 川芎 牛膝_{水洗,细切,焙}各三两 乳香二两_{别研}。

【用法】上为细末,合和匀,糯米糊和成剂,每一两作十五丸。男子、妇人一切风疾,每服一丸,磨化,茶、酒任下;卒中风不语,口眼㖞斜,左瘫右痪,煨葱,酒送下;伤风头疼,夹脑风,生葱、茶送下;四肢、头面虚肿,炒豆淋酒送下;风热肿痛,生姜、薄荷汁同调酒送下;胸膈痰实,旋运昏闷,腊茶清送下;浑身瘾疹,蜜汤送下;下脏风攻,耳内蝉鸣,煨猪腰子细嚼,温酒送下;腰脚疼痛,乳香酒送下;风毒攻眼,冷泪昏暗,菊花茶送下;干湿脚气,木瓜酒送下;妇人血气攻刺,当归酒送下;血风疼痛,醋汤送下,不拘时候。

【主治】卒中不语,口眼㖞斜,左瘫右痪;伤风头疼,夹脑风,四肢头面虚肿,风热肿痛;胸膈痰实,眩晕昏闷;浑身瘙痒,皮肤瘾疹;下脏风攻,耳内蝉鸣,腰脚疼痛;风毒攻眼,冷泪昏暗;妇人血气攻注疼痛。

【出处】《杨氏家藏方·卷一》。

【方名】大效小风丹

【组成】草乌头_{去皮尖} 何首乌_{以好酒同浸两宿,取出净洗}各等分。

【用法】上为细末,酒糊为丸,如梧桐子大。每服七丸,食后茶、酒任下。

【主治】一切风疾。

【出处】《普济方·卷一一六》。

【方名】防风丸

【组成】防风_洗 川芎 天麻_{去苗,酒浸一宿} 甘草炙各二两 朱砂_{研为衣}半两。

【用法】上为末,炼蜜为丸,每两作十丸,以朱砂为衣。每服一丸,荆芥汤化服,茶酒嚼下亦得,不拘时候。

【主治】一切风,及痰热上攻,头痛恶心,项背拘急,目眩旋运,心怔烦闷,手足无力,骨节疼痹,言语謇涩,口眼瞤动,神思恍惚,痰涎壅滞,昏愦健忘,虚烦少睡。

【出处】《太平惠民和剂局方·卷一》。

【方名】防风雄黄丸

【组成】赤芍药八两　防风去芦头　香白芷　川乌头炮,去皮脐尖　麻黄去根节　白蒺藜炒各四两　雄黄水飞　白僵蚕炒,去丝嘴　细辛去叶土　天麻去苗　川芎各二两　甘草炙　干姜炮　藿香叶去土　甘松去土,焙各一两。

【用法】上为细末,炼蜜为丸,每一两作十五丸。每服一丸,细嚼,茶、酒任下,不拘时候。

【主治】左瘫右痪,手足麻痹,腰膝疼痛。或风气面浮,口苦舌干,头昏目运,并暗风、夹脑风、偏正头痛;兼治妇人血气、荣气虚,遍身疼痛,及洗头风,破伤风。

【出处】《杨氏家藏方·卷一》。

【方名】风药圣饼子

【组成】川乌生　草乌　麻黄去节各二两　苍术　何首乌　白附子　白僵蚕　川芎各五钱　防风　干姜各二钱半　雄黄四钱六分　藿香　荆芥各二钱半。

【用法】上为末,醋糊为丸,如梧桐子大,捏作饼子。嚼碎,食后茶汤送下。

【主治】半身不遂,手足顽麻,口眼㖞斜,痰涎壅盛,及一切风,他药不效着者;小儿惊风,大人头风,妇人血风。

【出处】《医学纲目·卷十》。

【方名】海桐皮丸

【组成】海桐皮二两锉细　石斛去根三分　羌活去芦头半两　赤箭一两半　牛膝酒浸,切,焙　白附子生　防风去叉各一两　木香　山芋各三分　菊花　牡荆子各半两　丹砂一两研。

【用法】上为细末,以天南星末二两半,同好酒煮为膏,为丸如梧桐子大,每服十五丸,茶、酒任下。

【主治】中风,手足不随,身体疼痛,肩背拘急。

【出处】《圣济总录·卷八》。

【方名】黑虎丹

【组成】白芷六钱　草芎八钱　正芎半两　草乌三两**汤泡三次**　石膏三钱　苍术一两　白姜一钱　川乌三两**汤泡三次**　甘草半两　防风半两　羌活半两　僵蚕一两三钱**炒**　当归半两　墨二钱　肉桂三钱　北细辛半两。

【用法】上为末,糯米糊为丸,如鸡头子大。每服一丸,细嚼,常服茶清任下。左瘫右痪,生葱酒送下;伤寒、伤湿,浑身疼痛,炒姜、葱酒送下,跌破伤损,松节酒送下,偏正头风,生葱、茶汤送下;卒中急风,生姜、皂角子煎汤送下;风牙肿痛,烧盐同药掺痛处,遍身疮癣,炒乌头淬酒送下,脚气,木瓜酒送下;小肠气痛,炒茴香酒送下。病在上,食后服;病在下,空心服。

【主治】一切风疾,左瘫右痪;伤寒、伤湿,浑身疼痛,跌破伤损;偏正头风、卒中急风、风牙肿痛;遍身疮癣,脚气,小肠气痛。

【宜忌】孕妇休服。

【出处】《普济方·卷一一》。

【方名】黑神丸

【组成】桔梗　麻黄**去节**　川芎　防风　香白芷　木贼　桂心**去皮**　红豆　缩砂仁　釜墨各四两　大川乌头**汤洗.去皮脐**一斤　天南星**灰炒黄裂为度**半斤　天台　乌药　沉香各一两　麝香一钱。

【用法】上为末,炼蜜为丸,如龙眼大。每服半丸,葱白一寸同嚼,茶酒任下,不拘时候。

【功用】活血驻颜。

【主治】一切左瘫右痪,小儿惊风,妇人产后中风,心神恍惚,头目昏晕眩;及伤风鼻塞头痛,山岚瘴气。

【出处】《幼幼新书·卷十》。

【方名】黑神丸

【组成】牡丹皮　白芍药　川芎　麻黄**去根节各四两**　赤芍药　甘草各十两　荆芥　草乌**炮各六两**　乌豆八两　何首乌**米泔浸.切.焙十二两**。

【用法】上为细末,水糊为丸,如芡实大。每服一丸,细嚼,茶、酒任下,不拘时候。妇入妇人血风流注,用黑豆淋酒下;小儿惊风,煎金银汤下;伤风咳嗽,酒煎麻黄下;头痛,葱茶下。

【主治】一切风疾,及瘫痪,手足颤掉,浑身麻痹,肩背拘急,骨节疼痛,及妇人血风,头旋眼晕,精神困倦,流注,小儿惊风,伤风咳嗽,头痛。

【出处】《太平惠民和剂局方·卷一》。

【方名】黑神丸

【组成】熟干地黄净洗 赤小豆生 干姜炮 藁本洗,去芦 麻黄锉,去节,汤去沫 川芎各六两 羌活不见火 甘松洗去土 当归洗,去芦各三两 川乌炮,去皮脐 甘草锉各十八两 藿香洗去土 香墨烧,醋淬各半斤 草乌炮,去皮尖一斤 白芷十二两。

【用法】上为细末,以水煮面糊为丸,如龙眼大。每服一二丸,细嚼,茶、酒任下。

【主治】左瘫右痪,脚手顽麻,腰膝疼痛,走注四肢百节疼痛,妇人血风,脚手疼痛,打扑损伤。

【出处】《太平惠民和剂局方·卷一》。

【方名】换骨丹

【组成】麝香研半分 桂去粗皮一两半 麻黄十斤去根节,河水七斗,煮减半,去滓,澄清,再煎如饧,瓷器收贮 朱砂二两细研,为衣 甘松去土 川乌头生,去皮脐 白芥子炒 藿香 草乌头生,去皮脐 海桐皮炒 何首乌 羌活 龙脑研 骨碎补去毛,炒 牛膝酒浸 威灵仙去土 桑白皮炒 槐角 木鳖子仁炒 自然铜醋淬七返,研细 青皮去白 陈皮去白各一两 白芷 防风 甜瓜子炒 萆薢炒 五灵脂 川芎 甘草盐炙 苦参 白胶香各半两。

【用法】上为细末,用煎麻黄膏子,加少熟蜜,搜和成剂,为丸如弹子大,以朱砂为衣。每服一丸,捶碎,食后茶、酒任下;或用生姜自然汁,更入酒半盏,化开服药,可更进酒一二盏投之,一日二次。至三日,于当病处微有汗为效,至十日外大效,无不愈者,但药性稍热,病寒者多效。

【主治】中风瘫痪久不愈,四肢骅曳不遂,服诸药不效者。

【出处】《御药院方·卷一》。

【方名】换金丹

【组成】荆芥穗 白僵蚕 甘草 防风各一两 天麻 川乌头生用 白附子生用 蝎稍炒,去毒 羌活去芦 细辛 川芎 藿香各半两 薄荷三两。

【用法】上为细末,炼蜜为丸,如弹子大。每服一丸,细嚼,茶、酒送下;如左㖞以此涂于右,右㖞涂于左。

【主治】风热客于上焦,口眼㖞斜。

【出处】《医学六要·治法汇》。

【方名】家宝丹

【组成】川乌　南星　五灵脂姜汁制.另研　草乌各六两　白附子　全蝎　没药　辰砂各二两　羌活　乳香　白僵蚕炒各三两　片脑五钱　天麻三两　麝香二钱半　地龙四两　雄黄　轻粉各一两。

【用法】上为末。每服三分,不觉,服半钱,茶酒调服皆可;或炼蜜为丸,如弹子大。含化。

【主治】风疾瘫痪,痿痹不仁,口眼㖞斜。

【出处】《丹溪心法·卷一》。

【方名】金刀如圣散

【组成】川乌炮　草乌炮各四两　朱砂另研　雄黄另研　荆芥　麻黄去根　天麻　当归　何首乌　细辛　石斛去芦　人参　全蝎去足　川芎　甘草　防风各五钱　苍术泔浸.炒一两。

【用法】上为细末。每服五分,临卧温茶送下;如病长者,初服三分,渐渐加至七分。看人肥瘦大小加减。

【主治】三十六种风,七十二般气,口眼㖞斜,半身不遂,偏身游风,白虎历节疼痛。

【出处】《仁斋直指方论·卷四》。

【方名】金虎丸

【组成】天南星　天麻　白附子　乌蛇酒浸.去皮骨.焙　附子去皮脐　干蝎去土　狼毒　白僵蚕各二两　桂去粗皮一两　槟榔锉三两　五灵脂三两　乌头去皮脐三两　牛黄　麝香　丹砂三味同研细各半两。

【用法】上药生用,除别研外,捣箩为末,共和匀,炼蜜为丸,如鸡头子大。每服一丸,茶、酒送下。若用牛胆丸尤妙。

【主治】瘫缓风。

【出处】《圣济总录·卷七》。

【方名】经进龙虎金丹

【组成】黑附子去皮脐　川乌头去皮脐　虎骨醋炙　古文钱醋碎.研　当归生用　白胶香生.研　地龙去土　木鳖子火炮.去皮　草乌头盐炒令黄.发热　黑牵牛生用　苁蓉酒浸　牛膝酒浸各一两　乳香半两生.研　没药生用　巴戟去心　自然铜醋淬各一两。

【用法】上为细末。酒煮面糊为丸,如梧桐子大。每服十丸,渐加至三十丸,食前盐茶汤送下。

【主治】一切瘫痪风疾。

【出处】《普济方·卷九十三》。

【方名】灵宝丹

【组成】川乌_{去皮尖,略炮} 五灵脂各三两 没药一两半 胡椒半两 木香 乳香研 朱砂研 麝香各一分_{和朱砂为衣}。

【用法】上将前五味为细末,择辰日辰时,取东方井花水,入乳香末和前药末为丸,如豆大,以朱砂、麝香为衣。每服一粒,生姜二片,同嚼,茶酒任下,不拘时候。如伤风头痛,及胎风,荆芥汤下。

【主治】一切诸风,瘫痪伤风。

【出处】《医方类聚·卷二十》。

【方名】龙麝紫芝煎

【组成】何首乌 天麻_{去苗} 吴白芷 防风_{去苗} 羌活_{去苗} 甘草_炙 黑附子_炮 甘松 胡椒 良姜 零陵香 藿香叶 肉桂 川姜炮各一两 白檀半两 麻黄_{去节一两} 龙脑二分半 麝香二分半。

【用法】上为细末,炒米粉四两,黄色糯米粥汁,入白蜜二两和就,作铤子一寸半长。每服一铤,细嚼,茶酒送下。如病重,每服三铤子,一日三次。

【主治】一切诸风,半身不遂,口眼㖞斜,头旋耳鸣,鼻塞咽干,四肢麻木疼痛,痰毒下注,腰膝沉重,筋挛骨冷,皮肤瘙痒,昏迷困倦,饮食进退,行步少力。

【出处】《御药院方·卷一》。

【方名】蜜犀丸

【组成】槐角_{炒四两} 当归 川乌 元参_{炒二两} 麻黄 茯苓_{乳拌} 防风 薄荷 甘草各一两 猪牙皂角_{去皮弦子,炒五钱} 冰片五分_{另研}。

【用法】先以前十味为末,后入冰片和匀,炼蜜为丸,如樱桃大。每服一丸,小儿半丸,细嚼,茶清送下。

【主治】半身不遂,口眼㖞斜,语言不利,小儿惊风发搐。

【出处】《扁鹊心书·神方》。

【方名】木瓜丸

【组成】木瓜一枚_{去皮脐,开窍填吴茱萸一两,去枝杖,布线系定,蒸熟,细研} 青盐半两。

【用法】上为末,为丸如梧桐子大。每服四十丸,食前茶、酒任下。以牛膝浸酒服之尤佳。

【主治】风湿客搏,手足腰膝不能举动。

【出处】《杨氏家藏方·卷四》。

【方名】祛风保安丹

【组成】乌蛇酒浸,去皮骨取肉,焙干半两　附子炮,去皮脐五钱　赤箭　天麻去苗　朱砂别研,为衣各三钱半　白附子炮　防风去芦头　没药别研　白术　细辛去叶土　羌活去芦头　独活去芦头　黄芪生用　白僵蚕炒去丝嘴　藁本去土　香白芷　五灵脂微炒,别入　赤芍药　乌药　川乌头炮,去皮脐尖　当归洗各三钱　木香　全蝎去毒,微炒　川芎　干姜　乳香别研　石莲肉去心各二钱半　麝香别研一钱半。

【用法】上为细末,炼蜜为丸,每一两,作十五丸,朱砂为衣。每服一丸,细嚼,茶、酒任下;金银薄荷汤或豆淋酒亦得。

【主治】中风左瘫右痪,一切风气攻注,荣卫凝滞,筋骨疼痛,手足拘挛,口眼不正,肢体偏废。

【出处】《杨氏家藏方·卷一》。

【方名】祛风顺气丸

【组成】木香　槟榔　川芎　天麻　陈皮去瓤　半夏　青皮去瓤　车前子　干生姜　防风去芦　猪牙皂角各一两　大黄四两　牵牛头末八两。

【用法】上为细末,煮陈米饮为丸,如梧桐子大。每服五七十丸,茶清、温酒、温水任下,临卧服。

【功用】祛风顺气。

【主治】口眼㖞斜,半身不遂,及酒食所伤等病。

【加减】夏月,加青皮一倍;秋,加车前子、川芎一倍。

【出处】《医方类聚·卷二十三》。

【方名】祛风丸

【组成】绿豆粉　川乌头炮　草乌头炮　天南星　半夏各一两　甘草　川芎　藿香叶　零陵香　地龙　蝎梢各三钱　白僵蚕淘米泔浸,去丝　川姜半两炮。

【用法】上为末,每一两,用绿豆粉一两。又一法:用药一两,以白面二两,滴水为丸,如梧桐子大。每服五丸至七丸,细嚼,茶酒送下。食后初服三丸,渐加。

【主治】中风偏枯,手足战掉,语言謇涩,筋骨痛。

【出处】《黄帝素问宣明论方·卷三》。

【方名】乳香宽筋丸

【组成】乳香_{别研}　没药_{别研}　川乌_{炮,去皮尖}　草乌_{炮,去皮尖}　地龙_{去土}　白牵牛_{砂器内煮数沸各半两}　何首乌一两_{砂器内煮,去黑皮}　白僵蚕一钱_{炒去丝嘴}　五灵脂_{酒研}七钱。

【用法】上为末,酒糊为丸,如梧桐子大。每服十五至二十丸,食后茶、酒任下。如疮干研油调涂,疮湿燥掺,如打扑闪肭,皮骨损碎,研入没药、乳香各半钱调涂。

【主治】左瘫右痪,口眼㖞斜,走注风气,腰脚麻痹,一切风疾,赤眼白头风疮。

【出处】《普济方·卷九十三》。

【方名】麝香乌龙丸

【组成】天麻_{去苗}　苍术_{米泔水浸一宿}　白蒺藜_{炒去刺}　地龙_{去土,炒}　没药_{别研}　木鳖子_{去壳,麸炒黄色}　川芎　羌活_{去芦头}　白僵蚕_{炒去丝嘴}　五灵脂_炒　防风_{去芦头}　香白芷各一两　乳香_{别研}　川乌头_{炮,去皮脐尖}　草乌头_{炮,去皮尖}　白胶香_{别研各半两}　全蝎二十枚_{去毒炒}　麝香一钱_{别研}　脑子一字_{别研}。

【用法】上为细末,酒煮面糊为丸,如梧桐子大。食后每服十五丸至二十丸,茶酒任下。

【主治】一切风气攻注,腰背拘急,皮肤瘙痒,遍身麻木,疼痛。或中风口眼㖞斜,语涩涎潮,半身不遂,偏枯弹曳。

【出处】《杨氏家藏方·卷一》。

【方名】神仙飞步丹

【组成】苍术八两　草乌四两_{不去皮尖}　杜芎　香白芷各二两。

【用法】上㕮咀,用生姜四两,连须葱四两,捣细,和药拌匀,以瓷器筑药于内,令实,纸封瓶口,勿令出气,春三夏二秋七冬九日,取出晒干或焙干,与姜、葱一同为细末,醋糊为丸,如梧桐子大。每服十五丸,加至三十丸,空心茶、酒任下。

【主治】男子诸风湿瘫。

【宜忌】忌热物,孕妇勿服。

【出处】《袖珍方·卷一》。

【方名】升阳利湿汤

【组成】苏叶三钱　毛苍术五钱　炒地龙四钱　麻黄三钱　山甲片二

钱　皂角刺三钱　茶叶一钱　连翘三钱　桔梗三钱。

【用法】元酒煎服。

【主治】口眼㖞斜。

【出处】《医学探骊集·卷四》。

【方名】生犀丸

【组成】犀角镑屑　芎䓖　羌活去芦头各一两　白僵蚕炒　防风去叉　荆芥穗各半两　干蝎炒　白芷　藁本去土　龙脑研　麝香研　牛黄研各一分　鸡苏叶二两　天麻酒浸一宿，锉，焙二两别捣为细末。

【用法】上药除天麻别捣外，先以十味捣箩为细末，再入三味研者药，炼蜜半斤，入天麻末，更入河水，并真酥各少许，置于重汤内煎炼成膏，候冷和搜成剂，入臼内杵数百下为丸，如鸡头实大。每服一丸，细嚼，腊茶清下，不拘时候。

【主治】风虚肉𥆧，头目昏眩，四肢拘急，或时麻痹，旋运多痰，牙关紧痛，欠伸倦怠。

【出处】《圣济总录·卷十二》。

【方名】世传密陀僧散

【组成】密陀僧研极细末如粉。

【用法】每服一钱七分，茶清调下。

【主治】惊气入心络，不能语者。

【出处】《保婴撮要·卷十》。

【方名】四圣金丹

【组成】牙皂去皮子　细辛去芦　荆芥穗去子　槐角炒黄色各等分。

【用法】上为末，炼蜜为丸，如弹子大。每服一丸，临卧细嚼清茶送下。

【主治】左瘫右痪，口眼㖞斜，半身不遂，语言謇涩，中风欲倒，不识人。

【宜忌】避风寒冷物。

【出处】《摄生众炒方·卷三》。

【方名】四圣紫金丹

【组成】槐实子文武火麸炒黄色　荆芥穗择净生用　甘菊花炒　猪牙皂角酥炙黄色，去子各等分。

【用法】上为细末，炼蜜为丸，如弹子大。病重者每服一丸，细嚼，茶清送下；病轻临时加减。微汗出为验。如汗后体热难忍，噙甘草解之。

【主治】男子妇人左瘫右痪，口眼㖞斜，中风疾病。

【出处】《普济方·卷九十三》。

【方名】太白散

【组成】天南星一分锉碎、炒黄　乌蛇肉三钱　蝎梢三钱去毒,炒　白附子三钱生用　川乌头尖二钱去皮,生用。

【用法】上为细末。每服一钱,水一盏,加腊茶半钱,葱白一寸,同煎至五分,微热服,不拘时候。

【主治】风虚潮热,手足抽掣,背强口噤,神识昏塞。或产后血虚,中风发作痉状,涎盛语涩,冒闷不醒。

【出处】《杨氏家藏方·卷一》。

【方名】太一丹

【组成】川芎　川乌去皮尖　草乌去皮尖　白芷　白附子　黑附子去皮脐　细辛去叶,洗　半夏洗　天南星洗　天麻等分。

【用法】上为细末。如药二十两,即入白面二十两,同拌匀,滴水为丸,如弹子大,日中晒干。每服一粒,茶、酒任嚼下;荆芥、薄荷茶亦得。如伤风、伤寒,头目昏疼,用生葱白一茎同嚼,热茶清送下,不拘时候。

【功用】消风化痰,清头目,利胸膈。

【主治】诸风及瘫痪,手足顽麻,肢节缓弱,骨肉疼痛;并治头风,偏正头痛,项颈拘急,头旋目晕,呕吐痰水,或耳鸣耳聋,风痰上盛;及伤风、伤寒,头疼不可忍者。

【出处】《传信适用方·卷上》。

【方名】天麻地榆丸

【组成】天麻　地榆　玄参　金铃子　乌头去皮脐,生用　乌药锉　防风去叉　乳香研　麝香研　龙脑研　丹砂研,水飞　没药研各一两　自然铜研一复时,极细为度半两。

【用法】上药除乳香等别研外,余药焙干,为细末,入前研药拌匀,炼蜜为丸,如鸡头子大。每服三丸至五丸,空心、日午、临卧茶、酒化下;嚼吃亦得。

【主治】风痱,身体不痛,四肢不收,神志不乱。

【出处】《圣济总录·卷九》。

【方名】天麻丸

【组成】天麻　白附子　附子去皮脐　乌头去皮脐　羌活去芦头　荆芥穗各一两。

【用法】上药为末,炼蜜为丸,如鸡头子大。每服半丸或一丸,用生薄荷三叶同嚼,茶、酒任下。

【主治】瘫缓风。

【出处】《圣济总录·卷七》。

【方名】天麻丸

【组成】天麻 芎䓖各一两 荆芥穗 鸡苏叶各二两 白附子炮 甘草炙各半两。

【用法】上为细末,炼蜜为丸,如樱桃大。每服一丸,嚼破,茶、酒任下。

【主治】风循经络,肌肉瞤动,头目昏眩,手足麻痹。

【出处】《圣济总录·卷十二》。

【方名】天麻丸

【组成】天麻一分 蝎梢一分炒 天南星生.去脐 白僵蚕炒 白附子炮 乌蛇酒浸.去皮骨,炙各半两 丹砂别研 麝香各一分别研。

【用法】上为细末,炼蜜为丸,如鸡头子大。每服一丸,嚼破,茶、酒任下。如牙关紧急,用少许揩牙,即开。

【主治】卒中诸风。

【出处】《圣济总录·卷六》。

【方名】铁粉散

【组成】铁粉研四两 天麻 白僵蚕直者.炒各一两 蝎梢炒一分 白附子炮半两 乌头炮裂.去脐皮 白花蛇酒浸.去皮骨,炙各三分 桂去粗皮半两 麝香 龙脑各一分 丹砂一两三味同细研。

【用法】上十一味,以前八味为末,同后三味合研令匀。每服一钱匕,薄荷汁和酒调下,腊茶清亦得;如病势危急,研龙脑、腻粉、薄荷水调服;小儿惊风,服半钱匕。

【主治】中风涎潮搐搦,口眼㖞斜,手足垂軃;破伤风,沐浴伤风,产后中风,及小儿惊风。

【出处】《圣济总录·卷五》。

【方名】万金丹

【组成】藿香叶 踯躅花 天南星炮裂 甘松去土 麻黄不去节 吴白芷 甘草炙 蔓荆子去白皮各一两 川乌 何首乌各三两 草乌头七个生用 五灵脂酒浸一宿,去沙石 白胶香细研各一两 麝香二钱 没药三钱研

细 蛤粉为衣一两。

【用法】上药除蛤粉为衣外,十五味并捣箩为末,糯米一盏,好酒一升,煮粥为丸,如鸡头子大,窨干。每服一丸,茶、酒任下;若牙关紧急,酒磨灌下,不拘时候。

【主治】一切风,左瘫右痪,筋骨拘急,遍身生疮,及风毒攻疰,妇人血风、暗风、夹脑风,偏正头痛。

【出处】《普济方·卷一一六》。

【方名】乌姜丸

【组成】川乌　草乌　干姜　良姜各一两。

【用法】上切,好醋一碗,煮醋尽,切细,慢慢炒干,为细末,醋面糊为丸,如梧桐子大。每服五七丸,食前茶清送下,一日二次。

【主治】诸中风,口眼㖞斜。

【宜忌】服药后,忌热食一时。

【出处】《医方类聚·卷二十四》。

【方名】乌蛇丸

【组成】独活去芦头　防风去芦头　吴白芷　人参去芦头　桂心　藁本去土　麻黄去根节　芍药　天麻去芦头各一两　川乌头去皮脐,捣碎,炒黄色　藿香叶去土　乌蛇酒浸,去皮骨　全蝎微炒去毒　甘草炙黄　生犀镑各半两　川芎七钱　羌活去芦头　白僵蚕微炒　远志去心　牛黄研　天南星牛胆制,微炒各三钱　白附子四钱炮裂　龙脑研　朱砂为衣各二钱。

【用法】上为细末,入研药令匀,炼蜜为丸,每一两作十丸,以朱砂为衣。每服一丸,煎荆芥汤化下。或加至二丸,茶、酒化下亦得。

【主治】诸风疾,无问久新,半身不遂,手足麻木,精神不爽,咽嗌不利,风虚头痛,目眩欲倒,心松健忘,恍惚不宁,心气不得下通,脾气滞而不散,筋脉拘急,骨节烦疼。

【宜忌】重身妇人不宜服之。

【出处】《御药院方·卷一》。

【方名】乌犀天麻丸

【组成】犀角屑　天麻去苗　细辛去叶土　防风去芦头　川芎　香白芷　羌活去芦头　甘菊花各一两　龙脑别研　麝香别研各一钱。

【用法】上为细末,入脑、麝研匀,炼蜜为丸,每一两作八丸。每服一丸,食后细嚼茶清送下。

【主治】头面诸风,口目眴动,精神昏愦,咽膈不利。

【出处】《杨氏家藏方·卷二》。

【方名】五痹丸

【组成】补骨脂炒香 荜澄茄 槟榔酸粟米饭裹,外以湿纸包,火煨令纸焦,去饭各四两 黑丑二十四两炒香为末,取头末十二两 木香二两。

【用法】上为末,入牵牛令匀,清水拌为丸,如绿豆大。每服二十丸,食后茶汤熟水任下。每酒食后可服五丸或七丸,小儿一岁一丸。

【主治】中风而疼痛甚者,或在遍身,或在手足。

【宜忌】妊娠不可服。

【出处】《证治要诀类方·卷三》

【方名】五参散

【组成】人参 沙参 丹参 玄参 苦参 木通锉 蒺藜子炒,去角 乌蛇酒浸,去皮骨 干蝎去土 天麻 何首乌去黑皮 陈橘皮汤浸去白,焙各一两 黄芩去黑心半两 原蚕蛾一分。

【用法】上药并生用,捣箩为散,每服三钱匕,热茶调下。服及半料,即减服二钱匕。初服三日后,先觉头项脊膂身上疼痛,乃药力与病相击也,当安卧两复时许即无事,如或身上有疮肿,服药一日后便觉渐减。

【主治】恶风。

【出处】《圣济总录·卷十八》。

【方名】消风散

【组成】川芎 羌活去芦 人参去芦 白茯苓去皮 白僵蚕炒 蝉壳炒各一两 陈皮去白 厚朴去粗皮,姜制各一两。

【用法】上为细末。每服二钱,茶清调下。

【主治】诸风掉眩,风痰风厥,涎潮不利,半身不遂,失音不语,留饮飧泄,痰实呕逆旋运,口㖞抽搐,僵仆目眩,小儿惊悸狂妄,胃脘当心而痛,上支两胁,咽膈不通,首风沐风,手足挛急。

【出处】《儒门事亲·卷十二》。

【方名】小灵丹

【组成】番木鳖不拘多少。

【用法】用麻油煎枯存性,取起为末,面糊为丸,如萝卜子大。临卧时用茶清调服一分六厘。盖暖出汗,切忌不可说话。其油用熊胆为末,冰片少许和匀,留搽外痔。如外痔。先以荆芥、防风、瓦松煎汤熏洗,涂药;如内痔,则只服二方丹药自愈。此油搽梅花癣痢,三日即好。

【主治】痔漏;中风,口眼㖞斜;梅花癣痢。

【出处】《疡医大全·卷二十三》。

【方名】旋覆丸

【组成】旋覆花即金沸草。

【用法】洗净为末,炼蜜为丸,如梧桐子大。每服五七丸至十丸,夜卧茶汤送下。

【主治】中风,不省人事,涎潮口噤,语言不出,手足弹曳。

【出处】《普济方·卷八十九》。

【方名】应效祛风丸

【组成】木香 槟榔 川芎 陈皮去白 青皮去白 防风去芦 天麻去芦 半夏 姜屑 车前子 猪牙皂角去皮弦各一两 大黄四两老弱虚者可减一两 牵牛头末半斤如减大黄一两,可减头末二两。

【用法】上为细末,陈粟米饭为丸,如梧桐子大。每服三五十丸,临卧温茶酒或温水送下。初服二三日,或小便转恶色,乃肾家之病也。至四五日,是脏寒热气;至七八日,唇红生津,五十日后,自觉身轻,四体安宁,头风百病皆退,胸中忧虑、三焦积滞皆散,远行不困。

【功用】解毒化痰,消酒进食,润滑肌肤,明目益力,

【主治】男子、妇人卒中风疾。

【出处】《医方类聚·卷一九七》。

【方名】于仙姑搜风丹

【组成】甘草一两 半夏一两炮,洗七次 防风一两并净洗 细辛半两洗净去土 川芎一两 天南星一两炮 川乌头炮一两 白附子半两洗净,炮 天麻一两 香白芷一两 草乌头一两炮,去皮脐 麻黄去根节一两 干姜四钱 地龙洗净去土半两。

【用法】上烙干,为细末,每一两,用头面二两半,同药拌匀,再箩过,用新水和得所,丸如鸡头子大,晒干。每服一丸至二丸,茶、酒嚼下。

【主治】诸风。

【出处】《普济方·卷一一六》。

【方名】皂角丸

【组成】皂角三茎刮去黑皮并子，一茎酒浸，一茎烧留性，一茎炙黄　薄荷三两　黑牵牛三两　何首乌十二两。

【用法】上先将皂角为末，入水得其中，熬成膏，却入后三味，捣一二千杵为丸，如梧桐子大。每服二十丸，茶、酒任下。

【主治】一切中风，左瘫右痪，口眼㖞斜，及一切风疾。

【出处】《续本事方·卷二》。

【方名】珍宝三生丹

【组成】火麻仁　大黄　山萸肉　山药　菟丝子　枳壳炒　槟榔　牛膝各三两　郁李仁　车前子　独活各三两五钱。

【用法】上为末，蜜为丸，如梧桐子大。每服百丸，茶、酒任下。

【主治】半肢瘫痪，痉疯。

【出处】《疡医大全·卷二十八》。

【方名】真方白丸子

【组成】大半夏汤泡七次　白附子洗净，略泡　天南星洗净，略泡　天麻　川乌头去皮尖，略泡　全蝎去毒，炒　木香　枳壳去瓤，麸炒各一两。

【用法】上为细末，生姜汁为丸，如梧桐子大。每服二十丸，食后临卧茶清热水送下，一日三次；瘫痪，温酒送下；小儿惊风，每服二丸，薄荷汤送下。

【主治】诸风，中风痰涎壅盛，口㖞不语，半身不遂，及小儿惊风潮搐。

【出处】《瑞竹堂经验方》。

【方名】正颜丹

【组成】白芷二两　独活二两　薄荷一两。

【用法】上为细末，蜜为丸，如弹子大。每服一丸，细嚼，茶清送下。

【主治】口眼㖞斜。

【出处】《寿世保元·卷二》。

【方名】栀子丸

【组成】山栀子去皮　草乌头炮　干姜炮各半两。

【用法】上为末，煮枣肉为丸，如绿豆大。每服三丸，渐加至七丸，常服二丸，细嚼，茶、酒任送下。

【主治】瘫痪风。

【出处】《普济方·卷九十三》。

【方名】至圣保命金丹

【组成】贯众一两　生地黄七钱　大黄半两　青黛　板蓝根各三钱　朱砂^研 蒲黄　薄荷各二钱半　珠子^研　龙脑^研各一钱半　麝香一钱^研　牛黄二钱半^研。

【用法】上为末，入研药和匀，炼蜜为丸，如鸡头子大，用金箔为衣。每用一丸，细嚼，茶清送下，新汲水亦得；如病人嚼不得，用薄荷汤化下，不拘时候。

【功用】镇坠痰涎。

【主治】中风口眼㖞斜，手足弹拽，语言謇涩，四肢不举，精神昏愦，痰涎并多。

【出处】《卫生宝鉴·卷八》。

【方名】追风如圣散

【组成】川乌　草乌　苍术各四两　金钗石斛一两　川芎　白芷　细辛　当归　防风　麻黄　荆芥　何首乌　全蝎　天麻　藁本各五钱　甘草三两　人参三钱　两头尖二钱。

【用法】上为细末。每服半钱匕，临卧茶清下；温酒亦可。不许多饮酒。服后忌一切热物饮食一时，恐动药力。亦可敷贴。

【主治】男妇诸般风证，左瘫右痪，半身不遂，口眼歪斜，腰腿疼痛，手足顽麻，语言謇涩、行步艰难；遍身疮癣，上攻头目，耳内蝉鸣，痰涎不利、皮肤瘙痒；偏正头风，无问新旧；及破伤风角弓反张，蛇犬咬伤，金刃所伤，血出不止。

【出处】《证治准绳·类方·卷一》。

🟡 瘫痪

【方名】胡麻散

【组成】紫背浮萍^{七月半采}一斤　黑芝麻^炒四两　薄荷^{苏州者佳}二两　牛蒡子^炒　甘草^炒各一两。

【用法】上为末。每服三钱，茶、酒任下，一日三服。

【主治】疬风，浑身顽麻，或如针刺，遍身疼痛，手足瘫痪。

【出处】《扁鹊心书·神方》。

🟡 颤证

【方名】摧肝丸

【组成】胆星　钩藤　黄连^{酒炒}　滑石^飞　铁华粉各一两　青黛三钱　僵

蚕炒五钱 天麻酒洗二两 辰砂飞五钱 大甘草二钱。

【用法】上为末,以竹沥一碗,加姜汁少许打糊为丸,如绿豆大。每服一钱五分,食后及夜茶送下。

【功用】镇火平肝,消痰定颤。

【主治】颤振。

【出处】《赤水玄珠·卷十四》。

【方名】天麻丸

【组成】天麻二两酒浸二宿,焙干用 防风去叉 甜瓜子 威灵仙去苗土各半两 玄参洗净,焙干 地榆洗净,焙干 乌头去皮脐,生用各一两 龙脑研 麝香研各一钱。

【用法】上为极细末,用蜜四两,河水四盏,同熬至四两,将药末一两半,入在蜜内,更熬三五沸,候冷,入余药拌合为丸,如鸡头子大。每服一丸,细嚼,茶、酒任下。

【主治】肝风。头目瞑动,筋络拘急,或肢体弛缓不收。

【出处】《圣济总录·卷五》。

【方名】推肝散

【组成】黄连酒炒 滑石水飞 胆星 钩藤钩 铁华粉各一两 天麻二两酒洗 僵蚕 辰砂各五钱 真青黛三钱 甘草二钱 竹沥一碗 姜汁少许。

【用法】上为细末,米糊为丸。茶清送下。

【功用】镇火平木,清痰定颤。

【主治】颤振属木火兼痰者。

【宜忌】忌鸡、羊肉。

【出处】《医钞类编·卷四》。

❻ **水肿**

【方名】比圣饼子

【组成】大戟 甘遂各一两。

【用法】上为细末。每服一钱匕,以大麦面一两,新水和作饼子烧熟,每五更徐徐烂嚼茶下。移时小便多是效,未退再服。

【主治】十种水气腹胀。

【宜忌】孕妇忌贴。

【出处】《圣济总录·卷七十九》。

【方名】大戟丸

【组成】大戟　葶苈炒各一钱　青皮三钱　江子半钱。

【用法】上为末,饭为丸。每服五丸,茶汤送下。如泻后,用人参白术散补之。

【主治】小儿水气浮肿。

【出处】《普济方·卷三八六》。

【方名】大戟丸

【组成】大戟　芫花醋炒　甘遂　海带　海藻　郁李仁　续随子各半两　樟柳根一两上八味,为末,每料抄药末十五钱七分,便入后药　硇砂　轻粉　粉霜各一钱　水银　沙子一皂子大　龙脑半钱　巴豆二十一个生用,去皮。

【用法】上八味以下同研匀,用枣肉为丸,如绿豆大。每服五丸至七丸,食后、临卧用龙脑、腊茶送下。

【主治】十种水气,肿胀喘满,热寒咳嗽,心胸痞闷,背项拘急,膀胱紧,肿于小腹,小便不通,反转大便溏泄,不能坐卧。

【出处】《黄帝素问宣明论方·卷八》。

【方名】地黄散

【组成】地龙一两　黄瓜一两。

【用法】上为细末。每服二钱,用黄酒或茶清调下。

【主治】遍身黄肿。

【出处】《鲁府禁方·卷二》。

【方名】茴香丸

【组成】茴香八两炒　川楝子炒　川乌炮,去皮　威灵仙洗去土　风去芦陈皮各三两　地龙一两去土,微炒　乌药五两　赤小豆八两。

【用法】上为末,酒糊为丸。每服三五丸,茶酒送下。

【主治】湿气下行,流入胕囊,大肿,痛不可忍。

【出处】《儒门事亲·卷十二》。

【方名】苏沉破结汤

【组成】紫苏　薄荷　枳实　麦门冬　当归　川芎　大黄　木通　甘遂　白僵蚕　白豆蔻　木香　沉香减半,以上三味另为末　牙皂　生姜　细茶各一钱。

【用法】上作二服。水煎,五更早服。

【主治】水肿。

【出处】《古今医鉴·卷六》。

【方名】甜葶苈丸

【组成】甜葶苈半两隔纸炒令紫色　牵牛子半两微炒　大戟一分　腻粉一钱研入　雄雀粪半两　巴豆十粒去皮心,研,纸裹压去油。

【用法】上为末,用枣瓤为丸,如绿豆大。每服一丸,以温茶送下,一日二次。五岁以上,加丸服之。

【主治】小儿水气,通身肿满,心腹妨闷,坐卧不安。

【出处】《太平圣惠方·卷八十八》。

【方名】通关散

【组成】麦蘖三钱　马兜铃三钱　诃子一枚　芫花三钱浆水浸,微炒　朱砂一钱　白丁香三钱　黄丹一钱　硼砂二钱飞,去砂石　白矾　铅白霜各一钱。

【用法】上为细末。每服一钱半,入腻粉两文,鸡蛋一个,去黄只取清,调末,却入鸡蛋壳内,用湿纸裹,慢火煨熟,放冷,临卧,烂嚼,腊茶汤送下。来日逐下黑恶物则愈,如噎闭轻证,可依法服一钱。

【主治】五膈气,噎塞妨闷,遍身虚肿,涕唾稠浊,不下饮食。

【出处】《博济方·卷二》。

【方名】万病无忧散

【组成】槟榔五钱　大黄一两　甘草二钱半　黑牵牛一两半炒。

【用法】上为末。每服三钱,茶清调服,不拘时候,一日二次。

【主治】诸般气积肿胀。

【出处】《普济方·卷一六九》。

【方名】芫花丸

【组成】芫花醋浸,瓦炒七次　牵牛半生半炒各七分。

【用法】上为细末,醋煮面糊为丸,如梧桐子大。每服三十丸,相虚实,五更初用茶清咽下,天明其水即下。

【主治】女人脾元虚惫,水气肿满。

【宜忌】忌生盐、油酱、豉面、醋、羊、鹅等毒食生冷。只可食精肉,如欲食盐,炒盐食之,以少为贵,不食尤好。服药之时须忌甘草。

【出处】《奇效良方·卷四十》。

【方名】羊桃根散

【组成】羊桃根半斤_锉　桑根白皮半两_锉　木通半斤_锉　大戟半斤_{锉碎微炒}。

【用法】上为末,以水二斗,煮至五升,去滓,熬如稀饧,每服一茶匙,空心以茶清送下。得大小便一时通利,三两行为效,宜且吃浆水粥补之。

【主治】水气,心腹膨胀,大小便涩。

【出处】《太平圣惠方·卷五十四》。

【方名】再苏丸

【组成】大戟_炒　甘遂_炒　春大麦_{面炒}　巴豆_{去心膜,麸炒出油尽}　干姜_炒　桂去粗皮　大黄_{锉,炒各半两}。

【用法】上为末,炼蜜为丸,如小豆大。每服十丸,空心茶送下。以利为度。

【功用】大通三焦。

【主治】水气。

【出处】《圣济总录·卷七十九》。

◉ 淋证

【方名】滑石散

【组成】王不留行　滑石各五分　甘遂三分　石韦四分　葵子六分　通草十分　车前子　芍药_{赤者}　蒲黄　桂　当归各六分。

【用法】上为细末。每服二钱,空心茶汤送下。

【主治】石淋,血淋。

【出处】《鸡峰普济方·卷十八》。

【方名】通淋琥珀丸

【组成】琥珀三钱　鳖甲五钱　滑石　黄连各八钱　石首鱼脑骨三对_煅　牛膝八两_{熬膏}。

【用法】上为细末,以牛膝膏为丸。每服二钱,空心清茶送下。

【主治】砂石淋,茎中涩痛不可忍。

【出处】《丹台玉案·卷五》。

◉ 白浊

【方名】矾附丸

【组成】附子_{炮裂,去皮脐,重七钱者}一枚　矾石_{熬令汁枯}半两。

【用法】上为末。水煮面糊为丸,如梧桐子大。每服十丸至二十丸,空心、夜卧茶清送下。

【主治】白淫过甚。

【出处】《圣济总录·卷九十二》。

⚫ 癃闭

【方名】海金沙散

【组成】海金沙一两 腊茶半两。

【用法】上为细末。每服三钱，煎生姜、甘草汤调下，未通再服，不拘时候。

【主治】小便不通，脐下满闷。

【出处】《经史证类备急本草·卷十一》。

【方名】蓬莪散

【组成】蓬莪茂 茴香 生茶各等分。

【用法】上为细末。每服二钱，水一大盏，盐二钱，葱白二寸，同煎至七分，和滓空心温服。

【主治】小便暴不通。

【出处】《鸡峰普济方·卷十》。

⚫ 阳痿

【方名】长生丹

【组成】大附子半两取四两，东流水浸，早晚换之，冬三、春、秋五、夏三日，去皮尖，铜刀切，晒干 清水半夏一两亦浸，同前法，日足捣碎，日干之。

【用法】上为末，用生面二两，生姜自然汁为丸，如芡实大，阴干，日日转动。每服三丸至九丸，日晚、空心茶、酒任下。

【功用】秘精壮阳。

【出处】《普济方·卷二一九》。

【方名】延龄育子方

【组成】膃肭脐用桑白皮一两、楮实子一两、山楂、麦芽、神曲、补骨脂各一两、黑芝麻、黑豆各一合，以上八味用酒水各一半煎水；外用酒洗膃肭脐，入前酒水内，浸以软为度。后用竹刀切碎，去膜，用瓦一块，荷叶衬瓦上，上用瓦一块盖之，慢火烘干，碾细为末，听用 巨胜子五两酒洗净，分为四份：芝麻、萝卜子、糯米、白芥子各炒一份 甘枸杞子去梗蒂四两 生地黄肥大沉水者，酒洗净五两 熟地黄肥大沉水者，酒洗净五两 麦门冬去心五两 白术五两土炒一份，麸炒一份，神曲炒一份，枳壳炒一份 白茯苓去皮心膜，乳浸，晒干五两 菟丝子酒洗净，浸一昼夜，蒸，捣饼，晒干四两 人参去芦五

两　柏子仁炒,去壳五两　山药姜汁浸,炒干四两　山茱萸去核五两　肉苁蓉去甲膜,酒浸,晒干五两　远志去芦　甘草灯心汤泡,去核二两　何首乌黑豆汁蒸一份,盐水蒸一份,米泔水浸一份,醋浸一份八两　鹿角霜五分　川巴戟酒洗,去心四两　石菖蒲去芦,微炒二两　当归酒洗,去芦梢二两　五味子去梗二两　川牛膝去芦梢,酒洗,晒干四两　沙苑蒺藜炒五两　川黄连去须,吴茱萸汤浸一份,木香汤泡一份,姜汁泡一份,酒浸一份,晒干三两　酸枣仁去壳皮,炒二两。

【用法】上药各为末。春加姜汁、竹沥;夏加香薷、木瓜、薏仁;秋加姜、茶、茱萸、木香;冬加紫苏、薄荷、苍术、厚朴煎汁,用蜜炼为丸。每服九十丸,滚白汤送下。

【功用】轻身延年,润养平和,延龄育子。

【主治】男子肾气虚弱,逢阴而痿,未媾先遗等症。

【出处】《墨宝斋集验方·卷上》。

❀ 血证

【方名】陈槐汤

【组成】当归头尾二钱　川芎二钱　赤芍药二钱　黄茶二钱　槐花二钱　陈皮二钱　侧柏叶蜜炒二钱　乌药二钱　山栀子七个　藕节三分　细茶三钱。

【用法】用水二钟,煎一钟,热服,不拘时候。

【主治】吐血、衄血不止。

【出处】《古今医鉴·卷七》。

【方名】乌沙散

【组成】细烟香墨二两。

【用法】上为细散。每服一钱匕,腊茶清调下。

【主治】鼻衄。

【出处】《圣济总录·卷七十》。

【方名】芎附饮

【组成】川芎二两　香附四两。

【用法】上为末。每服二钱,茶汤调下。

【功用】调气止血。

【主治】衄血

【出处】《丹溪心法·卷二》。

【方名】益阴散

【组成】黄柏 黄连 黄芩以蜜水浸,炙干 白芍 人参 白术 干姜各三钱 甘草炙六钱 雨前茶一两二钱。

【用法】香油釜炒红,为末。每服三四钱,红米饮下。

【主治】阳浮阴弱,咯血,衄血。

【出处】《脉因证治·卷上》。

【方名】独圣散

【组成】晚桑叶微焙不拘多少。

【用法】上为细散。每服三钱匕,冷腊茶调如膏,入麝香少许,夜卧含化咽津,只一服止。后用补肺药。

【主治】吐血。

【出处】《圣济总录·卷六十八》。

【方名】蛤阶蛤蚧散

【组成】蛤蚧一对酥炙 槐角二两炒黄 杏仁去皮 茯苓各一两 皂角一两去皮.酥炙 鹿角胶炙.为末。

【用法】上为末。每服一大钱,腊茶清调下,极者三服。累经有验。

【主治】劳嗽吐血,涎痰不利。

【出处】《传家秘宝·卷中》。

【方名】小刺蓟煎

【组成】刺蓟 白薄荷各二两 荆芥 生地黄 柏叶 赤芍药 甘草各一两半。

【用法】上为细末,炼蜜为丸,如弹子大,每服一丸,食后茶清嚼下。

【主治】吐血。

【出处】《鸡峰普济方·卷十》。

【方名】茶箬胭脂散

【组成】茶箬一握 绵胭脂十个 白梅四十九个。

【用法】上药并烧灰和匀。每服二钱,空心米饮调下。

【主治】肠风下血。

【出处】《普济方·卷三十八》。

【方名】茶调香附散

【组成】香附子不拘多少。

【用法】上药于木石臼内捣去皮毛,用清水或米泔浸一宿,取出控干,入无油锅内炒香熟,紫黑色为度,取出去火毒,碾为细末。每服三钱,空心浓腊茶调下。

【主治】肠风脏毒。

【出处】《魏氏家藏方·卷七》。

【方名】定血散

【组成】瓜蒌**大者,去瓤**一个 棕榈皮一把 当归**切碎**半两。

【用法】上二味,入瓜蒌中,泥固济烧,研细为散,每服一钱匕,茶、酒任调下。

【主治】血瘤,系之血出者。

【出处】《圣济总录·卷一三二》。

【方名】洪宝丹

【组成】天花粉三两 白芷二两 赤芍二两 郁金一两。

【用法】上为末。热毒用茶调,冷用酒调,涂患处;衄血不止,冷水调涂颈项上,此药最绝血路。

【功用】败血消肿。

【主治】一切肿痛,及汤烫火烧,金疮打扑,血出不止。

【出处】《万病回春·卷八》。

【方名】旱莲车前汁

【组成】旱莲草 车前子各等分。

【用法】将二味捣自然汁,每日空心服一茶杯。

【主治】小便下血。

【出处】《种福堂公选良方·卷二》。

【方名】荆芥散

【组成】荆芥**去茎** 枳壳**去瓤,麸炒**各一两。

【用法】上为末,拌匀。每服二钱匕,入腊茶末一钱,以热汤点服,不拘时候。

【主治】肠风。

【出处】《圣济总录·卷一四三》。

【方名】妙应散

【组成】橄榄**不拘多少**。

【用法】上药风前吹干,连核于炭火内煅成灰,逐个钳出,碾为细末。每服二钱,空心、食前用腊茶调下。

【主治】大便下血。

【出处】《魏氏家藏方·卷七》。

【方名】朴蘖丸

【组成】厚朴一斤_{去粗皮} 白术半斤 麦蘖六两。

【用法】上为细末,生姜自然汁煮神曲末六两为糊,丸如梧桐子大。每服三十丸,茶、酒、白汤任下,不拘时候。

【主治】肠风下血,痔疾。

【出处】《魏氏家藏方·卷七》。

【方名】芍药丸

【组成】芍药 地龙_{去土,炒} 大黄_{锉,炒} 威灵仙各一两 木鳖子_{去壳,研}二两。

【用法】上为末,将三分之一用醋一盏熬成膏,和余药末为丸,如梧桐子大。每服五丸,空心、食前茶清送下,一日二次。

【主治】肠风痔瘘,久不愈者。

【出处】《圣济总录·卷一四二》。

【方名】正阳丹

【组成】苦参一斤_{酒浆姜汁各浸一夜,晒干} 人参八两_{酒浆浸,晒} 白蒺藜 犀角 石楠枝 乳香_{去油} 没药_{去油} 红花各二两 白僵蚕_炒一两五钱 甘草五钱。

【用法】上为末,蜜为丸,如梧桐子大。每服四十丸,茶、酒任下,一日三次。

【主治】血风,鹅掌,血痹,半肢软瘫,痒风、冷风、虾蟆风。

【出处】《疡医大全·卷二十八》。

【方名】枳实丸

【组成】枳实_{麸炒黄} 槐荚_{麸炒黄} 皂荚_{猪牙者,涂酥炙} 大黄炒令焦黄各一两。

【用法】上为末,面糊为丸,如梧桐子大。每服二十丸,空心、食前荆芥、腊茶送下。

【主治】肠风。

【出处】《圣济总录·卷一四三》。

❦ 瘀血

【方名】当归活血汤

【组成】当归　川芎　荆芥　薄荷　芍药　红花　甘草　牡丹皮　桔梗　防风　山栀　黄芩　连翘　白芷各等分。

【用法】上锉一剂。加生姜一片,细茶一撮,水煎,食后温服。

【主治】鼻准头紫黑,血冷凝滞。

【出处】《万病回春·卷五》。

【方名】芙蓉膏

【组成】紫荆皮　南星各一两　芙蓉叶二两　独活　白芷　赤芍药各五钱。

【用法】上为末,生姜汁、茶清调。加温贴敷。

【主治】打扑伤损,肿痛紫黑,色久不退者。

【加减】伤损紫黑色久不退者,加肉桂五钱。

【出处】《证治准绳·疡医》。

【方名】韭菜丸

【组成】当归　川芎　人参　牡丹皮　桃仁　大黄　黄芩　姜黄　三棱　莪术　桔梗　枳壳　半夏　防风　羌活各等分俱要生用。

【用法】上用韭菜根共一处,酒浸晒干又浸,如此三五次,为末,水为丸,如绿豆大。每服三五十丸或百丸,茶清送下。

【主治】胸膈背后死血积滞疼痛,或吐血后,或劳后饮酒,怒气过多,俱胸背作痛。

【出处】《万病回春·卷五》。

【方名】神效内伤丸

【组成】巴豆霜　甘草粉各三钱。

【用法】以饮糊为丸,如麻子大,朱砂为衣。每服七丸,茶、酒送下。

【主治】瘀血内凝,烦闷疼痛者。

【出处】《梅氏验方新编·卷六》。

❦ 痰饮

【方名】白豆顶

【组成】白扁豆三钱五分　雨茶三钱五分　白信一钱五分　陀僧一钱五分。

【用法】上为细末,面糊为丸,分作十丸。每服一丸,冷浓茶送下。

【主治】一切痰证。

【出处】《串雅补·卷一》。

【方名】川芎丸

【组成】川芎　苏薄荷叶各三两半　防风一两二钱　细辛二钱半。

【用法】炼蜜为丸,每丸五分重。临卧茶嚼服下。

【功用】清上利膈。

【主治】肝经风痰。

【出处】《罗氏会约医镜·卷八》。

【方名】独圣散

【组成】瓜蒂一两。

【用法】上锉,如麻豆大,炒令黄色,为细末。每服三钱,茶一钱、酸齑汁一盏调下。先令病人隔夜不食,服药不吐,再用热韭水投之。

【主治】诸风膈疾,诸痫痰涎,津液涌溢,杂病亦然。

【宜忌】此不可常用,大要辨其虚实。吐罢可服降火利气、安神定志之剂。

【出处】《素问病机气宜保命集·卷中》。

【方名】法制清气化痰丸

【组成】半夏　南星去皮尖　白矾　皂角　干姜各四两　陈皮　青皮　紫苏子　萝卜子炒,研　杏仁去皮尖,炒,研　葛根　神曲炒　麦蘖炒　山楂子　香附子各二两。

【用法】上将白矾等三味,用水五碗,煎取水三碗,却入半夏二味,浸二日再煮,至半夏、南星无白点为度,晒干,与余药共研为末,蒸饼为丸,如梧桐子大。每服五七十丸,临卧茶汤任下。

【功用】顺气快脾,化痰消食。

【出处】《校注妇人良方·卷六》。

【方名】法制玄明粉

【组成】川皮消十斤　萝卜四斤切片　防风二两　甘草二两。

【用法】川皮消、萝卜用水一斗同煮烂,去萝卜,其消水用细绢滤入瓷器中,露一宿,次早另取瓷器倾出浮水块,沉底者取起后以萝卜片量入清水同煮如前；又次日将防风、甘草煎汤十碗,同粉煮化,滤入瓷器中露一夜；次日将甘防汤倾出,同前二次萝卜汤煮一沸,露一夜,则汤内余消澄结成块,去汤取消,同前消风吹干入罐,叠实安地炉上打火,其消化成水,俟沸定方用瓦片盖罐,大火煅约炭十余片,煅毕,冷一气,每斤加生熟甘草末各一两,和匀。无病长服,清晨茶下一钱或八分；若遇壅热伤寒、头痛鼻塞,四肢不举,饮食不下,烦闷气胀,以葱汤化下三钱五钱,量加。其初服药时,每日空心下三钱,食后良久更下三钱。七日内常微泻利黄黑水及涎沫等,此乃搜除诸疾根源,甚勿畏而不食,七日渐觉腹脏温暖,诸效自臻。

【功用】除众痰,延年,解诸药毒。

【出处】《何氏济生论·卷五》。

【方名】化毒丹

【组成】银花 薄荷 僵蚕各一两 细辛 枳壳 瓜蒌各五钱 川贝母二两。

【用法】上为细末。每服六分,清茶稍冷调下。

【主治】痰气壅盛。

【出处】《治疬要略》。

【方名】化痰丸

【组成】半夏泡七次 南星水泡,各姜汁拌 黄芩 寒水石煅 黄连去毛各一两 猪牙皂角 薄荷各五钱 甘草炙三钱。

【用法】上为细末,淡姜汁打糊为丸,如赤豆大。每服五十丸,食远茶清送下。

【主治】热在上焦,火盛成痰,或作痛。

【出处】《扶寿精方》。

【方名】化痰丸

【组成】瓜蒌霜 苦杏仁 煅瓦楞子 青海粉各一两 制香附 海蛤粉 风化消 青连翘各五钱 苦桔梗 广皮红各三钱 姜汁一匙。

【用法】和竹沥,捣药为丸。轻用三钱,重则四钱,清茶送下。

【功用】清化下泄,廓清肠胃。

【主治】痰火蕴结胃肠,恶心呕吐,胸膈壅塞,嘈杂脘满,便溏腹泄,或胸中、肠中辘辘有声。

【出处】《重订通俗伤寒论》。

【方名】化痰丸

【组成】南星去皮,切块四两同皂角、生姜、白矾各三两同煮无白星为度,取出,晒干,皂角不用 半夏四两 香附 瓜蒌仁去壳,另研 陈皮去白 茯苓 紫苏子炒 萝卜子炒 杏仁去皮尖,另研 枳壳麸炒各二两。

【用法】上为末,姜汁浸蒸饼为丸,如梧桐子大。每服一百丸,临卧或食后用茶汤送下。

【功用】快脾顺气,消食化痰。

【主治】痰饮。

【加减】酒痰,加青皮、葛根;食积痰,加神曲、麦芽、山楂各二两;气壅者,加沉香五钱;热痰,加枯芩、青黛各一两。

【出处】《济阳纲目·卷二十四》。

【方名】化涎半夏辰砂丸

【组成】天南星一两炮裂 半夏曲一两 人参半两 辰砂半两别研 皂角炮熟,裂去皮半两 青橘皮半两去白 腻粉二钱七分。

【用法】上为末,面糊为丸,如小豆大。每服七丸,生姜汤或腊茶、薄荷汤任下,加至十丸。

【功用】化痰涎。

【出处】《传家秘宝·卷二》。

【方名】加减保和丸

【组成】山楂 神曲炒 半夏汤炮七次 茯苓去皮各三两 陈皮洗 连翘 萝卜子各二两 白术五两 枳实去皮各一两 苍术米泔浸,去粗皮 香附去皮,酒浸 厚朴姜汁制三两 黄芩去腐,酒浸,炒 黄连去须,酒浸,炒各一两。

【用法】上为细末,姜汁面糊为丸,如梧桐子大。每服五十丸,渐加至七八十丸,食后茶汤饮下。

【功用】消痰利气,扶脾胃,进饮食。

【出处】《丹溪心法附余·卷三》。

【方名】加味控涎丸

【组成】大戟 芫花 甘遂 甜葶苈 巴豆去壳各一两 黑牵牛三两炒,取头末 白芥子炒二两。

【用法】上为末,米糊为丸,如粟米大。每服三七粒,茶清吞下;或温水亦可。得利则效。

【功用】消浮退肿,下水。

【主治】风热上壅,或中脘停留水饮,喘急,四肢浮肿,脚气入腹,平常腹中痰热,诸气结聚。

【宜忌】服后未可服甘草药及热水。

【出处】《世医得效方·卷五》。

【方名】家传清气化痰丸

【组成】天南星四两　大半夏四两二味先用米泔水各浸三五日,以透为度,洗净切片,以碗一个,盛贮晒干,先姜汁、次皂汁、又次矾汁、又次消水,浸一旦夕晒干　青皮去瓤　陈皮去白　枳壳去瓤,麸炒　枳实麸炒　白术去芦　白茯苓去皮　苏子炒　白芥子炒　萝子炒　香附盐水炒　瓜蒌仁　干葛　桔梗去芦　苦杏仁去皮　黄芩酒炒　神曲炒　麦芽炒　山楂蒸,去子　白豆蔻去壳　前胡去芦　甘草各一两。

【用法】上为细末,用前浸四味药水,加竹沥一碗,泡蒸饼为丸,如梧桐子大。每服五六十丸,茶或姜汤送下。

【功用】化痰清火,开胸顺气,消痞除胀,醒酒消食。

【主治】痰饮。

【出处】《寿世保元·卷三》。

【方名】龙脑川芎丸

【组成】桔梗二钱半　片脑六分　砂仁二分　白豆蔻去壳五分　薄荷一钱三分　川芎　防风　炙草　酒芩　连翘各一钱。

【用法】炼蜜为丸,每两作二十丸每服一二丸,茶清化下。

【功用】消风化滞,除热清痰,通利七窍。

【出处】《育婴秘诀·卷四》。

【方名】千金化痰丸

【组成】胆星四两　半夏姜矾同煮半日四两　陈皮去白二两　白茯苓去皮二两　枳实去瓤,麸炒一两　海石火煅一两　天花粉二两　片芩酒炒二两　黄柏酒炒一两　知母酒炒一两　当归酒洗一两　天麻火煅二两　防风去芦二两　白附子煅二两　白术米泔浸,炒二两　大黄酒拌蒸九次五两　甘草生三钱。

【用法】上为细末,神曲二两打糊为丸,如梧桐子大。每服六七十丸,茶送下。

【功用】健脾理胃,清火化痰,顽痰能软,结痰能开,疏风养血,清上焦之火,除胸膈之痰,清头目,止眩晕。

【加减】气虚,加人参八钱。

【主治】痰饮。

【出处】《万病回春·卷二》。

【方名】青金丸

【组成】巴霜_{巴豆去油净尽如霜者}一字　青黛　南星_炮各一钱　轻粉半钱　滑石二钱　全蝎一钱_焙。

【用法】上为末,面糊为丸,如麻子大,每服一丸,薄荷汤点茶清送下。

【功用】去痰退热。

【主治】风痰壅盛,惊重。

【出处】《仁斋直指小儿方论·卷一》。

【方名】清气化痰方

【组成】百药煎　细茶各一两　荆芥穗五钱　海螵蛸一钱。

【用法】炼蜜为丸,如芡实大。每服嚼化一丸。

【功用】清气化痰。

【出处】《本草纲目·卷三十九》。

【方名】清气化痰丸

【组成】橘红一斤_{去白}　枳壳八两_{麸炒}　黄芩八两_{酒浸}　半夏曲八两_炒　赤茯苓八两　生甘草五两　山栀仁八两_炒　桔梗五两　滑石八两　天花粉八两　连翘五两　薄荷叶四两　荆芥穗五钱　当归尾八两_{酒洗}。

【用法】上为末,水滴为丸,如绿豆大。食远白汤,茶清化服。

【功用】降火顺气清痰,常服利膈宽中。

【主治】痰火。

【出处】《医学启蒙·卷三》。

【方名】三补枳术丸

【组成】白术二两　枳实_{麸炒}　黄柏_{青盐炒}　陈皮_{去白}各一两　贝母八钱　白茯苓　黄连　黄芩_{醋浸一宿,炒}　山楂肉　神曲炒各五钱　麦芽　砂仁　香附_{醋浸一宿,炒}各三钱。

【用法】上为细末,荷叶煮饭为丸,如梧桐子大。每服七八十丸,食后用生姜汤送下;有热,茶汤送下。

【功用】顺气消痰。

【出处】《扶寿精方》。

【方名】四生丸

【组成】半夏半斤　天南星五两　白附子四两　大附子二两。

【用法】上四味,捣箩为末,净乳钵内用水一斗半浸,逐日换水,春、夏三日,秋、冬七日,频尝,以不麻人即去水,于筲箕内以厚纸澄干,再研细,以糯米糊为丸,如鸡头子大。每服一丸,茶、酒任下。更入少龙、麝尤佳。

【主治】风痰壅盛,胸膈不利,及诸般风疾。

【出处】《医方类聚·卷二十》。

【方名】四汁散

【组成】天花粉一斤。

【用法】用梨汁、姜汁、萝卜汁、竹沥各一钟,次第拌,晒干为末。每服一钱,好茶调下。

【主治】痰火。

【出处】《绛囊撮要》。

【方名】天麻化痰丸

【组成】天麻一两　南星一两　半夏三两**汤泡至冷七次,以内透为度**　软石膏**煅赤**一两　雄黄一两**通明者,为末,水飞七次**。

【用法】上为末,淡姜汁打糊为丸,如赤豆大。每服九十丸,食远茶送下。

【主治】背上及胸中之痰。

【出处】《扶寿精方》。

【方名】五虎定喘汤

【组成】杏仁三钱**去皮尖**　赤石膏一两　半夏三钱　细茶三钱　粉草三钱**火炮,去皮**。

【用法】加生姜五片,水煎,食后温服。

【主治】痰涎咳嗽。

【出处】《扶寿精方》。

【方名】五味天冬丸

【组成】天冬一斤**浸洗,去心,净肉十二两**　五味子**水浸,去核,取肉四两**。

【用法】晒干,不见火,捣丸。每服二十丸,茶送下,一日三次。

【主治】阴虚火动生痰。

【出处】《杂病源流犀烛·卷十六》。

【方名】细辛丸

【组成】细辛去苗叶，洗，焙三分 天南星浆水煮透，切，焙干四两 白附子生用一两半 芎䓖二两 甘菊花一两 好墨半两 由跋炮二两半。

【用法】上为细末，面糊为丸，如梧桐子大。每服十五丸至二十丸，食后、临卧以荆芥汤送下；或茶清送下亦得。

【功用】解烦倦，通鼻塞，退风壅。

【主治】风痰，咽膈不利，头目昏痛。

【出处】《圣济总录·卷十七》。

【方名】下痰丸

【组成】白矾一两 细茶叶五钱。

【用法】上为末，炼蜜为丸，如梧桐子大。每服五十丸，食远姜汤送下。

【主治】风痰眩晕，癫痫，久不愈者。

【出处】《增补验方新编·卷四》。

【方名】香橼膏

【组成】陈香橼好者六七只鲜者亦可。

【用法】刻下蒂，如钱大一围，每只入上好松萝茶叶一层，浇入上白福蜜沥净者，茶一层，蜜一层，填满实，上盖一分厚生姜一大片，仍将刻下圆蒂盖好，苎麻扎好，日蒸夜露四五次，开蒂盖看，如觉干，独加蜜少许，不加茶叶，覆盖好扎紧，再蒸露至九次后，共捣成膏，装人装入磁器内。每晨雨水滚汤化下三四匙。甚妙。

【主治】远年痰火咳嗽，结痰音哑，气逆不顺。

【出处】《郑氏家传女科万金方·卷五》。

【方名】消饮丸

【组成】半夏一两汤洗洗七次 陈皮焙 青皮焙 枳实去瓤，麸炒 干葛焙 生姜炒各半两。

【用法】上为细末，姜糊为丸，如梧桐子大。每服五七十丸，茶、酒任下。

【功用】利膈下痰，散饮去滞。

【主治】痰饮。

【出处】《普济方·卷一六五》。

【方名】玉髓丹

【组成】软石膏三两　半夏一两**汤泡七次**　白矾五钱。

【用法】上为细末，淡姜汤打糊为丸，如赤豆大。每服三十丸，食远茶清送下。

【主治】痰火上涌，或流入四肢。结聚胸背，或咳嗽，或头目不清。

【出处】《扶寿精方》。

【方名】遇仙丹

【组成】白牵牛头**末**　四两**半炒半生**　白槟榔一两　茵陈　莪术**醋煮各五钱**　三棱**醋煮**　牙皂**炙，去皮各五钱**。

【用法】上为末，醋糊为丸，如绿豆大。五更时月冷茶送下三钱。天明可看去后之物，此药有积去积，有虫去虫。数服行后，随以温粥啜之。

【功用】涤饮攻积。

【主治】邪热上攻，痰涎壅滞，翻胃吐食，十膈五噎，呴哈，酒积，虫疾，血积，气块，诸般痞疾，热疮肿疼，或大小便不利，妇人女子面色萎黄，鬼产，食吞铜铁银物等症。

【宜忌】服后忌食他物。孕妇勿服。

【出处】《摄生众妙方·卷一》。

 消渴

【方名】黄连散

【组成】密陀僧**细研**　腊茶　黄连**去须**　滑石　瓜蒌根各半两。

【用法】上为散。每服一钱，以清粥调下，不拘时候。

【主治】消渴饮水过多，不知厌足。

【出处】《普济方·卷一七九》。

【方名】黄连丸

【组成】黄连二两**去须**　苦参一斤　麝香一钱。

【用法】上为末，炼蜜为丸。如梧桐子大。每服六十丸，空腹以茶送下，一日二次，任意吃茶，不限多少；一方用粥饮送下。

【主治】消渴，烦热闷乱。

【出处】《普济方·卷一七八》

【方名】立通丸

【组成】京三棱炮,锉　黄连去须　青橘皮汤浸,去白,焙　蓬莪术炮各一两　巴豆霜一分。

【用法】上为细末,面糊为丸,如绿豆大。每服五丸,食后茶、酒任下。

【主治】胃热肠寒,善食数饥,小腹胀痛。

【出处】《圣济总录·卷四十七》。

🌀 虚损

【方名】北亭丸

【组成】北亭二两去除砂石　阿魏半两同硇砂研令细,醋化,去砂石　川当归净洗,去苗梢用　厚朴去皮,姜汁炙令黄色　陈橘皮去瓤用红　官桂去皮称　干姜炮　甘草炙　川芎　胡椒拣好者　缩砂去皮用　大附子炮,去皮脐各四两　茯苓二两　青盐二两与硇砂、阿魏同醋研,去沙土　白术米泔水浸一宿,切作片子,焙干　五味子去沙土用之各一两半。

【用法】上药依法修事为末,将硇砂、阿魏、醋入面看多少,同煎稀糊,下药,更炼好蜜,同搜和为丸,如酸枣大。每服一丸,嚼破,空心盐汤、茶、酒任下。

【功用】壮元,补血,健胃,暖脾,止痰逆,消饮食。

【主治】妇人、男子久积虚败,妇人一切病患。

【出处】《养老奉亲书》。

【方名】补骨脂丸

【组成】补骨脂三两　鹿茸　肉从蓉　巴戟天各一两　胡桃仁一两半。

【用法】上为末,胡桃别研如泥,相和,炼蜜为丸,如小豆大。每服二十丸,空心茶、酒任下。

【功用】疗水脏,补益腰膝,进饮食。

【宜忌】忌生冷、油腻、陈物。

【出处】《医方类聚·卷九十六》。

【方名】参香汤

【组成】人参一两　甘草半两锉　黄芪半两锉　吴白术　茯苓　橘皮各一两　檀香半两　干葛半两。

【用法】上为末。每服半钱,如茶点进。

【功用】调中顺气,开胃消痰。

【出处】《医方类聚·卷一〇二》。

【方名】沉香丸

【组成】沉香锉　附子炮裂，去皮脐　厚朴去粗皮，生姜汁炙　白术　芎劳　肉豆蔻去壳　茴香子微炒令香　胡椒　陈曲炒　桃仁去双仁皮尖，炒各一两　楝实取皮肉，炒二两　阿魏　硇砂无石者佳各半两研。

【用法】除硇砂、阿魏外，上为末，将硇砂、阿魏用好酒三升，银铜石锅内熬成膏，和上药为丸，如梧桐子大。每服二十丸，早晨、晚间腹空时，以茶酒盐汤任嚼下。

【主治】脾胃气虚弱，肌体羸瘦。

【出处】《圣济总录·卷四十六》。

【方名】防饥救生四果丹

【组成】栗子去壳　红枣去皮核　胡桃去壳皮　柿饼去蒂各等分。

【用法】入甑蒸二时，取出。石臼中杵捣，不辨形色，捻为厚饼，晒干收贮，冬月吉日焚香修合。凡饥者与食一饼，茶汤任嚼服，腹中气足自饱，一饼可耐五日，再服不限日数。

【功用】补肾水，健脾土，润肺金，清肝木，而心火自平也。

【出处】《惠直堂经验方·卷四》。

【方名】瓜砂丹

【组成】朱砂四两。

【用法】以木瓜十数个，每木瓜开盖去瓤，底下根铺药末少许，中以绢片裹朱砂一两，蜜拌湿，坐于其间，仍盖药末令满，仍以木瓜盖子盖定，篾签签定，纱片裹木瓜全个不令散失，如此者二三十个。看其银合大小，坐于其中，上下仍铺药末封盖定，坐于银锅银甑中，勿用铁器，以桑柴烧文武火蒸七昼夜，再换木瓜末一次，又蒸七昼夜乃止，取出朱砂一味，摊干研细，以薏苡粉煮稀糊为丸，如梧桐子大。每服二三十丸，茶、酒任下。

【主治】男子、妇人诸虚不足，心气不宁，梦寐不安，手足疼痛，腰膝拘挛，步履艰难；妇人脚气冲心，呕吐药食，不能下咽。

【出处】《朱氏集验方·卷八》。

【方名】巨胜丸

【组成】金铃子半斤　知母半斤　小茴香四两微炒　单枝甘草四两去皮，炙　广木香二两　秋蚕沙二两淘净，微炒　莲子心二两　好芽茶二两。

【用法】上为细末，用无灰好酒为丸，如梧桐子大，晒干。每服三钱，空心温酒送下,或牛、羊肉、瓜薤斋大补神效,送下后,干物压之。

【主治】诸虚。

【出处】《医方类聚·卷一五三》。

【方名】莨菪子丸

【组成】莨菪子一两半_{水淘去浮者,水煮芽出,焙干,炒令黄黑色,别杵为末} 蛇床子一两 菟丝子一两_{酒浸三日,晒干,别杵为末} 附子一两_{炮裂,去皮脐} 蜀茶半两 硇砂半两_{细研} 黄雄雀粪一两。

【用法】上为末,先取莨菪子、雄雀粪、硇砂三味,用白蜜四两,同以浆水三升煮,勿住手搅,煎如饧,即入诸药末为丸,如梧桐子大。每服十丸,空心及晚食前盐汤送下。

【主治】肾脏虚损,阳气萎弱,手足不和。

【出处】《太平圣惠方·卷七》。

【方名】太和丸

【组成】白术二两 陈皮一两 半夏一两五钱 神曲一两五钱 麦芽一两五钱 山楂一两五钱 泽泻八钱 川连五钱 扁豆二两 山药二两 茯苓一两五钱 白蔻八钱 砂仁八钱 莲子二两 香附一两五钱 谷精草一两二钱 甘草八钱 薏仁二两。

【用法】荷叶水泛为丸每服一钱五分,食后茶送下。

【主治】劳役内伤。

【出处】《何氏济生论·卷三》。

【方名】万安丸

【组成】干蝎_炒二两 白花蛇_{酒浸,取肉炙} 桃仁_{去皮尖双仁,炒,研各四}两 肉苁蓉_{酒浸,切} 槟榔_锉 木香 当归_{切,焙} 茴香子_炒 羌活_{去芦头} 芎䓖 天麻 桂_{去粗皮} 沉香_锉 白附子_炮 阿魏_{米醋研用} 安息香_{研各一两半}。

【用法】上为末,用蜜一斤,拌和为丸,如鸡头子大。每服温酒或茶嚼一丸。

【功用】补益,调气,除风。

【主治】虚损。

【出处】《圣济总录·卷一八六》。

【方名】乌梅丸

【组成】乌梅肉 豆豉各一合 升麻 地骨皮 柴胡 鳖甲 恒山 前

胡各一两 肉苁蓉 玄参 百合 蜀漆 桂心 人参 知母各半两 桃仁八十一枚。

【用法】上为末,炼蜜为丸。每服三十丸,空心煎细茶送下,一日二次。

【主治】寒热劳疟久不愈。形体羸瘦,痰结胸堂,食饮减少,或因行远,久经劳役,患之积年不愈。

【出处】《备急千金要方·卷十》。

【方名】细辛散

【组成】生地黄 地骨皮 石膏 白芷 何首乌 茯苓 当归 寒水石 细辛 丁香 川芎 甘草 甘松 附子 青盐各等分 升麻 茶末。

【用法】上为细末。用庚子日为头刷牙,每日二次,以余掠鬓,用津噙之,白者变黑,黑者不白。

【功用】明目,暖水脏,补下元。使发白者变黑,黑者不白。

【主治】头发白。

【出处】《普济方·卷七十》。

✪ 痹证

【方名】阿魏散

【组成】地龙半两微炒 阿魏半分 乳香一字。

【用法】上为细散。每服一钱,以好茶调下,不拘时候。

【主治】白虎风,身体疼痛不可忍,转动不得。

【出处】《太平圣惠方·卷二十二》。

【方名】白僵蚕散

【组成】白僵蚕炒 地龙白色少泥者,微炒 腊茶炙各一两 甘草炙三分。

【用法】上为散。每发时空心服两钱匕,午后服一钱匕,临卧服两钱匕,并用热酒调下。又先取蜡一两,铫子中熔成水,投桂末半两,搅匀摊于纸上,火炙令热,服第一药了,即贴向痛处,用熟帛裹之。

【主治】白虎风,痛不可忍。

【出处】《圣济总录·卷十》。

【方名】大定风丸

【组成】苍术八两 草乌三两 杏仁 川乌 白芷 半夏各四两。

【用法】上药用生姜二斤,葱一斤,取汁拌匀,以姜、葱渣一半铺瓶底,将药铺瓶内,瓶上又将渣一半盖上,埋土内,春五、夏三、秋七、冬九日,取出,晒干为末,外加猴姜、牛膝,红花末各二两,当归,萆薢根末各四两,酒糊为丸,如梧桐子大。每服六十丸,茶、酒任下,一日三次。

【主治】痛风,历节风。

【出处】《疡医大全·卷二十八》。

【方名】大神效活络丹

【组成】白花蛇二两酒浸,焙干　乌梢蛇半两酒浸,焙干　麻黄二两去节　细辛一两去土　全蝎一两半去毒,炒　两头尖二两酒浸　赤芍药一两　川芎二两　防风二两半　葛根一两半　没药一两另研　血竭七钱半另研　朱砂一两另研　乌犀屑半两　地龙半两去土　甘草二两去皮,炙　丁香一两去枝　白僵蚕一两炒　乳香一两另研　麝香半两另研　片脑一钱半另研　官桂二两去粗皮　草豆蔻二两　川羌活二两　虎胫骨一两酥炙　玄参一两　牛黄二钱半另研　威灵仙一两半酒浸　天麻二两　藿香二两去土　天竺黄一两　败龟版一两炙　人参一两　何首乌二两　白芷二两　乌药一两　安息香一两　青皮一两　黑附子一两炮,去皮脐　香附一两　白豆蔻一两　骨碎补一两　黄连二两　茯苓一两　黄芩二两　白术一两　熟地黄二两　松香脂半两　大黄二两　当归一两半　木香二两　沉香一两　金箔为衣。

【用法】上为细末,炼蜜为丸,如弹子大。每服一丸,细嚼,温酒、茶清漱下,随证上下服之。头风,擂茶下。

【功用】清心明目,宽胸活血,养气暖膝。

【主治】风湿诸痹,筋骨疼痛,腰臂疼痛,口眼㖞斜,行步艰辛,筋脉拘挛。

【出处】《奇效良方·卷二》。

【方名】大圣通真丸

【组成】马鸣退二两　人参一两　甘草二两炮　防风一两一分　当归二两炙　芍药二两　桔梗三两　石膏二两研如粉　白芷一两一分　干姜一两炮　附子一两炮　川芎一两　藁本一两　泽兰三两一分　白芫荑一两　川椒三两出汗,取红　柏子仁一两　石茱萸一两一分醋炒　蝉蜕二两炒　苍术一两炒　白薇一两　白术一两　厚朴一两一分入生姜汁涂,炙令香熟　木香　黄芪　牛膝各一两。

【用法】上为末,炼蜜为丸,如弹子大。每日空心服,茶、酒任下。如胎不安,服一丸便止;如妊娠临月,日服一丸,至产不知楚痛;如产后复发恶露,中风兼伤寒,汗不出,以麻黄三分去根节,杵末,酒煎下丸药,汗出如多,更进二丸便止;肠坚积聚,朝暮进一丸;阴中痛,月经不定,不过三丸即愈;绝产无子,朝暮服之,辄因有子;四肢胀满,泄痢呕吐,不能饮食,赤白痢,如因产,恶物积于大肠,中风口噤不语,挑开口,研酒化一丸,灌之。

【主治】八风,十二痹,寒气,乳风,血瘕,胎不安,子死腹中;兼治伤寒。

【出处】《博济方·卷四》。

【方名】地龙散

【组成】地龙末一两微炒 好茶芽一两 白僵蚕一两微炒。

【用法】上为细散。每服二钱,以温酒调下,不拘时候。

【主治】白虎风,疼痛不可忍。

【出处】《太平圣惠方·卷二十二》。

【方名】海桐皮煎

【组成】乌头生 海桐皮 牛膝 骨碎补 虎骨煅 当归各四两 木鳖子 白胶香别研 乳香别研各二两 自然铜 没药别研各一两。

【用法】上为末,醋煮面糊为丸,如绿豆大。每服五七丸至十五丸,茶汤、酒盐汤送下。

【主治】男子风寒湿痹,气血凝滞,筋骨疼痛,手足麻木。

【出处】《永乐大典·卷一三八八〇》。

【方名】接骨丹

【组成】麒麟竭 没药 骨碎补各一两 自然铜四两 海桐皮 狼毒 沙苑蒺藜 川附子 新罗白附子 天南星 何首乌 仙灵脾 川芎 羌活 川乌头各一两 虎头骨四两 地龙 牛膝 天麻 草乌头 乳香 防风各一两 青盐 赤小豆各四两。

【用法】上为细末,酒煮面糊为丸,如梧桐子大。每服十五丸,茶、酒任下,空心临卧各一服。

【功用】助筋骨,轻利气血,冲壮手足,冬月不冷。

【主治】男子、女人骨节疼痛,起止不得;肾脏风毒下注,疮癣痒痛不可忍者;口面不正,脚膝无力;水脏久冷,妇人血风瘦弱。

【出处】《鸡峰普济方·卷二十五》。

【方名】秘传飞步丸

【组成】苍术八两 草乌不去皮尖四两 川芎 白芷各二两 葱白连根 生姜各四两。

【用法】上切细,作一处入罐内,封固罐口,倒覆阴土地上,在春停五日,夏三日,秋七日,冬十日,取出前剂晒干为细末,醋糊为丸,如梧桐子大。每服十五丸,空心茶、酒任下。

【主治】诸风湿,瘫痪,痛风。

【宜忌】忌热物,宜避风,孕妇勿服。

【出处】《松崖医径·卷下》。

【方名】祛风丸

【组成】防风**去芦**二两,防己二两　荆芥二两　当归**酒洗**二两　川芎二两　生地黄**酒洗**三两　陈皮**去白**　白术**炒**　桑寄生　薏苡仁各二两　栀子仁一两　牙皂二两　何首乌二两　川乌二个　白芍药**酒炒**　羌活　独活　黄芩**酒炒**各一两半　半夏**便煮**　木瓜　青藤　牛膝**酒洗**　沉香　白豆蔻各二两　木香一两　桂枝一两　光乌**酒浸,去皮**二两。

【用法】上为细末,酒打米糊为丸,如梧桐子大。每日五更时用茶清送下七八十丸,少许时再服大补元丸。

【主治】历节风。

【出处】《仁斋直指方论附遗·卷四》。

【方名】石英水煮粥

【组成】白石英二十两　磁石二十两**并捶碎**。

【用法】以水二斗,器中浸,于露地安置,夜即揭盖,令得星月气。每日取水作羹粥。及煎茶汤吃,皆用之。用却一升,即添一升。

【功用】久服气力强盛,颜如童子。

【主治】肾气虚损,阴痿,周痹风湿,肢节中痛,不可持物。

【出处】《太平圣惠方·卷九十七》。

【方名】四妙煎

【组成】槐花子　桃核仁　细茶叶　芝麻各五钱。

【用法】瓦罐盛药,用水六七碗,熬折一半,热服。

【主治】肩臂筋骨疼痛。

【出处】《仙拈集·卷二》。

【方名】四生丸

【组成】白僵蚕**炒去丝**　地龙**去土**　白附子**生**　五灵脂　草乌**去皮尖**各等分。

【用法】上为末,米糊为丸,如梧桐子大。每服二十丸,茶、酒任下;或作

229

末,酒调半钱亦可。

【功用】活血祛风,通络止痛。

【主治】血风骨节疼痛,抬举臂不起,行履不得,并浑身麻痹。

【出处】《妇人大全良方·卷四》。

【方名】天麻煎

【组成】川乌头洗净灰,炒裂,去皮尖 草乌头水浸三日,洗,去皮各四两 荆芥穗半斤 干薄荷五两 杜当归水浸三日,晒干,切一斤。

【用法】上为末,醋糊为丸,如梧桐子大。每服三十丸,茶清送下。

【主治】风毒入胃及心肾经络,攻注百节疼痛。头目虚肿,痰涎不利;下注腰脚缓弱,生疮;妇人血风,男子癫风,及风湿脚气,攻注皮肤,瘙痒瘾疹,偏正头风。

【出处】《三因极一病证方论·卷十五》。

【方名】透骨丹

【组成】闹羊花子一两火酒浸,炒三次,童便浸二次,焙干 乳香 没药不去油 血竭各三钱。

【用法】上为末,再加麝香一分同研,瓷瓶收贮封固。每服三分,壮者五六分,不必吃夜饭,酒可尽量下,有微汗出为要;弱者,间五日一服,壮者,间三日一服。

【主治】跌扑损伤,深人入骨髓,或隐隐疼痛,或天阴则痛,或年远四肢无力。

【宜忌】睡好方服;服后避风;忌房事、酸、寒、茶、醋。

【出处】《本草纲目拾遗·卷三》。

【方名】乌茶酒

【组成】乌茶草即七叶连根草 当归 五加皮 川芎 生地 芍药 升麻 白芷 防风各二两 甘草五钱 玄参 苍耳子各三两 乌药 羌活 独活 前胡 秦艽 金银花 闹羊花根各一两 千金草二两。

【用法】好酒一坛,入药,隔汤煮透。随量饮醉,醒则痛止。

【主治】痛风,痹症,疠风疙瘩,黑肿瘫痪。

【出处】《解围元薮·卷四》。

【方名】乌头丸

【组成】乌头烧存性 藿香去梗 缩砂炒,去皮 白芷 甘松去土,酒浸 干姜_炮各二两　芎䓖　天麻　当归_{切,焙}各一两　雄黄_研一分。

【用法】上为末,炼蜜为丸,如小弹子大。每服一丸,空心、午时、临卧茶、酒任嚼下。

【主治】历节风,筋挛骨痛,不得屈伸。

【出处】《圣济总录·卷十》。

❀ 痿证

【方名】龙骨散

【组成】诃子肉　龙骨生　细茶各等分。

【用法】上为末。干掺。

【功用】生肌肉。

【出处】《证治准绳·疡医·卷五》。

❀ 疼痛

【方名】薄荷煎丸

【组成】龙脑薄荷_{取叶}十斤　防风_{去苗}　川芎各三十两　桔梗五十两　缩砂仁五两　甘草_炙四十两。

【用法】上为末,炼蜜为丸,每两作三十丸。每服一丸,细嚼,茶、酒任下。

【功用】消风热,化痰涎,利咽膈,清头目。

【主治】遍身麻痹,百节酸疼,头昏目眩,鼻塞脑痛,语言声重,项背拘急,皮肤瘙痒,或生隐疹,及肺热喉腥,脾热口甜,胆热口苦;又治鼻衄唾血,大小便出血,及伤风。

【出处】《太平惠民和剂局方·卷一》。

【方名】薄荷丸

【组成】干薄荷叶一斤　天麻四两　威灵仙_{去苗土}三两　羌活_{去芦头}四两　山栀子仁二两　蔓荆实_{去白皮}三两　白芷　桔梗_炒　防风_{去叉}各二两　大黄_{湿纸裹,煨令纸干}一两　人参　赤茯苓_{去黑皮}各三两　龙脑_研半两。

【用法】上为末,再和匀,炼蜜为丸,如鸡头子大每服一丸,食后细嚼,茶、酒任下。

【主治】蛊风,皮肤尽痛,若刀划状及头目不利,风痰等疾。

【出处】《圣济总录·卷十二》。

【方名】定痛饮

【组成】茜草 麻黄 乌药各一钱 细芽茶三钱 槐子*炒焦* 川椒各五钱 鱼膘肠三钱*米粉和炒成珠* 乳香一钱 生姜五片 葱五根。

【用法】煎服。三剂痊愈。

【主治】筋骨疼痛,久不愈者。

【出处】《解围元薮·卷四》。

【方名】活血丹

【组成】木香 乳香各一两 麝香 皂角各三钱 大风子四两。

【用法】上为末,饭为丸,如芡实大。每服五十丸,茶送下,加至七八十丸。

【主治】筋骨痛甚。

【出处】《解围元薮·卷四》。

【方名】麝香丸

【组成】麝香研半两 秦艽*去土*四两 独活*去芦头* 白术 槟榔各二两。

【用法】除麝香外,上为细末,入麝香研匀,炼蜜为丸,如龙眼大。每服一丸细嚼,温酒或腊茶清任下,不拘时候。

【主治】风,身体疼痛,头目不利,肩背拘急,肌肉痿痹,痰涎壅滞,胸膈满闷。

【出处】《圣济总录·卷十》。

【方名】消肿膏

【组成】芙蓉叶 金皮各五两 白芷 当归 骨碎补 独活 何首乌 南星各三两 橙橘叶 赤芍药各二两 石菖蒲 肉桂各五钱。

【用法】上为末,以热酒姜汁调,乘热缚肿,用葱汁、茶清调和,温缚。

【主治】胸胁跌堕,打扑损伤肿痛,或动筋折骨。

【加减】动筋折骨,加山樟子叶、毛银藤皮及叶各五两,同前为末,酒调暖敷缚。

【出处】《证治准绳·疡医》。

【方名】整骨麻药

【组成】闹羊花*倍用* 胡加子 姜黄 川乌 草乌 麻黄各等分。

【用法】上为细末。每服五分,茶、酒任下。欲解,用甘草煎汤,服之即苏。

【功用】开取箭头,服之不痛。

【出处】《伤科汇纂·卷七》。

【方名】止痛乳香丸

【组成】五灵脂二钱 乳香 没药 草乌 蚕沙各五钱 木鳖子五枚。

【用法】上为细末,用老酒煮面糊为丸,如梧桐子大。每服七丸,薄荷汤或茶清任下。如头痛甚,三服即止。

【主治】眼痛,头痛,瘀血攻冲,遍身疼痛。

【出处】《春脚集·卷一》。

【方名】猪胆丸

【组成】猪胆五十枚焙干 柴胡去苗 黄连去须各四两 秦艽去苗土三两 苍术米泔浸,切,焙一两 青蒿头八两小便五升慢煎干。

【用法】上为末,炼蜜为丸,如梧桐子大。每服三十丸,空心冷茶送下。

【主治】劳气攻注,背脊拘急,肩膊烦疼,目昏瘦弱,饮食无味。

【出处】《圣济总录·卷八十九》。

【方名】撞气阿魏丸

【组成】茴香炒 青皮去白 甘草炒 蓬莪茂炮 川芎 陈皮去白各一两 白芷半两 丁香皮炮一两 缩砂仁 肉桂去皮各半两 生姜四两切作片子,用盐半两淹一宿,炒黑色 胡椒 阿魏醋浸一宿,以面同为糊各二钱半。

【用法】上为末,用阿魏糊和丸,如芡实大,每药丸一斤,用朱砂七钱为衣。丈夫气痛,炒姜盐汤送下一至二粒;妇人血气,醋汤送下;常服一粒,烂嚼哺烂,茶、酒任下。

【主治】五种噎疾,九般心痛,痃癖气块,冷气攻刺,及脾胃停寒,胸满膨胀,腹痛肠鸣,呕吐酸水,丈夫小肠气,妇人妇人血气,血刺等疾。

【出处】《太平惠民和剂局方·卷三》。

🌀 腰痛

【方名】成灵仙散

【组成】威灵仙二两 牵牛子二两微炒 木香半两 枳壳二两麸炒微黄,去瓤。

【用法】上为细散。每服二钱,空心以茶清调下。以利为效。

【主治】妇人腰脚疼,大肠不利。

【出处】《太平圣惠方·卷七十一》。

【方名】槟榔丸

【组成】槟榔一两半　干姜炮　木香　皂荚去皮.酥炙各一两　牵牛子三两捣箩为末,取一两　青橘皮汤浸.去白.焙二两。

【用法】上为末,炼蜜为丸,如梧桐子大,每服二十丸,食前冷葱茶送下。微利为效。痛减即少服。

【主治】风气攻注,腰脚疼痛,手足沉重。

【出处】《圣济总录·卷十》。

【方名】苁蓉丸

【组成】肉苁蓉酒浸.切.焙　狗脊去毛　草薢　葫芦巴炒　白豆蔻去皮　乌头炮裂.去皮脐　防风去叉　牛膝去苗.酒浸.切.焙各等分。

【用法】上为末,酒煮面糊为丸,如梧桐子大。每服二十丸至三十丸,茶、酒任下。

【主治】风气攻注,腰膝疼痛。

【出处】《圣济总录·卷十》。

【方名】仙灵丸

【组成】威灵仙　没药　乳香　玄胡索　黑牵牛　破故纸炒黄各一分　陈皮　巴豆去壳.入蒜内.纸包慢火煨熟.去巴豆用蒜一粒。

【用法】上为末,酒煮糊为丸,如梧桐子大。每服三钱,五更初茶清送下。

【主治】远年近日腰痛。

【出处】《普济方·卷一五四》。

◎　足痛

【方名】川乌丸

【组成】川乌略炮　草乌略炒　五灵脂去石　土茴香各一两略炒　黑豆四两炒.焙干:以上同为末.分二处　赤土细研.矾朱是也　百草霜。

【用法】上将前五味药末一半,以赤土细末三分之一,同和令匀,以米醋糊为丸,如梧桐子大;又将药末一半,以百草霜末三分之一,同和令匀,亦以米醋糊为丸,如梧桐子大。如脚气,以红丸者十五粒,黑丸者五粒,并作一服,食前用松节、木瓜、赤芍药煎汤送下;入少甘草同煎尤佳。如风气,以黑丸十五粒,红丸者五粒,同一服,食前茶清送下。

【主治】脚气疼,不能行步。

【出处】《普济方·卷二四三》。

疟病

【方名】不二散

【组成】白面二两　砒一钱。

【用法】上药和匀,以香油一斤,煎至色黄,用草纸压之,去油为末,入江茶三两。每服一字。

【主治】疟疾。

【出处】《脉因症治·卷一》。

【方名】常山散

【组成】常山末一两　砒霜_研一分　丹砂_研一钱。

【用法】上为末,入白面糊和作饼子,油内煮焦黑为度,再研极细。每服半钱匕,夜半冷茶清调下。

【主治】诸疟,寒热往来,止而复发。

【出处】《圣济总录·卷三十四》。

【方名】伏翼丸

【组成】蜘蛛五枚_{大者,去脚,研如膏}　蛇蜕皮一条_{全者,烧灰}　蝙蝠一枚_{炙令微焦}　麝香半两_{细研}　鳖甲一枚_{涂醋,炙令黄,去裙襕}。

【用法】上为末,入研了药令匀。以蜘蛛膏入炼蜜为丸,如麻子大。每服空心以温酒送下五丸;小儿以茶送下二丸。

【主治】疟久不愈。

【出处】《太平圣惠方·卷五十二》。

【方名】鬼箭羽散

【组成】鬼箭羽一分_{为细末}　砒霜_研一钱　五灵脂_研一两。

【用法】上为细散。每服半钱匕,临发时冷茶清调下。

【主治】鬼疟,寒热日发。

【出处】《圣济总录·卷三十五》。

【方名】明砂止疟丹

【组成】夜明砂三钱。

【用法】上为末。空心茶清调服。

【主治】孕妇瘀血积聚成疟,及疟母症。

【出处】《胎产心法·卷上》。

【方名】疟丹

【组成】大南星二枚　好信三钱。

【用法】上先将南星开孔,用信三钱研末,装入孔内,两星相对,用泥固济,炭火煅存性,取出研为细末,用绿豆粉打糊为丸,如豆大。每服一二丸,前半日温茶清送下;白面汤亦可。

【主治】疟疾。

【出处】《袖珍方·卷四》。

【方名】疟丹

【组成】腊茶一钱　硫黄一钱。

【用法】发日早起服。临发时,冷水调下。甚者两服即愈,用之屡验。

【主治】疟疾。

【出处】《普济方·卷一九七》。

【方名】砒霜丸

【组成】砒霜一两　阿魏一分　雄黄三分　朱砂一分细研。

【用法】上药于端午日用糯米饭为丸,如绿豆大。去发一时辰,绵裹三丸,男左女右塞耳中。如恶发,茶清送下三丸。当吐。

【主治】疟。发作无时,不定寒热。

【出处】《太平圣惠方·卷五十二》。

【方名】清燥生津饮

【组成】东洋参二钱　羚羊一钱　生甘草五分　条芩三钱　花粉二钱　麦冬二钱　莲子心二钱　川连一钱　香茶二分　生栀一钱半　元参一钱半。

【用法】上以水一碗半,煎至八分服。

【功用】保津液,清燥热。

【主治】暑疟。寒热往来,口干脉数,误发其汗,伤津津竭,燥热愈炽,以致神昏语乱,但热不寒,溲溺短赤。

【出处】《秋疟指南·卷一》。

【方名】神应丸

【组成】当归酒蒸,晒干　柴胡各一两　知母　川山甲各五钱。

【用法】上为细末,酒糊为丸。每服六十丸,先晚茶送下,临发日再服一次。

【主治】疟疾。

【出处】《仙拈集·卷一》。

【方名】松萝汤

【组成】松萝半两　乌梅肉炒　栀子去皮　鳖甲去裙襕,醋浸,炙黄各半两,升麻三分。

【用法】上为粗末,每服三钱匕,水一盏,入茶末半钱匕,煎至七分,去滓,未发前空腹温服。

【主治】温疟热渴,体痛。

【出处】《圣济总录·卷三十四》。

【方名】太清四扇丹

【组成】丹砂四两碎如麻豆,上巳日采桃花二十两,真蜜一斤,同入银器中,重汤煮至五月朔日,以新井水淘漉净,取砂研之　麒麟竭四两选真者,五月二日入丹砂中研　没药四两透明者,五月三日入丹砂研　麝香四两全,以当门子五月四日入丹砂同研。

【用法】七药先取上党人参一两,甘草一分,并细锉,五月一日日未出时,采露水一升,真蜜三两同浸之,至端午日,熬水至半,去滓,入麦面,作糊和药,稍硬剂之,为丸,如楝实大。每以沉香温水二合,嚼下一丸或半丸。若疫岁,即全家斋洁,旦起面东,以井花水各人嚼下一丸,断不染疫。丈夫生姜酒下;妇人炒姜醋汤下。痁疟,腊茶下一丸或半丸,量疾大小服。

【功用】补心导血,驻颜益气,调和百脉,安心辟邪,尤辟时疫。

【主治】一切恶气,痁疟;兼治妇人血气冲心疼痛。

【出处】《圣济总录·卷二〇〇》。

【方名】乌梅汤

【组成】乌梅肉半两微炒　恒山半两　松萝三分　鳖甲一两生用　川升麻一两。

【用法】上锉细。以水三大盏,煎取一盏半,下茶末二钱,更煎三二沸,去滓,空腹分为二服。如人行五里当吐,如未吐再服,以吐恶痰为度。

【主治】痰实疟,攻作寒热。

【出处】《太平圣惠方·卷五十二》。

【方名】消疟饮

【组成】鲜首乌五钱打碎　白甘葛二钱　甘草　细茶各一钱。

【用法】阴阳水慢火煎一伏时,露一宿,清晨服。

【主治】三日久疟。

【出处】《古方汇精·卷一》。

 梅核气

【方名】汝言化痰丸

【组成】瓜蒌 杏仁 海粉 桔梗 连翘 五倍子 香附 蛤粉 瓦楞子 风化消。

【用法】以姜汁少许,和竹沥捣入药,加蜜为丸,嚼化;或作小丸,清茶送下。

【功用】泻热软坚。

【主治】肺家老痰在于喉中,咯之不出,咽之不下。

【出处】《证治汇补·卷二》。

 虫证

【方名】槟榔散

【组成】槟榔一两。

【用法】上为末。每服一钱至二钱,煎茶蜜汤调下,空心食前服。

【主治】诸虫在脏腑,久不愈。

【出处】《三因极一病证方论·卷十二》。

【方名】茶叶顶

【组成】茶叶五钱 青盐一钱 洋糖三钱 三棱三钱 雷丸三钱。

【用法】上为末,将盐、糖煎好后,入三味调匀。每服三钱,白汤送下。

【主治】虫积,哮喘,虫胀。

【出处】《串雅补·卷一》。

【方名】楝根下虫丸

【组成】苦楝根皮三两**去浮皮** 武彝茶一两五钱 槟榔七钱半 冰糖 盐各五钱。

【用法】上为末,荞麦面作丸。每服三五钱,砂糖水送下。先嚼服油煎鸡蛋一二个,然后服药。

【主治】虫积胀痛。

【出处】《医级·卷八》。

【方名】妙应丸

【组成】大黄　槟榔　牵牛头末各三两　雷丸　锡灰各半两　大戟三钱　鹤虱　使君子煨　茴香　贯众各二钱半　轻粉少许　苦楝根一两。

【用法】上为细末,用皂角膏为丸,如梧桐子大。每服四十丸,量壮弱加减,五更初茶清送下。如未通,再吃温茶助之。恶物尽了,白粥补之。

【功用】下虫积。

【主治】诸虫。

【出处】《医统·卷七十八》。

【方名】取虫积丸

【组成】槟榔半斤　牵牛半斤　雷丸一两半　三棱二两　蓬术二两另锉,同醋煮　苦楝皮一两　大黄四两　皂角半斤随意加木香。

【用法】上为末,煎皂角膏子打面糊为丸,如香黍大。四更时分服二钱,冷茶清送下。小儿一钱,下虫,白粥补,大效。

【主治】诸虫。

【出处】《普济方·卷二三九》。

【方名】如智丸

【组成】木香末　硫黄各半两　密陀僧一两　附子半两炮,去皮,为末,醋煮成膏。

【用法】上前三味为细末,以附子膏为丸,如绿豆大。每服三十丸,茶送下。

【主治】胃弱湿停生虫,心痛而冲聚往来上下,行痛时休时止,腹中热,躁烦,吐清水,其脉痉而无常,此属虫痛。

【出处】《鸡峰普济方·卷十一》。

【方名】杀虫神妙丸

【组成】苦楝根皮捶下二三寸炒　川楝子　石榴皮　使君子　芜荑仁炒　槟榔　铅锡灰　轻粉　莪术　巴豆去心膜油　三棱　青皮　榧子　蛤粉　鸡子黄一枚各等分。

【用法】上为末,醋糊为丸,如麻子大。每服用二三十丸,空心炙桃柳条汤送下,或五更用茶清肉汤连进三两服。

【主治】诸虫。

【出处】《普济方·卷三九九》。

【方名】五仙丸

【组成】大黄四两　皂角　雷丸　苦楝根各一两　木香。

【用法】上为末,酒糊为丸每服三四十丸,茶送下。

【主治】诸虫。

【出处】《万病回春·卷四》。

【方名】禹应丸

【组成】槟榔一钱六分　商陆　金毛狗脊　贯众各四分　三棱　莪术_醋煮各八分　青木香　西木香各四分　雷丸_{醋煮}二分半　南木香二分　大黄_{酒浸}　黑丑_{半生半炒,取头末}　枳壳各一钱六分　茵陈八分　丁香　芦荟各一分　皂角一钱六分　阿胶二分。

【用法】水泛为丸。每服五钱,五更清茶送下。

【主治】一切虫病积块,水肿臌鼓胀,痰盛酒痢。

【出处】《嵩崖尊生书·卷九》。

【方名】遇仙丹

【组成】槟榔　牵牛末各一斤　大黄半斤　三棱　莪术各四两_{醋煮}　木香二两。

【用法】上为末,皂角膏为丸,如梧桐子大。每服四十丸,壮弱加减,五更初茶清送下。如未通,再吃温茶助之,尽了,白粥补之。

【功用】追虫逐积,利癖消痰。

【出处】《古今医统大全·卷七十八》。

【方名】遇仙丹

【组成】槟榔一两　木香一两　大皂角一两　黑丑头末一两五钱。

【用法】上为末,皂角煎水为丸。每服三钱,茶清送下。

【主治】七十三般虫积。

【出处】《何氏济生论·卷五》。

✿ 霍乱

【方名】如意丸

【组成】枳壳_{去瓤}　槟榔　橘红　半夏_{汤炮七次}　蓬术　京三棱　干姜_炮　黄连_{去须}各二两　巴豆三七粒_{连壳用}。

【用法】上除巴豆外,锉如豆大,用好醋合巴豆煮干,去巴豆,余药焙为细末,薄糊为丸,如绿豆大。每服十丸,加至十五丸,食后临卧清茶、姜汤任下。

【主治】中虚积冷,气弱有伤,不能传化,心中坚痞,两胁胀满,心腹疼痛,噎宿腐气;及霍乱吐泻,米谷不消;久痢赤白,脓血相杂,久病黄色赢瘦;及腹中一切食症之疾。

【宜忌】孕妇不宜服。

【出处】《济生方·卷四》。

【方名】三合济生丸

【组成】川厚朴六两五钱　乌药二两　枳壳三两五钱　羌活四两　广藿香七两　木瓜一两三钱　紫豆蔻二两　茅术三两　半夏四两五钱　苏叶七两　香薷二两　草果二两　赤苓六两　香附三两　桔梗二两五钱　甘草三两　茯苓二两　川芎三两　白术一两五钱　檀香一两　陈皮六两五钱　防风三两　木香三两六钱　柴胡八钱　白芷五两　神曲五两　砂仁三两。

【用法】上为细末,用薄荷、茶叶、大腹皮熬汁,米汤一碗为丸,朱砂为衣,每丸重七分,晒干收入小口瓷瓶不可泄气。每服一钱,重症加倍。舌苔白者,用藿香汤送下;黄者,用荷叶汤送下;寒重,用姜汤送下。

【主治】四时不正之气,头疼身热,腹痛胀闷,霍乱转筋,呕吐泄泻,四肢厥冷,绞肠痧气,伤寒,伤暑,伤食,疟,痢。

【加减】吐泻转筋,用丸四服,加生姜、灶心土煎服。

【宜忌】忌食米粒。

【出处】《伤科方书》。

【方名】四陈汤

【组成】陈皮去白　陈香橼去穰　陈枳壳去穰,面炒　陈茶叶各等分。

【用法】上为末。每服三钱,开水点服。

【主治】干霍乱,欲吐不得吐,欲泻不得泻,变在须臾者。

【出处】《医学心悟·卷三》。

【方名】万应午时茶

【组成】川厚朴制　砂仁　桔梗　羌活　干葛　香薷　茵陈　白芍药　枳壳　黄芩酒炒　木瓜　防风　陈皮　苏叶　白芷　大腹皮　青蒿　茯苓各一两　麦芽炒焦　苍术米泔浸　扁豆　藿香　山楂炒焦　滑石飞各二两　薄荷　甘草　川黄连酒炒各五钱　陈红茶八两。

【用法】生晒共研为末,面糊为块。每服一二块,清水煎,温服。

【功用】辟暑止渴,开胃进食。

【主治】内伤饮食,外感风寒暑湿,寒热交作,霍乱吐泻,胸膈膨胀,头疼骨痛,腹痛便泻,或酒湿伤脾,倦怠恶食,及一切山岚瘴气,时疫传染,疟疾痢疾,不服水土。

【出处】《中国医学大辞典》。

 脚气

【方名】赤小豆丸

【组成】赤小豆半生,半炒 香附半生用,半酒炒 晚蚕沙半生,半炒 草乌半生,半麻油炒各等分。

【用法】加陈仓米三分之一,半生半炒,为末,酒糊为丸,如梧桐子大。每服十丸,空心合茶、酒任下。

【主治】风脚气。

【出处】《朱氏集验方·卷一》。

【方名】神效丸

【组成】川乌一枚略去皮 草乌半两略去皮 地龙半两去土 全蝎四十二个去毒 黑豆四十二粒去皮 蜈蚣一条去头足。

【用法】上焙干为末,入糯米糊为丸,麝香为衣,每服七丸至十丸,用冷酒送下。少顷用荆芥穗些少,先嚼烂,用茶清灌漱之。

【主治】干湿脚气,骨里疼痛,或肿,或不肿。

【出处】《朱氏集验方·卷一》。

【方名】胜湿饼子

【组成】黑丑一两取头末五钱 白丑一两取头末五钱 甘遂连珠者五钱。

【用法】上为极细末;外用荞麦面一两半,连药末都拌匀,水调,捏作饼子,如折三钱大,放饭上蒸熟。每服一饼,空心嚼,茶清送下,以利为度;未利,又服一饼。

【主治】远年脚气,足胫肿如瓜瓠者。

【宜忌】忌甘草、菘菜、生冷、油腻、鱼腥等物。

【出处】《医学正传·卷四》。

【方名】天麻地龙丸

【组成】天麻 地龙 羌活 附子生 桂心 没药 荆芥穗各一两 麝香一钱。

【用法】上为细末,研匀,以生蜜为丸,如弹子大,垍器盛。每服一丸,荆芥、腊茶嚼下。如是破至甚者,不过二十日;上攻者食后服;下注者食前服。

【主治】湿毒脚气攻注,两腿肿破重痛,皮肉顽紫,或上攻头面,皮肉炘热。

【出处】《鸡峰普济方·卷四》。

【方名】天麻丸

【组成】天麻生用五两　麻黄去根节十两　草乌头炮,去皮　藿香叶　半夏炮黄色　白面炒各五两。

【用法】上为细末,滴水为丸,如鸡头子大,丹砂为衣。每服一丸,茶、酒嚼下,一日三次,不拘时候。

【主治】风湿脚气,筋骨疼痛,皮肤不仁。

【出处】《圣济总录·卷八十一》。

【方名】天麻丸

【组成】天麻　地龙　羌活　附子去皮脐,生用　桂去皮　没药研　荆芥穗各一两　麝香一钱别研。

【用法】上为细末,研匀,以生蜜为丸,如樱桃大,瓷器盛。每服一丸,荆芥、腊茶嚼下。如足破至甚者,不过二十日;上攻者,则食后服;下注者,食前服。

【主治】湿毒脚气攻注,两腿肿破重疼,皮肉顽紫,或上攻头面,皮肉发热。

【出处】《脚气治法总要·卷下》。

【方名】亭脂丸

【组成】川乌一两好者,生用　无名异二两研　石亭脂一两生用,研。

【用法】上为细末,用葱白捣烂,取自然汁为丸,如梧桐子大。每服一钱,空心生葱、淡茶送下,一日一次。

【主治】风湿脚气。

【出处】《瑞竹堂经验方·卷二》。

【方名】异方黄芪丸

【组成】黄芪蜜炙　舶上茴香炒　川乌头生,去皮脐　川苦楝　乌药　沙苑　白蒺藜　赤小豆比余药如增尤妙　防风去芦　川椒去目合口,炒出汗　地龙去土　川狼毒　海桐皮　威灵仙　陈皮去白各等分。

【用法】上为细末,酒煮面糊为丸,如梧桐子大。每服五七十丸,茶、酒任下,早、晚食前各一服。

【主治】肾脏风上攻头目,面虚肿,两耳常鸣,或如风雨流注,脚膝痒痛,注破生疮,脚心隐痛,行履艰难,腿膝腰胯冷疼,四肢无力,小便滑数。

【出处】《魏氏家藏方·卷八》。

麻木

【方名】透空丸

【组成】香附子 藁本 藿香叶 地龙去土 川芎 白僵蚕炒 干姜炮 甘草炙 干蝎 天麻去苗 天南星生姜制各一两 白芷七分 神曲碎炒 茴香炒 麦蘖净,炒各二两半 胡椒一两 川乌头炮制一两二分。

【用法】上为细末,每药末三两,白面六两,水为丸,如小弹子大,每服一丸,细嚼,食前茶、酒任下。

【主治】男子、妇人一切诸风顽麻疼痛,上攻头目,下注腰脚,手背颤动。

【出处】《御药院方·卷一》

【方名】追风丸

【组成】萆薢 马蔺花 骨碎补去毛 狗脊去毛各一两半 黄芪锉 五灵脂炒 枫香脂研 地龙去土,炒各一两 草乌头生用二两半 乳香研半两 没药研一分。

【用法】上为末,米醋煮面糊为丸,如梧桐子大。每服十丸,加至十五丸,茶、酒任下。初服五六丸,渐加之。

【主治】麻木不仁,荣卫滞涩,筋脉缓纵。

【出处】《圣济总录·卷十一》。

中毒

【方名】备急散

【组成】白矾一两 草茶一两。

【用法】上为细末。每服三钱,新汲水调下。

【功用】解中药毒。

【主治】中药毒,烦躁,吐血,内如针刺。

【出处】《杨氏家藏方·卷二十》。

【方名】化毒散

【组成】巴豆一枚去心膜,研如泥 黄丹半钱 雄黄一字同研细。

【用法】上用乌鸡子一枚,煎盘内煎成饼,掺药在上卷为筒子。临睡一服,烂嚼,茶清送下。当夜取下毒。

【主治】中药毒,吐血或心痛,或舌尖微黑,口唇裂,嚼豆不腥者。

【出处】《杨氏家藏方·卷二十》。

【方名】解毒丸

【组成】大枣二枚**去皮核** 巴豆三七粒**去皮心膜,不出油**。

【用法】上研匀,只作四丸,逐丸以大针穿,就麻油上熏令黑,用瓷盒贮。遇中毒者,每服只一丸,随所中毒物汁咽下,不得嚼破。一二时辰取下毒,其毒即包裹所服药下。或不知所中毒物,即以茶清一大盏,放温咽下。

【主治】中药毒,心腹切痛不可当,欲死者。

【出处】《圣济总录·卷一四六》。

【方名】解五毒救命散

【组成】白矾一匙 建茶二匙为末。

【用法】上用新水半碗调服。不过两服,良久恶心吐出。

【主治】中毒。

【出处】《传信适用方·卷四》。

【方名】橘姜丸

【组成】陈橘皮**汤浸,去白,焙,为末** 生姜**去皮,切烂,捣研** 豆豉**为末各等分**。

【用法】同为丸,如梧桐子大。每服二十丸,茶清送下。

【主治】食鱼中毒

【出处】《圣济总录·卷一四七》。

【方名】神效救命丹

【组成】朱砂一两 麝香半两 雄黄 黄丹各二钱半 巴豆二分**去皮油** 斑蝥二钱半**去头足,一半生一半炒用** 蜈蚣二条**一生一熟上七味各细研** 苦药子二钱半 山豆根一两 续随子二钱半**去皮,生用**。

【用法】上为细末,和匀,用糯米煮糊为丸,如十斤鱼眼大,每粒可救男五妇三。凡初中毒,便令人嚼生黑豆取验,急将药用真腊茶清送下一丸,须臾,患人自觉心头如断皮条之声,其毒从目口鼻出或大便下,中毒未久即血,久即成虫,更将药净洗收之再用;一切蛇、蝎、蜈蚣、马汗毒伤,以药点好醋磨汁,涂之立解。常于端午日修合,不及于九月九日亦得。

【功用】解中毒。

【主治】诸蛇毒,蛊毒,一切药毒。

【宜忌】大忌酒肉毒物一月。

【出处】《鸡峰普济方·卷二十七》。

【方名】羽泽散

【组成】生矾　茶牙末各等分。

【用法】冷水调下。

【主治】中诸毒。

【出处】《古今医鉴·卷十六》。

其他

【方名】神效仙方万亿丸

【组成】朱砂　巴豆_{不去巴油各五钱}　酒　寒食面_{清明前一日为寒食，用白面酒和一块，包白面于内蒸之，收起，至端午合药，取开，将面酒打糊听用}　茶。

【用法】酒煎五钱寒食面，丸如黍米用茶吞，或令一三五丸服。

【主治】万病。内伤饮食，茶清送下。赤痢疼痛，茶清送下。白痢后重，姜汤送下。赤白痢疾，姜、茶汤下。疟疾寒热，姜汤送下。积聚发热，茶清送下。大便闭结，茶清送下。

【出处】《云林神彀·卷四》。

第二节　妇科

月经不调

【方名】没药散

【组成】没药　芎劳　木香　乌头_{炮裂，去皮脐}　天麻　白芷　桂_{去粗皮}　茯神_{去木}　牡丹皮　芍药　当归_{切，焙各一两}。

【用法】上为散。每服一钱匕，以温酒调下。一日三次。治血风疼痛者，用茶清调下。

【主治】室女月水不利，遍身疼痛。妇人血风攻注，遍身疼痛。

【出处】《圣济总录·卷一五一》。

【方名】清荣养血丸

【组成】当归身_{酒浸，洗去土，晒干一两}　川芎_{茶浸洗七钱五分}　白芍药_{酒浸，}

微炒一两　熟地黄酒洗一两　陈皮去白用红一两　白术去梗一两　生条黄芩二两　知母去毛一两　陈艾叶五钱　黄柏生.炒二两　泽兰叶一两　香附子肥大沉实者四两分四份,醋、酒、童便、米泔水制俱妙。

【用法】上为末,醋糊为丸,如梧桐子大。每服五十丸,空心米汤或淡醋汤下。

【主治】月水不调,紫黑成块,频并不及期,烦热腰困,手足酸痿。

【出处】《摄生众妙方·卷十》。

【方名】乌鸡煎

【组成】吴茱萸醋煮　良姜　白姜炮　当归　赤芍药　延胡索炒　破故纸炒　川椒炒　生干地黄　刘寄奴　蓬莪术　橘皮　青皮　川芎各一两　荷叶灰四两　白熟艾用糯米饮调饼二两。

【用法】上为末,醋糊为丸,如梧桐子大。每服三五十丸,月经不通,红花、苏木酒送下;白带,牡蛎粉调酒送下;子宫久冷,白茯苓煎汤送下;赤带,建茶清送下;血崩,豆淋酒调绵灰送下;胎不安,蜜和酒送下;肠风,陈米饮调百草霜送下;心疼,菖蒲煎酒送下;漏阻下血,乌梅温酒送下;耳聋,蜡点茶汤送下;胎死不动,斑蝥二十个煎酒送下;腰脚痛,当归酒送下;胞衣不下,芸薹研水送下;头风,薄荷点茶送下;血风眼,黑豆、甘草汤送下;生疮,地黄汤送下;身体疼痛,黄芪末调酒送下;四肢浮肿,麝香汤送下;咳嗽喘痛,杏仁、桑白皮汤送下;腹痛,芍药调酒送下;产前后痢白者,白姜汤送下;赤者,甘草汤送下,杂者,二宜汤送下;常服,温酒、醋汤任下,并空心、食前服。

【主治】月经不通,赤白带下,血崩;子宫久冷,胎动不安,漏阻下血,胎死不动,胞衣不下;产前产后下痢赤白,头风,身体疼痛,心腹痛,肠风,四肢浮肿,咳嗽喘痛,血风眼,耳聋,生疮。

【出处】《三因极一病证方论·卷十八》。

倒经

【方名】胶红饮

【组成】陈阿胶一两米粉拌炒成珠　全当归一两　西红花八钱　冬瓜子五钱。

【用法】以天泉水煎服二次,然后去滓。

【主治】年迈妇人骤然血海大崩不止,亦名倒经。

【加减】身发热,即以六安茶叶三钱煎服。

【出处】《良方集腋·卷下》。

妊娠伤寒

【方名】厚朴散

【组成】厚朴一两_{去粗皮,涂生姜汁,炙令香熟} 皂荚一两_{去皮,涂酥炙令焦黄,去子} 甘草半两_{炙微赤,锉}。

【用法】上为细散,每服一钱,点好茶调下,不拘时候。

【主治】妊娠伤寒,头痛,身体烦热。

【出处】《太平圣惠方·卷七十四》。

 妊娠头痛

【方名】消风散

【组成】石膏_煅 甘菊花_{去枝梗} 防风_{去芦} 荆芥穗 川羌活_{去芦} 羚羊角_镑 川芎 大豆黄卷_炒 当归_{去芦,酒洗} 白芷各一两 甘草_炙半两。

【用法】上咬咀。每服四钱,水一盏半,入好茶半钱,煎至八分,去滓,食后通口服。

【主治】妊娠胎气有伤肝脏,毒热上攻,太阳穴痛,呕逆,背项拘急,头旋目晕,视物不见,腮项肿核。

【宜忌】大忌酒面,煎炙烧煿,鸡、羊、鹅、鸭、豆腐、辛辣,一切毒食,并房劳及稍温药。

【出处】《严氏济生方·卷七》。

 妊娠眩晕

【方名】消风散

【组成】石膏 山茵陈 菊花 防风 荆芥 螺粉各二钱 白芷 川芎 阿胶 甘草各二钱 木香 白术各半钱。

【用法】上锉作六服。水一盏,入好茶半钱,煎八分,通口服,头微汗得愈。

【主治】妊娠头旋目晕,视物不明,腮项肿核。因胎气有伤肝脏,毒气上攻,太阳穴痛,呕逆,背项拘急,致令眼晕生花,若加涎壅,危在旦夕。

【出处】《普济方·卷三四一》。

【方名】消风散

【组成】雨茶 甘菊 羌活 石膏 当归 川芎 羚羊角 白芷 荆芥 防风各等分 甘草八分。

【用法】加生姜,水煎,食后服。

【主治】妊娠头旋目昏,腮项硬肿,此因胎气有伤,热毒上攻太阳,沉痛欲呕,背项拘急,致令眼晕生花。

【出处】《胎产秘书·卷上》。

🗝 不孕症

【方名】金莲种子方

【组成】附子**生用,去脐** 白茯苓**去皮**各一两半 杜仲**去皮,炒去丝** 桂心 秦艽 防风各三钱 干姜一钱**生用** 牛膝一钱 砂仁一钱 细辛一钱 人参二钱 何首乌二钱 菟丝子一钱 益母草二钱 大黑豆二钱。

【用法】上为细末,炼蜜为丸,如黄豆大。每服三十丸,茶酒送下。

【功用】种子。

【出处】《鲁府禁方·卷三》。

🗝 产后血晕

【方名】黄金散

【组成】生姜一斤四两**薄切,洗,炒令水气尽,再入米醋二升,熬干为度** 当归 白芍药 熟地黄**洗** 桂心**去皮** 大黄炮各一两。

【用法】上锉细,都炒干,同前炒姜为细末。妇人产后败血攻心,晕闷欲死,微有气存,细茶、老姜炒令水气尽,用童子小便两盏,同煎百沸,倾去滤去姜滓,调药二大钱,热服,立醒;或口噤,以物挑开灌药;如分娩后,产母虽无病,亦依前汤使调药服之,便吃白粥压下,即不生血晕之患;或胎不下者,照前服,即下;产后仍每日进药一二服,服后,五七日一服,使逐去恶血,久后百病不生;产前后血气及妇人寻常气疾痛刺不可忍者,并用无灰酒调服。

【主治】妇人产前后诸疾。

【出处】《普济方·卷三三八》。

🗝 产后头痛

【方名】芎附散

【组成】大附子一枚**酽醋一碗,用火四畔炙透,蘸醋令尽,去皮脐** 川芎一两。

【用法】上为细末。每服二钱,茶清调下。

【主治】产后败血作梗,头痛,诸药不效者。

【出处】《妇人大全良方·卷二十二》。

🗝 乳痈

【方名】白灵丹

【组成】川贝母。

【用法】上为细末,弗使受潮。未溃者,以冷茶调涂,即可消退;已溃者掺之,即可收功。

【主治】乳痈,红肿疼痛。

【出处】《经验方·卷上》。

【方名】槐艾洗法

【组成】槐条　艾叶**不拘多少**。

【用法】连须葱一条,将槐、艾用水同煎煮,入醋少许,频频洗之;若乳顶傍生疮,脓出洗净,与儿吮之,随以松萝茶叶末掺点。

【主治】产妇乳上结核,乳痈。

【出处】《胎产心法·卷下》。

❂ 阴疮

【方名】腊茶煎

【组成】腊茶　五倍子各等分　腻粉少许。

【主治】阴疮痒痛,出水久不愈。

【出处】《鸡峰普济方·卷二十二》。

第三节　儿科

❂ 感冒

【方名】消风散

【组成】防风　荆芥　羌活　蝉蜕　川芎　藿香　陈皮　甘草　桔梗僵蚕。

【用法】上为末。茶调服。

【主治】小儿生下三朝五日,忽然鼻塞勿乳,不能开口呼吸。

【出处】《幼科金针·卷上》。

【方名】消风散

【组成】荆芥穗　甘草**炙**　川芎　羌活　僵蚕**去嘴**　人参　茯苓　蝉蜕

藿香叶　防风各半两　厚朴姜炒　芍药　陈皮去白各二钱。

【用法】上为细末。用茶清或乳香煎汤调下,不拘时候。

【主治】小儿风热。因解衣风邪客于皮毛,恶风,发热,多睡。

【出处】《古今医统大全·卷八十八》。

🔹 伤寒

【方名】白附子散

【组成】白附子　朱砂各三分　全蝎分半　黑附子炮　雄黄　羌活各半两　石膏七钱半　麻黄去节一两　脑麝随意入,别研。

【用法】上为末。每服半钱或一字,薄荷、腊茶汤调服,如热再服。

【主治】夹惊伤寒。

【出处】《幼幼新书·卷十四》。

🔹 温病

【方名】薄荷散

【组成】薄荷叶　藿香叶去土　荆芥穗　甘松去土　白芷　防风去芦并叉枝　川芎　桔梗去芦　白僵蚕去丝嘴　甘草炙　藁本去土各一两　细辛去苗半两。

【用法】上为末。每脈服一钱,茶调温服。

【功用】大能清利头目,止昏眩,聪明耳。

【主治】小儿风热温壮,伤寒伤风,疮疹未辨之间;大人风气不顺,头面风等。

【出处】《小儿卫生总微论方·卷三》。

【方名】解交饮

【组成】元明粉一钱。

【用法】上加红粉散二钱,分作四服,茶调下。次服救生丸及真珠散。

【主治】小儿初得伤寒两日,发时壮热,四肢寒,朝轻暮剧。

【出处】《幼幼新书·卷十四》。

🔹 食积发热

【方名】集成三仙丹

【组成】五灵脂一钱　南木香五钱　巴豆仁四十粒。

【用法】上将灵脂、木香研为细末听用,以巴豆剥去壳,取净肉四十粒,去其肉上嫩皮,纸包水湿,入慢火中煨极熟,取起,另以绵纸包之,缓缓捶去其油,纸湿则另换,以成白粉为度,谓之巴霜,与前二味和匀,醋打面糊为丸,如绿豆大,以朱砂为衣,晒干收贮。每服五丸,或七丸、九丸,量儿大小加减。合沆瀣丹(黄芩、黄柏、大黄、槟榔、枳壳、川芎、薄荷、连翘、赤芍、牵牛子、滑石,编者注)二三丸同研烂,茶清调下。待其下后,其病立愈。

【主治】小儿纵口饮啖,食物过多,有形之物,填塞肠胃之间,不能转运传送,脾气抑郁,所以发热不退,眼闭难开,人事昏沉,四肢瘫软。

【出处】《幼幼集成·卷二》。

◉ 咳嗽

【方名】保金丸

【组成】南星 半夏 白矾生 牙皂 巴豆去壳,另研 杏仁去皮尖,另研各等分。

【用法】上为末,合一处,再研令匀,枣肉为丸,如梧桐子大。每用三丸,针挑灯上烧存性,研烂,清茶调下。

【主治】小儿痰嗽。

【出处】《古今医鉴·卷十三》。

◉ 齁齘

【方名】甘瓜散

【组成】瓜蒂 甘草炙各二钱。

【用法】上为末。每服一大钱,五更初用茶清调下。小儿半字。

【主治】小儿齁齘。

【出处】《幼幼新书·卷十六》。

◉ 食积

【方名】保和丸

【组成】白术五两 茯苓 半夏制 山楂 神曲炒各三两 陈皮 连翘 萝卜子各二两 苍术制 枳实炒 香附子制 厚朴制 黄芩酒炒 黄连酒炒各一两。

【用法】上为细末,生姜汁打面糊为丸,如黍米大,每服五丸,渐加至七八十丸,食后茶汤送下。

【功用】益脾胃

【主治】小儿食滞,脾胃不和,嗳气吞酸,呕吐泄泻,胸膈痞闷。

【出处】《古今医统大全·卷八十九》。

⚫ 疳证

【方名】肥儿丸

【组成】人参二钱　山楂三钱　青皮二钱　槟榔二钱　麦芽二钱炒　武夷茶二钱　神曲三钱炒　芦荟三钱用瓦罐装住,外用泥封,火煨透　使君子肉二钱去皮壳。

【用法】上为细末,糊为丸。米汤送下。

【功用】消疳积,化疳癖,化疳热,伐肝补脾,进饮食,杀疳虫,润肌肤,养元气,长肌肉。

【主治】疳积,好食而肥。

【出处】《人己良方》。

【方名】芦荟丸

【组成】芦荟研　宣连去须,为末　水银　瓜蒂为末　陈皮　蜗牛　麝香当门子另研　龙脑另研　朱砂另研,同水银再研不见星　犀角为末　蟾酥剪,研,同草药一处为末　蝉蜕去土各等分。

【用法】上为末,为丸如黍米大。每服三岁以上三五丸,五岁五六丸,脑疳即鼻疳,黄连汤送下;肺疳即气喘促,陈皮汤送下;食疳即吐泻,生姜汤送下;脾疳即赢瘦,枣汤送下;气疳即吐胀,青皮汤送下;筋疳即泻血,盐汤送下;肝疳即目涩,甘草汤送下;骨疳即爱卧冷地及吃泥土,茶清送下。

【主治】小儿八般疳疾。

【出处】《普济方·卷三七九》。

【方名】礞石丸

【组成】礞石一分　巴豆半两去心皮,纸裹压去油　干姜一分炮裂为末　硇砂半两　杏仁一分汤浸,去皮尖双仁,麸炒微黄,以上五味,研令细,以米醋一茶碗煎如膏　蓬莪术一分　京三棱一分微煨,锉　皂荚一分去皮,涂酥,炙令黄,去子。

【用法】上为末,以所煎膏为丸,如绿豆大。三岁儿每服一丸,茶清送下;儿稍大,临时以意加之。

【主治】小儿食癥,或时寒热,四肢黄瘦,不欲饮食。

【出处】《太平圣惠方·卷八十八》。

【方名】磨积丸

【组成】荆三棱　蓬莪术　陈皮去白　青皮去白　神曲炒　麦芽炒　川郁金　胡黄连　香附子炒去毛,与三棱、莪术、陈皮、青皮五味一处,用好米醋煮一昼夜,焙

干 雷丸_{白者} 使君子_{肉切,焙} 芦荟各等分。

【用法】上为细末,米醋糊为丸,如豌豆大,每服三十丸,糯米汤送下,茶汤亦可。

【主治】小儿疳积,泄泻。

【出处】《瑞竹堂经验方·卷四》。

【方名】青金定命丸

【组成】胡黄连末一两 芦荟研 青黛研各三分 白槟榔一枚为末 肉豆蔻去壳一枚为末 诃黎勒五枚去核,为末 木香为末 麝香研 丹砂研 密陀僧捣,研 丁香为末各半两 红雪研 鹤虱为末各一分。

【用法】上为末,用酒煎猪胆膏为丸,如绿豆大。每服五丸至七丸。奶疳,腊茶送下;气疳,丁香汤送下;脑疳,黄连汤送下;肺疳,橘皮汤送下;急疳,干笋汤送下;食疳,生姜汤送下;脾疳,大枣汤送下;肝疳,盐汤送下。

【主治】小儿宿有疳气,又因肠虚下痢,寒湿相乘,虫因虚动,侵食脏腑,或口齿生疮,或肛门伤烂,病名疳蜃。

【出处】《圣济总录·卷一七三》。

❀ 呕吐

【方名】玉液散

【组成】丁香一钱 藿香半两 桂府滑石四两。

【用法】上为末。每服一钱,清泔水半盏调下,冷服;夫人霍乱吐利,每服三钱,水打腊茶清调下。

【主治】小儿呕逆吐利,霍乱不安,烦躁不得卧,及腹胀,小便赤,烦渴闷乱,或伤寒疟病。

【出处】《卫生宝鉴·卷十九》。

❀ 痢疾

【方名】没石子散

【组成】没石子一枚微煨 肉豆蔻一枚去壳 棷根三分锉 茜根半两锉 茶末一分。

【用法】上为粗散。每服一钱,以水一小盏,煎至五分,去滓,放温,不拘时候服。

【主治】小儿血痢不止。

【出处】《太平圣惠方·卷九十三》。

🖊 多睡

【方名】醒睡散。

【组成】白僵蚕二钱　威灵仙三钱　大戟一钱。

【用法】上为末。每服半钱,腊茶清调下,二服便醒。

【主治】小儿诸病后多睡。

【出处】《普济方·卷四〇〇》。

🖊 惊风

【方名】安神丸

【组成】使君子两枚以面裹于慢火中煨,候面熟为度,去面用之　水银一钱结砂子香细墨一钱　芦荟一钱　真熊胆一钱　辰砂一钱　腊茶一钱　天竺黄半钱　青黛半钱　蝎梢三七个　乳香一钱　龙脑一钱　轻粉二钱　寒食面一钱半。

【用法】上为细末,滴水和为丸,如绿豆大。每服一丸,薄荷蜜水化下;如小儿稍觉惊者,化半丸。

【功用】化涎镇神。

【主治】小儿惊风搐搦。

【出处】《博济方·卷四》。

【方名】赤龙丹

【组成】牛黄　龙胆各一钱　犀角末　腊茶　大黄绵文者,切作片子,湿纸煨熟,焙干　五灵脂水飞,研细,焙干各半两　麝香一钱半　朱砂一两细研,一半入药,一半为衣。

【用法】上为末,滴水为丸,如梧桐子大。每服一丸,磨刀水化下。

【主治】小儿急慢惊风。

【出处】《永乐大典·卷九七八》。

【方名】防附汤

【组成】防风一分　僵蚕一分炮　白附子一分炮　川芎二分　荆芥一分　雄黄一钱　全蝎七个瓦焙干　朱砂一钱　麝香少许。

【用法】上为细末。每服半钱,用好茶清调下;小儿惊风,用冬瓜子汤调下,一日二次。

【主治】小儿惊风,及一切头风。

【出处】《普济方·卷三七四》。

【方名】黑神丸

【组成】乌头　草乌并炮.去皮　川芎　香白芷　白僵蚕　羌活　甘草　灵脂净洗各一两修事洗净.一处焙.研为末　好墨一寸同药为末　麝香一字。

【用法】上为细末,用糯米二两研为末,煮糊为丸如此大〇,阴干。药使如后:头风,茶汤嚼下一丸;伤寒,生姜、葱、茶嚼下一丸,身上生疮,蜜酒嚼下一丸;肠风痔疾,煎胡桃酒嚼下一丸;妇人血气、血风,当归汤嚼下一丸;小儿惊风,薄荷水磨下,每一丸为两服;头痛,菊花酒嚼下一丸;老人常服以好酒嚼下一丸。

【主治】头风,小儿惊风,伤寒,身上生疮,肠风痔疾,妇人血气、血风。

【出处】《幼幼新书·卷九》。

【方名】蔚半散

【组成】半夏二两　厚朴二两。

【用法】用浆水一斗,煮一复时,去厚朴,只用半夏为细末,入真生脑子少许和药。每服周岁半钱,腊茶清调下,一日二次。久服不妨。不是风候,不入脑子。

【功用】去涎去风。

【主治】惊风,涎潮搐搦

【出处】《普济方·卷三七三》。

【方名】金星丸

【组成】郁金末　雄黄各一分　腻粉半钱　巴豆七个去油心膜。

【用法】上为末,醋糊为丸,如黍米大。每服一岁二丸,薄荷汤、腊茶清送下。

【主治】急惊壮热,上壅痰涎,大便不通。

【出处】《医方大成·卷十》。

【方名】凉惊丸

【组成】硼砂研　粉霜研　郁李仁去皮.焙干.为末　轻粉　铁粉研　白牵牛末各一钱　好腊茶三钱一本无白牵牛末。

【用法】上为细末,熬梨膏为丸,如绿豆大。每服一丸至三丸,食后以龙脑水化下。

【主治】小儿惊风,大人风涎。

【出处】《小儿药证直诀·附方》。

【方名】牛黄散

【组成】朱砂一钱　麝香一字　脑子_{真者}半两　水银一钱　牛黄一字　狗黄一字　雄黄一字　零陵香半两。

【用法】上为末,将前四味为末放一处,后四味末放一处,临时和匀。每服一字或半钱,薄荷汤入金银箔同调下。如用取涎,入江子二粒去油,药二钱和匀,可服半字,薄荷、茶清调下。

【功用】退热取涎。

【主治】小儿惊风。

【出处】《续本事方·卷二》。

【方名】青金丸

【组成】当归_{去芦头}　川芎　山栀子仁　川大黄_{纸裹,煨}各等分_{一方加附子}。

【用法】上为末,面糊为丸,如麻子大。每一岁五丸,二岁七丸,三岁九丸,大小加减,薄荷、茶清送下。以通为度。

【功用】去痰退热。

【主治】婴孩儿急惊风,痰涎壅盛。

【出处】《普济方·卷三七〇》。

【方名】乳黄散

【组成】滴乳一钱_{另研}　天竺黄一钱半　雌黄_{另研}　腊茶　枯矾各一钱　炙甘草　荆芥穗_炒　绿豆一百粒_{半生半炒}　赤脚蜈蚣一条_{酒浸,炙}。

【用法】上为细末。每服半钱,煎人参、薄荷汤调下。

【功用】解利风热。

【主治】小儿天钓,壮热,翻眼,手足搐搦,头目反仰,由乳母过食热物蕴毒,痰滞经络,兼夹风邪所致。

【出处】《医部全录·卷四三〇》。

【方名】四圣散

【组成】全蝎七个　白僵蚕十四个　大南星七钱半　真川乌三钱三分_{并生用}。

【用法】上将南星为末,水调作饼,裹蚕、蝎、川乌,外用湿纸重包,放火灰中煨令赤色,顿地上一伏时,为末。每服一字,煎金银汤,点好茶清少许调下。若有窜视、搐搦证状症状,以少许用管吹入鼻中。

【主治】慢惊,痰滞虚热。

【出处】《仁斋直指方论小儿·卷二》。

【方名】香犀丸

【组成】金银箔各三十片　羌活　远志　使君子_炮　京墨_{烧过}　全蝎　白附子　麻黄_{去根节}　犀角各三钱　青黛_{研细}　滴乳_{别研}　熊胆　芦荟_{各汤化}　朱砂_{别研}　陈腊茶_{第一等好者}　天竺黄_{别研各二钱}　真麝香_{别研一钱}。

【用法】上为末,炼蜜为丸,如小弹子大。每用一丸分作六服,用薄荷汤化下。

【功用】镇心化涎。

【主治】小儿惊积,一切无辜惊疾。

【出处】《幼幼新书·卷八》。

【方名】银砂丸

【组成】水银_{结砂子}三皂子大　辰砂_{研二钱}　蝎尾_{去毒,为末}　硼砂　霜粉_{各研}　轻粉　郁李仁_{去皮,焙,为末}　白牵牛　铁粉　好腊茶各三钱。

【用法】上为细末,熬梨汁为膏,为丸如绿豆大。每服一丸至三丸,食后龙脑水化下。

【主治】小儿涎盛,膈热实,痰嗽,惊风,积,潮热,及大人风涎等。

【出处】《小儿药证直诀·卷下》。

【方名】真珠天麻丸

【组成】天南星_炮　天麻　白附子_{炮各一钱}　腻粉半钱　巴霜一字　芜荑_炒　全蝎_{面炒}　滑石各一钱半。

【用法】上为末,面糊为丸,如麻子大。初生患儿三日三丸,五日五丸,七日七丸,茶清送下。

【功用】下惊风,祛痰热,截风定搐。

【主治】急惊风、吊肠锁肚,撮口。

【出处】《活幼口议·卷十三》。

【方名】朱砂膏

【组成】桃仁_{汤浸二遍,去皮尖,麸炒干一两研烂}　真红花头半两_{焙,末之}　朱砂_研　滴乳_{研各三钱}。

【用法】上为细末,入麝香一钱,又研,炼蜜为丸。每服一丸,如鸡头子大,煎薄荷汤半盏,化破和滓服;人参汤或茶调,或含化。

【主治】小儿急慢惊风,大人风狂,躁热风痫,伤寒中风,舌强风涎。

【出处】《幼幼新书·卷九》。

🌑 痫证

【方名】归魂丸

【组成】使君子两枚_{以面裹,于慢火中煨,候面黄为度,去面不用} 水银_{结砂子} 香墨 芦荟 熊胆_研 腊茶_研 乳香_研 龙脑_{研各一钱} 蝎梢三七枚_炒 天竺黄_研 青黛_研 丹砂_{研各半钱} 轻粉二钱 寒食面一钱半。

【用法】上为细末,滴水为丸,如绿豆大。每服一丸,薄荷蜜水化下;如小儿稍觉惊着者,化半丸与吃。

【主治】小儿惊痫搐搦,涎潮昏塞。

【出处】《圣济总录·卷一七一》。

【方名】鸡苏散

【组成】鸡苏 木贼 荆芥各等分。

【用法】上为细末。每服半钱或一字,以茶清调下,不拘时候。

【主治】小儿风痫。

【出处】《小儿卫生总微论方·卷五》。

🌑 积聚

【方名】妙灵散

【组成】阿魏_{箸炙一钱} 芦荟二钱半 大黄一钱 天竺黄一钱 雷丸二钱半_{甘草水浸半日,去皮,炒} 胡黄连二钱 蜈蚣二条_{大者一钱,红足者佳,瓦上焙,去头足,地上出火毒} 干漆五钱_{砂锅慢火炒,放地上去火毒}。

【用法】上为细末,用蜜水拌匀,置碗内,或小瓶内,以猪尿泡封口,悬锅内重汤煮,半炷香为度,埋土中一宿,次日取出。每服九厘,茶、酒或米汤送下。

【主治】小儿癖疾,脉沉细者。

【出处】《古今医鉴·卷十三》。

【方名】消癖丸

【组成】牵牛子一两半_{生,半炒} 皂荚_{肥者}三铤_{烧令烟尽为度} 巴豆_{去皮心,研出油,夏秋半两,春冬一两}。

【用法】上药除巴豆外,为末,后入巴豆,再同研匀,用粟米饭为丸,如绿豆大。每服三丸,橘皮汤送下,如常服,为丸如粟米大。每服三丸,茶送下。

【主治】小儿乳癖积块。

【出处】《圣济总录·卷一七六》。

水肿

【方名】水宝散

【组成】童子青橘皮　珠子　甘遂微炒各等分。

【用法】上为末。三岁一钱,食前用麦蘖煎汤点腊茶清调下。通利为效。

【主治】小儿疳水,通身虚肿,状如熟李者。

【宜忌】忌咸酸食三五日。

【出处】《普济方·卷三八六》。

血证

【方名】樗根汤

【组成】樗根白皮炙香,锉三分　无食子一枚　肉豆蔻去壳一枚　茜根锉半两　茶末一分。

【用法】上为粗末。每服一钱匕,水七分,煎至四分。去滓温服,早、晚各一次。

【主治】小儿泻血不定。

【出处】《圣济总录·卷一七八》。

疟病

【方名】斩邪饮

【组成】青蒿去梗二两五月五日采,晒干用　桂枝去粗皮半两　香薷叶二两　好茶芽半两。

【用法】上为末。每服一钱,寒热未发前用凉酒调服,或先隔晚亦以酒调下。

【主治】小儿疟疾,不拘岁月远近。疗暑疟尤胜。

【出处】《活幼心书·卷下》。

虫证

【方名】槟榔散

【组成】槟榔半两　苦楝根皮半两锉　麝香一钱细研　东引石榴皮半两锉。

【用法】上为细散,入研了药令匀,五岁儿每服,以热茶调下半钱。

【功用】下虫。

【主治】小儿蛔虫攻脏腑疞痛。

【出处】《太平圣惠方·卷九十二》。

🍵 痘证

【方名】奇犀散

【组成】犀角_镑　薄荷子_{如无,以叶代之}　羌活　麻黄_{去节}　木贼_{去节}各九钱　石决明　赤芍药　甘草　白蒺藜_{炒去刺}　瓜蒌根各一分　人参_{去芦}九钱　羚羊角_镑九钱。

【用法】上为细末。每服一钱或半钱,小儿蜜汤、大人茶清调下,夜卧食后服。

【功用】清肝膈。

【主治】小儿斑疮痘毒入服,但不枯破。

【出处】《普济方·卷四〇四》。

【方名】兔红丸

【组成】辰砂　甘草　六安茶各等分。

【用法】腊八日午时取生兔子血为丸,如梧桐子大。逢三、六、九与儿食之。

【功用】预防出痘。

【出处】《赤水玄珠》卷二十七。

🍵 脐风

【方名】稀涎散

【组成】蝎尾　铜青各半钱　朱砂一钱　腻粉一字　麝香少许。

【用法】上为末。每服一字,茶清调下。

【功用】吐风痰。

【主治】脐风已成。

【出处】《保婴易知录·卷下》。

🍵 下疳

【方名】定效散

【组成】诃子一两_{去核}　好腊茶一两　腻粉十筒　麝香少许。

【用法】上为末。先用汉葱、木贼、川椒三味煎汤,乘热熏疮,候通手洗涤,令脓血净,将药量多少敷之。

【主治】小儿下疳。

【出处】《小儿卫生总微论方·卷二十》。

内障

【方名】护睛丸

【组成】木香　大黄　黄芩　黑参各一两　射干　细辛各半两。

【用法】上为末,炼蜜为丸,如梧桐子大。每服十丸,空心,茶送下。

【主治】小儿胎中受热,目患内障。

【出处】《秘传眼科龙木论·卷一》。

外障

【方名】补肝丸

【组成】芎劳　藁本　五味子　细辛各一两　羌活　知母各一两半　茺蔚子二两。

【用法】上为末,炼蜜为丸,如梧桐子大。每服十丸,空心茶送下。

【主治】小儿睑中生赘外障,赤涩泪出。

【出处】《幼幼新书·卷三十三》。

【方名】退翳丸

【组成】黑参　防风各一两　细辛　石决明　车前子各半两　桔梗　黄芩各一两半。

【用法】上为末,炼蜜为丸,如梧桐子大。每服十丸,空心茶送下。

【主治】小儿眼痟外障。

【出处】《幼幼新书·卷二十五》。

疳眼流脓

【方名】升麻龙胆饮

【组成】羌活　黄芩炒　龙胆草　青蛤粉各五分　谷精草　蛇蜕　甘草炙　川郁金各四分　麻黄分半　升麻二分。

【用法】每服二钱,茶清调下,点元灵丹。

【主治】小儿疳眼流脓。

【出处】《眼科阐微·卷四》。

目翳

【方名】凉肝丸

【组成】防风二两　黄芩　茺蔚子　黑参　大黄　知母各一两　人

参 茯苓各一两半。

【用法】上为末,炼蜜为丸,如梧桐子大。先用秦皮汤洗之,然后每服十丸,空心以茶送下。

【主治】小儿斑疮入眼外障。小儿患斑疮时,不忌口将息,热气在肝,上冲入眼,目痛泪出,赤涩、怕日难开,肝膈壅毒,致成障翳,肿便翳如银色。

【出处】《幼幼新书·卷十八》。

🖉 牙疳

【方名】走马牙疳散

【组成】五倍子大者一个装入茶叶末,在内外用纸封好,放灰火内煨,黄色为度。

【用法】上为细末。先用米泔水洗漱,后上药。

【主治】小儿牙疳。

【出处】《良朋汇集·卷四》。

🖉 眼病

【方名】清凉丸

【组成】人参 白茯各五钱 防风 黄芩 芜蔚子 大黄 玄参各一两。

【用法】上为末,炼蜜为丸,如梧桐子大。每服二十丸,空心精茶送下。

【主治】小儿斑疮入眼。

【出处】《眼科全书·卷二》。

第四节 外科

🖉 疮疡

【方名】拔疔至宝丹

【组成】硇砂二钱 白矾四钱 朱砂 雄黄各五分 硼砂一钱 绿矾四钱 火消四钱。

【用法】上药各为极细末,合研后入水银四钱,放嚼碎茶叶少许,研不见星,将药入瓦罐,文火熬半个时辰,以药饼坚硬为度,取罐放大面盆中,罐上用皮纸封固,盆中实以净灰。留罐顶半寸,灰上以瓦片铺满,以上白炭围满罐顶,慢火煳一炷香,去炭候罐冷,用鹅翎扫下净白者为上,瓷罐收贮,放地下出火气,一半作末子用,一半用厚糊打细条,雄黄为衣,收贮瓶内听用。凡疗疮用碗锋砭破,将血捻净,用丹一丸,研细搽之。若挑破有小孔,以药挑插于孔内,俱用皮纸打湿数层封好,过一二日揭去,疗头自然缓缓脱出,贴膏即愈。

【功用】拔疗。

【主治】疗毒。

【出处】《类证治裁·卷八》。

【方名】拔毒膏药

【组成】生金银晒干六两　苍耳子四两　九里明叶半斤　米碎茶叶四两　乌孔叶　大蛇泡叶各四两　葱头二两共捶烂,晒干,为末　生谐芋仔五斤去净泥,切片,略晒　蜂房四大只　老姜二两　大蛇壳五条　头毛仔五斤米泔水洗净,晒干　大百足十条　大虾蟆五只用真茶油半斤,桐油一斤半,下锅煮谐芋、百足各物焦黑色,隔漳,滴水成珠,抽锅离火,下后药　白松香二两　树蜡四两熔透,再下后药末　木鳖仁一两　连翘　赤芍　花粉　锦黄各一两五钱　归尾一两　大风子二两　蛇床子　牛蒡子各一两　江子油二两净壳　蓖麻子三两　防风一两五钱　荆芥一两五钱　白及二两切薄片　川乌一两　白芷一两五钱　山甲一两　轻粉四钱　赤石脂　乳香　没药各一两　冰片二钱　丁香　木香各五钱　白豆蔻三钱　半夏一两五钱　阿魏一两　樟脑一两二钱　儿茶一两　南星　草乌各一两共为细末。

【用法】筛下飞丹。搅至合适为度。用时将此药膏开油纸贴之。

【主治】木石伤、刀铁伤成毒,或内受毒气,外起疮疗、痔漏、无名肿毒。

【出处】《医方易简·卷十》。

【方名】槟连散

【组成】槟榔　黄连各半两　川山甲大者,烧存性十片。

【用法】上为末。先点好茶,以翎毛刷过疮,仍以清茶调药敷疮上。如热甚,则以鸡子清调敷;脓已溃,则用长肌药;未快,则用替针丸。

【主治】痈疽疮肿,未溃已溃者。

【出处】《三因极一病证方论·卷十四》。

【方名】冰芦膏

【组成】炉甘石火煅二两为末　冰片二分。

【用法】上药以猪棕油捣成膏。先以茶汁加盐少许洗净疮口,敷药,以膏盖之。

【主治】臁疮,及诸疮久远不收口者。

【出处】《惠直堂经验方·卷三》。

【方名】茶蜡丸

【组成】蜡 好茶。

【用法】以熔蜡和好茶捏尖丸,塞孔中。又以牛角内粉屑,夹天花粉、真蚌粉干掺。

【功用】消毒生肌。

【主治】诸疮溃后。

【出处】《仁斋直指方论·卷二十二》。

【方名】茶末敷方

【组成】草茶或腊茶。

【用法】以生油调敷。

【主治】蠼螋尿人成疮,初如糁粟,渐大如豆,更大如火烙浆疱,疼痛至甚。

【出处】《经史证类备急本草·卷十三》。

【方名】茶叶方

【组成】茶叶_{多，拣去粗梗}。

【用法】上药入滚水一渫,即捞起,再拣去梗,湿铺床上,用草纸隔一层,令儿睡上一夜,则脓皆干。

【主治】痘烂,遍身无皮,脓水流出,粘拈衣被。

【出处】《赤水玄珠·卷二十八》。

【方名】蟾酥丸

【组成】蟾酥。

【用法】取时,用桑叶一小钱大,入蟾酥揉和得所,丸如念珠,阴干用。病势重者用二粒,轻者用一粒,着病人舌内嚼化,化后良久,用井花水灌漱,再用雄黄丸七丸,冷茶清吞下。得脏腑利数行,其病应手而愈。

【主治】内疔。

【出处】《急救仙方·卷二》。

【方名】赤石脂散

【组成】赤石脂半两_{细研} 黄柏半两末 白面二两 蜡面茶半两末 龙脑

半分_{细研}。

【用法】上为细散。每使用时绵扑之，

【功用】止痛生肌。

【主治】痱子磨破成疮。

【出处】《太平圣惠方·卷六十五》。

【方名】大黄丸

【组成】川大黄二两_{锉碎，用醋浸一炷久，沥干，慢火熬令热} 槟榔一两 枳壳一两_{麸炒微黄，去瓤} 牵牛子二两半_{微炒，半生用} 木香半两 甘草半两_{生，锉} 皂荚五铤_{不蛀者，捶碎，用酒一升浸，取汁，遍滤过} 青橘皮半两_{汤浸，去白瓤，焙}。

【用法】上为末，取皂荚汁于银锅内，以慢火熬成膏，入药末为丸，如梧桐子大。每服三十丸，食前以葱、茶送下，以快利为度。

【功用】通利脏腑壅滞。

【主治】发脑及一切热毒气，结硬肿痛。

【出处】《太平圣惠方·卷六十二》。

【方名】地龙丸

【组成】全蝎 地龙_{去土} 蛇蜕_{酒炒} 香附子 防风 胡麻子_{别研各一}两 川乌_{去皮尖} 蚕沙 荆芥各二两 苍术二两半_{米泔水浸}。

【用法】上为细末，醋糊为丸，如梧桐子大，朱砂为衣。每服二十九至三十丸，茶、酒任下，不拘时候。

【主治】大风，一切风毒生疮。

【出处】《普济方·卷一一〇》。

【方名】定痛降气饮

【组成】川芎 白芷 细辛各一两 僵蚕五钱_{生用}。

【用法】上为细末，炼蜜为丸。每服一丸，茶清嚼化。

【主治】蝼蛄三串，及诸痈疽。

【出处】《疮疡经验全书·卷二》。

【方名】绀珠膏

【组成】制麻油四两 制松香一斤。

【用法】上将麻油煎滚，入松香文火熔化，柳枝搅候化尽，离火下细药末二两三钱，搅匀，即倾于水内，拔扯数十次，易水浸之听用。瘀血、肿毒、瘰疬等证，但未破者，再加魏香散，随膏之大小，患之轻重，每加半分至三二分为率。

毒深脓不尽,及顽疮对口等证,虽溃必用此膏获效。未破者贴之勿揭,揭则作痒,痛也勿揭,能速于成脓。患在平处者,用纸摊贴;患在弯曲转动处者,用绢帛摊贴。臁疮及臀、腿寒湿等疮,先用茶清入白矾少许,洗净贴之见效。头痛,贴太阳穴;牙痛,塞牙缝内。内痈等证,作丸,用蛤粉为衣,服下。便毒痰核,多加魏香散;如脓疮,再加铜青;如蟮拱头、癣毒,贴之亦效。

【主治】一切痈疽肿毒,流注顽臁,风寒湿痹,瘰疬乳痈,痰核、血风等疮,及头痛牙疼,腰腿痛。

【出处】《医宗金鉴·卷六十二》。

【方名】隔纸膏

【组成】自然铜五分**好醋煅七次** 乳香 没药 血竭各一钱 黄蜡五钱 铜青五钱 细芽茶八钱**另研为末** 黄柏末四两。

【用法】先用生桐油四两,煎滚取出,先加柏末,后加茶末,待略温,再入细药,次加麝香五分。

【主治】里外臁疮。

【出处】《疮疡经验全书·卷三》。

【方名】合掌丸

【组成】大风子肉六钱 油核桃肉六钱 水银四钱 天麻**子肉**二十粒 番打麻末一钱 樟脑六钱 枯矾一钱 细茶末二钱 麝香一分 苦实**生用**四个**研末**。

【用法】上为丸,如弹子大。搽如常法。如疥多,取一二丸入滚水内化开,用绢帛蘸洗三二次。

【主治】疥疮。

【出处】《外科大成·卷四》。

【方名】和荣膏

【组成】前胡 白芷 细辛 官桂 白术各二两 川椒二钱 川芎二两 吴茱萸 黑附子 当归各一两五钱。

【用法】上锉捣,以茶、酒三升拌匀,同窨一宿,以炼成猪脂膏五斤,入药微煎,候白芷黄紫色,滤去滓成膏。在病处摩之。

【主治】肉苦,荣虚卫实,肌肉不仁;癥瘕疮庾疮痍,诸风疮痒疼痛,伤折坠损。

【出处】《杏苑生春·卷七》。

【方名】黑龙丸

【组成】羌活去芦头　独活去芦头　蔓荆子　薄荷叶去土　细松烟墨烧红，醋淬各一两　川芎　白附子炮　甘草炙　山栀子仁　白僵蚕炒去丝嘴　香白芷　防风去芦头　荆芥穗　天南星汤浸一宿，炮　草乌头炮，去皮尖　川乌头炮，去皮脐各半两。

【用法】上为细末，炼蜜为丸，每一两作十丸。每服一丸，细嚼，食后茶、酒任下。

【主治】风毒上攻，头面多生赤瘤。

【出处】《杨氏家藏方·卷二》。

【方名】黑龙丸

【组成】芎䓖三钱　大黄一分　甘草炙一两　益智去皮　藿香叶各四钱　栀子六钱　防风去又半钱　雄黄　雌黄各二钱　麝香半钱　腻粉五钱　水银一分为沙子　乳香半分。

【用法】上药除研外，为末，先将水银、腻粉、乳香同研，入诸药研细匀，水浸炊饼为丸，如小豆大。每服五丸，嚼破，茶酒送下。此药一半作丸子，一半作散子，每服酒调散子一字，送下丸子。若妇人吹乳，用散子半钱，蜗牛七枚，热瓦上煿煞，令去壳黄色，入龙脑、麝香各少许同研，酒调下，合面卧。若治头面腋下赤瘤子，以二药相间服之，半月软烂自破，出尽恶毒后．以膏药贴之。

【主治】诸恶疮肿。

【出处】《圣济总录·卷一三二》。

【方名】红玉膏

【组成】芸香白者一斤四两　没药二两研　当归四两　血余五钱　蓖麻仁四百个　乳香二两研　木鳖子去壳二两四钱　真麻油八两。

【用法】上药以真麻油调匀，油纸摊成隔纸，不可钻孔，用浓茶水洗净患处脓液。每膏一张，两边各贴一日，第三日须另换新者。半月可愈。

【主治】痈疽，瘰疬，乳痈。

【出处】《何氏济生论·卷八》。

【方名】洪宝丹

【组成】天花粉二两　姜黄一两　白芷一两　赤芍药二两。

【用法】上为末，茶、酒、汤为使，随证热涂。若病势大热，可用热茶调敷；如证稍温，则用酒调；若用以撮胀，可用三分姜汁、七分茶调；凡疮口破处，肉硬不消者,疮口被风所袭也,此方中加独活以祛风,用热酒调;年少血壮之人,衰老血败之士,如有溅血,无药可止,血尽人亡,若在手足,可用茶调敷手足上下尺余远;若在胸背腰腹,则全体敷之;治金疮重者,筋断脉绝,血尽人亡。如要断血,须用绳及绢袋缚住人手臂,却以此方从手臂上,用茶调敷住血路,然后却用断血药掞口,却不可使内补及四物等药;凡金疮在头面上者,血不止,急用此方,茶调团围敷颈上截血,疮口边亦用此敷,军中方掞口。重十日,轻者三日效;凡金疮着水,肉翻花者,可用蕹汁调此方敷疮口两旁,以火微灸之;或用早稻杆烟熏之,疮口水出即愈,如无水出即是风袭,可用南星茶调敷之即愈;治妇人产后,或经绝血行逆上,心不能主,或吐血、鼻衄、舌衄,可以此方用井花水调敷颈上,生艾汁调亦炒,其血立止,然后服药以绝原;此方用药调涂热毒,恐随干随痛,赤肿不退,当用鸡子清调敷,诸热毒难干妙;汤火疮同;打破伤损在胸膈上者,药通血不下,可用绿豆水调此药末吞之,即吐出而安。

【功用】化血为水,凉肌生肉,去死肌烂肉,破血退肿。

【主治】诸般热证痛肿之毒,金疮之证;妇人产后,或经绝血行逆上,心不能主,或吐血、舌衄。

【宜忌】此方药性无他,遇凉效少,遇热效多,故非十分阳证不可轻用,恐或凝寒,治疗费力。若夫金疮出血,非此不可,乃第一药,余外但可为前二药之佐使尔,当审之审之。

【出处】《外科集验方》。

【方名】化毒丸

【组成】绿豆粉 刺猬皮各二两 生大黄 槐角 细茶叶各一两 瓜子仁一两另研 全蝎二十一只微炒 制乳香 甘草粉 炒薏苡各五钱。

【用法】上药各为细末,和匀,炼糊为丸,如绿豆大,每早服三钱,患在上部,白开水送下;中部,杜仲汤送下;下部,如下疳、痔疮,淡盐汤送下。均服至痊愈为度。

【主治】一切痈肿,阳症大毒,杨梅结毒,日久不能痊愈者。

【出处】《经验奇方·卷上》。

【方名】换肌散

【组成】胡麻子 蔓荆子 枸杞子 牛蒡子各半两并炒熟 防风去芦头 苦参 白蒺藜 栝楼根各半两并生用 轻粉四钱别研。

【用法】上为细末,和匀。每服二钱,用淡茶清汤调下。煎甘草、贯众汤漱口,每日三次,不拘时候。

【主治】大风毒气,蕴积攻冲,溃疡。

【出处】《杨氏家藏方·卷一》。

【方名】黄柏散

【组成】黄柏皮　黄连去须　白矾煅过　白蛇皮烧灰各等分。

【用法】上为细末,入麝香,腊茶末各少许和匀。津唾调涂;过痒抓破,水出即涂;如水多,即干搽。

【功用】去风干水。

【主治】风毒流行,近谷道四畔时复生泡生疱,痒而生痛。

【出处】《普济方·卷三〇一》。

【方名】黄龙膏

【组成】藤黄。

【用法】茶磨稀汁。露顶涂之一二层。即愈。

【主治】无名肿毒。

【出处】《遵生八笺·卷十八》。

【方名】茴香子丸

【组成】茴香子炒　肉苁蓉酒浸,切,焙　附子炮裂,去皮脐各二两　五味子一两。

【用法】上为细末,用好酒一升,并猪肾一对细切,和药都一处浸一宿,取出焙干,捣箩为末,酒煮面糊为丸,如梧桐子大。每服二十一丸至三十丸,好茶或豆淋酒送下。

【主治】肾脏风气冲注,脚膝生疮。

【出处】《圣济总录·卷五十二》。

【方名】金箍散

【组成】五倍子焙四两　川草乌各二两　天南星　生半夏　川柏各二两　白芷四两　甘草二两　狼毒二两　陈小粉炒黄一斤。

【用法】上为细末,和匀。未成者,茶露同蜜调;将溃者,醋膏调;已溃者,麻油调敷。

【主治】痈疽,根脚散漫不收束者。

【出处】《药奁启秘》。

【方名】荆芥丸

【组成】荆芥末。

【用法】以地黄自然汁熬成膏,和荆芥末为丸,如梧桐子大。每服三五十丸,茶、酒任下。

【主治】身上一切疮。

【出处】《普济方·卷二七二》。

【方名】卷舒散

【组成】绿豆一两 茶叶五钱 雄黄三分 冰片二分。

【用法】上为细末。若痘干,用芙蓉花油或腊梅花油开搽。若痘湿,则用末掺之。

【主治】痘损破,脓水不止。

【出处】《引痘略》。

【方名】立效散

【组成】当归尾 苦参 南星 黄芩 黄柏 草乌尖各等分。

【用法】上为末。煎茶清调敷患处。

【主治】背疽,臁疮,疖毒。

【出处】《普济方·卷二八三》。

【方名】立效丸

【组成】雄黄一两 雌黄五钱 没药半两 巴豆一两**去皮,不出油,另研** 乳香五钱 木香一两。

【用法】上为细末,面粉为丸,如梧桐子大。食后每服五丸,夏月清茶送下,冬月温水送下。

【主治】浸淫疮,疼痛动脏腑。

【出处】《普济方·卷二七四》。

【方名】连翘饮

【组成】连翘 牛子 防风 荆芥 炒茶 炒栀 虫退 赤芍 当归 柴胡 木通 车前 滑石 甘草。

【功用】退热解毒。

【主治】痘后余毒,疳疖始发,红肿潮热。

【出处】《种痘新书·卷九》。

【方名】臁疮方

【组成】松香一两 轻粉三钱 乳香五钱 细茶五钱。

【用法】共打成膏,先将葱头、花椒煎浓汤,熏洗净,用布摊膏,厚贴患处,以绢缚定,黄水流尽,烂肉生肌。

【主治】臁疮。

【出处】《先醒斋医学广笔记·卷三》。

【方名】龙脑散

【组成】龙脑一分_研 黄柏半两末 白面二两 腊茶一两_{研末}。

【用法】上拌匀。每以新绵揾药扑上,破者敷之。

【主治】痱疮。

【出处】《小儿卫生总微论方·卷二十》。

【方名】麻虫膏

【组成】麻虫一条_{捣烂}。

【用法】用好江茶和作饼子,如钱眼大。以羊角骨针挑疮头,按药在上。醋糊纸贴之,膏药亦可。其毒出为效。

【主治】疔疮。

【出处】《证治准绳·疡医·卷二》。

【方名】妙灵丹

【组成】雄精三钱 银朱二钱 月石一钱五分 蜈蚣一钱_{炙焦}。

【用法】上为细末。用茶汁调抹患处,每日四五次。渐即消散。

【主治】手指生疮,并一切足臂疮痈,漫肿焮痛。

【出处】《疡科遗编·卷下》。

【方名】内消丸

【组成】青皮 陈皮各二两 牵牛八两_{取头末二两} 薄荷叶 皂角各八两_{不利者,去粗皮捶碎。二味水一斗,煮令极软,搅汁去滓用,熬成膏}。

【用法】上将青皮、陈皮末并牵牛末和匀。用前膏子为丸,如绿豆大。每服三十丸,食后荆芥、茶清、温水皆可下之。

【主治】疮肿初生,及瘰疬结核,热毒郁滞。

【出处】《外科精义·卷下》。

【方名】内针牛黄丸

【组成】牛黄 木香 青橘皮 干姜各一分 川大黄 巴豆各三分 猪牙 皂荚半两。

【用法】上为细末,炼蜜为丸,如梧桐子大。每服一二丸,冷茶清送下。如卒中风,不省人事,温酒化五七丸灌下。吐泻涎出立效。

【主治】五脏蕴积毒气,及一切痈疽肿毒,心腹疼痛;并卒中风涎,不省人事,及一切惊痫笃疾苦人。

【出处】《医方类聚·卷一七八》。

【方名】泥金刮毒膏

【组成】韭菜地上蚯蚓粪三钱　玄明粉二钱　滑石一钱。

【用法】上为细末,用新汲井水调匀。鹅毛润患上,两三日,然后再用茶洗净,将槟榔、天花粉、黄连、黄柏末各一钱,面粉四钱和匀,干掺。

【主治】天泡疮。

【出处】《疮疡经验全书·卷七》。

【方名】破棺丹

【组成】大黄二两半生半熟　芒硝　甘草各一两。

【用法】上为末,炼蜜为丸,如弹子大。每服半丸,食后茶清、温酒任化下,童便半盏研化服亦得。

【主治】诸热疮肿,疮气入腹,谵语发狂。

【宜忌】忌冷水。

【出处】《卫生宝鉴·卷十三》。

【方名】千金丸

【组成】生大黄　滑石研　皂角炙　巴豆去壳,去油尽各等分。

【用法】上为末,面糊为丸,如粟米大。每服五十丸,茶汤送下。

【功用】疏宣,取积热。

【主治】因口不慎味,常餐黏食、腥膻、肥腻、冷滑、瓜果之物,内伤脾胃,致生积热。生疮瘢积,或呕逆气粗,眼涩,口渴,泄泻,两胁胀满。

【出处】《幼幼新书·卷十九》。

【方名】前锋正将

【组成】荆芥　薄荷　山蜈蚣　老公须　天花粉　菇黄　菇片　败荷心　川白芷　猪牙皂角切,炒　赤芍药各等分　淮乌大者一枚煨　红内消倍其数　甘草每十五分入一文喜甜加用。

【用法】上为末。每服二钱,薄荷、茶清送服。欲快利,酒调服;不饮酒,麦门冬去心,煎汤亦可,但较缓耳。

【主治】一切痈疽,不问发肩发背,作臀疼痛。

【加减】若服经日未见效,可加当归、羌活。如热重,雄黄酒调;乳痈,加萱草根研汁调。

【出处】《世医得效方·卷十九》。

【方名】羌活散

【组成】羌活去芦 防风去叉 川芎 芥穗 麻黄去根节 甘草炙 恶实炒 木通各等分。

【用法】上为细末。每服二钱匕,茶、酒任调下,不拘时候服。

【主治】风热,头面生疮。

【出处】《奇效良方·卷二》。

【方名】羌活散

【组成】羌活去芦 防风去芦 川芎 荆芥穗 麻黄 甘草 木通 鼠黏子炒各等分。

【用法】上为末。每服三钱,茶汤或酒调服,不拘时候。

【主治】肾脏风上攻下疰,头面浮肿及有疮者;妇人血风攻注。

【出处】《普济方·卷三十二》。

【方名】青宝丹

【组成】大黄一斤 姜黄八两 黄柏八两 白芷六两 青黛四两 白及四两 花粉二两 陈皮四两 甘草二两。

【用法】上为细末细末。如毒红肿者,野菊花捣汁,或淡茶叶泡汤候冷,或加蜜水或甜菜汁,或丝瓜叶汁,或甘露根汁,或鲜芙蓉叶汁,或夏枯草泡汤,皆可调敷,随症选用。

【功用】箍毒托脓。

【主治】一切热毒红肿者。

【出处】《青囊秘传》。

【方名】去腐灵药

【组成】水银一两 火消二两 食盐三钱 枯矾三钱三味炒爆 朱砂八钱 雄黄三钱 白砒三钱 硼砂三钱一加硇砂三钱。

【用法】上为末,入泥固罐内,盖盏封口,架三钉上,砌百眼炉,先底火二寸,点香一支,中火一枝,顶火一枝,随以水擦盏勿住,香毕去火,次日取升上者用。

【功用】去腐。

【加减】发背未破,加花粉;已破、加乳香、没药;疔疮初起,加蟾酥;肿毒,加鹅管石,醋调敷;烂疮,加黑附子;囊痈烂,加贝母;瘰疬破,加发灰、皂角、白及,水调敷;痔疮,加滑石;鱼口,加皂角;结毒,加光粉、滑石;臁疮,加轻粉、黄丹;跌打,加文蛤、百草霜;乳蛾、走马疳、耳腮等,俱用茶调;蛇咬,加南星、川椒;虫咬,加雄黄。

【出处】《外科大成·卷一》。

【方名】如意金黄散

【组成】天花粉上白十斤 黄柏色重者 大黄 姜黄 白芷各五斤 紫厚朴 陈皮 甘草 苍术 天南星各二斤。

【用法】上咬咀,晒极干燥,用大驴磨连磨三次,方用蜜绢箩厨筛出,瓷器收贮,勿令泄气。凡遇红赤肿痛,发热未成脓者,及夏月火令时,俱用茶汤同蜜调敷;如微热微肿,及大疮已成,欲作脓者,俱用葱汤同蜜调敷;如漫肿无头,皮色不变,湿痰流毒,附骨痈疽,鹤膝风等症,俱用葱酒煎调;如风热恶毒所生疾患,必皮肤亢热,红色光亮,形状游走不定,俱用蜜水调敷;如天泡、火丹、赤游丹、黄水漆疮,恶血攻注等症,俱用大兰根叶捣汁调敷,加蜜亦可;汤泼火烧,皮肤破烂,麻油调敷。

【功用】清热、解毒、消肿、定痛。

【主治】痈疽发背,诸般疔肿,跌扑损伤,湿痰流毒,大头时肿,漆疮,火丹,风热天泡,肌肤赤肿,干湿脚气,妇女乳痈,小儿丹毒,凡外科一切顽恶肿毒。

【出处】《外科正宗·卷一》。

【方名】三黄二香散

【组成】黄连一两 黄柏一两 生大黄一两 乳香五钱 没药五钱。

【用法】上为极细末。初用细茶汁调敷,干则易之;继则用香油调敷。

【主治】温毒敷水仙膏后,皮间有小黄疮如黍米者。

【出处】《温病条辨·卷一》。

【方名】麝香散

【组成】麝香当门子二个 丁香 木香 紫檀香各一分 乳香 没药各半两。

【用法】上为散。用鸡子清和入壳内,饭上蒸熟,晒干再研,分作六服。每用蜡茶清调下。

【主治】一切恶疮,久不愈者。

【出处】《圣济总录·卷一三二》。

【方名】疏转枳壳丸

【组成】枳壳去瓤,麸炒 青橘皮去白,焙各半两 牵牛子一半生,一半炒三分 木香一分 甘草炙 大黄锉,炒各一两 皂荚不蛀者三铤捶碎,以酒一升浸,绢滤,接取汁去滓。

【用法】上除皂荚外,为末,先以皂荚汁,于火上煎成膏,即入药末,搜和为丸,如梧桐子大。每服二十丸,空心葱茶送下。以利为度,未利再服。

【主治】痈疽发背,一切热毒气,结肿疼痛,腑脏壅滞。

【出处】《圣济总录·卷一三〇》。

【方名】水茶

【组成】上品细茶去梗一斤。

【用法】用甘草浓煎取汁,调儿茶末六两,冰片一钱,拌透细茶。次日晒干。

【主治】口舌生疮。

【出处】《外科百效全书·卷二》。

【方名】水黄膏

【组成】真狼毒五钱 倭黄三钱 轻粉二钱 水银三钱 末茶先研如泥。

【用法】末茶与前三味药俱为末,入水银内,再碾为膏。用少许于手心搓捏,时闻药气,则疮愈矣。

【主治】一切疥疮,不用臭硫黄者。

【出处】《普济方·卷二八〇》。

【方名】岁桃浆

【组成】核桃。

【用法】用核桃按岁一枚,取白肉,竖排砂锅内,每桃上放细茶一撮,以酒煎。嚼桃饮酒。速愈。

【主治】疬疮初起。

【出处】《解围元薮·卷四》。

【方名】缩毒金粉散

【组成】郁金半两 白芷一两 天花粉一两 甘草半两 川芎一两 干

葛一两。

【用法】上为细末。每服二钱,茶清调下。如无郁金,用黄芩或蒲黄,皆可代用。

【主治】诸肿。

【出处】《普济方·卷二七八》。

【方名】铁箍散

【组成】白及　白蔹各一两　黄柏二两　山豆根　连翘　黄芩　乳香　没药各五钱　川乌六钱　地骨皮七钱　射干三钱。

【用法】上为末。茶酒调敷。

【主治】疹后余毒,流注肌肉之间,结成痈疽,肿痛。

【出处】《杂病源流犀烛·卷二》。

【方名】万金散

【组成】大黄一斤　白芷六两。

【用法】上为末。每服三钱,热酒调下;亦可水泛为丸服,更以清茶调涂患处。

【主治】背疽,木硬坚闷,脉沉实者;及一切毒疮。

【出处】《中国医学大辞典》。

【方名】万灵丸

【组成】羌活　薄荷叶各三两　川芎　玄参　地榆　麻黄去节　防风　天麻　吴白芷　白僵蚕　牛蒡子炒　蔓荆子　旋覆花　荆芥穗各二两　甘菊三两　何首乌四两　大川乌生四两　甘草四两半炙　蝉蜕去足半两。

【用法】上为细末,炼蜜为丸,如弹子大。细嚼一丸,茶、酒送下。

【功用】托里定疼。

【主治】痈疽疮疖,发背肿痛。

【出处】《传信适用方·卷三》。

【方名】万应灵丹

【组成】水银　青盐各五钱　皂矾一两　生铅二钱五分与水银同研碎　生矾一两五钱　火消一两二钱五分　白砒　硼砂　明雄黄各一钱五分。

【用法】上为极细末,入小瓦罐内,炖炭火上熔化,俟药枯结住罐底,用瓦盆一个,将有药罐倒置盆内正中,罐口以盐泥封固。另用一大盆盛水,将药罐安置水内,罐口四围以砖围罐半截,下衬冷灰,然后砖上及罐底俱架炭火,先从顶上着火,从上而下,先文后武,三炷香为度;冷定开看,盆内丹药刮下,研细,瓷瓶密贮。以针挑破浮皮,用丹一厘,醋调点患处,即溃头出脓;或发背痈疽大毒,每用一厘,针挑破,醋调点患处,一日上三次。药性内攻,深可寸余,毒气有门而泄,则毒易消。如根盘大者,用丹五厘,川贝母末一钱,浓茶卤调敷周围,必起黄泡,自有黄水流出,其毒自消。

【功用】拔毒。

【主治】一切痈疽发背诸毒,有脓怕开刀者。

【出处】《疡医大全·卷七》。

【方名】乌头煎丸

【组成】黑豆二两小者 川乌头一两去皮 青橘皮半两去白,同乌头、黑豆为末,以水一升三合浸一宿,缓火煎成膏子 甘菊花一两 牛膝 枸杞 川芎 荆芥穗 羌活 地龙去土 白蒺藜去角 当归 干薄荷各半两。

【用法】将前青皮膏为丸,如梧桐子大。每服二十丸,空心茶、酒任下;蜜汤亦得。

【主治】风毒气攻眼,久成内外障,痛楚,䏭肉赤脉。

【出处】《苏沈良方·卷二》。

【方名】吸毒竹筒

【组成】苍术 白芨 乌柏皮 厚朴 艾叶 好茶芽 白及 白蒺藜各等分。

【用法】用苦竹筒三五七个,长一寸,一头留节,削去其青,令如纸薄,随大小用之,却用前药煮竹筒十余沸,待药干为度,乘竹筒热,以手按上,紧吸于疮口上,脓血水满自然脱落,不然用手拔脱,更换别个竹筒,如此三五次,毒尽消之,即敷生肌药,内满后,用膏药贴之。

【主治】发背,痈疽,疔疮,肿毒。

【出处】《秘传外科方》。

【方名】吸烟散

【组成】辰砂 硫黄 甘松 木香各一钱 石膏 沉香 赤石脂 生地黄 当归各二钱 明矾 樟脑 杉梢叶灰各三钱 茶一钱。

【用法】上为末,盛纸袋,为七帖。渍麻油,点火吸油烟,日尽一袋。

【主治】霉疮结毒,淋疾痔疾,脱肛疔疮,风毒痈疔。

【宜忌】勿含口中,恐损齿舌。

【出处】《续名家方选》。

【方名】香朱散

【组成】木香　朱砂　车米　赤石脂煅　东丹各等分。

【用法】上为细末。先以茶叶、川椒煎汤洗净掺上,外用绵纸以面糊贴七八层,不数日内长平。

【主治】大麻风,足底穿烂者。

【出处】《解围元薮·卷四》。

【方名】消疔散

【组成】细辛　牙皂　硼砂　洋茶上片各等分。

【用法】上为末,初起者用泉水调敷未成可消,已成毒不走散。

【主治】疔毒并一切恶疮肿痛。

【出处】《梅氏验方新编·卷七》。

【方名】消疽膏

【组成】松香　宫粉　细六安茶各三钱　蓖麻仁去皮二十九粒。

【用法】上为末,先将蓖麻捣烂,然后入药末,捣成膏。如干,少加麻油捣匀,摊青布上,贴患处,再以棉纸绵纸大些盖好,扎住。七日痊愈。

【主治】一切疽。

【出处】《仙拈集·卷四》。

【方名】长肉膏

【组成】银朱　云母粉　象牙末各等分。

【用法】以鸡子清调。先以浓茶洗净疮口,将膏塞入,不日长平。

【主治】风疮烂潭。

【出处】《解围元薮·卷四》。

【方名】止痛生肌丸

【组成】东丹用滚水飞七次　槐花细末各一两　大冰片五厘。

【用法】上为末,面糊为丸,雄黄为衣。每服一钱或八九分,或茶或酒送下。服至六七日。疮上流臭水;十数日,化腐生肌;一月痊愈。

【功用】化腐生肌,解轻粉结毒。

【主治】疮疡。

【出处】《疡医大全·卷三十四》。

❖ 痄腮

【方名】清热解毒汤

【组成】金银花二钱　天花粉三钱　元参三钱　黄芩五钱　山甲二钱　生地黄三钱　龟角刺二钱　射干三钱　苍术四钱　茶叶一钱。

【用法】水煎温服。

【主治】耳下肿痛。系染山岚瘴气之毒,古称痄腮,亦谓之瘟毒,脉象洪数。

【加减】若脉象洪盛者,加大黄四钱。

【出处】《医学探骊集·卷四》。

❖ 瘰疬

【方名】必捷丸

【组成】斑蝥一分_{去头翅足} 糯米_炒　薄荷叶三分。

【用法】上为细末。乌鸡子汁为丸,如梧桐子大。空心服二丸,午时后服三丸,临卧服四丸,次日空心服五丸,茶清送下。脐下痛,小便中取下恶物是效。如小便涩,吃葱茶少许。

【主治】瘰疬多年不效者。

【出处】《杨氏家藏方·卷十二》。

【方名】必效散

【组成】南硼砂二钱五分　轻粉一钱　麝香五分　斑蝥四十个_{去头翅} 巴豆五个_{去皮心膜} 白槟榔一个。

【用法】上为极细末,取鸡子清二个去黄,调药匀却,倾在鸡子壳内,湿纸数重糊定,无令透气,坐饭甑内与饭一处蒸,饭熟取药,晒干,为极细末。用时相度虚实,虚人每服半钱,实人每服一钱,并用炒生姜酒下。五更初服药,至平明取下恶物,如觉小腹内疼痛,便用茼麻子烧灰入没药等分,同研细,用茶调下一钱,便入大肠。其取下恶物,如烂肉老鼠儿及新成卵内雀儿,是药之效。

【主治】久患瘰疬不效。

【宜忌】妇人有胎,不可服。

【出处】《外科精义·卷下》。

【方名】赤白丸

【组成】白矾三两　朱砂九钱。

【用法】上为细末。酒糊为丸,如绿豆大,每服二十丸,清茶送下,一日三次。药尽即消。

【主治】瘰疬未破。

【出处】《万病回春·卷八》。

【方名】雌雄散

【组成】斑蝥一雌一雄，足翅全者，新瓦焙焦，去头翅足 贯众二钱 鹤虱 甘草各五分。

【用法】上为细末，作两服。每服一钱，好茶浓点调下。

【主治】瘰疬。

【出处】《仁斋直指方论·卷二十三》。

【方名】大效丸

【组成】斑蝥一枚 黑豆七粒生芽者。

【用法】上为丸，如绿豆大。每服五丸，茶清下；小儿一丸

【主治】瘰疬，一切结核。

【出处】《圣济总录·卷一二六》。

【方名】抵圣散

【组成】雄鹁鸽粪四两拣紧细者，如小蚌螺者是 南木香一两不见火 腊茶二两新者。

【用法】上为细末。每服二钱，食后茶清调下。

【主治】瘰疬。

【出处】《魏氏家藏方·卷九》。

【方名】地胆丸

【组成】地胆去头足翅，糯米炒令米黄 斑蝥去头足翅，糯米炒令米黄 牛黄别研各一分 芫青十枚糯米炒令米黄，去头足翅 生大豆黄三十枚。

【用法】上四味为末，入牛黄再研匀，炼蜜为丸，如梧桐子大。每服一丸，空心茶送下。后再服寻常补益丸散。

【主治】瘰疬成疮有脓。

【宜忌】宜贴药后服。

【出处】《圣济总录·卷一二六》。

【方名】旱莲子丸

【组成】旱莲子 连翘子 威灵仙 何首乌 蔓荆子 三棱醋浸湿纸裹

煅 赤芍药各一两 木香二两 大皂角三铤刮去皮酥炙,无酥用羊脂炙。

【用法】上为末,面糊为丸,如梧桐子大。每服三十至五十丸,一日三次,食后建茶清送下。小儿量与。

【主治】少长脏气不平,忧怒惊恐,诸气抑郁,结聚瘰疬,留滞项腋,及外伤风寒燥湿,饮食百毒,结成诸漏,发作寒热,遍于项腋,无问久近。

【出处】《三因极一病证方论·卷十五》。

【方名】鸡子方

【组成】鸡子一枚 腻粉一两。

【用法】上将鸡子开破头,倾去黄,留白和腻粉却入壳内,湿纸盖头,更以湿纸裹五六重,饭甑上蒸熟,入新汲水浸,候冷去纸,勿令水入。十岁以上至十五岁以下分三服,十岁以下至七岁分十服,五更熟水送下。若病在膈上即吐出虫,在下即泻出病子,后以诃黎勒皮少许捣末,并好茶相和,煎服。

【主治】瘰疬。

【出处】《圣济总录·卷一九〇》。

【方名】家传消疬丸

【组成】天花粉捣烂,水浸三日,取沉者,晒干用四两 绿豆粉四两用薄荷叶蒸过香附米童便浸二两 贝母一两 茯苓一两 白术一两 柿霜四两 牛皮胶三两 牡蛎煅 百合 山茨慈菇 杏仁各二两 细茶 粉草各一两 青黛六钱 硼砂三钱 白矾二两。

【用法】上为末,炼蜜为丸,如绿豆大,每服二钱,一日二次,俱白滚水送下。

【主治】瘰疬。

【出处】《外科大成·卷二》。

【方名】六神散

【组成】斑蝥四十枚去头翅足,用糯米炒色黄,去米用 巴豆五枚去皮心膜,研 槟榔一枚锉 蓬砂研一分 麝香研半钱 腻粉研一分。

【用法】上为散,再同研匀。用鸡子清两枚,调和药末匀,倾药入壳中,湿纸糊合,勿令透气,入饭甑内蒸,候饭熟,取出药,晒干,细研如粉。虚人每服半钱匕,实人一钱匕,并用炒生姜酒调下。五更初服,至平明取下恶物,如觉小腹内痛,即时用茴实烧灰,入没药等分为散,茶调下一钱,引前药入大肠,其取下恶物如烂肉,是药效验。

【主治】瘰疬。

【出处】《圣济总录·卷一二七》。

【方名】六神散

【组成】皂荚刺　薄荷　昆布_{洗去咸}　海藻_{洗去咸}　连翘各半两　皂荚子五十枚_{烧灰}。

【用法】上为细散。每服三钱匕,食后、临卧茶调下。

【主治】瘰疬久不愈。

【出处】《圣济总录·卷一二六》。

【方名】牡蛎散

【组成】牡蛎_{黄泥固济,煅取白为度}三两　甘草_{炙,锉}一两。

【用法】上为散。每服二钱匕,一日三次,空心,点腊茶清调下。并用好皂荚一梃,去皮,分作两截,一截使米醋半盏刷炙,以醋干为度,一截焙干。乌头二枚,内一枚炮,一枚生;炒糯米三十粒,同为末,再用醋半盏暖动和匀成膏贴之。

【主治】瘰疬,小儿口疮。

【出处】《圣济总录·卷一二七》。

【方名】木通丸

【组成】木通_锉　车前子_{酒浸,炒}　大黄_{锉,炒}　连翘_{去梗}　玄参　知母各一两。

【用法】上为末,炼蜜为丸,如梧桐子大。每服十丸,腊茶送下。

【主治】风热气毒结成瘰疬。

【出处】《圣济总录·卷一二六》。

【方名】内消丸

【组成】斑蝥一两_{除翅足,粟米大,炒令粟米微焦色,仍去粟米}。

【用法】上药加薄荷叶三两,同研为末,鸡子清为丸,如绿豆大。初用半饥半饱间以温茶清送下一丸。逐日加一丸,加至五丸之外,又逐日减一丸,减至一丸之后,每一日只服五丸

【主治】瘰疬作脓穿破,久不愈者。或初得此证,投之亦效。

【宜忌】得愈即止,不可过投。

【出处】《活幼心书·卷下》。

【方名】去毒散

【组成】巴豆一两_{去壳}　薄荷末二两　皂荚末二两　麝香_研一钱　鲫鱼一头_{去肠肚}。

【用法】上药研匀,入在鱼腹内,用泥固济,以炭火五七斤,烧存性,候冷取出,细研。每服一钱匕,用荆芥、腊茶调下,一日三次。

【主治】瘰疬毒气,郁结成脓,发泄不止。

【出处】《圣济总录·卷一二六》。

【方名】神秘丸

【组成】斑蝥_{去头足}　秫米炒一分　薄荷三分。

【用法】上为末,鸡子清为丸,如梧桐子大。每次空心服二丸,午时服三丸,临卧服四丸,次日空心服五丸,茶清送下。脐下痛,小便取下恶物为效。如小便涩,吃葱、茶少许。

【主治】瘰疬,多年不愈。

【出处】《古今医统大全·卷八十》。

【方名】乌蛇丸

【组成】乌蛇酒浸_{.去皮骨.炙}　白僵蚕_{微炒}　大黄_{湿纸裹煨}　昆布_{细锉.麸炒}斑蝥_{糯米同炒令米黄,去米不用}　连翘各半两　干蛤蟆一枚_{烧灰}　芫青三对_{斑蝥同炒}　雄鸽屎_{紧净者}一合　皂荚子一百枚_{拣圆熟肥好者.熨斗内烧存性}。

【用法】上为末,炼蜜为丸,如梧桐子大。每服七丸,加至十丸,茶清送下,空腹、晚后各一服。成疮者,不过四十日内消干,其效皆胜于转泻及小便内取者。

【主治】瘰疬。

【出处】《圣济总录·卷一二七》。

【方名】夏枯草散

【组成】夏枯草末六钱　甘草末一钱。

【用法】上为末,每服二钱,茶清调下。

【功用】散结气,补养厥阴血脉。

【主治】瘰疬。

【出处】《东医宝鉴·杂病篇》。

【方名】消毒散

【组成】皂荚子五百枚_{慢火炒裂}　薄荷_{干者}二两　槟榔_锉半两　甘草_{炙.锉}

连翘各一两。

【用法】上为散。每服二钱匕,食后、临卧米饮调下;腊茶调亦得。

【主治】毒气项下结核,或为瘤者。

【出处】《圣济总录·卷一二五》。

瘿瘤

【方名】除毒丸

【组成】巴豆铁串穿,灯上烧,去心 大黄末各半两。

【用法】上为末,端午日棕子为丸,如绿豆大。每服三丸,空心以冷茶送下,良久以热茶投之。下多,以冷粥止之。

【主治】瘿瘤,服海蛤散后。

【出处】《圣济总录·卷一二五》。

【方名】消瘿散

【组成】海藻酒洗 海带酒洗 昆布酒洗 海马酒炙 海红蛤 石燕各煅 海螵蛸各一两。

【用法】上为末。清茶送下。

【主治】瘿气。

【出处】《证治准绳·疡医》。

疹

【方名】返元丸

【组成】川芎 羌活 独活 细辛 白芷 当归 黄芪 牛膝 蝉蜕 狗脊 首乌 全蝎各五钱 防风二十两 苦参一斤 大枫子二十两 牛黄二钱 血竭五两。

【用法】上除血竭、牛黄、枫子三味另研,余药为末,入三味和匀,老米粉糊为丸。每服五十丸,渐加至百丸为度,清茶送下。如未痊愈,再服防风通圣散。

【主治】紫云疯,形如紫云。

【出处】《秘传大麻疯方》。

【方名】蒺藜子散

【组成】蒺藜子炒,去角二两 枳壳去瓤,麸炒 荆芥穗 羌活去芦头 防风去叉各一两 苍术米泔浸一宿,刮皮,锉,炒四两。

【用法】上为散。每服一钱匕,温酒或腊茶调下,不拘时候。

【主治】风瘙皮肤瘾疹痒痛,或有细疮。

【出处】《圣济总录·卷十一》。

【方名】加味乌荆丸

【组成】川乌汤洗,浸三五次,去皮尖,焙干秤　荆芥穗各半斤　杜当归水浸三日,洗,焙干称一斤　薄荷五两。

【用法】上为细末,好醋煮米粉糊为丸,如梧桐子大。每服五十丸,温酒、茶清送下。

【主治】瘾疹,上攻头面,赤肿瘙痒,搔之皮便脱落作疮,作痒或痛,淫液走注,有如虫行。

【出处】《三因极一病证方论·卷十六》。

【方名】麻黄汤

【组成】麻黄去根节,制过　升麻　牛蒡子炒　蝉壳洗净,去足翅　甘草各一钱。

【用法】上锉细。加腊茶叶一钱,以水一盏,煎至七分,去滓服。

【功用】托里发表。

【主治】发热六七日以后,明是疹子,却不见出,此皮肤坚厚,腠理闭密,又或为风寒袭之,曾有吐利,故伏而不出。

【加减】烦渴,加石膏末四钱。

【出处】《证治准绳·幼科》。

【方名】曲术汤

【组成】白术一两　神曲二两炒　甘草一分。

【用法】上为末。每服二钱,米饮调下。一方以土朱研炒,每服二钱,冷酒调下;不饮,以茶调之。

【主治】因浴出风冷,遍身瘾疹,搔之,随手肿突,眩晕,呕哕。

【出处】《三因极一病证方论·卷十六》。

❂ 痧症

【方名】宝华散

【组成】郁金　细辛　降香　荆芥　防风　橘红　枳壳　银花。

【用法】上为末。每服三钱,微温茶清调服。

【加减】头面肿,加薄荷、甘菊;腹胀,加厚朴、腹皮;手足肿,加灵仙、牛膝；内热,加连翘、知母；痰多,加川贝、蒌仁；吐不止,加童便；寒热,加柴胡、独活；小腹胀痛,加青皮；血滞,加茜草、丹参；喉肿加射干、山豆根；食积,加山楂、莱菔子；心痛,加延胡、莪术；痢,加槟榔；渴,加花粉；面黑,为血瘀症,加红花、苏木；大便秘,加大黄；放痧不出,加苏木、桃仁、红花；浊秽,加藿香、薄荷。凡所加之药,即以煎汤,俟微温,调前散药服。

【主治】痧胀。

【出处】《卫生鸿宝·卷一》。

【方名】化毒丹

【组成】金银花　薄荷各一两　细辛　枳壳各五钱　川贝母二两。

【用法】上为细末。每服六分,细茶稍冷调下。

【主治】痧胀,痰气壅盛。

【出处】《痧胀玉衡·卷下》。

【方名】救苦丹

【组成】枳实　莱菔子各一两　郁金二钱　乌药　连翘各八钱。

【用法】上为末。清茶稍冷调下。

【主治】痧气郁闷。

【出处】《痧胀玉衡·卷下》。

【方名】四宝花散

【组成】郁金一钱　细辛　降香各三钱　荆芥四钱。

【用法】上为细末。每服三匙,清茶稍冷调服。

【主治】痧症。

【出处】《治痧要略》。

【方名】泻红散

【组成】刺蒺藜*炒*　延胡　桃仁各一两　细辛四钱　降香　没药*去油*各三钱。

【用法】上为末。每服五分,温茶调服。

【主治】痧毒为血阻郁,结滞不散。

【出处】《急救痧证全集·卷下》。

◎　头癣

【方名】防风荆芥散

【组成】荆芥穗 莎草根去毛各半斤 甘草炙，锉三两半 甘菊花拣半两 芎䓖 白芷 羌活去芦头 防风去叉各三两。

【用法】上为细末，炼蜜和匀，每一两分作三十饼。每服一饼，细嚼，茶、酒任下，不拘时候。

【主治】诸风及沐发未干，致头皮肿痒，多生白屑。

【出处】《圣济总录·卷一〇一》。

【方名】天麻饼

【组成】天麻 芎䓖 白芷各五两。

【用法】上为细末，炼蜜和匀，每一两分作三十饼。每服一饼，细嚼，茶汤送下，不拘时候。

【主治】诸风，头多白屑。

【出处】《圣济总录·卷一〇一》。

疥癣

【方名】除湿散

【组成】苦参 何首乌 荆芥穗 蔓荆子 薄荷各一两 白芷 天麻 川芎 防风并生用 乌蛇酒浸一宿，焙干各半两。

【用法】上为细末。每服三钱，茶、酒调下，不拘时候，一日三次。六日一浴，令汗出血气宣通，一月肤泽如故。

【主治】一切风毒疥癣，瘙痒，状如风癞。

【出处】《医方类聚·卷一六九》。

【方名】大风丸

【组成】大风子一斤 全蝎一两半 蝉蜕二钱半 当归尾五钱 白僵蚕二钱半 苦参 防风 羌活各二两 独活 大黄 荆芥 川芎各一两 乌蛇肉二两。

【用法】上为细末，白米烂饭为丸，如梧桐子大。每服五十丸，茶清送下。

【主治】疥癞。

【出处】《古今医统大全·卷九》。

【方名】独圣丸

【组成】荆芥连穗。

【用法】上为末，用生地黄自然汁熬膏为丸，如梧桐子大。每服三钱，茶、酒任下。

【主治】疥疮愈后年年发者。

【宜忌】忌鱼蟹。

【出处】《外科证治全书·卷四》。

【方名】防风羌活散

【组成】防风　羌活　全蝎　薄荷　荆芥各一两。

【用法】上为细末。每服三钱,酒调服,茶清亦可,不拘时候。

【主治】疥癣风疮。

【出处】《普济方·卷二七九》。

【方名】防风丸

【组成】防风**去又**　蝉壳　猪牙皂荚**酥炙,去皮子**各一两半　天麻二两。

【用法】上为细末,用精羊肉煮熟捣烂,以酒熬为膏,丸如绿豆大。每服三十丸,荆芥酒或茶汤送下。

【主治】一切风疮疥癣,皮肤瘙痒,搔成瘾疹。

【出处】《圣济总录·卷一三六》。

【方名】疥疮搽药

【组成】白薇三钱　白芷二钱　炒花椒二钱　细茶叶二钱　寒水石二钱　大黄五钱　明矾五钱　蛇床子一钱　雄黄一钱　百部二钱　潮脑一钱。

【用法】上为细末,用生腊猪油和匀捣烂。擦之。

【主治】疥疮。

【出处】《外科方外奇方·卷三》。

【方名】荆芥丸

【组成】荆芥穗**不拘多少**。

【用法】上为细末,蒸烂。入萝卜于木石器内,烂捣为丸,如梧桐子大。每服三四十丸。食后茶汤、熟水任下。

【主治】疥疮,及风热疮。

【宜忌】服荆芥药,忌食无鳞鱼。

【出处】《普济方·卷二八〇》。

【方名】苦参丸

【组成】苦参　荆芥　何首乌　威灵仙　胡麻子　蔓荆子各等分。

【用法】上为细末,水糊为九,如梧桐子大。每服三十丸,食后茶汤送下。

【主治】疥癣。

【出处】《普济方·卷二七九》。

【方名】苦参丸

【组成】苦参三十二两　荆芥去梗十六两。

【用法】上为细末,水糊为丸,如梧桐子大。每服三十丸,食后好茶送下,或荆芥汤送下。

【主治】心肺积热,肾脏风毒攻于皮肤,时生疥癞,痛痒难忍,时出黄水;及大风手足烂坏,眉毛脱落;一切风疾。

【出处】《太平惠民和剂局方·卷一》。

【方名】小牛黄丸

【组成】玄参　荆芥穗各四两　苦参半斤　大川乌　宣连各一两　真牛黄二钱。

【用法】上为末,水糊为丸,如梧桐子大。每服三十丸,熟水或茶清送下。一方加麻黄、防风、皂角末为膏,入炼熟蜜为丸。

【主治】心肺积热,肾脏风毒,攻于皮肤,时生疥癞,瘙痒难忍,时出黄水,及大风手足坏烂,眉毛脱落,一切风疾。

【出处】《世医得效方·卷十九》。

【方名】宣风换肌散

【组成】炙甘草　黄芪　当归各一两　黄连　黄芩各酒浸.炒　大力子炒　防风　白芷　荆芥穗　川芎　乌蛇肉各半两　羌活　苍术　何首乌各三钱　全蝎十个炒。

【用法】上为细末。每服二钱,酒调服;茶清亦可。

【主治】一切风癣疥疮,疙瘩风疮。

【出处】《玉机微义·卷十五》。

【方名】熏疥饼子

【组成】水银一钱　芸香一两　红枣肉十个　细茶末一钱。

【用法】上共研匀,分六饼。每早用炉盛炭火,入药一饼熏被,至晚去炉卧之,三日三饼,十日全愈。如无芸香,好安息香二十枝代之。

【主治】疥疮。

【出处】《外科大成·卷四》。

瘙痒

【方名】薄荷丸

【组成】干薄荷叶二两　荆芥穗一两半　蔓荆实_{去白皮}　玄参_{洗.锉}　甘草_炙　大黄_{锉.炒}　人参　麦门冬_{去心各一两}　羌活_{去芦头}二两　细辛_{去苗叶一两半}。

【用法】上为末,炼蜜为丸,如鸡头子大。每服一丸,茶、酒嚼下,不拘时候。

【主治】妇女妊娠,气血壅滞攻身体,生疮瘙痒。

【出处】《圣济总录·卷一五八》。

【方名】陈氏苦参丸

【组成】苦参四两　元参　黄连　大黄　独活　枳壳　防风各二两　黄芩　栀仁　白菊花各一两。

【用法】上为末,炼蜜为丸,如梧桐子大。每服三四十丸,食后或茶或酒送下,一日三次。

【主治】遍身瘙痒,癣疥痈疮。

【出处】《麻科活人全书·卷四》。

【方名】姜矾散

【组成】枯矾　干姜各等分。

【用法】上为末,先用细茶、食盐煎汤洗之,后用此散掺之。

【主治】一切诸疮发痒者。

【出处】《医宗金鉴·卷六十二》。

【方名】荆芥散

【组成】荆芥穗　麻黄_{去根节,汤煮,掠去沫,焙}　羌活_{去芦头}　独活_{去芦头各}等分。

【用法】上为细散。每服二钱匕,食后、临卧腊茶或温酒调下。

【主治】风瘙痒,搔之成疮。

【出处】《圣济总录·卷十一》。

【方名】神仙换肌丸

【组成】蝉蜕_焙　僵蚕_焙　防风　片芩_{酒炒}　何首乌各一两　栀子_{酒炒八钱}　白芷八钱　荆穗七钱　羌活七钱　地肤子五钱。

【用法】上为末,酒糊为丸,如绿豆大。每服三二十丸,茶清送下。

【主治】皮肤风热,如蚤虱叮咬,痒不可忍。

【出处】《外科大成·卷四》。

头面手足白屑

【方名】白花蛇丸

【组成】白花蛇一条_{酒浸} 当归二两 川芎 白芍 生地 防风 荆芥 酒芩 连翘 胡麻子 何首乌 升麻 羌活 桔梗各一两。

【用法】上为末,将浸蛇酒和水打糊为丸,如梧桐子大。每服七十丸,茶清送下。

【主治】头面手足白屑疮痒,皮肤皱燥。

【出处】《医学入门·卷八》。

白癜风

【方名】加减大造苦参丸

【组成】苦参一斤 防风 荆芥 苍耳子 胡麻子_{半生熟} 皂角刺各十两 蔓荆子 牛蒡子 黄荆子 枸杞子 何首乌 禹余粮 蛇床子各三两 香白芷一两半。

【用法】上为细末,用皂角捣烂,熬膏,入前药匀为丸,如梧桐子大。每服五十丸,茶、酒任下。

【主治】大风疮及诸风、赤白癜风。

【出处】《丹溪心法附余·卷四》。

【方名】加减何首乌散

【组成】何首乌 蔓荆子 石菖蒲 荆芥穗 甘菊花 枸杞子 威灵仙 苦参各半两。

【用法】上为末。每服三钱,蜜茶调下,不拘时候。

【主治】紫白癜风,筋骨疼痛,四肢少力,眼断白人,鼻梁崩塌,皮肤疮疥及手足皱裂,睡卧不稳,步履艰辛。

【出处】《卫生宝鉴·卷九》。

【方名】加味苦参丸

【组成】苦参一斤 防风 荆芥 苍耳子 胡麻子 皂刺各十两 蔓荆子 牛蒡子 黄荆子 枸杞子 何首乌 禹余粮 蛇床子各三两 白芷一两半。

【用法】上为末,用皂角煎膏和丸,如梧桐子大。每服五十丸,茶、酒任下。

【主治】大风疮及诸风、赤白癜风。

【出处】《医学入门·卷八》。

【方名】苦参丸

【组成】苦参一斤 防风 荆芥 苍耳子 胡麻各八两 川乌 白芷各一两半 黑蛇一条。

【用法】上为末,酒糊为丸。茶、酒任下。

【主治】疠风,皮肉溃肿;并赤白癜风。

【出处】《慎斋遗书·卷七》。

【方名】追风丹

【组成】何首乌 荆芥穗 苍术米泔浸一宿,焙干 苦参各等分。

【用法】上为细末,好肥皂角三片去皮弦,盛子瓷器内,熬膏为丸,如梧桐子大。每服三五十丸,空心酒、茶任下。

【主治】白癜风。

【宜忌】忌一切动风之物。

【出处】《瑞竹堂方·补遗》。

酒渣鼻

【方名】参归丸

【组成】苦参净末四两 当归净末二两。

【用法】上用酒糊为丸,如梧桐子大。每服七八十丸,食后热茶送下。

【主治】血热入肺之酒渣鼻。

【出处】《古今医鉴·卷九》。

【方名】赤龙散

【组成】赤土二两半 防风去芦头 赤芍药 地骨皮 何首乌当归洗,焙 山栀子仁各二两 甘草一两炙。

【用法】上为细末。每服二钱,食后温酒调下,茶清亦得。

【功用】凉血消风。

【主治】鼻生渣疱。

【出处】《杨氏家藏方·卷二》。

【方名】胡麻散

【组成】胡麻子赤色扁者佳,另研五两　白芷二两　何首乌二两　防风二两　蔓荆子一两五钱　甘菊花一两　升麻二两　威灵仙二两　苦参酒炒三两　川当归二两　川芎二两酒炒　牛蒡子二两微炒,另研　白蒺藜三两　荆芥穗二两　薄荷叶二两　片黄芩二两　白芍酒炒二两　黄连酒炮一日炒二两。

【用法】上为细末。每服三钱,食远服。秋分后至春分,白酒调服;春分后至秋分,清茶调服。或用米糊细为丸,食远白汤下亦可。

【主治】紫白癜风并癣,及面上酒渣,又名粉渣面刺。

【出处】《寿世保元·卷九》。

【方名】荆芥散

【组成】荆芥四两　防风去芦头　白蒺藜炒,去刺　白僵蚕炒去丝嘴　杏仁去皮尖,炒　甘草炙各一两。

【用法】上为细末。每服二钱,食后茶清调下。

【主治】肺风渣疱疮。

【出处】《杨氏家藏书方·卷二》。

【方名】凌霄花散

【组成】凌霄花　山栀子各等分。

【用法】上为细末。每服二钱,食后茶汤调下,每日二次。

【主治】酒渣鼻。

【出处】《是斋百一选方·卷九》。

【方名】枇杷叶丸

【组成】枇杷去毛刺八两　黄芩酒炒四两　甘草一两　天花粉四两。

【用法】上为末,新安酒跌丸,如梧桐子大。每服一钱五分,食后并临睡白滚汤、茶汤俱可送下。

【主治】肺风粉刺、鼻渣,初起红色,久则肉匏发肿者。

【出处】《外科正宗·卷四》。

【方名】清肺散

【组成】蔓荆子　桑白皮各一两　甘草半两　荆芥穗一两半。

【用法】上为细末。食腊茶调下一大钱,每日二次。

【主治】肺经客热,鼻面风疮,面渣鼻。

【出处】《普济方·卷五十二》。

【方名】清肺饮子

【组成】山茶花二两　黄芩二两　胡麻仁二两　山栀子二两　连翘一两　薄荷三两　荆芥一两　芍药一两　防风一两　葛花二两　苦参二两　甘草二两。

【用法】上为末。以茶清调服三钱。

【主治】肺风鼻红。

【出处】《古今医鉴·卷九》。

【方名】四制黄芩丸

【组成】枯黄芩六两泡，刮去皮，取净四两，分作四处　荆芥穗五钱煎汁浸一两　薄荷四钱煎汁浸一两　丹皮八钱煎汁浸一两　郁金五钱煎汁浸一两，各浸二日。

【用法】并汁煮干，为末，以粉葛二两煎汤打糊为丸，如绿豆大。每服一钱，食后茶清送下。

【主治】赤鼻，面上酒疮，酒渣。

【出处】《万氏家抄方·卷三》。

【方名】天柏茶

【组成】天门冬去心　侧柏叶　细茶各一两。

【用法】上药和捣一处。每日用一撮于罐中以滚开水冲入，闭气勿泄，少时用汤当茶吃，一日五七次。一月痊愈。

【主治】肺火鼻红年久，服诸药不效。

【出处】《古今医统大全·卷六十二》。

【方名】皂角丸

【组成】皂角一斤不蛀者，去皮，以酥五两渐徐，以慢火炙酥尽为度，然后捶碎，以新汲水接，用生绢滤过，以慢火熬成膏　防风一两去芦头　独活一两　甘草一两炙微赤，锉　牛蒡子一两微炒。

【用法】上为末，入皂角煎，和为丸，如梧桐子大。每服二十丸，食后茶、酒任下。

【主治】饮酒过多，渣鼻渣疱。

【出处】《太平圣惠方·卷四十》。

【方名】栀子仁丸

【组成】栀子仁。

【用法】上为末,溶黄蜡等分和为丸,如弹子大。空心茶、酒嚼下,半月效。

【主治】酒渣鼻。肺热鼻发赤瘰。

【出处】《严氏济生方·卷五》。

🌀 梅疮

【方名】白花蛇丸

【组成】花蛇肉酒炙　龟版酥炙　穿山甲炙　蜂房炙　汞粉　朱砂各一钱。

【用法】上为末,红枣肉为丸,如梧桐子大。每服七丸,冷茶送下,一日三次,服尽即愈。

【主治】杨梅疮。

【宜忌】忌鱼、肉。

【出处】《本草纲目·卷四十三》。

【方名】六六丸

【组成】轻粉一钱三分　黄丹八分　朱砂　雄黄各五分　乳香　麝香各三分。

【用法】上为末,糯米糊和匀,分作六丸。每服一丸,茶清送下。

【主治】天疱、杨梅疮。

【出处】《东医宝鉴·卷八》。

【方名】秘传加味醉仙散

【组成】胡麻子　牛蒡子　蔓荆子　枸杞子各炒紫色　白蒺藜　苦参　瓜蒌根　防风　当归　川芎　芍药　羌活　何首乌　白芷　僵蚕炒　荆芥　连翘　黄芩　山栀　皂角刺　玄参　甘草　芙蓉叶　威灵仙各一两。

【用法】上为细末,米糊为丸,如梧桐子大。每服七十丸,茶清送下。

【主治】杨梅疮。

【加减】实热疮盛,加轻粉二钱。

【出处】《松崖医径·卷下》。

【方名】奇良甘草汤

【组成】土茯苓三十钱　甘草一钱。

【用法】以水一升,煮取五合,再入水一升二合,煮取三合半,前煎汁和匀。一日服尽。不可别用汤水、茶、酒。

【主治】杨梅疮。

【宜忌】忌海腥,炙煿、卤盐,房事等。

【出处】《霉疠新书》。

【方名】轻粉丸

【组成】牵牛子二钱　竹茹一钱　轻粉一钱　梅肉一个。

【用法】上为末,面糊为丸,茶末为衣。每服三分,白汤饮送下,一日三次,尽一剂。后服备急丸五分,秽物当下。凡施剂未必尽剂,随病人强羸可权之。

【主治】霉毒痼疾,累月积年难愈者。

【出处】《名家方选》。

【方名】透骨搜风散

【组成】透骨草白花者,阴干更佳　羌活　独活　牛膝　紫葡萄　胡桃肉　生芝麻　六安茶　小黑豆　白糖各一钱五分　红枣三枚　天茄二分一方有槐子一钱　生姜一钱。

【用法】水三钟,煎一钟,露一宿,空心热服,出汗。

【功用】散肌肤之邪。

【主治】因野合传染便毒、杨梅疮,筋骨疼痛。

【宜忘忌】避风。

【出处】《外科大成·卷二》。

【方名】仙遗粮汤

【组成】川芎　当归　防风　米仁　木瓜　木通　银花　白鲜皮　苍术　威灵仙各一钱　甘草五分　肥皂五个切片,微炒　人参疮久气虚者加　仙遗粮即土茯苓,木槌打碎二两。

【用法】水二碗,煎八分,看病上下,食前后服。

【主治】杨梅疮初起,筋骨疼痛,数月延绵不已。及杨梅风毒,误服轻粉,瘫痪骨疼,不能动履。

【宜忌】忌牛、狗、鸡、鹅、火酒、茶、醋等物。

【加减】腿脚之下,加牛膝一钱。

【出处】《医宗说约·卷六》。

【方名】香鳔汤

【组成】茜草　麻黄　乌药各一撮　细茶　鱼鳔二钱用芝麻同炒成珠　槐子炒焦　花椒各五钱　乳香一钱　生姜五片　葱白五根。

【用法】上锉一剂。水煎至一盏。通口温服,二三剂即愈,不发。

【主治】杨梅疮,筋骨痛久不愈者。

【出处】《古今医鉴·卷十五》。

【方名】杨梅疮丸药

【组成】白花蛇四寸_{酥炙} 露蜂房一枚_煅 全蝎四枚_{酒浸.蜜炙.去足螯} 蜈蚣二条_煅 龟甲一两_{酥炙} 雄黄 飞丹各一钱 槐花米 雨前细茶各五钱 孩儿茶 辰砂_{为衣}各五分 麝香三分_{同砂为衣}。

【用法】上用黄米饭为丸,用好酒送下,一日二三次。七日后疮即光矣,当加桦皮灰。

【主治】梅疮。

【出处】《证治准绳·疡医》。

【方名】天疱丸

【组成】轻粉一钱半 朱砂 雄黄 陈石灰各半钱。

【用法】上为末,陈米饭为丸,如绿豆大。每服三丸,茶清吞下。

【主治】天疱疮疮,杨梅疮。

【出处】《东医宝鉴·杂病篇》。

下疳

【方名】敛肌散

【组成】牡蛎_炙 密陀僧_研 橄榄核_{烧灰} 腊茶各等分。

【用法】上为细末。干掺疮上,如干掺不止,即以油调敷之。

【主治】下疳疮。

【出处】《杨氏家藏方·卷十二》。

【方名】轻粉散

【组成】黄柏_{蜜炙} 密陀僧 黄丹 高末茶 乳香各三钱 轻粉一钱半 麝少许。

【用法】上为末。用葱汤洗疮后,次贴此药。

【主治】下注疳疮,蚀臭腐烂,疼痛不可忍者。小儿疳疮。

【出处】《玉机微义·卷十五》。

【方名】乌金散

【组成】凤凰衣_{即鸡蛋壳内衣.瓦上煅} 松萝茶_焙 尿桶上白_{篛帽内箬叶长流水洗净.阴干.瓦上煅脆}各等分。

【用法】上为细末。调敷。

【主治】龟头上生疳疮。

【出处】《千金珍秘方选》。

【方名】下疳散

【组成】蛤粉 蜡茶 苦参 密陀僧 青黛。

【用法】上为末。河水洗净患处,腊猪油调敷。

【主治】下疳,臁疮。

【出处】《医学纲目·卷二十》。

【方名】消疳丸

【组成】银珠水飞 儿茶各一钱 老茶 黄柏炭各三分 轻粉五分。

【用法】上为末,黄蜡二钱,熔化为二十一丸。每服七丸,空心酒送下。

【主治】下疳。

【出处】《仙拈集·卷四》。

📍 疠风

【方名】白花蛇丸

【组成】防风 金银花 枸杞子 蝉蜕 苦参各二两 荆芥穗酒洗两半 黄连酒炒 全蝎滚醋泡,炒黄 牛膝 何首乌不犯铁器 牛蒡子 连翘 白蒺藜 细辛 胡麻即亚麻 蔓荆子各一两 漏芦去苗四两 白花蛇一条去尾连头,生用。紫云风不用 乌梢蛇一条去头尾,不犯铁,石臼中捣。白癜风不用。

【用法】上十九味,除乌梢蛇外,预为粗末,同蛇捣和,焙干,重为细末,米饮糊为丸,如梧桐子大。每服五七十丸,茶清送下,一日三次。

【主治】大风恶疾,焮赤腐烂。

【加减】如头面上肿,加白芷一两;肌肉溃烂,加皂角刺一两。

【出处】《张氏医通·卷十四》。

【方名】白花蛇丸

【组成】防风去苗二两 荆芥穗一两半 金银花去叶二两 川芎一两 枸杞子甘州二两 黄芩 黄连 山栀子 黄柏 全蝎用醋浸一日,去盐味各一两 蝉蜕二两去土 漏芦半斤洗净,去苗,取四两 乌药 何首乌不犯铁 牛膝去芦 牛蒡子 连翘 天花粉 白蒺藜 威灵仙 细辛 金毛狗脊 胡麻子炒 蔓荆子各一两 槐花 苦参 生地黄各二两 白花蛇一条去头尾,连骨生用 乌梢蛇一条去头尾，生用。

【用法】上为细末，米糊为丸，如梧桐子大。每服五六十丸，茶清送下，空心、午后、临卧各一次。

【主治】疬风。

【加减】上头面者，加香白芷一两；如肌肉溃烂，加大皂角一两。

【出处】《证治准绳·卷五》。

【方名】保命丸

【组成】苦参十斤　草胡麻　当归　防风　芜荑　白蒺藜各五斤　大风肉　薄荷叶　土木鳖　荆芥各二斤　胡连　银柴胡各十二两。

【用法】上为末，以水为丸。每日服四次，约二合，细茶送下。轻者不过七八升，重者一斗五升，再重者二三斗痊愈。

【主治】大麻风。

【出处】《疡医大全·卷二十八》。

【方名】大风丸

【组成】大风子肉三十两　防风　川芎各十两　蝉壳　羌活　细辛　首乌　独活　苦参　当归　牛膝　全蝎　黄芪　薄荷各二两　白芷　狗脊　牛黄　血竭各五钱。

【用法】上为末，米糊为丸，如梧桐子大。每服十五丸，空心以茶送下，一日三次。外以桑条灰二斗，滚汤淋汁洗头面；有疮者，以汁调灰涂之。或用黑豆、绿豆浸取豆浆，三日煎汤浴一次，仍频洗脚。

【主治】麻风病，眉目遍身秽烂者。

【出处】《解围元薮·卷四》。

【方名】大疯丸

【组成】大风子不可见火　小胡麻　白蒺藜去刺各二十两　苍术　荆芥晒各六两　牛膝　川断各四两　苦参十二两　防风晒八两　蝉蜕去头足五两　蛇蜕白净者，去头足三两。

【用法】上药各为末，用白凤仙花叶六两，煎汁为丸。每早服三钱，毛尖茶送下。

【主治】大麻疯。

【宜忌】服者须吃白淡。

【出处】《古方汇精·卷二》。

【方名】大神丸

【组成】熟川乌黑豆水煮五钱　制草乌姜汁、甘草水煮五钱　大风子去油壳净五钱　白僵蚕三钱　北全蝎姜汁炒五钱　北蝉蜕五钱　川山甲土炒成珠五钱　明雄黄二钱　台乌药五钱　漂苍术童便浸一宿五钱　北防风四钱　荆芥穗四钱　苏薄荷四钱　绿升麻二钱半　全当归五钱　大川芎四钱　大秦艽酒洗五钱　条甘草去皮五钱　羌活七钱　生地黄四钱半。

【用法】上以老米饭为丸,如梧桐子大。加减同小神丸法。每服百丸,茶送下。

【主治】麻疯。

【出处】《疯门全书》。

【方名】第一药神仙换骨汤

【组成】人参一两去芦　槐角子一两净　黄芪一两蜜炙　蔓荆一两好者　天仙子一两去土,别研　瓜蒌根一两　随风子二两净,生　白蒺藜一两拣净　犀角取末半两　苦参一两半　肉天麻一两　何首乌一两半　白附子一两好者　防风七钱半去芦　血竭半两好者　枸杞子一两拣红活者　莲心三钱要好青者　白蜡半两好者　沙参一两实者　轻粉二两　蝎梢半两全者亦炒　白花蛇酒醋炙,如无,乌蛇代　鹳嘴川乌一只不蛀者。

【用法】上为细末。每服三钱,江茶调下,一日三五次,不拘时候。

【主治】大风。

【出处】《普济方·卷一〇九》。

【方名】第二药神仙换肌丸

【组成】白附子五两不蛀　槟榔五两　乌蛇一条酒炙　全蝎二两去毒　沙苑蒺藜五两　麻黄三两去节　大枫油六两真正地道者　牛蒡子五两　随风子五钱　大川乌三只炮　白沙蜜三十两炼和药　人参三两　黄耆二两　独活三两　蔓荆子四两焙。

【用法】上为细末,炼蜜为丸,如弹子大。每服一丸,细嚼,江茶送下。

【主治】大风。服第一药神仙换骨汤不应者,宜服此方。

【出处】《普济方·卷一〇九》。

【方名】第三药神仙活血汤

【组成】人参五钱　黄芩三钱　当归五钱　白术三钱　白茯苓三钱　白芍药三钱　熟地黄四钱　厚朴二钱　白芷二钱　肉桂二钱　轻粉五钱　天雄

三钱　木香三钱　雀脑川芎五钱　赤芍药二钱　防风二钱　大川乌二只　袁州薄荷二钱　晚蚕沙一钱　细辛三钱　天花粉　苍术各三钱。

【用法】上为细末。每服二钱,淡茶调下。

【主治】大风。服第一、二药不应者,宜服此方。

【出处】《普济方·卷一〇九》。

【方名】独圣散

【组成】净嫩香片十斤。

【用法】将桑柴灰滤汁一缸,用汁煮片香一百沸,倾入清水缸内,拔去苦水,俟坚硬方止;复用灰汁约煮十余次,以苦涩之味尽为度,阴干,研成极细末。每日服七八钱,茶水或粥调下。

【主治】大麻风。

【宜忌】切戒房劳及一切动气生湿有毒之物。

【出处】《疡医大全·卷二十八》。

【方名】夺命丹

【组成】草乌　首乌　没药　黄芩　禹余粮　威灵仙　蒺藜　菖蒲　天麻　蓖麻子各一两　雷丸　川椒　荆芥　胡麻　麻黄　牛蒡子　白花蛇　赤芍　全蝎　乌梢蛇各一两　乳香　东米各三钱　蜈蚣一条　羌活　风藤各五两　木鳖子一两五钱　苍术　丢子各八两　皂荚一斤锉碎。

【用法】无灰酒浸一夜,去酒,以新汲水一碗探其汁,银瓷器内熬膏,丸如梧桐子大。每服六十丸,茶送下,面足觉痒乃药力至。

【主治】诸大风。

【出处】《解围元薮·卷四》。

【方名】鹅翎散

【组成】番木鳖麻油煮一两　干漆煅令烟尽三钱　白鹅毛一只烧存性,至不见星为度　苦参　皂角刺各二两。

【用法】上为散,分作五十服。清晨温酒或清茶送下。亦可用蜜作丸,分五十服。

【主治】疬风恶疾,赤肿腐烂。

【出处】《张氏医通·卷十四》。

【方名】感字丸

【组成】白花蛇　白蒺藜　白僵蚕　白鲜皮　枫子肉　荆芥穗　北防

风 香白芷 漂苍术 苏薄荷 香独活 白苦参 土麻仁 大熟地 杭酒芍 当归尾 小川连 厚黄柏 片黄芩 焦栀子 牡丹皮 川芎 花槟榔 净银花 条甘草。

【用法】米糊为丸。茶送下。

【主治】麻风。

【出处】《疯门全书》。

【方名】行药方

【组成】巴豆肉五钱净油 生大黄一钱 明雄黄一钱 广木香一钱。

【用法】上将巴豆肉捣烂，取老米饭数合，醋煮擂烂成糊，入各药杵匀为丸，如梧桐子大。每服十丸，茶送下。

【主治】大麻风。

【宜忌】如大泻，即停勿服。

【出处】《疯门全书》。

【方名】何首乌散

【组成】何首乌一斤入白米泔浸七日，夏月逐日换水，用竹刀子刮令碎，九蒸九晒 胡麻子四两九蒸九晒。

【用法】上为细散。每服三钱，食前以温酒洒调下；荆芥薄荷汤或茶调下亦得。

【主治】大风癞恶疾。

【出处】《太平圣惠方·卷二十四》。

【方名】胡麻散

【组成】苦胡麻半升 天麻二两 乳香三分。

【用法】上为细末。每服三钱，荆芥、腊茶下。

【主治】癞病。

【宜忌】忌盐、酒、房事一百二十天。

【出处】《鸡峰普济方·卷二十二》。

【方名】胡麻续肌散

【组成】胡麻半斤 天麻二两 乳香三分别研。

【用法】上为细散，入乳香和匀。每服二钱匕，用荆芥腊茶调下。服药半月后，两腰眼中炙二七壮，次常服补药。

【主治】大风癞疾。

【宜忌】忌房室、盐、酒一百日。

【出处】《圣济总录·卷十八》。

【方名】活血散

【组成】白花蛇五**两头紧细者**　草乌头十两　川乌头五两　防风二两半。

【用法】上四味，同煮香熟为度，滤出，先去防风不用；次将白花蛇去皮骨炙干；次将草乌头去皮脐，焙取五两；又次将川乌头去皮脐取二两半外，别入草乌头**生，去尖**五两，又入川乌**生，去皮脐**二两半，一处为细末；再入血竭一两**别研**，麝香半钱**别研**，和匀，临服药时，先于食后将真大风油一钱并麝香少许，用清茶或酒调服；续将活血散每服一字，浓煎贯众汤点茶清调下。更量疾势加减服。

【主治】大风疾，诸风，浑身顽麻搔痒瘙痒成疮。

【宜忌】切忌鸡肉。

【出处】《杨氏家藏方·卷一》。

【方名】加味苦参丸

【组成】苦参一斤　荆芥半斤　何首乌　白僵蚕二两　香白芷　川芎二两　赤芍药二两　大黄一两　白花蛇一条。

【用法】上为细末。面糊为丸，如梧桐子大。每服五十丸。温茶清送下，不拘时候。

【主治】一切风证。

【出处】《普济方·卷一一五》。

【方名】加味麻风丸

【组成】大胡麻一斤四两　小胡麻一斤四两　川牛膝四两　白蒺藜一斤四两　苦参一斤　防风八两　荆芥八两　当归六两　茅苍术六两　川断四两　苡仁四两　黄柏六两　浮萍二十两　马齿苋二十四两。

【用法】上为细末，水泛为丸。每日早、午、晚三次，每服三钱或二钱。每丸一钱，照数加风子膏，春、秋用八厘，夏用五厘，冬用一分，拈圆，以茅尖茶叶一分煎汤过口。

【主治】疠风初起。

【出处】《青囊秘传》。

【方名】解毒散

【组成】皂角子一百粒**麸炒黑色**　连翘一两半　薄荷叶半两**晒干**　甘草三钱半**生半炙**。

【用法】上为细末。每服一大钱,食后茶、酒任意调下。

【主治】疬子,经宣积取毒尚未退者。

【出处】《杨氏家藏方·卷十二》。

【方名】戒止丸

【组成】荆芥 白芷 防风各十二两 苦参一斤 丢子八两 蒺藜 胡麻 牛蒡子各十两 当归 红花 川芎各四两 闹羊花四两**酒蒸晒二次**。

【用法】上为末,酒糊为丸,如梧桐子大。每服百丸,早、晚以茶送下。腹中响动不安,两三时即定,

【主治】秽烂黑肿,臭恶疬风。

【出处】《解围元薮·卷三》。

【方名】芥朱丸

【组成】青萍 荆芥 苦参 土朱 白花蛇各四两。

【用法】上为末,皂荚熬膏为丸,如梧桐子大。每服六十丸,茶送下。毒从毛孔中出。

【主治】大风紫黑瘫烂。

【出处】《解围元薮·卷四》。

【方名】金蝉脱壳方

【组成】当归 川芎 防风 滑石 天麻各三两 芍药 桔梗各一两五钱 僵蚕 大黄各二两 人参 独活 山栀 黄连 白术 蝉蜕 黄芩 石膏各二两 苦参四两 连翘二两 黄柏二两 细辛一两 荆芥三两五钱 羌活二两 全蝎二两 芒硝 沉香各一两 枫子肉四斤。

【用法】先将枫子肉为膏,余药为末,用黄米饭打糊和膏,打千捶为丸,如梧桐子大。每服一百丸,一日三次,茶汤送下。

【主治】麻风。

【出处】《秘传大麻风方》。

【方名】苦参散

【组成】苦参**取头末**二两 猪肚一个。

【用法】上以苦参末掺猪肚内,用线缝合,隔宿煮软,取出洗去原药,先不吃饭五顿,至第二日先饮新水一盏,后将猪肚食之,如吐下,再食之,食罢,待一二时,用肉汤调无忧散五七钱,取出小虫一二万为效。后用皂角一斤**不蛀者**,去皮弦及子,捶碎,水四碗,煮至一碗,用生绢滤去滓,再入苦参末搅,熟稀面糊

膏子,取出放冷后入;何首乌二两,防风两半,芍药五钱,人参三钱,当归一两焙,为细末,与皂角膏子为丸,如梧桐子大,每服三五十丸,温酒或茶清送下,不拘时候,一日三次。后用苦参、荆芥、麻黄煎汤冷洗。

【主治】疬风。

【出处】《儒门事亲·卷十五》。

【方名】灵明散

【组成】槟榔 大黄 贯众 黑丑半生熟各一两 雷丸五钱半 皂刺灰一钱五分 大戟一钱五分。

【用法】上为末,用皂角煎膏为丸。每服三钱,空心冷茶送下,天明泻下。或虫或积。但见青黄赤白虫可治,黑虫难治,用净盆小便看之,如碎麸皮相似,过三日后再服。

【主治】麻疯。

【出处】《秘传大麻疯方》。

【主治】麻疯。

【方名】蔓荆丸

【组成】蔓荆子 枸杞子 牛蒡子炒 黑牵牛炒 胡麻 白芷 何首乌 威灵仙 荆芥穗 独活 蒺藜炒,去刺 细辛去苗叶土 僵蚕炒,去丝 道人头去刺,取仁各半两 皂荚刺炒焦 苦参 大草乌去皮尖,生各一两。

【用法】上为细末。大枫油和丸,如梧桐大子,每服二十四丸,食前茶清下。

【主治】大风。

【出处】《仁斋直指方论·卷二十四》。

【方名】麋角散

【组成】麋角半斤先用桑柴灰二斗煎汤淋,取汁三斗,次截麋角入灰汁中慢火煮,尽汁为度,候干,取四两用 芦荟 赤箭 蝎梢酒炒 麝香研 附子炮裂,去皮脐各半两 干姜炮一分。

【用法】上为散。每用五钱匕,入好腊茶末七钱匕和匀。凡患此疾,鼻梁未倒,语声未转,精气滑泄者,取药末一钱匕,用荆芥、薄荷汤如茶点热服;觉药力紧,每点入盐少许,要出汗即热服;厚衣覆出汗,慎外风。

【主治】大风恶疾,滑泄精气。

【出处】《圣济总录·卷十八》。

【方名】牛黄搜风丸

【组成】大风肉去油净五两　陈皮　当归身　山栀　何首乌　黄芩　白芍药　黄柏　五灵脂　熟地　白附子　川芎　皂角子　青皮　石菖蒲　乌药　地骨皮　枳壳　北细辛　羌活　川萆薢　独活　连翘　前胡　藁本各一两　威灵仙　苦参　白僵蚕　人参　白术　防风　血竭　牛膝各三两　白芷　草乌各五钱　木香　牛黄各三钱　香蛇一条酒浸,去骨,炙。

【用法】上为末,米饭为丸,如梧桐子大。每服七十丸,清茶送下。

【主治】大麻风。

【宜忌】忌牛、羊、猪、鸡、鹅等有毒及动风果品。远酒色,戒忧怒,慎寒暑。

【加减】紫块血疯者,加桃仁、苏木各二两。

【出处】《疡医大全·卷二十八》。

【宜忌】忌牛、羊、猪、鸡、鹅等有毒及动风果品。远酒色,戒忧怒,慎寒暑。

【方名】如圣丸

【组成】全蝎酒洗　连翘　天麻　防风各一两半　荆芥　川芎　白芷　当归酒洗　黄柏　羌活　桔梗　大黄煨　滑石　石膏煅　白术　麻黄　苦参　僵蚕炒　蝉蜕　芍药　山栀　枳壳　细辛　皂角刺　大风子肉各一两　独活　人参　郁金　芒硝　黄连各五钱。

【用法】上为细末,用红米糊为丸,如梧桐子大。每服五七十丸,用六安茶煎汤送下,每日三次,半年痊愈。小便尿如靛水黑色,此病久深者,只用此药二料。

【主治】癞风。

【宜忌】如眉毛须发脱落日渐生者,切不可食羊肉、鹅、鸡、猪头、蹄,鲤鱼、生冷,如肯食淡,百日全愈。

【加减】如疮破裂,只用大风子壳煎汤洗,春夏滑石、石膏依方用,秋、冬二味减半,过春分、秋分服防风通圣散一帖,空心服,利三四次,以粥补之。

【出处】《外科理例·附方》。

【方名】乳香散

【组成】乳香三两　天麻末三两　牛黄一两　麝香一两细研　雄黄一两细研　胡麻二斤净水淘四十九遍,去浮者,取沉者用蒸,从卯时蒸至酉时止,用黑豆压之,次又用一重湿土盖之,恐釜内汤少,仍须时添热汤至酉时后取出,炒令香燥即住,候冷,捣箩为细散,与诸药末同拌令匀。

【用法】上为细散。每次二钱,空心时及晚食前用腊面茶清调下。初服三日心逆,四日多睡,五日腰脚痛,可如醉人,是其候也,相次渐愈,只须长服此药,四癞必愈。

【主治】大风疾,肌肉欲坏,服色变改,眉发落,语声散。

【出处】《太平圣惠方·卷二十四》。

【方名】神效天麻汤

【组成】胡麻半升研　天麻二两　乳香七钱半研。

【用法】上为末。每服五钱匕,腊茶调下,每日三次,服半月。两腰眼灸四十壮。

【主治】疠风。

【宜忌】忌动风物。

【出处】《卫生宝鉴·卷九》。

【方名】圣化丹

【组成】防风　荆芥　羌活　独活各一两　胡麻炒　金毛狗去毛　苦参去皮　牙皂去皮核　当归各二两半　蝉蜕　姜蚕炒　全蝎去头足尾　白芷　何首乌去皮毛.炒各一两一钱　苍耳草烧各五钱。

【用法】上为细末,大枫子二两去壳,捣烂如泥,同药和匀,将陈米饭打糊为丸,如梧桐子大。每服四十至五十丸。如病人身上骨肿,眉上痒不止,或是风气拨睛,手足拘挛,先服此药一料,将青茶送下,日进四服。或妇人四肢麻痹,手若刺痛,腿膝生疮,先服夺命一料,后服此圣化丹。服药后十日,瓦锋面上放血,次于膊上放血,后于腿脚上放血,而遇天气清明,五六日放一次。量病轻重,不可乱放血,若妇人多破血无妨。

【主治】疠疯症,眉毛脱落,鼻梁倒塌,遍身生癞者。

【出处】《外科百效全书·卷四》。

【方名】疏风散

【组成】山栀子仁一两半　大黄　白滑石　熟地黄　悬豆酥灸焦黄各二两。

【用法】上为末,入朴消半两,令匀,口每服一钱,食后淡茶清调下。次以佛手膏去疮,

【主治】大风。

【出处】《三因极一病证方论·卷十五》。

【方名】四圣保命丹

【组成】大黄五钱　黄柏八两　苦参　荆芥各四两　干蟾一只煅　栝楼

根　防风各五钱　轻粉二钱。

【用法】上为末。每服一钱,茶清一盏调下,空心、日午、临卧各一服。服五七日后,先于牙缝内出臭黄涎,浑身疼痛,次后便利脓血。病根悉去。

【主治】疠风。

【出处】《赤水玄珠·卷三十》。

【方名】松漆丸

【组成】漆树头瓦焙四两　松节醋炒九次一两五钱　皂角刺烧酒炒九次一两。

【用法】上药各为末,和匀,酒糊为丸,如胡椒大。每服一钱许,茶清送下,早、晚备一次。七日见效,药尽自愈。

【主治】癫风,麻风,紫云风。

【出处】《外科大成·卷四》。

【方名】孙思邈真人丸

【组成】牙皂　苦参　蒺藜　防风　当归　荆芥穗　蔓荆子　牛蒡子　胡麻各一两　黄柏三两　白花蛇　丢子各四两　麝香二钱。

【用法】上为末,黄米饭为丸,如梧桐子大,朱砂为衣。每服四十丸,日服三次,清茶送下。

【主治】风疠。

【宜忌】忌食盐物,只食淡鸭。

【出处】《解围元薮·卷三》。

【方名】天麻散

【组成】天麻二两　何首乌　胡麻子各三两　蔓荆子　威灵仙　菖蒲　荆芥穗　地骨皮　苦参去芦　白蒺藜　甘菊花　牛蒡子炒各一两　薄荷半两。

【用法】上为细末。每服三钱,温酒调下,茶清亦得,一日二次,先食前服半月,次食后服半月。

【主治】一切疠风癫疾。

【出处】《证治准绳·类方》。

【方名】天真丸

【组成】松香四十两先用河水煮净,十两黄芪、苦参同松香十两煮干,十两独活同松香十两煮干,十两皂角同松香十两煮干　白芷一两　全蝎一两　牛膝一两　白花蛇酒浸,取净肉去骨一两。

【用法】上为末,酒糊为丸,如梧桐子大。每服二丸,茶清送下。

【主治】癫风。

【出处】《万氏家抄方·卷一》。

【方名】乌蛇丸

【组成】乌梢蛇茶酒浸三日,每换酒不可去皮骨 天麻 防风各一两 威灵仙二两 厚朴 蔓荆子 藁本去土各一两 萆薢 木香煨各半两 当归一两 白附子七钱半生 白芷一两半 全蝎半两 羌活 菊花 荆芥各一两 何首乌一两半 龙脑叶半两 苦参二两 玄参 沙参各半两 丹参 独活各一两半 甘草半两。

【用法】上为细末,酒糊为丸。每服五十丸,茶、酒任下。

【主治】大风。

【出处】《普济方·卷一〇九》。

【方名】歙墨丸

【组成】歙墨烧存性 两头尖 甘草炙 香白芷 防风去芦各二两 乳香三钱另研 川芎一两五 灵脂三两净 麝香三钱另研。

【用法】上为细末,酒糊为丸,每两作十丸。每服一丸,食后细嚼,温酒送下,茶清亦得,一日二次。

【主治】疠风。

【出处】《证治准绳·类方》。

【方名】异功散

【组成】天麻酒浸,焙 赤箭 松黄 鬼臼 安息香研 羌活去芦头 款冬花 枫香脂研 天蓼花 侧柏叶 苍耳各一两 苦参一两半 何首乌炮,去黑皮 细辛去苗叶 防风去叉 蔓荆实去浮皮 藁本去苗土 牛膝切,焙 地骨皮去土 甘草炙,锉 乳香研 天门冬去心,焙 麦门冬去心,焙 丹砂研 萆薢 木香 虎骨酒炙 当归切,焙 天南星炮 干蝎炒 乌蛇酒浸,去皮骨,炙 白花蛇酒浸,去皮骨,炙 麻黄去根节 雄黄研 附子炮裂,去皮脐 芎䓖 白僵蚕直者,炒 桂去粗皮 鸡舌香研各半两。

【用法】上为散,入云母粉六两研,和匀。每服一钱半匕,腊茶或米饮调下,每日三次。

【主治】大风疾涂药后。

【出处】《圣济总录·卷十八》。

【方名】枣灵丹

【组成】败龟版_灰 马蓟草 地骨皮各一两 槐实 川椒 油胡桃各一两。

【用法】上为末,北红枣为丸,如梧桐子大。每服三十丸,茶送下。七日愈。

【主治】疠风初起。

【加减】如疮面大,加桦皮末一两。

【出处】《解围元薮·卷四》。

【方名】追风散

【组成】大力子三钱 胡麻 杞子 蔓荆子 苦参 天花粉 蒺藜 防风各三两 蝉蜕 全蝎 僵蚕各三两 蜈蚣三条酒洗。

【用法】上为末。加乳香一钱一分,作十八服。每日空心服二钱,好茶送下。服三日后,唇肿,牙缝出血,遍身如刀刺,觉口臭,用漱口药。服六七日,必痢下五色粪,乃脏腑毒气根源。

【主治】白粉疯,形如白粉,肌肤如霜。

【出处】《秘传大麻风方》。

◎ 痔疮

【方名】茶蒻蓟散

【组成】黄牛角腮二两捶碎 蛇蜕 猪牙皂角锉 刺猬皮锉 棕榈皮锉 黄鼠狼皮 茶蒻萌叶剪碎各半两 穿山甲七十片 贯众一两锉 乱发一分。

【用法】上拌匀,入瓷瓶内,以盐泥固济,晒干,同炭火煅,通红为度,候冷取出,研为细末。每服二钱,先嚼胡桃肉半枚,次以温酒调药同下,临卧至五更初又服一服,至辰时更服一服。如此服三日。

【主治】诸般痔漏下血,疼痛。

【出处】《杨氏家藏方·卷十三》。

【方名】抵圣汤

【组成】踯躅花十文。

【用法】煎汤后一两滚,热入朴消十文,在滚的脚桶内,其上用板一片盖令密,当中穿一穴,坐上熏之。旋将五文荆芥细研,入腊茶二钱,点饮尽之。候汤冷,即起。

【主治】痔漏。

【出处】《普济方·卷二九七》。

【方名】黑神散

【组成】羌活去芦 黄芪 蔓荆子 狗脊火燎去毛 枳壳熬炒,去瓤 槟榔 瓜蒌以盛尽药为度,不以个数,瓜蒌去子,留瓤用各等分。

【用法】上为末,入瓜蒌中,盛以砂盒或瓦罐子内,盐泥都封涂之,火煅通赤,候冷,取出药末,更别用药如后:荆芥子、白芜荑二味与前等分,木香减半,同前药为末。每服一钱,空心用茶或酒调下,一日三次。

【主治】肠风痔疾。

【出处】《博济方·卷五》。

【方名】荆芥汤

【组成】荆芥 好茶。

【用法】上为散。水煎,洗痔。

【主治】痔疮。

【出处】《医方类聚·卷一八三》。

【方名】莲子散

【组成】莲子十四个 草芽茶十四个 乳香随上二药多少入。

【用法】上同捣,以纸裹煨透,先以黄连汤洗患处,然后以药生贴之。

【主治】诸痔。

【出处】《世医得效方·卷七》。

【方名】秘传涤风散

【组成】川乌 草乌并火炮,去皮尖 苍术米泔浸各四两 人参 白茯苓各二钱 两头尖二钱 僵蚕七钱用纸隔炒 甘草炙三两 白花蛇酒浸三日,弃酒,火炙,去皮骨 石斛酒浸各一两 川芎 白芷 细辛 当归酒洗 防风 麻黄 荆芥 全蝎新瓦上烙干 何首乌米泔水浸,忌铁 天麻 藁本各五钱。

【用法】上为细末。每服三分或五分,临卧酒调服下;若不用酒者,茶清调服。

【主治】痔漏及一切疯证。

【宜忌】忌多饮酒并一切热物。

【出处】《松崖医径·卷下》。

【方名】秘灵丹

【组成】血竭　乳香　没药　全蝎去头足　僵蚕　蝉蜕各三钱　大黄酒蒸　当归　象牙锉末各八分　穿山甲酥炙　头发煅　珍珠各四钱　川连　槐花　琥珀各五钱　青黛　刺猬皮醋浸.去刺.炙各二钱五分。

【用法】上为末,以黄蜡八两溶化,入蜜一两,同前末搅匀,众手为丸。每服二钱,空心以清茶送下。

【主治】一切远年近日痔漏。

【出处】《丹台玉案·卷六》。

【方名】全蝎丸

【组成】全蝎用水洗净.晒干.火焙　蜈蚣去头足　雄黄　白矾各三钱　象皮二两用牛油炙焦　乳香炙去油　没药炙去油。

【用法】上为细末,用黄蜡二两熔化揉匀为丸,如梧桐子大。每服七粒,空心茶、酒任可。

【主治】里外痔疮。

【出处】《医林绳墨大全·卷九》。

【方名】消毒丸

【组成】黄芪一两半蜜涂.慢火炙　荆芥穗一两　枳壳三两汤浸去瓤.切作片子.麸炒黄色　薄荷叶去土半两　皂角子仁一两炒令香熟　槐花一两炒赤　蜗牛十四枚炙.去壳.焙干。

【用法】上为细末,炼蜜为丸,如梧桐子大。每服三十丸至五、七十丸,食后茶清送下。

【功用】消毒定痛。

【主治】肠风外痔,结核,或痒或痛。

【出处】《杨氏家藏方·卷十三》。

【方名】枳巴丸

【组成】枳壳去瓤.每两片入巴豆去壳者一粒,合在内,以线扎定,用米醋煮软烂黑色.去巴豆.锉碎.焙干。

【用法】上为细末,醋煮面糊为丸,如梧桐子大。每服三十丸,腊茶汤送下,不拘时候。疾作服之,不宜多服。

【主治】酒食所伤,遂成痔疾,发则便血。

【出处】《魏氏家藏方·卷七》。

❂ 痔漏

【方名】痔漏内消散

【组成】冬青子四两　雨前茶四两　青黛四两　象牙末四两　刺猬皮瓦焙干　蝉蜕焙各二两。

【用法】上为末。用黄雄狗肠一条,煮烂捣匀为丸。每日清晨以酒送下三五钱。一料可愈四人。

【主治】痔漏。

【出处】《惠直堂经验方·卷三》。

【方名】痔漏丸

【组成】刺猬皮大者一张新瓦上煅脆为末　象牙屑一两　绿豆粉一两　青黛三钱　槐花末一两五钱　陈细茶五钱。

【用法】上为末,用陈糙米煮烂饭和药为丸。每服三钱,金银花汤送下。

【主治】痔漏。

【出处】《内外科百病验方大全》。

❂ 疝气

【方名】黑神丸

【组成】木香　硇砂研　蓬莪术煨,锉　京三棱煨,锉各半两　桂去粗皮　附子炮裂,去皮脐　干姜炮　干漆捣碎,炒烟出　大黄煨,别为末　青橘皮汤浸,去白,焙　墨烧过　巴豆去皮心膜,细研出油各一两。

【用法】上以好醋一大碗,先熬硇砂令沸,入巴豆又熬数沸,次又入大黄末熬成膏,余药并捣箩为末,以膏杵和为丸,如莱菔子大。每服三丸五丸,茶、酒任下;如消食化气,生姜橘皮汤下。小肠疝气,茴香酒下;妇人血气,当归酒下。

【功用】消积化气进食。

【主治】小肠疝气,妇人血气。

【出处】《圣济总录·卷七十二》。

❂ 阴囊疮疡

【方名】腊茶散

【组成】腊茶　文蛤各五钱　腻粉少许。

【用法】上为末。先用葱椒煎汤洗之,次以香油调敷,或紫苏叶煎汤洗之及紫苏末掺之托之。

【主治】阴囊生疮,疼痛出水久不愈者。

【出处】《外科大成·卷八》。

【方名】腊茶汤

【组成】腊茶。

【用法】上用为末。先以甘草煎水洗,后用贴。

【主治】阴囊上疮。

【出处】《普济方·三〇一》。

🔘 睾丸肿痛

【方名】灵秘散

【组成】宣连二两**去须,细锉小块**　生姜四两**锉如绿豆大**。

【用法】上拌匀,密器收贮经宿,于银石器内慢火同炒至黄焦黑,去姜不用,拣取黄连为末。每服二钱,空心淡茶清调,吞下抵圣丸(续随子、薏苡仁、郁李仁、茵芋、牵牛子。编者注)。

【主治】膀胱热,多因天色发热,外肾肿胀赤痛,大便燥涩而饮水,按之脐腹痛者。

【出处】《普济方·卷四十二》。

🔘 脱疽

【方名】苦参丸

【组成】苦参四两**酒拌炒**　羌活　独活　蔓荆子　茯苓　赤芍　川芎　何首乌　当归　荆芥　甘草　白芷　防风　白蒺藜　山药　黄芪　山栀　牙皂　川乌**生,去皮,再火炮**各三钱。

【用法】酒糊为丸。每服二钱,或酒、或盐汤送下,茶清亦可。

【主治】脚背脱疽。

【出处】《疮疡经验全书·卷三》。

🔘 外伤

【方名】安髓散

【组成】川芎　香附　白附子　甘草　白芷　相草　牡蛎各一两。

【用法】上为细末。每服二钱,清茶调服。

【主治】脑伤髓出。

【出处】《梅氏验方新编·卷六》。

315

【方名】如神散

【组成】陈江茶　箬叶。

【用法】以箬叶裹陈江茶烧灰，为细末。用生油、轻粉调敷，若湿者干掺。痛止无痕。

【主治】汤火伤。

【出处】《普济方·卷二七七》。

【方名】生肌青龙散

【组成】诃子皮　龙骨　高茶各等分。

【用法】上为末。干掺上。

【主治】打扑损伤。

【出处】《卫生宝鉴·卷十三》。

【方名】贴药乌龙角

【组成】白僵蚕炒　赤小豆各六两　川牛膝六两　山桂去皮　桔梗　百草霜　白及生,锉,阴干　枇杷叶各一斤　骨碎补去毛,炒半斤　当归尾　北细辛半斤　白芷　南星煨　赤芍药　何首乌　白蔹各十两　知母　草乌姜汁煮各三两。

【用法】上为细末，每用以姜汁、冷水、冷茶调摊纸上。于患处贴之，二日一洗一换。若骨碎须用夹法。

【主治】跌打损伤，筋骨寸断，差爻出臼。

【出处】《古今医统大全·卷七十九》。

【方名】退肿膏

【组成】芙蓉叶　地薄荷　耳草叶　泽兰叶　金桐叶　赤牛膝　大黄另研末各等分。

【用法】上砍烂。敷贴伤处，中间留孔出气，用泽兰叶荡软贴住，冬月用芭蕉叶，一日一换药，用茶洗伤处。若伤处浮肿，用小青叶捣敷，后用尻池叶、地薄荷捣敷后，痛不住，用葛叶、毛藤叶、枫叶尾砍敷贴。

【功用】止痛。

【主治】头脑破伤损，或跌破，或刀斧伤，或被杖棒打破及别处伤。

【出处】《证治准绳·疡医》。

【方名】无痕散

【组成】腊茶不以多少。

【用法】上为细末。用煮酒脚调敷。如无煮酒脚，只用好酒亦得。

【主治】汤火伤。

【出处】《杨氏家藏方·卷十四》。

【方名】杏仁汤

【组成】肉桂 麻黄 桑皮 杏仁 桔梗 细茶 甘草各等分。

【用法】加灯心,水煎服。

【主治】损伤。

【出处】《伤科方书》。

⊗ 破伤风

【方名】茴香丸

【组成】八角茴香半两 川楝子五个 川独活半两 甘草**以上酒炙** 谷精草半两 末茶一两**半两为衣** 苍术一两**酒炙**。

【用法】上为末,酒糊为丸。每服十丸,温酒送下,不拘时候。

【主治】破伤风。

【出处】《普济方·卷一一三》。

【方名】控痰散

【组成】蝎尾 铜青各半钱 朱砂一钱 腻粉一字 麝少许。

【用法】上为末。每服一字,腊茶清调下。

【功用】吐风涎。

【主治】噤风、撮口、脐风。

【出处】《仁斋直指方论·卷一》。

【方名】羌活汤

【组成】羌活**去芦头** 防己 羚羊角**镑** 升麻 黄茶**去黑心** 蔓荆实**去皮**各一两半 犀角**镑二两** 茯神**去木** 葛根**锉** 甘草**炙各一两一分** 防风**去叉三分** 麻黄**去根节,煎,掠去沫,焙干一两**。

【用法】上为粗末。每服三钱匕,水一盏,入地黄汁半合、薤白二寸,煎至八分,去滓,空心、日午、临卧温服;如病急,不拘时候,盖覆汗出即愈。

【主治】破伤风,身如铁石,或如角弓反张,口噤不开。

【出处】《圣济总录·卷六》。

【方名】斩关夺命丹

【组成】胆星 明天麻 白附子**炮各一钱** 腻粉四钱 巴豆**去壳,研七**

匙　全蝎洗,炙　滑石各一钱　蟾酥三分。

【用法】上为细末,米糊为丸,如麻子大。茶汤送下。

【主治】脐风撮口。初生儿痰盛者,亦可用以打痰。

【出处】《万氏家抄方·卷五》。

第五节　五官科

❂ 针眼

【方名】芎皮散

【组成】川芎　青皮减半。

【用法】上为末。每服二钱,煎细茶、菊花汤调下。外以枯矾末、鸡子清调敷。睡者用南星末同生地黄捣膏贴太阳穴而肿自消。

【主治】针眼。

【出处】《外科大成·卷三》。

❂ 睑弦赤烂

【方名】川芎茶调散

【组成】川芎　防风　羌活　甘草　石决明　木贼　石膏　炒荆芥　菊花　薄荷叶各一两。

【用法】上为末。每服二三钱,食后茶送下。

【主治】一切热泪,眼弦湿烂。

【出处】《银海精微·卷上》。

【方名】川芎散

【组成】川芎　羌活　防风　菊花　荆芥穗　僵蚕洗,炒　抚芎　制苍术　白芷　石膏煅　细辛净　芎须水洗　香附炒各一两　川乌炮　淮乌黑豆煮各半两去皮尖。

【用法】上为细末。每服一大钱,食后,茶汤清调下。头痛,葱白汤调下;常服,薄荷茶调下。

【主治】眼睛疼,头痛,沙涩流泪,眩烂风痒,障膜遮睛,及积年头风。

【出处】《永类钤方·卷十一》。

【方名】炉甘石散

【组成】炉甘石**不拘多少先用童便煅七次** 次用黄连浓煎汁煅七次 次用谷雨前茶浓煎煅七次，又并三汁余者二次，再煅三次，然后安放地上一宿，出火气。

【用法】上为极细末，入冰片、麝香，点上。

【主治】烂风眼。

【出处】《医学纲目·卷十三》。

【方名】没药散

【组成】没药 大黄**蒸，少用** 朴硝。

【用法】上为末。每服三钱，以酒调下，茶亦可。

【主治】漏眼脓血，五脏多积风热壅毒，攻充于黑睛黄仁，生出毒疮，灌溉水轮控血，溃烂流脓。

【出处】《银海精微·卷上》。

【方名】生黄散

【组成】生地 茺蔚 川芎各二钱 桑白皮 当归 菊花各一钱 赤芍四钱 薄荷 黄芩 黑参 白芷 木贼 防风各三钱 桔梗六钱 知母 甘草各五钱。

【用法】上为细末。清茶下三钱。

【主治】胎前产后，眼内血翳流出，烂弦、羞明、云翳。

【出处】《眼科阐微·卷三》。

【方名】芎羌散

【组成】荆芥穗**炒** 牛蒡子**炒** 木贼 苍术**生用**各等分。

【用法】上为末。每服二钱，煎荆芥汤点腊茶调下，空心、日午、临卧各一次。

【功用】退翳膜，洗睛轮。

【主治】男女血风毒眼，昏涩赤烂；丈夫肾脏风毒气，眼痒肿疼。

【出处】《博济方·卷三》。

◉ 眼胞红肿

【方名】败毒黄连丸

【组成】黄连 连翘 羌活各二两 菊花二两 防风一两五钱 细辛甘草各一两。

【用法】上为末,炼蜜为丸,如梧桐子大。每服五十丸,茶水送下。

【主治】脾胃二经风热所致之上下眼丹初起,眼胞红热肿痛。

【出处】《外科大成·卷三》。

 流泪

【方名】艾煎丸

【组成】艾叶_{醋炒} 肉苁蓉 川牛膝_{酒浸} 甘草 桑叶_{向东者用} 山药 牛膝_炒 当归各等分。

【用法】上为极细末,炼蜜为丸,如梧桐子大。每服十丸,茶清调下。

【主治】迎风有泪。

【出处】《眼科龙木集》。

【方名】苍术止泪散

【组成】木贼 香附子 白芷 石膏 菊花 荆芥 白蒺藜 薄荷 当归 白芍药 川芎 蝉蜕 夏枯草。

【用法】上为末。每服三钱,食后茶清下;冬日,酒下。

【主治】迎风泪出。

【出处】《银海精微·卷上》。

【方名】谷精散

【组成】谷精草 石决明 木贼_锉 荆芥穗 甘草_{炙,锉} 羌活_{去芦头} 旋覆花 甘菊花 枸杞子 晚桑叶各一分_{并生用} 蛇蜕半条_炒 苍术_{米泔浸,去皮,焙}一分。

【用法】上焙干,为细散。每服二钱匕,茶清调下,一日三次,不拘时候。

【主治】肝脏虚风攻击,肢节疼痛,及上攻服目眼目多泪。

【出处】《圣济总录·卷四十一》。

【方名】胡椒丸

【组成】胡椒。

【用法】上为末,黄蜡熔化为丸,如绿豆大。每服五七丸,食后茶清送下。

【主治】老人冷泪不止。

【出处】《济阳纲目·卷一〇一》。

【方名】菊花散

【组成】菊花 川芎 木贼 香附子 夏枯草 羌活各一两 草乌一

钱 防风 甘草 荆芥 白芷各五钱。

【用法】上为末。每服三钱,茶下;水煎服亦可。

【主治】热泪。

【出处】《银海精微·卷上》。

【方名】决明益阴丸

【组成】羌活 独活各五钱 黄连酒制一两 防风五钱 黄芩一两 归尾酒制 五味子各五钱 石决明煅三钱 草决明一两 甘草炙五钱 黄柏 知母各一两。

【用法】上为末,炼蜜为丸,如梧桐子大。每服五十丸,加至百丸,茶汤送下。

【主治】眼目畏日恶火,沙涩难开,眵泪俱多,久病不痊。

【出处】《原机启微·卷下》。

【方名】密蒙花散

【组成】密蒙花 甘菊花 杜蒺藜 石决明 木贼去节 白芍药 甘草各等分。

【用法】上为细末。每服一钱,茶清调下,服半月后加至二钱。

【主治】冷泪昏暗。

【出处】《奇效良方·卷五十七》。

【方名】石燕子散

【组成】石燕子一双煅,醋淬十次 玳瑁 羚羊角各一两 犀角五钱。

【用法】上为末。食后用好酒、薄荷汤或茶清调下。

【主治】迎风有泪。

【出处】《秘传眼科龙木论·卷十》。

【方名】止泪补肝散

【组成】蒺藜 当归 熟地黄 白芍药 川芎 木贼 防风 夏枯草各等分。

【用法】上为末。每服二三钱,茶清送下。

【主治】肝虚,迎风泪出不止。

【加减】血虚者,去夏枯草。

【出处】《银海精微·卷上》。

胬肉攀睛

【方名】茶调散

【组成】防风 羌活 柴胡 甘草 当归 黄芩 生地 川芎 天花粉各等分。

【用法】上为末。砂糖水、茶调下。

【主治】胬肉攀睛,红障壅上者。

【出处】《异授眼科》。

【方名】金花丸

【组成】黄连 黄柏各四两 黄芩 人参各二两 桔梗三两半 半夏二两 栀子仁二两。

【用法】上为末,炼蜜为丸,如梧桐子大。每服五十丸,茶送下。

【主治】胬肉攀睛。

【出处】《银海精微·卷上》。

【方名】菊花散

【组成】白蒺藜炒去尖 蝉蜕去头足翅 羌活去苗,不见火 木贼草去根节各三两 菊花去梗六两。

【用法】上为细末。每服二钱,食后临卧茶清调下。

【功用】明利头目,洗肝去风。

【主治】肝气风毒,眼目赤肿,昏暗羞明,隐涩难开,攀睛瘀肉,或痒或痛,渐生翳膜,暴赤肿痛。

【出处】《太平惠民和剂局方·卷七》。

【方名】决明散

【组成】石决明 草决明 丹丞明又名丹丞石 青葙子 白芷 甘草 黄柏 黄连 谷精草 龙骨 蔓菁草 枳实 牡蛎 枸杞子 蛇皮雄者五分,雌者五分,在草木屋上者雄者,沾土在地并谓之雌者各一两 羌活 白蒺藜 蝉蜕 白附子 黄芪各半两 鱼子活水中生下者半两其子滑,硫黄水温洗过 虎睛一个切作七片子,每一度,杵箩一片,用文武火炙干入,候杵箩时一七遍了尽,筛箩为度。

【用法】上药每服七分,五更时披衣,以陈茶清调下,日午、临卧服之。

【主治】眼一切疾,胬肉翳障,赤肿疼痛。

【宜忌】忌毒、鱼、面、猪肉、酒色等。

【出处】《博济方·卷三》。

【方名】栀子胜奇散

【组成】蛇蜕 草决明 川芎 荆芥穗 蒺藜炒 谷精草 菊花 防风 羌活 密蒙花 甘草炙 蔓荆子 木贼草 山栀子 黄芩各等分。

【用法】上为细末。每服二钱,食后、临睡热茶清调下。

【主治】阳蹻受邪,内眦生赤脉缕缕,根生瘀肉,瘀肉生黄赤脂,脂横侵黑睛,渐蚀神水,锐眦亦然,俗名攀睛者,并有眵泪,羞涩难开。

【出处】《原机启微·卷下》。

【方名】栀子胜奇汤

【组成】栀子 石膏 草决明 防风 荆芥 木贼 蒺藜 蝉蜕 羌活 黄芩 蔓荆子 谷精草 菊花 甘草 密蒙花。

【用法】上为细末。每服二钱,临卧时热茶调下。

【主治】脾胃热毒,心肺二经火邪冲目,致患胬肉攀睛,久而不退者。

【出处】《眼科全书·卷四》。

🔹 火疳

【方名】洗心散

【组成】大黄 赤芍药 桔梗 玄参 黄连 荆芥穗 知母 防风 黄芩 当归尾各等分。

【用法】上为细末。每服三钱,食后茶清调下。

【主治】火疳症。生子脾眦气轮,初起如粟疮榴子一颗,小而圆,或带横长而圆,状如豆,次后渐大,痛者多,不痛者少。

【出处】《审视瑶函·卷四》。

🔹 内障

【方名】冰翳还睛丸

【组成】人参一两 五味子半两 防风二两 知母二两 细辛半两 黄芩一两 桔梗一两 车前子二两 黑参一两 生地黄二两 芜蔚子二两。

【用法】上为细末,炼蜜为丸,如梧桐子大。每服三钱,空心以茶清送下。

【主治】肝热肺风合邪,上攻入目,而致冰翳内障,瞳色坚实,白亮如冰之状。无论阴处及日中视之,皆一般无二。其睛内有白色隐隐透出于外。

【出处】《医宗金鉴·卷七十七》。

【方名】拨云拨翳丸

【组成】川芎 当归各一两半 楮实子 薄荷各半两 黄连 蝉壳各五钱 瓜蒌根六钱 蔓荆子六钱 甘菊花 密蒙花各一两 荆芥穗 蛇蜕皮甘草汤炙各三钱 地骨皮一两 白蒺藜一两半炒 川椒一两半去目。

【用法】上为细末,炼蜜为丸,如梧桐子大,每一两作十丸。每服一丸,食后、临卧茶清送下。

【主治】一切眼疾,内障青盲,瘀肉攀睛,视物不明。

【出处】《普济方·卷八十三》。

【方名】补肾丸

【组成】人参 茯苓 五味子 细辛 肉桂 桔梗各一两 山药 柏子仁各二两半 干地黄一两半。

【用法】上为末,炼蜜为丸,如梧桐子大。每服十丸,空心茶送下。

【主治】黑风内障。

【出处】《秘传眼科龙木论·卷二》。

【方名】茺蔚丸

【组成】茺蔚子 人参 干山药各二两 茯苓 石决明 大黄 黑参 黄芩各一两 干地黄一两半。

【用法】上为末,炼蜜为丸,如梧桐子大。每服十丸,空心茶送下。

【主治】鸡冠蚬内外障。

【出处】《秘传眼科龙木论·卷四》。

【方名】除风汤

【组成】细辛 僵蚕 白芷 藁本 羌活 独活 细茶 花粉各等分 葱头七个。

【用法】水煎。先熏后吃。

【主治】偏正头痛日久,渐成内障。

【出处】《眼科阐微·卷三》。

【方名】磁石丸

【组成】磁石烧赤,醋淬二遍 五味子 牡丹皮 干姜 黑参各一两 附子炮半两。

【用法】上为末,炼蜜为丸,如梧桐子大。每服十丸,食前茶送下。

【主治】雷头风内障。

【出处】《秘传眼科龙木论·卷二》。

【方名】堕翳丸

【组成】石决明_{刮洗} 人参_{焙各一两} 细辛_{去苗叶半两} 防风_{去叉} 生干地黄_{焙各二两} 五味子一两半 兔肝一具_{炙干}。

【用法】上为末,炼蜜为丸,如梧桐子大。每服二十丸,渐加至三十丸,空心茶汤送下。

【主治】内障浮翳及枣花翳针后。

【出处】《圣济总录·卷一一二》。

【方名】浮翳坠翳丸

【组成】石决明一两 知母一两 细辛五钱 五味子半两 生地黄二两 人参二两半 防风一两 兔肝一具。

【用法】上为细末,炼蜜为丸,如捂桐梧桐子大。每服三钱,茶清送下。

【主治】浮翳内障之证,初患之时,不痒不疼,从瞳神内映出白色,暗处看则其翳宽大,明处看其翳略小,全无血色相混。缘脑风冲入于眼,脑脂疵流下,致成内障。

【出处】《医宗金鉴·卷七十七》。

【方名】还睛丸

【组成】车前子 防风_{去叉} 茺蔚子 知母_{焙各二两} 人参 桔梗_炒 黄芩_{去黑心各一两} 五味子 细辛_{去苗叶各一两半} 生干地黄_焙 玄参各半两。

【用法】上为末,炼蜜为丸,如梧桐子大。每服十丸至十五丸,空心茶清送下。

【主治】内障冰翳,如水冻坚结睛上,拨之不下,针后及横关翳。

【出处】《圣济总录·卷一一二》。

【方名】还睛丸

【组成】茺蔚子 防风 人参 细辛 决明子 车前子 芎劳各一两。

【用法】上为来,炼蜜为丸,如梧桐子大。每服十丸,空心茶送下。

【主治】肝脏虚,血弱不能上助目力,视物昏暗。

【出处】《圣济总录·卷一〇二》。

【方名】还睛丸

【组成】枸杞子_{洗净,炒} 甘菊花各二两 川芎一两 薄荷叶一两 苍术六两_{米泔浸,夏秋三日,冬浸五日,去皮,切作片,晒干,微炒。}

【用法】上为细末,炼蜜为丸,每两作十丸。每服一丸,食后细嚼,温茶清送下。

【主治】内外障眼,眼有肾晕,或无肾晕,视物不明。

【出处】《医方类聚·卷七十》。

【方名】还睛丸

【组成】人参 黑参 石决明 车前子 五味子 黄芩各一两 防风 细辛 干地黄各二两。

【用法】上为末,炼蜜为丸,如梧桐子大。每服十五丸,空心茶送下。

【主治】横翳内障,因五脏虚劳,风毒冲上,脑脂流下,令服失明。

【出处】《秘传眼科龙木论·卷一》。

【方名】还睛丸

【组成】人参 细辛_{去苗叶} 白茯苓_{去黑皮} 木香 知母_焙 芎䓖各一两 石决明 茺蔚子各二两。

【用法】上为细末,炼蜜为丸,如梧桐子大。每服十丸,空心茶清送下。

【主治】雀目。高风雀目,渐成内障。

【出处】《圣济总录·卷一一〇》。

【方名】见天丸

【组成】羚羊角 党参 羌活 桔梗 栀子_炒 黄芩_{酒炒} 蒙花 枳壳_{麸炒} 天麻 大黄各一两 川芎 白芷 细辛各三钱 防风一两五钱 藁本八钱 木贼四两。

【用法】上为末,炼蜜为丸,如弹子大。每服一丸,临卧嚼破茶下。

【主治】男女大小内外翳障,七十二般眼疾。

【出处】《眼科秘书·卷下》。

【方名】决明散

【组成】石决明_煅 枸杞子_{酒浸一宿} 木贼_{去节} 荆芥穗 晚桑叶 羌活 谷精草_{去根} 粉草_炙 旋覆花 蛇蜕_{蜜炙} 制苍术 菊花各等分。

【用法】上为细末。每服二钱,茶清调,食后服。

【主治】障膜。

【出处】《永类钤方·卷十一》。

【方名】决明丸

【组成】石决明一两 车前子一两 五味子半两 细辛半两 大黄一

两 茯苓一两 知母一两 茺蔚子一两 黑参一两 防风一两 黄芩一两。

【用法】上为细末,炼蜜为丸,如梧桐子大。每服三钱,食前茶清送下。

【功用】下行实热。

【主治】滑翳内障。瞳心内一点如水银珠子之状,微含黄色,不痒不疼,无泪而遮蔽瞳神,渐渐失明,后则左右相牵俱损。

【出处】《医宗金鉴·卷七十七》。

【方名】芦荟丸

【组成】芦荟 人参各半两 柏子仁捣,研一两 羚羊角镑二两 细辛去苗叶一两 甘草炙,锉 牛胆干者,别研入各一分。

【用法】上药除胆外,为末,入研胆再和匀,炼蜜为丸,如梧桐子大。针后,每服二十丸,空心茶清送下。

【主治】内障,黑水凝结青白色成翳。

【出处】《圣济总录·卷一一二》。

【方名】绿风还睛丸

【组成】甘草 白术 人参 茯苓 羌活 防风 菊花 生地黄 蒺藜 肉苁蓉 山药 牛膝 青葙子 密蒙花 菟丝子 木贼 川芎各一两。

【用法】上为细末,炼蜜为丸,如梧桐子大。每服二钱,空心清茶送下。

【主治】内障,已已成绿风不足证。

【出处】《医宗金鉴·卷七十七》。

【方名】秘方重明丸

【组成】白羚羊角镑 生犀角 生地酒炒 熟地砂仁炒 肉苁蓉酒浸 枸杞子 草决明 当归身酒洗 防风 楮实子 龙胆草 川芎 羌活 木贼各一两 白羚羊肝四两煮熟焙干。

【用法】上为细末,加花猪苦胆和炼蜜为丸,如梧桐子大。每服七八十丸,空心盐汤送下,临卧茶汤送下。

【主治】肝肾虚,眼及内外障翳。

【出处】《济阳纲目·卷一〇一》。

【方名】杞菊丸

【组成】甘菊花抹净 枸杞各二两 川芎 荷叶各一两 苍术六两米柑浸三日,一日一换水,去皮晒干。

【用法】上为细末。炼蜜为丸,如弹子大。每服一丸,食后细嚼,茶清下,一日二次。

【主治】内外障,眼有翳晕,或无翳,视物不明。

【出处】《御药院方·卷十》。

【方名】三味芦荟丸

【组成】芦荟　甘草各一钱　羚羊角_{蜜炙}二两。

【用法】上为细末,炼蜜为丸,如梧桐子大。每服十丸,空心茶清送下。

【主治】黑水凝翳内障,不痛不痒,微有头旋胀涩者。

【出处】《原机启微·附录》。

【方名】山药丸

【组成】干山药　干地黄　人参　茯苓　防风　泽泻各一两。

【用法】上为末,炼蜜为丸,如梧桐子大。每服十丸,空心茶送下。

【主治】肝风目暗内障。

【出处】《秘传眼科龙木论·卷二》。

【方名】神圣复明丸

【组成】羌活　独活　羚羊角　石决明　草决明　当归　生地黄　熟地黄　细辛　密蒙花　川芎　木贼　白蒺藜　枳实各半两　苍术一两　赤芍药　川椒各二钱半　甘菊花半两。

【用法】上为细末,炼蜜为丸,如梧桐子大。每服三十丸,食后茶清送下。

【主治】青蒙遮暗,内外障,不见分明。

【出处】《医方类聚·卷七十》。

【方名】生犀角丸

【组成】犀角　麻黄　防风　石决明　当归　楮实子　枸杞子各等分。

【用法】上为细末,面糊为丸,如梧桐子大。每服三十丸,茶清送下。小儿量大小,加减丸数。

【主治】内障病,瞳仁倒者。

【出处】《秘传眼科龙木论·卷十》。

【方名】圣饼子

【组成】石决明_{先捣碎,水飞细}　川椒_{去子}　车前子　楮实子　羌活　牛蒡子_{新瓦上炒}　青葙子　木通　苍术_{米泔浸一宿}　木贼_{去节}　独活　白蒺藜_{去尖刺}　蛇蜕皮_{洗,焙过令黄}　地肤子各一两　太阴玄精石　滑石　寒水石　云母

石　磁石_{盐泡过挤干}，以上五件入瓷瓶子内，用泥固济，入土坑子内，以慢火煅之令出火毒，以水飞令细，晒干　草决明　荆芥　甘草　甘菊花　旋覆花各二两　蝉蜕一两_{水洗净}　密蒙花三两五钱。

【用法】上为细末，入五石在内拌匀，炼蜜为丸，每一两药剂，分作十饼子。每服一饼子，腊茶嚼下，一日三次，不拘时候。

【主治】内外障眼昏暗，久患风毒气眼。

【出处】《普济方·卷七十八》。

【方名】石决明散

【组成】石决明_{醋煅}　防风　人参　茺蔚子　车前子　细辛_{减半}　知母　白茯苓　辽五味　玄参　黄芩各等分。

【用法】上为细末。每服二钱，食前茶清调下。

【主治】银障。瞳神中生白色内障，轻则一点白亮，而如银星一片，重则瞳神皆雪白而圆亮。

【出处】《审视瑶函·卷五》。

【方名】石决明丸

【组成】石决明　车前子　防风　知母_{焙各二两}　茺蔚子　细辛_{去苗叶}　五味子　黄芩_{去黑心}　人参　白茯苓_{去黑皮}　大黄_{锉，炒各一两}。

【用法】上为末，炼蜜为丸，如梧桐子大。眼针后，每服十五丸，食前茶汤送下。

【主治】内障滑翳。

【出处】《圣济总录·卷一一二》。

【方名】四胆丸

【组成】象胆半两　鲤鱼胆七枚　熊胆一分　牛胆半两　石决明_{捣，研一两}　麝香_研一钱。

【用法】上为末。面糊为丸，如梧桐子大。每服十丸，空心茶清送下。

【主治】偃月内障，翳如凝脂，一边厚，一边薄。状如偃月，针后；及内障枣花翳针后。

【出处】《圣济总录·卷一一二》。

【方名】五胆偃月坠翳丸

【组成】石决明一两　麝香少许　青鱼胆　鲤鱼胆　青羊胆各七个　牛胆五钱　熊胆一分。

【用法】上为细末,面糊为丸,如梧桐子大。每服五分,空心茶清送下。

【主治】目病偃月内障。缘脑风积热注入眼中,肝肾俱劳,以致瞳神内上半边有白气一湾,隐隐似新月之状,复垂向下。

【出处】《医宗金鉴·卷七十七》。

【方名】五退还光丸

【组成】刺猬皮一两**麸炒,去麸不用**　枳实一两　蚕蜕半两炒　防风一两　蝉蜕一两炒　苍术一两**米泔浸,炒干**　草决明一两　猪前爪一两**烧灰存性**　甘草一两**炒**。

【用法】上为细末,炼蜜为丸,如梧桐子大。每服二十丸,好茶送下,一日一二次。

【主治】内外障眼。

【出处】《普济方·卷七十八》。

【方名】镇肝丸

【组成】人参　白茯苓　五味子　石决明　细辛　山药　藁本　车前子　羌活　楮实子　夏枯　草石斛。

【用法】上为末,炼蜜为丸,如梧桐子大。每服四十丸,茶清送下。

【主治】肝脏劳热,沉翳内障,眼前常见黑花。

【出处】《眼科全书·卷三》。

【方名】镇肝丸

【组成】山芋　芫蔚于各二两　防风**去叉**一两半　石决明**别研**　车前子　细辛**去苗叶**　人参　白茯苓**去黑皮**　柏子仁**研各**一两。

【用法】上为末,炼蜜为丸,如捂梧桐子大,针后每服二十丸,食前茶清送下。

【主治】惊振内障眼。

【出处】《圣济总录·卷一一二》。

【方名】坠翳丸

【组成】石决明　细辛　知母　干地黄　防风各一两　兔肝一具**炙**　五味子　人参各二两半。

【用法】上为末,炼蜜为丸,如梧桐子大。每服十丸,空心茶送下。

【主治】浮翳内障。

【出处】《秘传眼科龙木论·卷一》。

外障

【方名】补胆丸

【组成】防风 细辛各一两半 远志 黄芩 人参 茯苓 桔梗 芍药各一两。

【用法】上为末,炼蜜为丸,如梧桐子大。每服十丸,空心茶送下。

【主治】蟹睛疼痛,外瘴。

【出处】《秘传眼科龙木论·卷四》。

【方名】补肝丸

【组成】泽泻 菖蒲各一两半 人参 茯苓 干山药 远志 防风 知母 干地黄各二两。

【用法】上为末,炼蜜为丸,如梧桐子大。每服十丸,空心茶送下。

【功用】退翳。

【主治】飞尘眯目,外障。

【出处】《秘传眼科龙木论·卷五》。

【方名】还睛丸

【组成】远志 茺蔚子 防风 人参 干山药 五味子 茯苓 细辛各一两 车前子一两半。

【用法】上为末,炼蜜为丸,如梧桐子大。每服十丸,空心茶送下。

【主治】突起睛眼高外障,初患之时,皆因疼痛发歇作时,盖是五脏毒风所致,令眼突出。

【出处】《秘传眼科龙木论·卷四》。

【方名】花乳石散

【组成】花乳石一两**细研,水澄为粉,焙干** 防风一两**去芦头** 川芎一两 甘菊一两 甘草半两**炙** 牛蒡子半两**拣去灰土称,炒** 白附子一两。

【用法】上为细末。每服二大钱,腊茶调下,不拘时候。

【主治】多年内外障。

【出处】《普济方·卷七十八》。

【方名】马兜铃丸

【组成】马兜铃 柴胡 茯苓各一两半 黑参 桔梗 细辛各一两。

【用法】上为末,炼蜜为丸,如梧桐子大。每服十丸,空心茶送下。

【主治】眼痒极难忍,外障。

【出处】《秘传眼科龙木论·卷五》。

【方名】退翳丸

【组成】黑参 防风 人参 茯苓 石决明 细辛 黄芩 桔梗 车前子各一两。

【用法】上为末,炼蜜为丸,如梧桐子大。每服十丸,空心茶送下。

【主治】小儿疳眼外障。

【出处】《秘传眼科龙木论·卷六》。

【方名】细辛饮

【组成】细辛 防风 芜蔚子 藁本 知母 黄芩 芎劳 五味子 熟地 白茯苓 地骨皮 菊花 木贼各一两。

【用法】上为末。每服二钱,清茶调下。

【主治】充风泪出外障。肺脏久冷,大眦有孔,名为泪堂,此泪虽久,泪则冷,眼愈昏暗。

【出处】《眼科全书·卷下》。

【方名】镇肝丸

【组成】羌活 石决明各二两 藁本一两半 干山药 细辛 五味子 茯苓 车前子 人参各一两。

【用法】上为末,炼蜜为丸,如梧桐子大。每服十丸。空心以茶送下。

【主治】暴赤眼后,瞳仁干缺,生翳外障。

【出处】《秘传眼科龙木论·卷五》。

【方名】镇肾决明丸

【组成】石决明 菟丝子 五味子各一两 干山药 干地黄 细辛 知母各一两半。

【用法】上为末,炼蜜为丸,如梧桐子大。每服十丸,空心以茶送下。

【主治】蟹目疼痛,外障。

【出处】《普济方·卷八十二》。

【方名】镇心丸

【组成】石决明 人参 茯苓 大黄各一两 远志 细辛 干山药 防风各二两。

【用法】上为末,炼蜜为丸,如梧桐子大。每服十丸,空腹茶清送下。

【主治】膜入水轮,外障。

【出处】《秘传眼科龙木论·卷三》。

【方名】坠肝丸

【组成】五味子 石决明 车前子 知母 泽泻 山药各一两 防风一两五钱 龙胆草 青葙子 柴胡 黄芩 草决明 白芍 蔓荆子。

【用法】上为末,炼蜜为丸,如梧桐子大。每服三四十丸,清茶送下。

【主治】胞肉生疮外障。

【出处】《眼科全书·卷四》。

【方名】坠膈丸

【组成】五味子 干山药 知母 泽泻 车前子 石决明各一两 防风一两半。

【用法】上为末,炼蜜为丸,如梧桐子大。每服十丸,空心茶送下。

【主治】风赤疮痍外障。眼初患之时,或即痒痛,作时发歇不定,或出多泪,遂合睑肉疮出。四眦毗如朱砂色相似,然后渐生膜翳,障闭瞳人仁人。

【出处】《秘传眼科龙木论·卷五》。

【方名】坠翳明目丸

【组成】石决明 芎䓖 知母 干山药 五味子各一两 细辛 人参各一两半。

【用法】上为末。炼蜜为丸,如梧桐子大。每服十丸,空心茶送下。

【主治】血灌瞳入外障。

【出处】《秘传眼科龙木论·卷五》。

突起睛高

【方名】救睛丸

【组成】苍术 枳实 甘草 川芎 荆芥 蝉蜕 薄荷 当归 木贼 草决明 谷精草各等分。

【用法】上为末,炼蜜为丸,如弹子大。每服一丸,食后茶清送下。

【主治】睛肿,旋螺突出,青盲有翳。

【出处】《证治准绳·类方》。

【方名】救睛丸

【组成】栀子 薄荷叶 赤芍药 枸杞子各二两 苍术三两。

【用法】上为末,酒糊为丸,如梧桐子大。每服三十丸,井花水送下,或茶清送下亦可。

【主治】旋螺突睛。

【加减】年老之人,加茯苓三两。

【出处】《葆光道人眼科龙木集》。

【方名】秘方琥珀膏

【组成】人参二钱　石菖蒲炮　天门冬去心　远志去心　预知子各一两　白茯苓　麦门冬去心各一两。

【用法】上为细末,炼蜜为丸,如梧桐子大,朱砂为衣。每服十丸,茶清或水送下。

【主治】旋螺突睛。

【出处】《葆光道人眼科龙木集》。

外伤

【方名】蕤仁丸

【组成】蕤仁去皮油六两　黄连一两　石决明煅一两　元精石煅二两。

【用法】上为末,用黑羊肝一具,竹刀切去筋膜,切片,瓦上焙干为末,同上药末糊为丸。每服七十丸,以茶送下。

【主治】目被物损坏,肿而未破者。

【出处】《异授眼科》。

【方名】夜光柳红丸

【组成】人参　川芎　荆芥　白芷　川乌火煨　南星　石膏各二两　石决明　草乌去火温炮,少用　藁本　雄黄　细辛　当归　蒲黄　苍术浸炒　防风　薄荷　藿香　全蝎各二两　何首乌一两　羌活三两　甘松二两。

【用法】上为末,炼蜜为丸。每服三十丸,茶清送下。

【主治】风邪伤胞睑,致风牵出睑不收。

【出处】《银海精微·卷上》。

目翳

【方名】冰膏似雪

【组成】黄连　黄柏　黄药子　苦参　朴消各二两。

【用法】上为末。用茶芽水调,贴太阳穴上,干则再润之,每日二三次。

【主治】恶眼暴发,眼赤肿,内生翳膜。

【出处】《普济方·卷七十四》。

【方名】拨云丹

【组成】川芎 黄连 当归 白蒺藜微炒各一两半 羌活 川椒去子 柏子各七钱 荆芥穗 密蒙花 甘菊花 蝉壳各一两 瓜蒌二钱 薄荷叶二两 蔓荆子二两微炒 地骨皮去土,焙干 蛇蜕皮甘草汤煮,焙干 木贼二两去节,童便浸一宿,焙干。一方无羌活、木贼。

【用法】上为细末,炼蜜为丸,如弹子大。细嚼,食后茶清送下。内障气者,木香汤送下;睛暗,当归汤送下,好酒亦可;妇人血晕,当归汤送下;小儿斑痘疮翳疔子,半夏煮谷精草汤送下。

【主治】眼翳。

【出处】《普济方·卷七十八》。

【方名】拨云散

【组成】楮实微炒一两 芥穗半两 甘草炙,锉一分。

【用法】上为细散。每服二钱匕,食后、临卧腊茶调下。

【主治】一切眼内外翳膜遮障,渗涩疼痛,羞明怕日,胬肉攀睛,及冷热泪。

【出处】《圣济总录·卷一〇九》。

【方名】拨云散

【组成】川芎 楮实 龙胆草 羌活 薄荷 石决明 苍术 大黄 荆芥穗 甘草 木贼 密蒙花 连翘 川椒 草决明 桔梗 石膏 甘菊花 白芷 地骨皮 白蒺藜 槟榔各半两 石燕一对重半两。

【用法】上为末。每服三钱,食后茶清调下,一日三次。

【主治】眼因发湿热不退,而作翳膜遮睛,昏暗羞明,隐涩难开。

【出处】《卫生宝鉴·卷十》。

【方名】拨云退翳丸

【组成】川芎一两五钱 菊花一两 蔓荆子二两 蝉蜕一两 蝉蜕炙三钱 密蒙花二两 薄荷叶半两 木贼草去节二两 荆芥穗一两 黄连 楮桃仁各半两 地骨皮一两 天花粉六钱 炙草三钱 川椒皮七钱 当归 白蒺藜去刺,炒各一两五钱。

【用法】上为细末,炼蜜成剂,每两作八丸。每服一丸,食后、临睡细嚼,茶清送下。

【主治】阳跷受邪,内眦即生赤脉缕缕,根生瘀肉,瘀肉生黄赤脂,脂横侵黑睛,渐蚀神水,锐眦亦然。俗名攀睛。

【出处】《原机启微·卷下》。

【方名】补劳人参丸

【组成】人参 茯苓 桔梗 干地黄 防风 木香 桂心 干山药 细辛各一两。

【用法】上为末,炼蜜为丸,如梧桐子大。每服十丸,空心茶送下。

【主治】五脏虚劳,风热冲入肝膈之间,渐渐生翳,或后上生向下,或从下生向上。名曰顺逆障。

【出处】《秘传眼科龙木论·卷四》。

【方名】补脑还睛丸

【组成】雌黄火煅,入醋研三钱 千里光酒拌,炒 菟丝子酒浸,炒 川木贼去节,童便浸一日 杏仁去皮尖 茺蔚子 荆芥穗 甘菊花 羌活 防风 蛇蜕酒浸,焙 石决明煅各一钱 川芎 白蒺藜 蝉蜕 苍术 酒蒸地黄各一两。

【用法】上各为末,和匀,炼蜜为丸,如弹子大。每服一丸,薄荷汤或好茶送下,一日三次。

【主治】肝气上冲,脑汁大坠,翳膜卷帘。

【出处】《慈幼新书·卷二》。

【方名】茶调散

【组成】川芎 防风 羌活各一两 甘草半两 木贼 石膏炒 石决明煅 荆芥 薄荷叶 甘菊花各一两。

【用法】上为细末。每服二钱,清茶调下。

【主治】男子、妇人一切风肿痒痛,翳,烂弦,风气眼泪。

【出处】《急救仙方·卷三》。

【方名】蝉花散

【组成】蝉壳洗,晒 甘菊 川芎 防风 羌活 山栀子仁 白蒺藜炒去刺 草决明炒 荆芥穗 蔓荆子 谷精草洗,晒 密蒙花 木贼去节,童尿浸,晒 苍术米泔浸,焙 甘草炙各等分。

【用法】上为末。每服二钱,食后米泔、茶清任下。

【主治】风眼、热眼,昏涩肿疼,渐生翳膜。

【出处】《仁斋直指方论·卷二》。

【方名】蝉花散

【组成】蝉蜕洗净去土 谷精草洗去土 白蒺藜炒 菊花去梗 防风不见火 草决明炒 密蒙花去枝 羌活 黄芩 曼荆去白皮 山栀子去皮 甘草炒 川芎不见火 木贼草净洗 荆芥穗各等分。

【用法】上为细末。每服二钱,食后,临卧用茶清调下;或用荆芥汤入茶少许调下亦得。

【主治】肝经蕴热,风毒之气内搏。上攻眼目,翳膜遮睛,赤种疼痛,昏暗,视物不明,眼涩难开,多生眵泪,内外障眼。

【出处】《太平惠民和剂局方·卷七》。

【方名】蝉花无比散

【组成】蛇蜕微炙一两 蝉蜕去头足翅二两 羌活 当归洗,焙 石决明用盐同东流水煮一伏时滤出,捣研如粉 川芎各三两 防风去叉枝 茯苓去皮 甘草炙各四两 芍药赤者十三两 蒺藜炒去刺半斤 苍术浸,去皮,炒十二两。

【用法】上为末。每服三钱,食后米泔调下,茶清亦得。

【功用】常服祛风,退翳明目。

【主治】远年近日一切风眼、气眼攻注,眼目昏暗,睑生风粟,或痛或痒,渐生翳膜,侵睛遮障,视物不明;及久患偏正头风,牵搐两眼,渐渐细小,连眶赤烂;及小儿疮疹入眼,白膜遮睛,赤涩隐痛。

【出处】《太平惠民和剂局方·卷七》。

【方名】蝉花无比散

【组成】石决明用东流水入盐煮一伏时,捣研如粉 当归 防风 羌活各三两 蝉壳洗,晒 甘草炙各二两 蛇皮皂角水洗,新瓦焙 荆芥 细辛各一两 茯苓四两 蒺藜炒去刺八两 芍药 苍术童便浸二宿,去皮,切,晒各十两。

【用法】上为细末。每服二钱,食后米泔、茶清任下。

【主治】风眼、气眼,昏、泪、痒、翳膜,或头风牵引,眼小胞烂。

【出处】《仁斋直指方论·卷二十》。

【方名】蝉花无比丸

【组成】蝉蜕一两去土翅足,微炒 蛇蜕六钱微炒 羌活 当归 川芎 防风 白茯苓研末,水飞 炙甘草 石决明东流水浸一宿,盐水微炒各四两 赤芍药十三两 山栀子炒黑二两 白蒺藜米拌炒黄,去刺,米不用半斤 黄芩 甘菊花各三两 苍术米泔浸半日,晒干,用芝麻一斤拌炒,去辣味净,去芝麻十五两 生

地 熟地 香附 草决明 夏枯草各四两。

【用法】上为末,蒸饼糊为丸。每服二钱,晚食后睡时以清茶送下。

【主治】远近风眼、气眼,睑上风疹痛痒,翳膜侵睛,头风牵搐,两目渐小,眼眶赤烂或白睛带青,黑珠带白,黑白之间,赤环如带,谓之抱轮红障,视物如雾,睛白高低,或口干舌苦,泪多羞涩,及小儿痘疹眼病。

【出处】《惠直堂经验方》。

【方名】蝉蜕饼子

【组成】蝉蜕洗,焙 木贼新者 甘菊花各一两 芎蓣 荆芥穗各二两 甘草炙,锉半两 苍术米泔浸,切,焙三两。

【用法】上为末,炼蜜为丸,捏成饼子,如钱大。每服一饼,食后良久细嚼腊茶下,一日三次。

【功用】去翳晕。

【主治】目风冷泪。

【出处】《圣济总录·卷一〇七》。

【方名】茺蔚子丸

【组成】茺蔚子一两 荜澄茄一两 石决明一两煅 青葙子一两 人参半两 白术半两 茯苓一两 甘草半两炙 枸杞子一两 羌活一两。

【用法】上为细末,炼蜜为丸,如弹子大。每服一丸,细嚼,用茶清送下。

【功用】退翳。

【主治】气眼。

【出处】《永乐大典·卷一一二》。

【方名】枸杞丸

【组成】木贼一两去节,童便浸一宿,净洗三五次 枸杞子一两炒干 家菊花一两去枝叶 削皮苍术三两泔水浸一夕,净洗。

【用法】上为末,炼蜜为丸,如禾穗子大。每服一丸,食后用好茶嚼下。

【主治】远年近日,翳膜遮障,内外障眼。

【出处】《普济方·卷七十八》。

【方名】还光散

【组成】菊花炒 羌活 防风 蝉蜕去足翅 蒺藜炒 川芎 当归 甘草炙各等分。

【用法】上为细末。食后茶调下。

【主治】暴生赤白翳膜。

【出处】《朱氏集验方·卷九》。

【方名】还睛散

【组成】龙胆草　川芎　草决明　石决明　楮实　荆芥穗　野菊花　甘草_炙　野麻子　白茯苓　川椒_{炒．去目}　仙灵脾　白蒺藜　木贼　茵陈蒿各半两。

【用法】上为末。每服二钱，食后茶清调下，一日三次。

【主治】眼翳膜，昏涩泪出，瘀肉攀睛。

【出处】《卫生宝鉴·卷十》。

【方名】还睛散

【组成】龙胆草_{酒洗．炒}　川芎　甘草　草决明　川花椒_{去目．炒}　菊花　木贼　石决明_煅　野麻子　荆芥　茯苓　楮实子　白蒺藜_{杵．去刺}各等分。

【用法】上为细末。每服二钱，食后茶清调下，一日三次。

【主治】眼生翳膜，昏涩泪出，瘀血胬肉攀睛。

【宜忌】忌一切鸡鱼厚味及荞麦面。

【出处】《审视瑶函·卷三》。

【方名】还睛散

【组成】蔓菁子半升_{煮蒸炒各一次}　蓖麻子　旋覆花　菊花各八铢　羌活　防风　甘草_炙　蒺藜_{沙苑．炒}　青葙子_炒　黍黏子_炒各四铢　精草　石决明　蝉壳　地骨皮　木通草　牡蛎　乌鱼骨　淡竹叶　木贼草　龙胆　细辛　密蒙花各十六铢　白花蛇半两　苍术三十二铢_{米泔浸．去粗皮}。

【用法】上为末，除蔓荆子单捣细，拌和为散。每服二钱匕，丈夫生椒汤或茶汤下；妇人并小儿雀目米泔调下，食后服。

【主治】风气，银花攀睛，努丝瘀肉，翳膜侵睛，小儿雀目。

【宜忌】忌瓜、鱼、酱、酒。

【加减】肾脏风攻眼，加桃仁炒四两。

【出处】《幼幼新书·卷三十三》。

【方名】还睛丸

【组成】蝉蜕_{洗．晒}　苍术_{童尿换浸二宿．焙}　熟地黄_{洗．焙}　川芎　白蒺藜_{炒．杵去刺}各一两　茺蔚子　羌活　防风　木贼_{去节．童尿浸一宿．晒}　甘菊　荆

芥 蔓荆子 杏仁_{浸,去皮,焙} 菟丝子_{研,酒浸} 石决明_{煅存半生} 蛇皮_{酒浸,洗净,焙各半两。}

【用法】上为细末,炼蜜为丸,如弹子大。每服一丸,食后细嚼,茶送下。

【主治】眼目昏翳。

【出处】《仁斋直指方论·卷二十》。

【方名】还童散

【组成】密蒙花一斤_{蜜水拌蒸三次} 木贼四两_{去节,微炒} 川芎八两_{蜜水拌蒸} 白蒺藜四两_{焙黄,去刺} 石决明四两_{火煅,为末,九孔者更炒。}

【用法】上为细末。每服二钱,清茶下。

【主治】眼目昏暗,翳膜遮睛。

【出处】《奇方类编·卷上》。

【方名】横翳还睛丸。

【组成】石决明一两 车前子一两 生地黄二两 黄芩一两 防风二两 细辛五钱 五味子半两 黑参一两 人参一两。

【用法】上为细末,炼蜜为丸,如梧桐子大,每服三钱,空心茶清送下。

【主治】内虚肝邪胃热,上冲于脑,脑脂下流入眼,致成内障,睛生横翳,又称剑脊翳,形如剑脊,自瞳中映出于外,中高边薄,横格于瞳仁中心,色白如银。

【出处】《医宗金鉴·卷七十七》。

【方名】胡黄连丸

【组成】胡黄连半两_{为末} 青黛一分_{细研} 麝香一钱_{细研} 金箔五十片_{细研} 银箔五十片_{细研} 雄黄一分_{细研} 朱砂半两_{细研,水飞过。}

【用法】上研令匀,用酒煮面糊为丸,如绿豆大。每服五丸,以温茶下,一日三服。

【主治】小儿眼疳,白翳不退。

【出处】《太平圣惠方·卷八十七》。

【方名】花鸠丸

【组成】花鸠一只_{去毛肠嘴足,炙熟} 羊肝一具_{切,炒} 细辛_{去苗叶} 防风_{去叉} 桂_{去粗皮} 黄连_{去须} 牡蛎_熬 甘菊花 蒺藜子_{炒去角各五两} 白茯苓_{去黑心} 瞿麦穗各四两 羌活_{去芦头}三两 蔓荆子二升_{蒸三次} 蕤仁半斤 决明子二合。

【用法】上为末,炼蜜为丸,如梧桐子大。每服二十丸至三十丸,空心、日午、临卧茶、酒任下。半月见效。

【主治】内障青盲翳晕,及时暂昏暗,一切眼疾。

【出处】《圣济总录·卷一一二》。

【方名】滑翳决明丸

【组成】石决明一两　车前子一两　五味子半两　细辛半两　大黄一两　茯苓一两　知母一两　茺蔚子一两　黑参一两　防风一两　黄芩一两。

【用法】上为细末,炼蜜为丸,如梧桐子大。每服二钱,食前茶清送下。

【功用】下利实热。

【主治】滑翳内障。瞳心内一点如水银珠子之状,微含黄色,不痒不疼,无泪而遮蔽瞳神,渐渐失明,后则左右相牵俱损。

【出处】《医宗金鉴·卷七十七》。

【方名】黄芩白芷散

【组成】当归　黄芩　防己　防风　川芎　白芷　蒺藜　石决明　草决明　桔梗　青箱　蒙花　茺蔚子　菊花　木贼　知母　赤芍药。

【用法】上为细末。食后茶清下。

【主治】眼血翳,泪出羞明,发久不愈。

【出处】《银海精微·卷下》。

【方名】蒺藜丸

【组成】石决明　川芎　白芷　防风　木贼　石膏　覆盆子　楮实去壳,用米　蝉蜕　蔓荆子　青箱子　车前子　细辛　菊花　旋覆花　密蒙花　龙胆草各等分。

【用法】上为末,炼蜜为丸,如梧桐子大。每服四十丸,食后茶清送下;如诸虚,盐汤送之;实者,茅根、蔗汤送下;缺珠,猪肝煎汤送下;垂帘障,每服二十丸,四物汤送下;如重甚,加白柿、桑白皮、茅根、蔗煎汤送下。

【功用】退诸障膜。

【主治】障翳。

【出处】《急救仙方·卷三》。

【方名】加味羊肝丸

【组成】白乳羊肝一具以竹刀割开,去膜,蒸熟,捣如泥　甘菊花五钱　黄连一两　防风去芦　薄荷去梗　荆芥穗去梗,净　羌活　当归　生地黄各五钱　川芎三钱。

【用法】上为末,羊肝泥和为丸,如丸不就,加少酒糊丸,如梧桐子大。每服六七十丸,食后浆水送下;临卧减半,茶清送下。

【主治】一切目疾,翳膜,内、外障。

【出处】《医便·卷三》。

【方名】加味止痛没药散

【组成】没药三钱　血竭三钱　大黄二钱　朴消二钱　石决明三钱煅。

【用法】上为末,分四付。早、晚清茶调服。

【主治】初起眼疼,白珠红,后起云翳。

【出处】《医林改错·卷上》。

【方名】菊花散

【组成】苍术半斤同皂荚三梃砂锅内河水煮一日,去皂荚,将苍术刮去皮,切片,盐水炒净三两　木贼去节　草决明　荆芥　旋覆花　甘草炙　菊花去蒂各半两。

【用法】上为散。每服二钱,空心、临卧浓茶调下。

【主治】见风流泪,见东南风则甚,渐生翳膜。

【加减】有翳者,加蛇蜕一钱,蝉蜕三钱。

【出处】《张氏医通·卷十五》。

【方名】菊花散

【组成】蝉蜕去足　木贼各一两童便浸一宿,晒干　白蒺藜炒焦,去刺　羌活各三两　白菊花四两　荆芥　甘草各二两。

【用法】上为末。每服二钱,食后茶清调下。

【主治】肝受风毒,眼目昏朦,渐生翳膜。

【出处】《仁斋直指方论·卷二十》。

【方名】菊花散

【组成】菊花　防风去叉　木通锉　木贼锉　仙灵脾锉　荆芥去梗　甘草炙各一两。

【用法】上为散。每服一钱匕,食后用茶半钱匕,同点温服。

【主治】眼目肤翳侵及瞳仁,如蝇翅状。

【出处】《圣济总录·卷一一一》。

【方名】决明散

【组成】玄参　黄芩　防风　川芎各二两　蝉蜕半两　地骨皮一两　前

胡　甘草各一两　苍术一两油浸　木贼半两　草决明一两。

【用法】上为细末。每服二钱,各换汤使,时气赤眼,米泔水送下;多泪,麦门冬熟水送下;翳膜,淡竹叶汤送下;血贯瞳仁不退,熟水或茶送下。

【主治】赤眼生翳障,多泪睛疼。

【出处】《普济方·卷七十三》。

【方名】灵应丸

【组成】黄连大者　蕤仁各二两　太阴元精石阴阳火煅　石决明　草决明各一两　羊子肝七个去膜,竹刀切。

【用法】用多年粟米饮为丸,如梧桐子大,每服二十丸,临卧时用腊茶吞下。翳膜厚者不过一月,近者不过十日。服至七日,烙顶以助药。

【主治】内外障眼。

【出处】《朱氏集验方·卷九》。

【方名】灵圆丹

【组成】甘菊花　川芎　白附子　柴胡　远志去心　羌活　独活　青葙子　仙灵脾酥炙　石膏　防风　全蝎　青皮　陈皮　荆芥　楮实　木贼去节　甘草　黄芩各一两　苍术米泔浸,焙四两。

【用法】上为末,水浸蒸饼为丸,如弹子大。每服一粒,食后细嚼,荆芥汤或茶清送下,一日三次。

【主治】男子、妇人攀睛翳膜,痒涩羞明,赤筋碧晕,内外障瘀肉。风热赤眼。

【宜忌】忌酒面。

【出处】《普济方·卷七十八》。

【方名】龙胆饮子

【组成】谷精草　川郁金　蛇蜕皮　炙甘草各五分　麻黄一钱五分　升麻二钱　青蛤粉　草龙胆　黄芩炒　羌活各三钱。

【用法】上为细末。每服二钱,食后温茶清调下。

【主治】湿热为病,疳眼流脓,生疳翳。

【出处】《兰室秘藏·卷上》。

【方名】龙胆饮子

【组成】青蛤粉五钱　羌活　草龙胆各三钱　炒黄芩二钱　蛇蜕五分　麻黄二钱五分　谷精草五分。

【用法】上为末。每服二钱,茶清调下。

【主治】湿热为病,疳眼流脓生翳。

【出处】《保婴撮要·卷四》。

【方名】梦灵丸

【组成】羊子肝去皮膜,薄批作片,线串日中晒七叶　太阴玄精石研　石决明洗净　黄连去须各一两　蕤仁研半两。

【用法】上为末,用陈栗米粥为丸,如梧桐子大。临卧好茶送下二十丸。

【主治】肝气不足,翳膜昏暗,久不见物者。

【出处】《圣济总录·卷一○二》。

【方名】秘方连翘散

【组成】连翘　栀子　甘草　芒硝　黄芩　薄荷各等分。

【用法】上为末。每服三钱,茶清调下;无根水亦可。

【主治】白膜遮睛睛。

【出处】《葆光道人眼科龙木集》。

【方名】密蒙花散。

【组成】密蒙花净　石决明用盐同东流水煮一伏时滤出,研粉　木贼　杜蒺藜炒去尖　羌活去芦　菊花去土各等分。

【用法】上为细末。每服一钱,腊茶清调下。

【主治】风气攻注,两眼昏暗,眵泪羞明,睑生风粟,隐涩难开,或痒或痛,渐生翳膜,视物不明,及患偏头疼,牵引两眼,渐觉细小,昏涩隐痛,并暴赤肿痛。

【出处】《太平惠民和剂局方·卷七》。

【方名】前麓开翳散

【组成】白蒺藜炒,搞去刺　苍术洗,童便换浸二宿,晒各一两　蝉壳洗,晒　蛇蜕去头尾及脊上一线皮,不堪用,用皂角水洗,新瓦焙　菜花蛇皮　好川芎　杏仁水浸,去皮　防风　羌活　白芷各半两　华阴细辛　独活各四钱　白附子生　明烂石膏　荆芥穗　真蚌粉各三钱。

【用法】上为细末。每服一钱,沸汤点,茶清调,以舌浸于药中良久,毒涎自出;又别换药,食后临卧服。

【主治】眼生翳障。

【出处】《仁斋直指方论·卷二十》。

【方名】羌活防风散

【组成】羌活　防风　川芎　甘草　木贼　绿豆皮　荆芥各三钱　蝉蜕　谷精草　蛇蜕　鸡子壳用内薄皮各二钱。

【用法】上为极细末。每服一钱,食后茶清调下,一日三次。

【主治】一切翳障。

【出处】《证治准绳·幼科》。

【方名】青龙丸

【组成】当归去芦头,洗去尘土,微炙,切,焙干四两　黄芩三两生用　木贼去节三两　木鳖子三两　琥珀半两研　麻黄去节一两　枸杞子二两　防风去芦头二两　荆芥穗一两半　甘草一两生用,锉　橘皮去瓤一两半　乌鱼骨一两半　龙脑薄荷阴干者,只用叶二两。

【用法】上为末,炼蜜为丸,如弹子大,每服一丸,食后夜卧细嚼,腊茶送下,一日三次。

【主治】风毒热气,上攻眼目,赤痛翳膜,冷热虚实,一切眼疾。

【出处】《普济方·卷七十五》。

【方名】青葙丸

【组成】菟丝子一两　茺蔚子一两　生地黄二两　青葙子二两　防风一两　五味子三钱　黑参一两　柴胡一两　泽泻一两　细辛三钱　车前子一两　茯苓一两。

【用法】上为细末,炼蜜为丸,如梧桐子大。每服三钱,空心茶清送下。

【主治】肝虚积热,时发时歇,初则红肿疼痛,涩泪难开,久则渐重,遂生翳膜,视物昏暗。

【出处】《医宗金鉴·卷七十八》。

【方名】青葙子丸

【组成】青葙子二两　车前子　细辛去苗叶　生干地黄焙　泽泻　菟丝子酒浸,别捣各一两半　防风去叉　赤茯苓去黑皮　茺蔚子　五味子　人参各一两。

【用法】上为末,炼蜜为丸,如梧桐子大。每服十五丸,空心茶汤送下,加至二十丸。

【主治】肝虚眼昏涩,泪出翳生,或散或聚,初时即轻。

【出处】《圣济总录·卷一○二》。

【方名】涩翳还睛散

【组成】车前子一钱半　防风一钱　桔梗一钱　元参一钱　五味子五分　知母二钱　黄芩一钱　细茶二钱半　茺蔚子一钱。

【用法】上为粗末。以水二盏,煎至一盏,食前去滓温服。后用七宝丸。

【主治】涩翳证。瞳神内微赤如凝脂之色,瞳神端正,渐渐昏蒙,时复涩痛而无泪出,其翳无定,或聚或开。

【出处】《医宗金鉴·卷七十七》。

【方名】涩翳七宝丸

【组成】珍珠五钱　琥珀二两　石决明二两　龙脑一分　茺蔚子一两　人参一两　熊胆一两。

【用法】为细末,炼蜜为丸,如梧桐子大,每服一钱,食前茶清送下。先用涩翳还睛睛散,后用此方。

【功用】消翳。

【主治】涩翳证。瞳神内微赤如凝脂之色,瞳神端正,渐渐昏蒙,时复涩痛而无泪出,其翳无定,或聚或开。

【出处】《医宗金鉴·卷七十七》。

【方名】山药丸

【组成】干山药二两　人参　茯苓　五味子　细辛各一两　干地黄　防风各一两半。

【用法】上为末,炼蜜为丸,如梧桐子大。每服十丸,空心茶送下。

【主治】肝肺积热壅实,上冲入脑,致生花翳白陷外障。初患之时,发歇忽然,疼痛泪出,立时遽生翳白,如珠枣花陷砌鱼鳞相似。

【出处】《秘传眼科龙木论·卷三》。

【方名】升阳柴胡汤

【组成】肉桂五分　柴胡去苗一钱五分　知母酒炒,如大者,加作五钱　防风　白茯苓　泽泻　陈皮各一钱　生地黄酒炒　楮实酒炒微润　黄芪　人参　白术各五钱　甘草梢　当归身　羌活　熟地黄　独活　白芍药各一两。

【用法】上锉。每服五钱,水二盏,煎至一盏,去滓,稍热食远服。别合一料,炼蜜为丸,如梧桐子大,每服五十丸,茶清送下。每日与前药各一服,食远,不可饱服。

【主治】青白翳。

【出处】《兰室秘藏·卷上》。

【方名】圣饼子

【组成】川芎四两 香附子三两 藁本茸 甘草炙 小椒出汗各二两去目 苍术一斤米泔浸,切,炒干末 薄荷叶四钱 蝉壳一两 蛇蜕皮一两。

【用法】上为散,炼蜜和匀,杵一千下,丸如弹子,捻作饼。每服一饼,芝麻一捻,同细嚼,茶、酒送下,一日三服。一月必效。

【主治】肝肾久虚,积热风毒,攻注两眼内,恶翳遮睛,睑赤痒痛,风泪隐涩难开。

【出处】《圣济总录·卷一〇二》。

【方名】圣金丹

【组成】蔓菁子四两 蛇蜕皮 蝉壳 羌活 川芎 木贼 甘草炙 石决明 密蒙花 青葙子 石膏 青皮 枸杞子 白蒺藜 防风各一两 苍术泔浸,切焙二两。

【用法】上为细末,炼蜜为丸,如弹子大。每服一丸,细嚼,茶、酒送下,一日三服。

【主治】眼中翳膜,昏晕黑花,发赤肿痛。

【宜忌】忌房事、热物。

【出处】《永乐大典·卷一一四一二》。

【方名】石决明丸

【组成】石决明 谷精草 白术 川芎 羌活 防风 甘草 楮子 蝉壳 草决明 蕤仁各半两 木贼 青橘皮各三分 蛇皮一钱 细辛一分。

【用法】上为细末,炼蜜为丸,如樱桃大。每服一丸,食后、临卧茶清嚼下,一日三次。

【主治】肝经风毒上攻,眼生翳膜,隐涩羞明,头目昏重。

【出处】《鸡峰普济方·卷二十一》。

【方名】泻阴火丸

【组成】石决明三钱炒存性 羌活 独活 甘草 当归梢 五味子 防风各五钱 草决明 细黄芩 黄连酒炒 黄柏 知母各一两。

【用法】上为细末,炼蜜为丸,如绿豆大。每服五十丸至一百丸,茶清送下。

【主治】眼中生翳。

【出处】《兰室秘藏·卷上》。

【方名】羊肝丸

【组成】大木贼草一两去节 九节黄连一两去须 南康蚌粉一两。

【用法】上为末,以生羊肝一小具,切半开,入药末在内,以麻皮缚定,净碗盛,甑蒸熟,再为细末,为丸如梧桐子大。每服七十丸,食后茶清送下,一日三次。

【主治】眼生翳膜白粟。

【出处】《医方类聚·卷七十》。

【方名】增明丸

【组成】当归 芍药 川芎 熟干地黄 木香 连翘 甘草 槟榔各一两 山栀子 薄荷叶 黄芩各半两 大黄二两 芒硝七钱半 牵牛轻炒,取头末一两半。

【用法】上为细末,烧饭为丸,如梧桐子大,每服三四十丸,茶清或荆芥汤送下,诸饮送下亦得,日进一二服,不拘时候。

【主治】眼目昏暗暗,翳膜遮睛,或眼见黑花,热泪时出,视物不明者。

【出处】《御药院方·卷十》。

【方名】追风散

【组成】川乌 防风 细辛 甘草炙 川芎 白芷 荆芥 苍术各一两 草乌半两 薄荷 全蝎。

【用法】上为末。食前清茶或酒调下。

【功用】去翳。

【主治】头风注眼,目赤烂。

【出处】《普济方·卷七十三》。

【方名】坠翳丸

【组成】青羊胆 青鱼胆 鲤鱼胆各七个 熊胆一分 牛胆五钱 麝少许 石决明一两。

【用法】上为末,面糊为丸,如梧桐子大。每服十丸,空心茶送下。

【主治】浮翳内障,不痒不痛。

【出处】《秘传眼科龙木论·卷一》。

【方名】石决明散

【组成】石决明煅 枸杞子 木贼 荆芥 晚桑叶 谷精草 粉草 金沸草 蛇蜕 苍术 白菊花各等分。

【用法】上为末。每服二钱,茶清调,食后服。

【主治】目生障膜。

【出处】《证治准绳·类方》。

近视

【方名】地芝丸

【组成】生地黄焙干四两 天门冬去心四两 枳壳去瓤,麸炒二两 甘菊花去枝二两。

【用法】上为细末,炼蜜为丸,如梧桐子大。每服百丸,食后茶清送下;温酒亦可。

【主治】目不能远视,能近视,或亦妨近视,及大疠风成癞。

【出处】《东垣试效方·卷五》。

【方名】千里光散

【组成】菊花 千里光 甘草各等分。

【用法】上为末。每服三钱,夜间临卧,用茶清调下。

【主治】能近视不能远视。

【出处】《银海精微·卷下》。

【方名】万寿地芝丸

【组成】生姜四两焙 天门冬四两去心 壳二两去瓤,炒 甘菊二两。

【用法】上为细末,炼蜜为丸,如梧桐子大。每服一百丸,食后用茶清或温酒送下。

【功用】能愈大风热。

【主治】目能近视,不能远视。

【出处】《素问病机气宜保命集·卷下》。

斜视

【方名】菊花散

【组成】菊花一两 苍术五两肥实者,就银石器入皂荚一寸,以河水煮一日,去皂荚,取术,以铜刀刮去黑皮,切,晒干取三两 荆芥穗 草决明温水洗 木贼 旋覆

花　甘草炙各一两　蝉蜕温水洗三分　蛇蜕微炙一分。

【用法】上为细散。每服一钱匕,加蜡茶半钱匕,空心临卧点下。

【主治】风邪牵睛,目偏视,视物不正,目风泪出。

【出处】《圣济总录·卷一〇七》。

倒睫

【方名】补肾丸

【组成】五味子　人参　泽泻　干山药　车前子　茯苓　细辛　黄芩各一两　干地黄三分。

【用法】上为末,炼蜜为丸,如语桐梧桐子大。每服十丸,空心茶清送下。

【主治】倒睫拳毛外障。

【出处】《秘传眼科龙木论·卷四》。

【方名】地黄丸

【组成】熟地　蒺藜各五钱　川芎　人参各三钱　当归一两。

【用法】上为末,炼蜜为丸。茶送下。

【主治】拳毛倒睫。

【出处】《良朋汇集·卷五》。

【方名】密蒙花散

【组成】密蒙花　羌活　菊花　石决明　木贼　黄柏　白蒺藜　黄芩　蔓荆子　青葙子　枸杞子。

【用法】每服三钱,茶送下,水煎亦可。

【主治】拳毛倒睫。

【出处】《银海精微·卷上》。

目赤

【方名】冰芦散

【组成】鹅管芦甘石敲碎,浸童便七日,取起洗净,入倾银罐,煅,浸,煅三五次　冰片。

【用法】每甘石粉一两,入冰片一钱,为极细末,以无声为度,入人乳粉三钱,研匀收贮,勿令泄气。日用茶清调些少点眼角内,少瞑即爽。

【主治】目赤肿痛,及一切星障。

【出处】《医级·卷八》。

【方名】蚕纸丸

【组成】晚蚕蛾　蝉蜕　菊花　羌活　谷精草　甘草各等分。

【用法】上为细末,炼蜜为丸,每服三十丸,茶送下。

【主治】左右目互相赤红。

【出处】《异授眼科》。

【方名】蝉花散

【组成】白蒺藜　甘草　木贼　防风　山栀　草决明　青葙子　蝉蜕　川芎　荆芥　蔓荆子　密蒙花　菊花　草龙胆各等分。

【用法】上为末。每服二钱,茶清或荆芥汤调下。

【主治】肝经蕴热,毒气上攻,眼目赤肿。昏翳,多泪羞明,一切风毒。

【出处】《医学入门·卷八》。

【方名】蝉花散

【组成】蝉蜕　甘菊　谷精草　羌活　防风　白蒺藜炒去刺　草决明　密蒙花　荆芥穗　川芎　蔓荆子　木贼　甘草炙　黄芩　栀子炒各等分。

【用法】上为末。每服三钱,茶清调下,若欲取速效,则即将此方煎服亦可。

【主治】肝经风热,毒气上攻,眼目赤痛及一切内外翳障。

【加减】若火重者,加黄芩、栀子;若患久者,加生地、麦冬,或熟地、枸杞,或当归、白芍俱可。

【出处】《灵验良方汇编·卷一》。

【方名】活血煎

【组成】当归一两　地黄　川芎　香白芷　羌活各五钱　乳香　没药各一钱另研。

【用法】上为细末,炼蜜为丸,如梧桐子大。每服三十丸,薄荷荆芥汤送下;或茶清亦可。

【主治】肝虚目赤,赤灌大眦而肿。

【出处】《秘传眼科龙目论·卷十》。

【方名】菊花散

【组成】薄荷去土三两　甘草微炒二两　大黄去粗皮　芒硝各一两　甘菊花去枝杖并土　缩砂仁各半两。

【用法】上为细末。每服三钱,食后茶清调下。

【主治】眼目暴赤,生疮赤肿疼痛,目自泪出。

【出处】《御药院方·卷十》。

【方名】噙化玉液丹。

【组成】五倍子一斤打开去穰虫。

【用法】上用六安茶四两,熬浓汁,浸半月后,看倍子上出白毛,倒出研如泥。每两倍子加白硼砂二钱、真川贝母四钱、真柿霜四钱、儿茶三钱、粉草三钱、乌梅二钱、薄荷二钱,各为极细末,与倍子一处,炼蜜为丸。如龙眼核大,点眼时噙化一丸。

【功用】化痰清涎,明目祛火。

【主治】眼赤昏,少神采,咽喉痰涎不利。

【出处】《眼科阐微·卷三》。

【方名】水银散

【组成】水银一分 轻粉一分 甘草末一钱。

【用法】上用清茶点服。

【功用】解毒。

【主治】五金毒发,眼赤心躁。

【出处】《医方类聚·卷一六四》。

【方名】镇肝丸

【组成】苍术八两米泔水浸 谷精草三两 黄芩三两 木贼三两去节 石决明一两煅 皂角末一两。

【用法】上为末,羊肝一具,不落水,以竹刀刮去膜,研烂如泥,入药末和丸,如梧桐子大。服泻肝汤,赤肿消后,每眼三十丸,茶清送下。

【主治】春来木旺之时,肝热生风,眼热赤肿,泪如雨,羞明怕日,不便开张。

【出处】《异授眼科》。

🌀 目痛

【方名】拨云散

【组成】川芎 荆芥 薄荷 甘草 决明子 当归 防风 熟地黄 木贼 旋覆花 大黄 石膏各等分。

【用法】上为细末。每服二钱,食后用茶清调下;如目赤胬肉侵睛者,用淡竹叶汤调下。

【主治】目痛,热泪流,昏涩肿胀。

【出处】《眼科龙木集》。

【方名】补肝散

【组成】夏枯草半两 香附子一两。

【用法】上为末。每服一钱,腊茶调下,不拘时候。

【主治】肝虚目睛疼,冷泪不止,筋脉痛及眼羞明怕日。

【出处】《经史证类备急本草·卷十一》。

【方名】茶调散

【组成】藿香 香附子各半两 甘草二钱半。

【用法】上为细末。食后葱茶调下。

【主治】男女头风攻注,头目昏暗,睛疼。

【出处】《朱氏集验方·卷九》。

【方名】大黄当归散

【组成】大黄一两 当归一钱 木贼一两 黄芩一两 栀子五钱 菊花三钱 苏木五钱 红花八钱。

【用法】上为细末,令匀。每服二钱,食远茶清调下。宜服止痛没药散,止疼后服。

【主治】血灌瞳仁,目睛疼痛。

【出处】《医宗金鉴·卷七十八》。

【方名】点眼龙脑膏

【组成】山栀子去皮三钱 甘草七钱生 生干地黄二两 熟干地黄一两 黄连去须 青葙子各八钱 当归四钱 决明子一合以上为粗末 马牙消六钱 青盐四钱 密陀僧半两 朴硝一两一钱 石决明一枚米泔浸三日,刮洗 乳香一钱 硇砂一字 蓬砂 蕤仁各二钱以上为细末 灯心半束切碎 铅丹一两三分箩过 大枣三十个去核,切 白蜜三斤以上同拌匀,入瓷瓶子内,用薯叶叶油纸封定,勿令透气,坐在锅内,重汤煮一日,取出,绢滤去滓 丹砂研二钱 龙脑研一钱 麝香成颗者,研 腻粉各一字研。

【用法】上除前膏外,将后四味同研令匀,入前膏内,搅令相得,以干瓷器收之。用铜箸如常法点眼;其药滓更以雪水二碗,搅和入罐子,依前法煮一日,滤取清者点眼。其滓焙干后,入蔓青子、恶实各二两炒过,同捣为末。每服一钱匕,食后荆芥、腊茶调下。如患服患眼只见一二分者,百日见效。

【主治】肝热冲发于目,赤肿碜痛。

【出处】《圣济总录·卷一○三》。

【方名】光明散

【组成】苍术一斤^{米泔浸七日,去皮、切、焙干} 蛤粉四两^{腻者} 木贼四两。

【用法】上为末。每服一钱匕,茶酒调下。

【主治】眼目涩痛。

【出处】《圣济总录·卷一○六》。

【方名】光明散

【组成】当归 藿香五钱 细辛三钱半 两头尖一两 白芷二两 枯矾二钱半 蝎梢半钱 石膏二两 何首乌一两半 薄荷半两 黄连一两半 川芎半两 甘草一两半 皂荚一两半^{烧存性}。

【用法】上为细末。每服一二钱,临卧茶清调下。

【主治】眼痛。

【宜忌】忌热物。

【出处】《普济方·卷七十六》。

【方名】换睛散

【组成】荆芥穗二两 蝉壳 草龙胆 川芎 甘草各一两。

【用法】上为细末。每服三钱,食后茶、酒调下。一月见效,小可病眼,三服效。

【主治】目昏病,发痛赤肿,渐生翳膜,眵泪。

【出处】《永乐大典·卷一一四一三》。

【方名】救睛散

【组成】川芎 防风 羌活 甘草 木贼 石膏 薄荷 菊花 石决明。

【用法】上为末。每服三钱,清茶调下。

【主治】五脏壅热,肝膈毒气上冲,忽然眼目肿痛难忍,五轮振起。

【出处】《银海精微·卷上》。

【方名】菊花散

【组成】菊花 甘草 防风 荆芥 蝉蜕 大黄 石决明各等分^煅。

【用法】上为细末。每服三钱,食后,卧时水一钟调下,茶亦可。

【主治】目痛而身热者。

【出处】《葆光道人眼科龙木论》。

【方名】龙胆散
【组成】龙胆草　栀子仁各二钱　防风　川芎　玄参　荆芥　山茵
陈　甘菊去蒂　楮实　甘草各一钱。
【用法】上为末。每服一钱半,食后茶清调下。
【主治】肝热,乌睛浮肿,赤晕昏疼。
【出处】《仁斋直指方论·卷二十》。

【方名】蜜剂解毒丸
【组成】石蜜炼一斤　山栀十两末　大黄五两末　杏仁去皮尖二两另研。
【用法】炼蜜为丸,如梧桐子大。每服三十丸,加至百丸,茶汤送下。
【主治】眼目隐涩,稍觉眊瞯,视物微昏,内眦开窍如针,目痛,按之漫漫脓出。
【出处】《原机启微·卷下》。

【方名】青葙子丸
【组成】青葙子半两　牡丹皮去心　地骨皮　杜仲蜜炙焦黄各半两　赤芍
药一两　黄连去须一两　地龙去土一分　芎䓖半两。
【用法】上为末,炼蜜为丸,如弹子大。每服一丸,食后细嚼茶清送下。
【主治】气毒攻注,目昏涩疼。
【出处】《圣济总录·卷一〇八》。

【方名】清凉散火汤
【组成】酒黄连二钱　酒黄芩四钱　赤芍三钱　薄荷三钱　连翘三
钱　生地黄四钱　甘菊花二钱　滑石四钱　木通三钱　茶叶一钱。
【用法】水煎,温服。先以洗眼方熏而洗之。
【主治】暴发火眼,赤肿而痛者。
【加减】脉洪数者,加大黄四钱。
【出处】《医学探骊集·卷六》。

【方名】乳香散
【组成】乳香　没药　青皮　陈皮　草乌各等分。
【用法】上为末。茶清或鸡子清调,贴眼眶上。
【主治】睛疼。
【出处】《永类钤方·卷十一》。

【方名】天麻丸

【组成】天麻 鸡苏 独活_{去芦头} 人参 芎䓖各一两 荆芥穗 细辛_{去苗叶} 甘草_炙 犀角屑各半两。

【用法】上为末,炼蜜为丸,如樱桃大。每服一丸,嚼细茶清送下,食后服。

【主治】肝心壅热,目睛疼痛,牵连眉额。

【出处】《圣济总录·卷一〇八》。

【方名】通血散

【组成】草决明 防风 荆芥 赤芍 当归 大黄 山栀 羌活 木贼 蒺藜 甘草。

【用法】上为末,每服三钱,茶汤调下。

【主治】目中赤脉下垂,眼目昏痛。

【出处】《异授眼科》。

【方名】洗明散

【组成】蛤粉_{腻者} 木贼各四两 苍术一斤_{半泔浸七日,去皮,切,焙干}。

【用法】上为末。每服一钱,以茶、酒调下。

【主治】眼目涩痛。

【出处】《普济方·卷七十七》。

【方名】夏枯草散

【组成】夏枯草 大香附_{杵净,童尿浸一宿,晒} 木贼_{去节,童尿浸,晒} 蚕蜕纸_{炒焦存性} 细辛 连翘 川芎 当归须 赤芍药 蝉蜕_{洗,晒各半两} 甘草_{微炙} 脑荷各二钱半。

【用法】上为末。每服二钱,茶清、米泔任下。无蚕纸,以夜明砂代用。

【主治】眼痛痒,翳膜。

【出处】《仁斋直指方论·卷二十》。

【方名】夏枯草散

【组成】夏枯草 香附子各一两 甘草四钱。

【用法】上为末。每服一钱五分,茶清调下。

【主治】厥阴郁火,目珠痛,夜则痛甚,或用苦寒药点上反疼甚者。

【出处】《冯氏锦囊秘录·杂症·卷六》。

【方名】香附散

【组成】夏枯草三两　香附二两　甘草四钱。

【用法】上为末,每服一钱半,茶清调下。服下则疼减半,五服全止。

【主治】目珠、眉棱骨及头半边痛。

【出处】《眼科阐微·卷三》。

【方名】芎劳丸

【组成】芎劳　枸杞子　荆芥穗　甘草炙,锉　苍术米泔浸一宿,切,焙各一两　细辛去苗叶　蝉蜕洗,焙　石膏研,水飞　旋覆花　菊花　羌活去芦头。

【用法】上为细末,炼蜜为丸,如弹子大。每服一丸,食后、临卧细嚼,茶清送下,一日三次。

【主治】肝血不足,风邪乘虚搏于精气,两目晕翳,疼痛不可忍。

【出处】《圣济总录·卷一〇八》。

【方名】养肝散

【组成】夏枯草七两　香附子三两。

【用法】上药用童便浸透,晒干为末,每服三钱,茶调下。

【主治】肝虚目痛,冷泪不止,畏明。

【出处】《简明医彀·卷五》。

【方名】夜光柳红丸

【组成】人参　甘草　藁本　苍术　羌活　防风　荆芥　薄荷各一两　全蝎一钱　首乌　川芎　当归身　蒲黄　北细辛各一两。

【用法】炼蜜为丸。茶送下。

【主治主治】目过午后疼痛。

【出处】《眼科纂要·卷下》。

【方名】滋肾明目汤

【组成】当归　川芎　熟地黄　生地黄　白芍以上倍用　桔梗　人参　山栀　黄连　白芷　蔓荆子　菊花　甘草以上减半。

【用法】上锉剂。加细茶一撮,灯心一团,水煎,食后服。

【主治】劳神肾虚,血少眼痛。

【加减】热甚,加龙胆草、柴胡;肾虚,加黄柏、知母;风热壅盛,加防风、荆芥;风热红肿,加连翘、黄芩。

【出处】《万病回春·卷五》。

◎ 目昏

【方名】拨云退翳丸

【组成】楮实 薄荷各半钱 川芎一两半 当归一钱半 黄连 甘菊花 蝉蜕各五钱 瓜蒌根_{生用}六钱 蔓荆子_炒一两 密蒙花 荆芥穗 蛇蜕_{晒干} 甘草 香白芷 木贼草 防风各三钱。

【用法】上为细末,炼蜜为丸,如梧桐子大,每两作十丸。每服一丸,一日两次。治眼引子于后:气障眼,煎木香汤送下;眼常昏暗,茶清汤送下;眼睛青盲,当归汤送下;妇人血晕眼,亦当归汤送下。

【主治】一切眼目不明。

【出处】《普济方·卷八十一》。

【方名】补肝重明丸

【组成】羚羊角 生地黄 熟地黄 肉苁蓉 枸杞子 防风 草决明 褚实子各半两 甘菊花 羌活 当归各一两 羊子肝四两_{煮,焙} 川芎半两。

【用法】上为末,炼蜜为丸,如梧桐子大。每服三十丸,空心盐汤送下,则引药性下达;日午茶清送下,则可上清头目;临睡酒送下,则可荣养气血。不饮酒则用人参当归汤送下。

【功用】补养肝血,滋长胆水,退目中隐闷。

【主治】瞳神昏散,目力虚弱,视物不真。

【出处】《急救仙方·卷三》。

【方名】补肾明目丸

【组成】羚羊角 生地黄 肉苁蓉 枸杞子 防风 草决明各一两 楮实子五钱 干菊花 羌活 当归各二两 羊子肝四两_{煮,焙}。

【用法】上为末,炼蜜为丸,如梧桐子大。每服二十丸,空心盐汤送下,日午清茶送下,临卧酒送下。不饮酒,人参当归汤送下。

【主治】肝肾血虚,视物不明,及诸眼疾服凉药愈后少神光。

【出处】《银海精微·卷上》。

【方名】苍术散

【组成】苍术 木贼 香附米 夏枯草 蝉蜕 甘草 蒺藜 白芷 防风 蔓荆子 川芎 僵蚕各等分。

【用法】上为末,每服二三钱,茶清下;酒亦可。

【主治】风湿伤肝,湿泪昏花。
【出处】《银海精微·卷上》。

【方名】蝉花散
【组成】蝉花　柏子仁　郁李仁_{去皮}　甘草_{锉,炙}　大黄_{炒,锉}　延胡索　远志_{去心}　防风_{去叉}　密蒙花　石韦_{去毛}　乌贼骨_{去甲}　草茶芽各半两。
【用法】上为散。每服一钱匕,食后米饮调下,一日三次。
【主治】一切眼疾昏暗。
【出处】《圣济总录·卷一〇八》。

【方名】蝉花散
【组成】蝉蜕_{去土半两}　苍术二两半_{米泔浸一宿,切,焙}　荆芥穗　甘草_炙　木贼_{去节各一两半}　密蒙花　甘菊花　旋覆花　黄连_{去须}　石决明_{火煅}　草决明　黄芩　谷精草　仙灵脾　青葙子　薄荷叶_{去上}　羌活_{去芦头}　川芎　防风_{去芦头}　白蒺藜炒_{去刺各一两}　细辛_{去叶土半两}　羖羊肝一具_{切,焙干}。
【用法】上为细朱末。每服二钱,食后用川椒汤调下,茶清亦得。
【主治】肝经蕴积风毒,上攻眼目,肿痛昏暗,或生翳膜,视物不明。
【出处】《杨氏家藏方·卷十一》。

【方名】地黄丸
【组成】甘菊花　木贼半两　苍术　地黄　枸杞子各三钱　荆芥三钱半。
【用法】上为末,炼蜜为丸,如梧桐子大。每服二十丸,食后茶送下。
【功用】去风明目。
【出处】《急救仙方·卷三》。

【方名】防风荆芥散
【组成】当归_{洗,焙}　川乌头_{炮,去皮尖}　羌活_{去芦头}　防风_{去芦头}　栝楼根　荆芥穗　木贼_{去节各一两}　甘草半两_炙　乌贼鱼骨一两半。
【用法】上为细末。每服三钱,食后茶清调下。
【主治】风毒攻注眼目,常多昏暗,冷泪不止。
【出处】《杨氏家藏方·卷十一》。

【方名】肝连丸
【组成】白羊子肝一副_{勿令下水}。

【用法】以线结定总筋,吊起高处,滤干血水,轻轻刮去外膜,可将置于平木板上,以竹刀割下肝,筋膜不用;肝粉和为丸。每服五十丸,以茶送下。

【主治】大眦赤脉传睛,常壅涩,看物不准。

【出处】《银海精微·卷上》。

【方名】槐子散

【组成】槐子 黄芩 木贼 苍术各等分。

【用法】上为细末,食后清茶调下。

【主治】体肥气盛,风热上行,目昏涩者。

【出处】《素问病机气宜保命集·卷下》。

【方名】黄芪丸

【组成】黄芪锉 蒺藜子炒,去刺 防风去叉 柴胡去苗土 白术 山芋 甘菊花 茯神去木 甘草炙,锉 秦艽去苗土各三分 山栀子仁 枳壳去瓤,麸炒 羌活 黄连去须各半两。

【用法】上为末,炼蜜为丸。如梧桐子大。每服三十丸,茶送下。

【主治】风攻头目,多泪昏涩,身体痹,皮肤风痒。

【出处】《圣济总录·卷一〇七》。

【方名】家传养肝丸

【组成】羚羊角镑,另研五钱 生地黄酒浸 熟地黄酒浸 肉苁蓉酒洗 甘枸杞子 防风去芦 草决明炒 菊花 羌活 当归酒洗 沙苑蒺藜炒各一两 楮实子炒五钱 羊子肝小肝叶,煮,焙干,为末。

【用法】上为细末,炼蜜为丸,如梧桐子大。每服五十丸,加至七十丸至百丸,早盐汤下,下午茶下,临卧酒下,不饮酒人当归汤送下。

【功用】补肝血,益肾气。

【主治】肝肾不足,目失荣养,视力减弱昏花,二目艰涩,大眦赤色,迎风流泪,或翳膜不散。

【出处】《寿世保元·卷六》。

【方名】金光复明散

【组成】密蒙花 甘草 木贼去节 蔓荆子 细辛 枸杞 僵蚕 薄荷叶 甘菊花 苍术 荆芥穗 香白芷 石膏 藁本 黄连各等分。

【用法】上为细末。每服三钱,蜜水或茶清调服,每日早晚食后二服。

【主治】远年近日内外风毒,一切眼昏之疾。

【出处】《医方类聚·卷六十七》。

【方名】决明丸

【组成】草决明**汤洗三遍,晒干** 蒺藜子 甘草**炙** 细辛 芎䓖 甘菊花 荆芥穗 木贼 旋覆花 苍术**河水浸,切作片子,晒干各等分**。

【用法】上为末,炼蜜为丸,如樱桃大。每服一丸,不拘时候,细嚼茶酒送下。

【主治】眼目风毒昏暗。

【出处】《圣济总录·卷一〇八》。

【方名】密蒙花散

【组成】密蒙花 羌活 菊花 蔓荆子 青葙子 木贼 蒺藜 石决明 枸杞子各等分。

【用法】上为末。每服三钱,食后清茶送下。

【主治】肝胆虚损,眼羞明怕日,瞳仁不清。

【加减】脾胃虚者,加白术五分。

【出处】《银海精微·卷上》。

【方名】上青丸

【组成】羚羊角 犀角各一两 牛黄五钱 黄连 厚朴各一两 黄芩 川芎 羌活 蝉蜕 白芷各五钱 菊花 大黄 防风 草决明 地肤子 滑石各一钱 生地黄七钱 熟地黄七钱 牵牛八钱半。

【用法】上为末,炼蜜为丸。每服三五十丸,临卧、食后茶清送下。

【主治】风热上壅,眼目昏花,迎风冷泪,羞明赤烂。

【出处】《袖珍方·卷三》。

【方名】圣饼子

【组成】木贼草 甘草 菊花 川芎 川椒 连翘各一两。

【用法】上为末,炼蜜为丸,如弹子大。每服一丸,食后细嚼茶清送下。

【主治】眼昏花。

【出处】《袖珍方·卷三》。

【方名】圣明散

【组成】羌活**去芦头** 青盐**研各半两** 蜀椒**去目及闭口,炒出汗** 恶实炒 苍术**米泔浸一宿,切焙** 蔓荆实 木贼各一分。

【用法】上为散。每服二钱匕,茶、酒任下,一日三次,不拘时候。

【主治】肝肾不足,眼目昏暗。

【出处】《圣济总录·卷一〇二》。

【方名】石膏羌活散

【组成】羌活 密蒙花 木贼 香白芷 细辛 干萝卜子 麻子 川芎 苍术 甘菊花 荆芥穗 黄芩 石膏 藁本 甘草各等分。

【用法】上为末。每服一钱至二钱,食后临卧用蜜水一盏调下,或茶清、或淘米第二遍泔亦得,一日三次。服至十日渐明,服至二十日大验。

【主治】久患双目不睹光明,远年近日内外气障,风昏暗,拳毛倒睫,一切眼疾。

【出处】《黄帝素问宣明论方·卷十四》。

【方名】望月砂汤

【组成】望月砂。

【用法】上为末。每服二钱,茶清调下。

【功用】明目,治劳,杀疳,杀虫,解毒。

【主治】痘疹入目,痘疹痊愈而昏昧障翳者;虚劳发热,湿热疳积。

【出处】《医林纂要·卷十》。

【方名】五倍丸

【组成】紫巴戟去心一两 枸杞子二两 菊花三两 旋覆花四两 蕤仁五两汤浸去皮,别研细。

【用法】上为末,用陈粟米粥为丸,如梧桐子大。每服二十丸,临卧好茶送下。冷泪多、赤目,翳膜昏暗,可一两服效。气晕不睹物,可半剂。

【主治】肝肾久虚,眼目昏暗,冷泪多,赤目,生翳膜气晕,不睹物。

【出处】《圣济总录·卷一〇二》。

【方名】五乌丸

【组成】细辛 何首乌 乌药各一两 川乌炮 淮乌炮 五月雄小乌豆 防风 粉草炙各半两。

【用法】以乌豆煮熟焙干,入众药同为末,米糊为丸,如弹子大。食后茶清嚼一丸。

【主治】老人、妇人眼昏。

【出处】《永类钤方·卷十一》。

【方名】洗肝散

【组成】大黄三两**去皮炒** 甘菊二两 枸杞二两 瞿麦二两 槟榔半两 萹蓄半两 荆芥半两 茴香半两 麦蘖半两 香附子半两。

【用法】上为末,炼蜜为丸,如梧桐子大。每服五六十丸,食前茶汤任下。

【主治】双目不明。

【出处】《医方类聚·卷六十七》。

【方名】芎䓖丸

【组成】芎䓖 菊花 荆芥 薄荷 甘草各一两 苍术二两泔浸。

【用法】上为细末,炼蜜为丸,如梧桐子大。每服五十丸至六七十丸、食后茶清送下,一日一二次。

【功用】增明目力。

【主治】远视不明,常见黑花。

【出处】《御药院方·卷十》。

【方名】驻景丸

【组成】车前子一两 当归**酒洗**五钱 熟地黄二两 楮实一两 川椒**炒.去黑子**一两 五倍子**炒**一两 枸杞**去核**一两 菟丝子**酒浸洗净**一两。

【用法】上为末,炼蜜为丸,如梧桐子大。每服三丸,空心清茶或酒送下。

【主治】肝肾气虚,两目昏暗,视物不明。

【出处】《摄生众妙方·卷二》。

❀ 眼花

【方名】熟地黄丸

【组成】熟地黄一两 五味子 枳壳**炒** 甘草**炙**各三钱。

【用法】上为细末,炼蜜为丸。每服一百丸,食远清茶送下,一日三次。

【主治】血弱阴虚,不能养心,致心火旺,阳火盛,偏头肿闷,瞳子散大,视物则花。

【宜忌】忌食辛辣物及寒冷物。

【出处】《银海精微·卷下》。

❀ 羞明

【方名】通气利中丸

【组成】白术一两 白芷 羌活各半两 黄芩 滑石**取末**各一两半 大黄

二两半　牵牛取末一两半。

【用法】上除滑石、牵牛另研极细末外,余合为细末,入上药和匀,滴水为丸,如梧桐子大。每服三十丸,加至百丸,食后、临卧茶汤送下。

【主治】眵多眵躁,紧涩羞明,赤脉贯睛,脏腑秘结,或风热不制,热甚而大便硬者。

【宜忌】不宜久用,久用伤元气。

【出处】《原机启微·卷下》。

🌀 失明

【方名】还睛散

【组成】桔梗　五味子　芜蔚子　黑参　黄芩各一两　防风　知母各二两　车前子　细茶各二两半。

【用法】上为末。每服一钱,以水一盏。煎至五分,去滓,食后温服。金针针之,然后服本方。

【主治】涩翳内障,初患之时,朦胧如轻烟薄雾,渐渐失明,不睹人物,犹辨三光。翳如凝脂色,瞳人端正。

【出处】《秘传眼科龙木论·卷一》。

【方名】羚羊角散

【组成】羚羊角锉为细末二钱半　羌活　密蒙花　木贼去根节　香白芷　细辛去苗叶　川芎　甘菊花拣净　荆芥穗　藁本去苗土,洗净　甘草炙,去皮　苍术各一两米泔水浸,切,炒　黄芩三钱去黑心。

【用法】上为细末。每服二钱,食后温热茶清调服。

【主治】久患双目不睹光明,远年近日内外气障,风毒昏暗。

【出处】《医方类聚·卷七十》。

🌀 雀目

【方名】谷精丸

【组成】谷精草三两为末　羊肝一具薄切作片子,三指大,用谷精草以水二大碗同煮。

【用法】上和黑豆不拘多少,时嚼吃。如恐人不肯吃时,煮出乘热入臼内,捣成丸,如绿豆大。每服三十丸,食后茶清送下。小儿酌减。

【主治】大人、小儿雀目攀睛。

【出处】《普济方·卷八十三》。

眼病

【方名】拨云散

【组成】黄芩 石膏别研 荆芥穗 苍术 甘草 甘菊花 蝉蜕洗 旋覆花各一两。

【用法】将甘菊、旋覆花用好酒拌匀,蒸熟,晒干,杵为末。每服二钱,茶、酒调下,一日三次。

【主治】一切眼疾。

【出处】《普济方·卷八十六》。

【方名】苍术散

【组成】苍术 僵蚕 蝉蜕 川芎 防风 荆芥 蔓荆子 白芷 夏枯草 甘草。

【用法】上为细末。清茶调下。

【主治】风目。

【出处】《眼科全书·卷六》。

【方名】苍术散

【组成】苍术四两肥实者,于银石器内以河水煮一日,煮时入皂角一寸许,煮了不用皂角,取苍术以铜刀子刮去黑皮,切过晒干,取三两 甘菊花 京芎各一两半 荆芥穗 木贼 旋覆花 草决明温水洗三遍,晒干 蒺葜子各一两 甘草炙 细辛各三分。

【用法】上为末,用不津器内盛。每服一钱,入真腊茶半钱,同点服。

【主治】眼病。

【出处】《医方类聚·卷六十七》。

【方名】川芎散

【组成】甘菊花 川芎 荆子各一两 薄荷二两。

【用法】上为细末。每眼二钱,加生葱三寸,熬黑豆水,入茶末少许,食后调服。

【主治】初患发眼风,头疼。

【出处】《普济方·卷八十五》。

【方名】川芎石膏散

【组成】川芎减半炮裂 白茯苓 薄荷 防风 石膏 白芷各等分。

【用法】上为细末。每服三钱,食后茶清调下;如无茶,煎地骨皮汤服。

【主治】一切头风攻注眼目。

【出处】《医方类聚·卷七十》。

【方名】当归活血煎

【组成】当归　黄芪　没药　川芎_{血气旺者勿用}　苍术　荆芥　薄荷　熟地黄　羌活　菊花　麻黄各等分。

【用法】上为末,炼蜜为丸,如弹子大。每食后细嚼一丸,清茶送下,日进三次。

【主治】风冷久积,两睑黏眼。

【出处】《银海精微·卷上》。

【方名】当归散

【组成】当归　防风_{苗泡}　藜_炒　牡丹皮各等分。

【用法】上为末。每服二钱,生葱、薄荷、茶清调下,或作咬咀,煎服亦可。

【主治】目中红筋附睛者。

【出处】《葆光道人眼科龙木集》。

【方名】点眼万明膏

【组成】炉甘石三钱_{火煅,研细,入入人乳浸四十九日}　川黄连五分_{乳制}　辰砂三钱　硼砂五分　胆矾三分　冰片三分。

【用法】上为极细末听用。雨前茶陈年者四两,甘菊花四两,二味用水二大碗,于净瓦锅中熬四五十沸,滤去茶、菊,再用重汤熬成膏子一杯,入熊胆五分,溶化,收前药和匀成锭,入瓷器中。如遇一切眼疾,收清水化有少许,用骨簪蘸药点入两眼,闭目片刻,出泪而愈。

【主治】眼疾。

【出处】《集验良方·卷四》。

【方名】枸杞丸

【组成】枸杞子_{九炊九晒二两}　巴戟天_{穿心紫色者,去心}　旋覆花_{择净}　蜀椒_{去目及闭口,炒出汗各一两}。

【用法】上为末,炼蜜为丸,如梧桐子大。每服三十九,腊茶清送下,不拘时候。

【主治】肝肾风气上攻,眼生黑花。

【出处】《圣济总录·卷一○九》。

【方名】固本丸

【组成】熟地黄　生地　菟丝子各一两　当归　五味子　甘杞各八钱　麦门冬去心　牛膝　天门冬各七钱　茯神　地骨皮各五钱　远志四钱。

【用法】上为细末,炼蜜为九,如梧桐子大。每服二三十丸,空心淡盐汤送下。每晚茶、酒任下。可以久服。

【功用】补精益目,久服延寿。

【主治】禀受天真虚弱,肝肾二经不足,以致痘后两目清白,瞳神或开大,外无翳障,只艰于视者。

【出处】《审视瑶函·卷四》。

【方名】还光丸

【组成】白芷。

【用法】上切,炒黄色,为末,炼蜜为丸,如龙眼大,朱砂为衣。每服一丸,食后清茶送下,或荆芥茶尤妙,。

【主治】一切眼疾。

【出处】《普济方·卷八十六》。

【方名】还睛丸

【组成】白芷　雄黄。

【用法】上为末,炼蜜为丸,如龙眼大,朱砂为衣。每服一丸,食后茶送下,每日二次。

【主治】一切眼疾。

【出处】《本草纲目·卷十四》。

【方名】还睛丸

【组成】柏叶　白脂麻　椒目　菊花　荆芥穗各等分。

【用法】上为细末,炼蜜为丸,如弹子大。每服一丸,食后茶清送下,清米泔汤亦可。

【主治】目疾。

【出处】《医方类聚·卷七十》。

【方名】还睛丸

【组成】蒺藜　木贼　威灵仙　蝉蜕　甘菊花　石决明　草决明　川芎　羌活　青葙子　密蒙花　楮实子各等分。

【用法】上为细末。炼蜜为丸,如梧桐子大。每服五十丸,食后茶、酒任下。

【主治】目疾。

【出处】《急救仙方·卷三》。

【方名】黄连天花粉丸

【组成】黄连一两　天花粉四两　菊花　川芎　薄荷各一两　连翘二两　黄芩　栀子各四两　黄柏六两。

【用法】上为细末,滴水为丸,如梧桐子大。每服五十丸,加至百丸,食后、临睡以茶汤送下。

【主治】眵多眊矂,紧涩羞明,赤脉贯睛,脏腑秘结者。

【出处】《原机启微·卷下》。

【方名】回光丸

【组成】九里光花　菊花二件蒸　黄连　黄柏　当归　玄参　苦参。

【用法】上为末,面糊为丸,如梧桐子大,青黛为衣。每服五十丸,食后茶清送下。

【主治】眼赤肿涩疼痛。

【出处】《医方类聚·卷六十九》。

【方名】解毒丸

【组成】杏仁去皮尖二两另研　栀子十两　大黄五两。

【用法】上为末,炼石蜜一斤为丸,如梧桐子大。每服二三钱,茶汤送下。

【主治】漏睛出脓。

【出处】《外科大成·卷三》。

【方名】秘传当归地黄汤

【组成】当归　生地黄　川芎　赤芍药　甘菊花　龙胆草　防风　黄连　知母　柴胡　陈皮　甘草。

【用法】上细切。用水二盏,芽茶一撮,灯心二茎,煎一盏,去滓,食后服。

【功用】清热养血。

【主治】目疾。

【出处】《松崖医径·卷下》。

【方名】秘传珍珠膏

【组成】苍术三两　谷精草　甘草　木贼　川芎　荆芥　草决明　楮实

子 羌活各等分 蝉蜕一个。

【用法】上为末,炼蜜为丸,如梧桐子大。每服十丸。茶清送下。

【主治】目患左右相传。

【出处】《葆光道人眼科龙木集》。

【方名】明目散

【组成】薄荷 甘草 天麻 荆芥 防风 甘菊花 当归 连翘 枸杞子 川芎 白芷 密蒙花各等分。

【用法】上为细末。每服三钱,茶调下,每日一次。

【功用】明目。

【出处】《万病回春·卷五》。

【方名】清霞条

【组成】银朱一钱 沉香 好茶各五分 金箔三叶 麝香五厘 百草霜适宜。

【用法】上分为七炷。每日一炷,含冷水,熏三度。经七日而止。

【主治】眼病,或痛或不痛,生翳失明,头痛耳鸣,总属上冲者。

【出处】《眼科锦囊·卷四》。

【方名】生犀丸

【组成】川芎十两紧小者 麝 脑各一分 生犀半两。

【用法】川芎以粟米泔浸,三日取出,切片子,日干为末,作两料,每料入麝、脑各一分,生犀半两重,汤煮,蜜杵为丸,小弹子大。每服一丸,茶、酒嚼下。

【功用】去痰,清目,进饮食。

【加减】痰,加朱砂半两;膈壅,加牛黄一分,水飞铁粉一分;头目昏眩,加细辛一分;口眼㖞斜,加炮天南星一分。

【出处】《经史证类备急本草·卷七》。

【方名】省味金花丸

【组成】栀子 黄芩 黄柏 桑白皮 地骨皮 桔梗 知母 甘草。

【用法】上为细末,炼蜜为丸,茶清送下。

【主治】脾胃积热,致生黄膜。

【出处】《银海精微·卷上》。

【方名】乌犀丸

【组成】乌犀　茯苓　芍药　细辛　黑参　人参各一两　干山药　羌活各二两。

【用法】上为末,炼蜜为丸,如梧桐子大。每服十丸,空心茶送下。

【主治】两睑黏睛外障。此眼初患之时,或痒或痛,年多风赤,睑中有疮。

【出处】《秘传眼科龙木论·卷三》。

【方名】洗肝散

【组成】川芎　木贼　石决明　甘草　地龙皮　甘菊花　川椒　苍术　谷精草　黄连　地骨皮　蝉壳　黄芩　草决明各等分。

【用法】上为细末。食前茶清调服。

【主治】一切眼患,不睹光明。

【出处】《普济方·卷八十五》。

【方名】香芎丸

【组成】芎䓖　苍术_{米泔浸一宿,切,焙}　枸杞子　荆芥穗各一两　莎草根_{炒去毛}　细辛_{去苗叶}　蝉壳_{洗,焙}　菊花　决明子　旋覆花　石膏碎　甘草_炙各半两。

【用法】上为末,炼蜜为丸,如弹子大。每服一丸,腊茶嚼下,不拘时候。

【主治】风毒冲目,赤涩痒痛。

【出处】《圣济总录·卷一〇四》。

【方名】小补阴丸

【组成】黄柏　知母各八钱　夜明砂五钱至一两_{为衣,如平不须加}。

【用法】上为末,水为丸,如梧桐子大。每服三十丸,茶送下。

【主治】肝热眼疾。

【出处】《眼科全书·卷六》。

【方名】熊胆丸

【组成】熊胆一个　石决明二两　车前子　泽泻　细辛各一两　干地黄　茺蔚子各二两　黄牛胆一钱。

【用法】上为末,炼蜜为丸,如梧桐子大。每服十五丸,二十丸亦得,清茶送下。

【主治】因伤寒患后起早,余热不消,体虚未复,多食热物,至令眼疾,或见黑花,瞳仁开大,发歇不定,睑赤泪出,瘀肉肿胀。

【出处】《圣济总录·卷一〇八》。

【方名】育神夜光丸

【组成】当归_{全用，酒浸洗} 远志_{以甘草水煮，捶，去心} 牛膝_{去芦，怀庆者}佳 地骨皮_{去梗，用水洗净} 菟丝子_{捣去灰土，酒浸净以酒浸经宿，加酒煮烂，捣成饼，}_{日晒干，入药} 生地黄_{怀庆者，酒洗净，浸烂} 熟地黄_{怀庆者，酒洗净，浸烂，同生地黄木}_{白同捣成膏} 枳壳_{去瓤，面炒} 甘州枸杞 甘州菊花_{去梗各等分}。

【用法】上为末，生熟地黄捣膏，入前药，炼蜜为丸，如梧桐子大。每服五六十丸，空心用盐汤、食后温酒、临睡茶清送下。

【主治】眼目病。

【出处】《摄生众妙方·卷九》。

【方名】滋阴补肾地黄丸

【组成】熟地一两 生地一两五钱 柴胡八钱 天冬 炙甘草 枳壳 地骨皮 黄连 五味 人参各三钱 归身 黄芩各五钱。

【用法】上为末，蜜丸如梧桐子大。清茶送下。

【主治】目病。

【出处】《方症会要·卷四》。

🔵 鼻渊

【方名】白附子丸

【组成】白附子三钱 龙脑_{研一钱} 麝香_{研一钱} 蝎梢_{微炒七枚} 天南星_{炮一两} 白僵蚕_{微炒一钱} 凝水石_{煅过，研一两半}。

【用法】上药，除凝水石外，捣研为末，再同和匀，入白蜜不拘多少，研令如稀饧状，入白面糊半匙头许，然后将凝水石末旋入，以干可为丸，如鸡头子大，于凝水石末中，留少许为衣，慢火焙干。每服一丸，细嚼，食后用薄荷熟水送下；茶清亦得。

【主治】脑风。鼻息不通，时流清涕，多嚏不已。

【出处】《圣济总录·卷十五》。

【方名】苍耳散

【组成】辛夷仁半两 苍耳子二钱半 香白芷一两 薄荷叶半钱。

【用法】上晒干，为细末。每服二钱，食后用葱茶清调下。

【主治】鼻渊，鼻流浊涕不止。

【出处】《严氏济生方·卷五》。

【方名】川芎茶调散

【组成】川芎_{酒拌}　荆芥　白芷　桔梗_炒　甘草　黄芩_{酒炒}　川贝母_{去心}各一两　黑山栀二两。

【用法】上为细末。每服二钱,食后陈松萝细茶调下,一日三次。

【功用】通窍清热。

【主治】鼻渊,鼻中常出浊涕,源源不断。

【出处】《医学心悟·卷四》。

【方名】川芎防风散

【组成】川芎　防风　羌活　干姜　荆芥各一两　甘草　甘松　各三钱　白芷半两。

【用法】上为末。食后酒服;不能饮酒,茶清汤服。

【主治】积年脑泻。

【出处】《普济方·卷五十七》。

【方名】加减辛夷散

【组成】茶调散加辛夷仁　藁本　苍耳子　木通各一两。

【用法】上为末。淡茶清调下。

【主治】风热上壅,鼻流浊涕,或腥臭头昏,眉棱骨痛。

【出处】《世医得效方·卷十》。

【方名】脑漏散

【组成】川芎　荆芥　防风　干姜　白芷　甘松各一两　羌活　甘草各半两。

【用法】上为末。每服二钱,食后以茶清送下。

【主治】鼻流清浊涕,积年不愈。

【出处】《赤水玄珠·卷三》。

【方名】辛夷散

【组成】辛夷仁　细辛_{洗去土叶}　藁本_{去芦}　升麻　川芎　木通　防风_{去芦}　羌活_{去芦}　甘草_炙　白芷各等分。

【用法】上为细末。每服二钱,食后茶清调服。

【主治】肺虚,风寒湿热之气加之,鼻内壅塞,涕出不已,或气息不通,或不闻香臭。

【出处】《严氏济生方·卷五》。

【方名】芎䕡散

【组成】芎䕡 莎草根**炒**各二两 石膏**研,水飞**一两 龙脑**研**一分。

【用法】上为散。每服二钱匕,食后荆芥、腊茶清调下。

【主治】脑热,鼻渊多涕。

【出处】《圣济总录·卷一一六》。

🔘 鼻息肉

【方名】辛夷散

【组成】辛夷 川芎 防风 木通**去节** 细辛**洗去土** 藁本 升麻 白芷 甘草各等分。

【用法】上为末,每服三钱,茶清调下。

【主治】鼻生息肉,气息不通,香臭莫辨。

【出处】《医方考·卷五》。

【方名】郁金散

【组成】郁金 猪牙皂角各一两。

【用法】上用水同浸一宿,火煮透,郁金烂为度。去皂角,留郁金焙干,次用北细辛半两同为末,入麝香、硇砂各一钱或半钱拌匀,炼蜜为丸,如茶子大。食后以茶送下。

【主治】鼻中息肉。

【出处】《朱氏集验方·卷九》。

🔘 耳聋

【方名】平肝清胃丸

【组成】枯芩 黄连 白芍**俱酒炒** 生地**酒洗** 柴胡 半夏各七钱 人参五钱 青皮**醋炒**五钱 赤茯苓 蔓荆各一两 甘草二钱。

【用法】上为末,葱汤浸蒸饼为丸,如绿豆大。每服百丸,空腹姜、茶汤送下。

【主治】饮食厚味,夹怒气以动肝胃之火,耳聋耳鸣者。

【出处】《简明医彀》。

【方名】清聪化痰丸

【组成】橘红**盐水洗,去白** 赤茯苓**去皮** 蔓荆子各一两 枯芩**酒炒**八钱 黄连**酒炒** 白芍**酒浸,煨** 生地黄**酒洗** 柴胡 半夏**姜汁炒**各七分 人参六

钱　青皮醋炒五钱　生甘草四钱。

【用法】上为细末，葱汤浸蒸饼为丸，如绿豆大。每服百丸，晚用生姜汤、茶清任意送下。

【主治】饮食厚味，夹怒气以动肝胃之火而致耳聋耳鸣，壅闭不闻声音。

【出处】《万病回春·卷五》。

【方名】清聪丸

【组成】橘皮盐水洗,去白一两半　赤茯苓去皮　半夏姜制一两　青皮醋炒　柴胡梢　酒黄芩　玄参　蔓荆子　桔梗　全蝎去毒　菖蒲　黄连酒炒各一两五钱　生甘草五钱。

【用法】上为细末，酒糊为丸，如绿豆大。每服一百二十丸，临卧茶清送下。

【主治】耳鸣及壅闭，至于聋者。

【出处】《万病回春·卷五》。

【方名】蚯蚓散

【组成】蚯蚓去土　川芎各等分。

【用法】上为细末。每服二钱，食后、临卧茶清调下。

【主治】耳聋。

【出处】《鸡峰普济方·卷十八》。

【方名】胜金透关散

【组成】川乌头一个炮,去皮脐,一方草乌用尖　华阴细辛各二钱　胆矾半钱　活鼠一个系定,热汤浸死,破喉开,取胆,真红色者是。

【用法】上为末，用鼠胆调和匀，再焙令干，研细，却入麝香半字，用鹅毛管吹入耳中；吹时口含茶清，候少时。十日内见效。

【主治】多年久患耳聋不可治者。

【出处】《普济方·卷五十四》。

【方名】鼠胆丹

【组成】鼠胆一个　川乌头一个水泡去皮　北细辛二钱　胆矾一钱半。

【用法】上为极细末，以鼠胆和匀，焙干研细，入麝香一分。口含茶满口，吹入耳中，每日二次，十日见功。

【主治】耳久聋不愈。

【出处】《吉人集验方》。

口疮

【方名】黛黄散

【组成】黄柏一两　青黛二钱　黄连　白芷各一钱半　赤芍　细茶各一钱　麝香二分五厘。

【用法】上为末。敷患处。

【主治】口疮及牙齿根臭烂，或黑色，或疼痛甚者。

【加减】若舌上生疮烂痛者，加酒炒黄芩、干姜、细辛、山栀各一钱，掺患上，噙之则涎出而愈。

【出处】《续名家方选》。

【方名】杏仁丸

【组成】杏仁去皮尖　腻粉各一分。

【用法】上为末，唾为丸。每服二丸，空心米饮、茶任下。

【主治】口舌疮。

【出处】《颅囟经·卷下》。

牙痛

【方名】白芷散

【组成】白芷　血余　川芎　百草霜　川乌　草乌　雄黄　花桑皮烧　朱砂　全蝎　麝香　北细辛　没药　当归各等分。

【用法】上为末。每服一钱，空心茶、酒任下。先将此药用醋调如膏，次以皂角炭火烧令烟出，却用皂角点药，搽患处，即安。

【主治】牙疼。

【出处】《朱氏集验方·卷九》。

【方名】虫牙漱方

【组成】芫花　细辛　川椒　雷丸　鹤虱　蕲艾　小麦　细茶。

【用法】煎汤漱口。

【主治】虫牙。

【出处】《证治宝鉴·卷十》。

【方名】定疼散

【组成】细茶叶　朴消　白芷　细辛　钟乳石　花椒各一两　冰片　麝香各一分。

【用法】上为末。每日早、晚擦之。

【主治】虫牙作痛，不可忍者。

【出处】《丹台玉案·卷三》。

【方名】茴香散

【组成】广木香　茶各一两　八角茴香　乳香　人参各半两　川楝子二两半去皮子　甘草　知母　小茴香　贝母各一两半　沉香二钱　安息香二钱半。

【用法】上为细末。好酒和聚，阴干为末。每服三钱，空心酒下。

【主治】牙痛。

【出处】《医方类聚·卷七十三》。

【方名】荆芥散

【组成】荆芥穗　薄荷叶去土　细辛去叶土　甘草炙各等分。

【用法】上为细末。每服二钱，茶调下；或用药五钱，水一大碗，煎三五沸，通口慢慢盥漱亦得。

【主治】风虫牙痛，牙槽浮肿。

【出处】《杨氏家藏方·卷十一》。

【方名】清上防风散

【组成】防风　细辛去苗叶　薄荷叶各一两　川芎七钱　独活去芦头　荆芥穗　天麻　甘草炙　白檀　白芷各半两　片脑子一钱别研。

【用法】上为细末，入脑子再研匀细。每服二钱，淡茶清调匀，稍热嗽冷吐，不拘时候。如觉头昏目痛，牙齿肿闷，用热茶清调三钱，食后服亦得。

【主治】上焦不利，风热攻冲，气血郁滞，牙齿闷痛，龈肉虚肿，鼻塞声重，头昏目眩。

【出处】《御药院方·卷九》。

【方名】仙人散

【组成】地骨皮二两酒浸二宿　青盐一两　黍黏子一两半炒　细辛一两酒浸。

【用法】上为细末，入麝香少许。每用一字，临卧擦牙，茶、酒漱，良久吐出。

【主治】牙痛。

【出处】《儒门事亲·卷十五》。

【方名】小至宝丸

【组成】荆芥　防风　何首乌　威灵仙　蔓荆子　菖蒲　苦参各三两。

【用法】上为细末,炼蜜为丸,如弹子大。每服一丸,细嚼,茶酒送下。

【主治】风牙病。

【出处】《普济方·卷六十九》。

【方名】玉液丹

【组成】五倍子拣明净者,敲作小块,去净虫网蛀屑。用好六安茶泡汁,待温浸洗,滤去茶汁。再用槽坊白药丸,研筛拌匀,放瓷器内,棉花覆紧,放于暖处,候生白毛为度。用筛盛放风日中,晒令极干,筛净白毛。如筛不尽,可用布将毛拭净。净末十两 儿茶 生甘草各二两 苏薄荷叶 乌梅肉各一两。

【用法】上为极细末。梨汁为丸,如龙眼核大。凉干收贮。每用一丸,清茶调匀,青绢蘸敷患上。

【主治】走马牙疳。

【出处】《疡医大全·卷十六》。

【方名】芫花散

【组成】芫花 细辛 川椒 蕲艾 小麦 细茶各等分。

【用法】上㕮咀。水一钟,煎七分,温漱口三四次。吐涎出即愈。

【主治】风虫诸牙痛。

【出处】《古今医统大全·卷六十四》。

🌑 牙疳

【方名】擦牙散

【组成】铜绿 雄黄 五倍子 枯矾 白褐煅 乌梅煅 细辛 胡黄连 苋菜根烧灰 石膏煅。

【用法】共为细末。清茶洗净,然后敷之。

【主治】痘后牙疳,一日烂一分者。

【出处】《种痘新书·卷十二》。

【方名】溺白散

【组成】溺垢即妇人尿桶中白碱,火煅五钱 白霜梅烧存性 枯白矾各二钱。

【用法】上研细末,先用韭根、松萝茶,煎成浓汁,乘热以鸡翎蘸洗患处,去净腐肉,见津鲜血,再敷此药,日敷三次。若烂至咽喉,以芦筒吹之。

【主治】走马牙疳。

【出处】《医宗金鉴·卷六十五》。

【方名】如圣散

【组成】人中白_{煅尽烟}一钱　铜绿二分　麝香半分。

【用法】上为末。以腊茶浸米泔水洗净血后,搽此药;内服黄柏丸。

【主治】牙疳,状如狐惑,初作气臭,次则牙齿黑,甚则龈肉烂面出血,或上下唇破鼻穿,牙齿落者,气喘痰潮,饮食减少。

【出处】《片玉心书·卷五》。

【方名】消疳解毒散

【组成】薄荷五分　儿茶一钱　冰片一分　人中白三钱　天花粉一钱　甘草五分　青黛　_{水澄}一钱　黄连五分　牛黄一分　珠子二分　雨前茶五分　白硼一钱。

【用法】上为极细末,以无声为度。先以浓茶拭净,方吹。

【主治】痘后牙疳。

【出处】《救偏琐言·备用良方》。

【方名】消疳散

【组成】人中白三钱　花粉　硼砂　青黛　儿茶　冰片　真珠各一钱　薄荷　黄连　雨前茶各五分。

【用法】上为极细末。先用浓茶拭净,掺患处。

【主治】痧后牙疳。

【出处】《治痧要略》。

【方名】走马散

【组成】白盐梅_{烧存性}　白明矾_煅各三钱　人中白五钱。

【用法】上为末。先将细茶煎浓汁,用发帚蘸汁,刷去腐肉,洗见鲜血,将药敷上,令吐毒涎,一日三次;烂至喉中者,用芦管吹入。虽遍口烂破者,敷之皆愈。惟山根发红点者不治。肉已腐者,剪去敷药;牙欲落者,摇去敷药。

【主治】牙疳腐烂至喉中,及牙落穿腮者。

【宜忌】忌油腻厚味、鸡、鹅、鱼腥、辛辣、一切发毒等物。

【出处】《治疹全书·卷下》。

❂ 骨槽风

【方名】珍珠冰片散

【组成】珍珠　红绒末　人中白_煅　鸡内金_{煅存性}　铜青　青靛　黄连　孩儿茶　细牙茶各一钱　枯矾二钱　冰片五分　麝香二分。

【用法】上为细末。先用蚌水澈净患处,每掺入之,一昼夜一二十次。

【主治】骨槽风。

【出处】《疮疡经验全书·卷二》。

◎ 喉风

【方名】如圣胜金锭

【组成】硫黄_{细研}　川芎　腊茶　薄荷_{去枝、梗}　川乌_炮　硝石_研　生地黄各二两。

【用法】上为细末,绞生葱自然汁搜和为锭。每服先用新汲水灌漱吐出,次嚼生薄荷五七叶微烂,用药一锭同嚼极烂,以井水咽下,甚者连进三服即愈;重舌腮肿,先服一锭,次以一锭安患处,其病随药便消;治冒暑伏热,不省人事,用生薄荷水调研一锭,灌下即苏;如行路常含一锭,即无伏热之患;口舌生疮,不能合口及食热物,如上法服讫,用水灌漱,嚼薄荷十叶,如泥吐出,再水灌漱,嚼药一锭含口内聚涎裹之,觉涎满方吐出,如此服三锭,便能食酒醋;遇食咸、酸、酢脯、炙煿,喉中生泡生疮,须掐破吐血,方与薄荷数叶,以一锭同嚼,井水吞下;砂淋、热淋,小便出血,同车前草七叶、生姜小块研烂,水调去滓,嚼药一锭,以水送下。此药常常随身备急。小儿只服半锭。

【功用】分阴阳,去风热,化血为涎,化涎为水。

【主治】急喉闭,缠喉风,飞疡,单双乳蛾,结喉,重舌木舌,腮颔肿痛,不能吞水粥。及冒暑伏热,不省人事,砂淋、热淋,小便出血。

【出处】《太平惠民和剂局方·卷七》。

◎ 喉痹

【方名】薄荷点汤

【组成】薄荷叶十两　瓜蒌根一两_{生用}　荆芥穗_{生用}四两　甘草五两一分_{生用}　砂仁三两_{生用}。

【用法】上为细末。每四两药末入霜梅末一两,研匀,以瓷器贮。每服一钱,清茶点吃。

【主治】风壅咽喉不利,痰实烦渴,困倦头昏,或发潮热,及一切风痰疮疥。

【出处】《摄生众妙方·卷六》。

【方名】黑金丹

【组成】黄连　黄芩　黄柏　山栀子　连翘　石膏　泽泻　赤芍药　大黄　枳壳　薄荷　牡丹皮　玄参　桔梗　防风　赤茯苓　荆芥各等分。

【用法】上大合一剂,水八碗,煎七碗,去滓,入芒硝一斤于内化开,澄去泥水,将药入锅内煎至干,须慢火铲起,入新罐内,上用新灯盏一个盖住,入水于盏内,火煅,候干,水三盏为度,取出放地上,去火毒,研为细末,入甘草末五钱搅匀。每服二钱,茶清送下。

【主治】上焦邪热,咽喉肿痛,及牙齿疼痛;伤寒误补,大潮大热,声哑不出,胸膈作痛,鼻衄吐红;痰壅火盛,癫狂谵语,一切实热之证。

【出处】《古今医鉴·卷四》。

【方名】黄连上清丸

【组成】黄连 黄芩 黄柏 山栀各八两 大黄十二两 连翘 姜黄各六两 玄参 薄荷 归尾 菊花各四两 葛根 川芎 桔梗 天花粉各二两。

【用法】炼蜜为丸。每服三钱,临卧茶清送下。

【主治】三焦热积,赤眼初起,咽喉疼痛,口舌生疮,心膈烦热,小便赤涩,一切风热之症。

【出处】《饲鹤亭集方》。

【方名】集成沆瀣丹

【组成】杭川芎酒洗 锦庄黄酒洗 实黄芩酒炒 厚黄柏各九钱酒炒 黑牵牛炒,取头末六钱 薄荷叶四钱五分 粉滑石水飞六钱 尖槟榔七钱五分童便洗,晒 陈枳壳四钱五分麸炒 净连翘除去心隔,取净 京赤芍炒各六钱。

【用法】依方炮制,和匀焙燥。研极细末,炼蜜为丸,如芡实大。月内之儿,每服一丸,稍大者二丸,俱用茶汤化服。但觉微有泄泻,则药力行,病即减矣;如不泄再服之,重病每日三服,以愈为度。此方断不峻厉,幸毋疑畏。

【主治】小儿一切胎毒,胎热,胎黄,面赤目闭,鹅口疮,重舌木舌,喉闭乳蛾,浑身壮热,小便黄赤,大便闭结,麻疹斑瘰,游风癣疥,流丹隐疹,痰食风热,疒腮面肿,十种火丹。

【宜忌】胎寒胎怯面青白者忌之,乳母切忌油腻。

【出处】《幼幼集成·卷二》。

【方名】加味凉膈散

【组成】黄连 荆芥 石膏 山栀 连翘 黄芩 防风 枳壳 当

归　生地　甘草　桔梗各等分　薄荷　白芷。

【用法】细茶为引,水煎服;或为细末,调服亦可。

【主治】实火蕴热积毒,二便闭塞,风痰上壅,将发喉痹,胸膈不利,脉弦而数。

【出处】《医林绳墨大全·卷八》。

【方名】秘方防风散

【组成】防风_{去芦}一两　白药三两黑牵牛半半两同炒,香熟为度,去牵牛一半。

【用法】上为细末。每服一钱匕,食后以茶酒任下。

【主治】风热上壅,咽喉不利。

【出处】《普济方·卷六十四》。

【方名】硼砂丸

【组成】蓬砂　马牙消各一分　丹砂半分　斑蝥二枚去头翅足,炒。

【用法】上为末,以生姜自然汁煮面糊为丸,如梧桐子大,腊茶为衣。每服二丸,腊茶送下。

【主治】咽喉肿痛,及走马喉痹。

【出处】《圣济总录·卷一二二》。

【方名】清凉散

【组成】山栀　连翘　黄芩　防风　枳壳　黄连　当归　生地　甘草各等分　桔梗　薄荷减半　白芷减半或不用亦可。

【用法】上锉一剂。如灯心一团,细茶一撮,水煎,磨山豆根调服。

【主治】一切实火咽喉肿痛。

【加减】咽喉干燥,加人参、麦门冬、天花粉,去白芷;咽喉发热,加柴胡;咽喉肿痛,加牛蒡子、玄参,去白芷;痰火盛,加射干、瓜蒌、竹沥,去白芷;咽喉生疮,加牛蒡子、玄参,去白芷;极热大便实,加大黄,去桔梗;虚火泛上,咽喉生疮,喉不清者,加黄柏、知母,去白芷。

【出处】《万病回春·卷五》。

【方名】如圣散

【组成】赤芍药一两　防风去又三分　天麻半两。

【用法】上为散。每服一钱匕,冷茶调下,不拘时服。

【主治】狗咽,及咽喉紧急。

【出处】《圣济总录·卷一二三》。

【方名】乳香丸

【组成】乳香研 石亭脂研 阿魏 密陀僧 安息香各一分 砒霜研半分 麝香研半两。

【用法】上药除安息香外,共为末,酒煮安息香为丸,如绿豆大。每服五丸,茶清送下,空心服。良久以热茶投令吐,更欲服,只用姜汤。

【主治】咽喉肿痛,喉痹及咽喉诸疾。

【出处】《圣济总录·卷一二二》。

【方名】上清丸

【组成】苏州薄荷叶一斤 百药煎半斤 砂仁一两 硼砂二两 冰片二钱 桔梗一两 甘草 玄明粉 诃子各半两。

【用法】上为极细末,炼蜜为丸,如芡实大。每服一丸,临睡噙化;或为小丸,茶清送下亦可。

【功用】止嗽,清音,润肺,宽膈化气。

【主治】口舌生疮,咽喉肿痛,咳嗽。

【出处】《古今医统大全·卷六十五》。

【方名】乌龙膏

【组成】皂角七梃捶碎,用水五升,接汁,滤去滓 草乌头锉碎 天南星锉碎 大黄锉碎各一两。

【用法】上药并入皂角水内,煮至二升,滤去滓不用,再熬成膏子,入新瓷器内盛,候微凝,入朴消末一两,搅匀候冷,入白僵蚕末一两,如前收之。如患喉痹,每服半匙头,以甘草汤或茶清化下,不拘时候。灌入口内立愈。如药干,以好酒少许润之。

【主治】喉痹,缠喉风。

【出处】《杨氏家藏方·卷十一》。

【方名】严氏赤麟散

【组成】真血竭五钱 巴豆七粒去壳 明矾一两。

【用法】上药打碎,同入新砂锅,炼至矾枯为度。每两加大梅片三分、硼砂三钱,共为极细末收固。用时以冷茶漱口,吹患处。

【主治】一切喉痹,缠喉,双单蛾,咽喉恶证。

【宜忌】喉癣、咽疮虚证勿用。

【出处】《重楼玉钥·卷上》。

【方名】郁金散

【组成】巴豆七粒**三生四熟,火烧存性** 雄黄**皂子大** 郁金一枚。

【用法】上药各为末,和匀。每服半字。茶两呷调下。如口噤,用竹筒纳药在内,吹入喉中,须臾吐利为度。

【主治】缠喉风,喉闭。

【出处】《杏苑生春生春·卷六》。

【方名】追涎散

【组成】石绿 腊茶各等分。

【用法】用薄荷酒调下,灌入喉中。吐涎即止。

【主治】喉闭。

【出处】《魏氏家藏方·卷九》。

喉蛾

【方名】如圣金锭

【组成】硫黄 川芎 腊茶 薄荷 川乌 消石 生地各等分。

【用法】上为末,生葱汁和成锭子。每服一锭,先以凉水灌漱,次嚼薄荷五七叶,却用药同嚼烂,以井花水咽下,甚者连进二服,并含之。

【主治】咽喉急闭,腮颔肿痛,乳蛾结喉,木舌重舌。

【出处】《医学入门·卷七》。

喉痛

【方名】金锁匙

【组成】川乌**去皮一钱** 怀地黄**去皮**四钱 薄荷叶一钱。

【用法】上为末。每服一钱,食后淡茶调下。

【功用】疏风消肿。

【主治】咽生疮,或满,或红,或白。

【宜忌】忌冷水;如麻,只服生姜汁解。

【出处】《外科百效全书·卷二》。

【方名】苔罗散

【组成】蔗渣五分 黄柏三分 乳香**去油** 没药**去油**各三分 硼砂三分 大红绒五分 绿罗五分 青苔三分**井口者佳** 人中白一钱 青黛三分 龙骨三分 松萝茶三分 薄荷叶五分 冰片三分。

【用法】共研极细末。吹之。

【主治】烟筒误伤咽喉,以至肿痛溃烂。

【出处】《喉科指掌·卷一》。

咽喉异物

【方名】如圣散

【组成】栝楼用瓤二枚 杏仁去皮尖双仁,炒一两半 甘草炙三分 皂荚炙一寸与甘草同为末。

【用法】上药先研栝楼、杏仁烂,次以甘草皂荚末,和为饼子,铛中煿令干,重捣为细末。每服一钱匕,腊茶一钱匕,调下黄腊少许,水一盏,同煎七分,热服亦得,未效再服。

【主治】咽物误置喉中不出。

【出处】《圣济总录·卷一二四》。

骨鲠

【方名】备急散

【组成】五倍子末一两 先春茶末半两。

【用法】上为末。每抄一钱,温汤半盏调化,少与咽下,不拘时候。依此法服饵,不过三五次即效。如骨出或刺破处血来多者,硼砂末六钱,水煎消毒饮调服。血止痛住,肿退食进。

【主治】小儿诸般骨骸骨鲠,致咽喉肿痛。

【出处】《活幼心书·卷下》。

【方名】钓鳖丸

【组成】威灵仙根不拘多少。

【用法】用酽醋浸二日,晒干为末,醋糊为丸,如梧桐子大。每服一丸或二丸,半茶半汤送下。如觉要吐,用砂糖、铜青为末,共半匙,滴油一二点,以茶汤调服,即可吐出原物,如药性来迟,令患者两手伏地,用清水一盆,鹅翎搅乱即吐出。

【主治】骨梗骨鲠咽喉,不能吞吐,势急者。

【出处】《疡料科选粹·卷七》。

【方名】附子丸

【组成】附子一枚炮裂,去皮脐 桂去粗皮 细辛去苗叶 陈橘皮汤浸,去白,焙

消石　青橘皮_{汤浸，去白，焙}各一分。

【用法】上为末,炼蜜为丸,如小皂子大。每含一丸咽津,如两盏茶久未应,即用桂末煎汤助之,其骨立出。

【主治】骨鲠在喉中。

【出处】《圣济总录·卷一二四》。

【方名】神仙钓骨丹

【组成】朱砂一钱　丁香一钱　血竭五钱　磁石五钱　龙骨五钱。

【用法】上为末,黄蜡三钱为丸,朱砂为衣。每服一丸,香油煎,好醋吞下,如要吐,用矮荷即红内消煎好醋吃,后用浓茶任服。如无矮荷,用桐油代之。其骨自随药带下或吐出。

【主治】骨鲠。

【出处】《古今医鉴·卷十六》。

【方名】诸骨鲠方

【组成】细茶　老鸭。

【用法】细茶浓煎,连吃五七碗,以饱为度。却用老鸭刀子擂烂,冷水调服,即吐。如不吐,将鹅翎探喉,即吐其骨。

【主治】鸡、骨等骨所鲠。

【出处】《种杏仙方·卷四·诸骨鲠》。

喉证

【方名】茶柏散

【组成】细茶_{清明前者佳}　黄柏　薄荷叶各三钱_{苏州者}　硼砂煅二钱。

【用法】上为极细末,取净末和匀,加冰片三分。吹入。

【主治】诸般喉症证。

【出处】《万氏家抄方·卷二》。

白喉

【方名】加减三黄二香散

【组成】锦纹大黄五钱　生蒲黄四钱　川黄柏三钱_{共生研细末}　再入原麝香三分　上梅片三分。

【用法】上和匀为末。用茶清调敷;或用白蜜融化敷之亦可。如红肿热甚,用大青叶汁或芭蕉根汁调敷均可。

【功用】消散。

【主治】疫喉初起,项外漫肿。

【出处】《疫喉浅论》。

【方名】平险如意散

【组成】赤小豆四钱　大黄四钱　芙蓉叶四钱　文蛤三钱　四季葱三根　鼠黏三钱　燕子窝泥五钱。

【用法】上为细末。将四季葱捣汁,以陈茶水、白酒各半调和,炒微热,敷颈项。

【功用】拔毒外出,消肿止痛。

【主治】白喉,内外俱肿急者。

【出处】《白喉全生集》。

【方名】辛夷散

【组成】辛夷二粒　桔梗　防风去芦　茯苓　僵蚕各三钱　前胡一钱五分　法夏姜汁炒　蝉蜕九只去头翅足　白芷　川芎各二钱　黄粟芽八分　薄荷五分　陈茶五钱　苍耳四分　木通　陈皮　粉草各一钱　生姜一片。

【用法】水煎服。

【主治】白喉。

【加减】头面浮肿,去白芷,加白附;结胸痰鸣气促,去白芷,加旋覆花;小便赤涩,加茵陈、瞿麦、萹蓄;鼻孔出血或吐血,加白茅根、藕节、侧柏叶炭。

【出处】《白喉全生集》。

第六节　养生保健

养生

【方名】保身丹

【组成】白槟榔　车前子　大麻子略炒一两砖微磨去壳,另研　郁李仁汤泡去皮　菟丝子酒浸二宿,蒸,捣,晒,去皮,再酒蒸　牛膝酒浸二宿　山茱萸酒洗取

肉　山药各二两　大黄晒拌,蒸黑色五两　枳壳　独活各一两。

【用法】上为细末,炼蜜为丸,如梧桐子大。每日早、晚服二十丸,米汤、茶、酒任下。药后如泄,以羊肚、肺煮羹补之。

【功用】搜风顺气。

【主治】三十六种风,七十二般气,上热下冷,腰膝酸疼,手足倦怠,喜睡恶食,颜枯肌馁,赤黄疮毒,气块下注,肠风痔漏,语颤言謇,左瘫右痪,憎寒毛竦,久疟吐泻,洞痢。男子阳痿,女人无嗣,七癥八瘕。

【加减】风盛,加防风二两;气盛,加广木香五钱。

【出处】《扶寿精方》。

【方名】何首乌丸

【组成】何首乌一斤半　菖蒲半斤二味同米泔浸五日,逐日一换,铜刀切,晒干　牛膝去苗一斤　天南星四两。

【用法】上药并生为末,酽醋五升,好酒一斗,入药末调之,以文武火熬成膏,可丸即丸,如梧桐子大。每服二十至三十丸,空心盐汤送下,临卧盐茶送下十丸。

【功用】治脚膝,壮筋骨,乌髭鬓,理风虚,悦颜色,补益。

【主治】一切风攻,手足沉重,皮肤不仁,遍身麻木,风劳风疾。

【出处】《圣济总录·卷一八六》。

【方名】疏风顺气丸

【组成】大黄五两用酒洗过,蒸黑色　麻仁微炒,锉去壳,取仁二两　山茱萸酒浸,取皮二两　山药二两　郁李仁汤去皮二两　菟丝子淘浸,酒煮二两　独活一两　牛膝酒浸二两　枳壳去瓤,面炒二两　槟榔二两　车前子酒浸二两半。

【用法】上为末,炼蜜为丸,如梧桐子大。每服三五十丸,平旦,临卧茶、酒任下。

【功用】补精驻颜,疏风顺气。

【主治】三十六种风,七十二般气,上热下冷,腰腿疼痛,四肢无力,多睡少食,渐渐羸瘦,懒动,颜色不完,赤黄恶疮,口苦无味,积年癖块,男子伤虚,女人无嗣,久患寒热疟疾,吐逆泻痢,便成劳瘵,百节酸疼。

【出处】《摄生众妙方·卷三》。

【方名】菟丝子丸

【组成】菟丝子酒浸,焙干,别杵　菖蒲切,焙　远志去心　地骨皮　生干地黄焙各二两。

【用法】上为末,炼蜜为丸,如梧桐子大。每服三十丸,茶、酒任下。

【功用】补益真气,强力益志。

【出处】《圣济总录·卷一八六》。

【方名】望梅丸

【组成】盐梅四两　麦冬_{去心}　薄荷_{去梗}　柿霜　细茶各一两　苏叶_{去梗}五钱。

【用法】上为细末,白霜糖四两,共捣为丸,如鸡豆大;加参一两更妙。旅行带之,每含一丸,可代茶。

【功用】生津止渴。

【出处】《串雅外编·卷三》。

【方名】枸杞茶

【组成】枸杞子_{深秋摘红熟者}。

【用法】同干面拌和成剂,捏作饼样,晒干,研为细末,每江茶一两,杞子末二两,同和匀,入炼化酥油三两,或香油亦可,旋添汤搅成膏子,用盐少许,入锅煎熟饮之。

【功用】明目。

【出处】《遵生八笺·卷十三》。

【方名】还童丹

【组成】沉香　白茯苓　木通　熟地黄　晚蚕蛾　桑螵蛸　巴戟_{酒浸,去心}　安息香_研　益智仁　牛膝_{酒浸}　胡芦巴_{酒浸}各一两　木香一两半　红花　没药_研　莲心　莲肉_净　细墨_{烧烟}　五色龙骨_煅　朱砂各五钱　菟丝子_{酒浸}七钱半　苁蓉一两二钱_{酒浸}　破故纸七钱_{酒浸}　青盐三钱　麝香一钱　海马一对_{微酥炙炒}　母丁香七钱。

【用法】上为细末,酒糊为丸。每服三十丸,加至五十丸,空心酒送下。此药不湿不燥,老少可服,大通气血,驻颜生精,服之七日见效。夏月茶清下妙,干物压之。

【功用】壮气血筋力,助脾胃,进饮食,益颜色,添精髓,固元阳。

【出处】《普济方·卷二二四》。

【方名】松黄颐寿丹

【组成】松香一斤_{嫩白莹净者,碾为末,筛过去滓,用新汲水十余碗,砂锅内桑柴火煮一炷香,不住手搅,冷定倾出苦水,仍换新水,更煮更搅,如此十四五次,直待水煮不苦为}

度,再用白酒四五碗,亦煮一炷香,冷定,取出晒干,碾为细末 熟地黄半斤怀庆肥大者,拣去不黄不用,浸,蒸烂,捣成膏 乌梅肉六两安吉者佳,焙干,碾为末。

【用法】上为末,如干散难丸,加酒打面糊少许,和之易丸为度,如梧桐子大。每服三五十丸,食前茶汤、白酒任下。

【功用】益寿。

【出处】《遵生八笺·卷十七》。

【方名】香甲丸

【组成】柴胡 生干地黄 荆三棱各三分 鳖甲醋炙黄 神曲炒 杏仁 熟干地黄 麦蘖炒各一两 牛膝 木香 姜黄 当归各半两 白术 川芎各一分。

【用法】上为细末,白面糊为丸,如梧桐子大。每服十丸,空心清茶送下;米饮亦得。

【功用】健脾胃,畅神气,充肌肤,泽颜色。

【主治】男子、妇人、童男、室女气血虚疏,肌肤消瘦,百节痛,五心烦热,四肢逆冷,不思饮食,中满气滞,妇人经血凝涩。

【出处】《幼幼新书·卷二十一》。

【方名】远志丸

【组成】远志去心一两 山芋 人参 白茯苓去黑皮各半两 金箔 银箔各十片。

【用法】上为末,炼蜜为丸,如梧桐子大。每服十丸,茶、酒随意送下。

【功用】强力益志,延年。

【出处】《圣济总录·卷一八六》。

🍵 健齿

【方名】长春散

【组成】甘松 诃子 人参 胆矾 金丝矾 青盐别研,临时旋用各三钱 细辛五钱 百药煎 川芎各五钱 绿矾醋烧七次 白芷 白檀各四钱 酸石榴皮四钱 五倍子一两 茯苓二钱 橡斗子三十个烧存性 江茶 麝香少许。

【用法】上为细末。夜间临卧,先用青盐、茶末擦牙毕,次用前药末刷牙。每日早晨服不老汤下还童丸,以助药力。

【功用】乌髭须,牢牙齿。

【出处】《医方类聚·卷七十二》。

【方名】诃子散

【组成】诃子　金丝矾　川芎　细辛　砂仁　人参　胆矾　麝香　江茶各二钱。

【用法】上为细末。临卧刷牙揩齿。

【功用】令齿白。

【出处】《普济方·卷七十》。

【方名】元戎麝香间玉散

【组成】酸石榴皮　诃子各二两　升麻　绿矾枯　何首乌　青盐　百药煎　五倍子　没石子各一两半　白茯苓一两　细辛　石胆矾各半两　荷叶灰　白檀　川芎　白芷　甘松　零陵香　茴香　藿香叶　猪牙皂角灰　木鳖子各二钱　荜茇　青黛各一钱半　麝香一钱　脑子半钱。

【用法】上为末。用药后,茶清漱之。

【主治】牙齿动摇。

【出处】《玉机微义·卷三十》。

解酒

【方名】百杯丸

【组成】缩砂仁　高茶各一两　诃子一个　麝香一钱　脑子少许。

【用法】上为细末,炼蜜为丸,每一两作十丸。未饮酒先细嚼一丸,酒送下。

【功用】饮酒不醉。

【出处】《济阳纲目·卷十一》。

【方名】解酒仙丹

【组成】白果仁八两　葡萄八两　薄荷叶一两　侧柏枝一两　细辛五分　樟脑五分　细茶四两　当归五钱　丁香五分　官桂五分　砂仁一两　甘松一两。

【用法】上为细末,炼蜜为丸,如芡实大。每服一丸,细嚼,清茶送下。

【功用】解酒。

【出处】《寿世保元·卷二》。

【方名】万杯不醉丹

【组成】白葛根四两盐水浸一昼夜,取出晒干 白果芽即银杏内青芽一两蜜水浸一日,砂锅内焙干 细芽茶四两 绿豆花四两阴干 葛花一两童便浸七日,焙 陈皮四两盐水浸一日,焙 菊花蕊未开口菊青朵头四两 豌豆花五钱 真牛黄一钱 青盐四两盛牛胆内煮一炷香,同胆皮功用。

【用法】上为细末,用蟒胆为丸,如梧桐子大。饮酒半醉,吞一丸,其酒自解。再饮时再服,如此经年不醉。

【功用】解酒醉。

【出处】《种杏仙方》。

美容

【方名】分气丸

【组成】糖球子即山楂 甘草二斤 香附半斤 藿香叶 甘松各一两。

【用法】上为末,炒面糊为丸,如梧桐子大。每服四五丸,嚼茶清送下,不拘时候。

【功用】驻容颜。

【出处】《丹溪心法附余·卷二十四》。

【方名】神效散

【组成】江茶 生面各等分。

【用法】上为末。用生麻油调涂患处,每日换一次。

【主治】头面汤泼火伤,肌肉虽已平复,遂成瘢痕,鬓发不生。

【出处】《杨氏家藏方·卷十四》。

【方名】五参丸

【组成】人参 丹参各一钱 苦参 沙参 玄参各一两。

【用法】上为末,用胡桃仁五钱,重杵碎为丸,如梧桐子大。每服三十丸,茶汤送下,一日三次,食后服。

【主治】酒刺,面疮。

【出处】《普济方·卷五十一》。

【方名】犀角升麻丸

【组成】犀角一两五钱 升麻一两 羌活一两 防风一两 白附子五钱 白芷五钱 生地黄一两 川芎五钱 红花五钱 黄芩五钱 甘草生二钱

五分。

【用法】上为细末,合匀,蒸饼为小丸。每服二钱,食远,临卧用茶清送下。

【主治】雀斑。

【出处】《医宗金鉴·卷六十三》。

乌发

【方名】赤金散

【组成】红铜落打_{红铜器落下者,滚水淘净,铜勺中灼赤,米醋煅七次}三钱 川五倍_{如菱角者佳,碎如豆粒,去末,无油锅内炒,先赤烟起,次黑烟起,即软如泥,若不透则不黑,又不可太过则须色绿。第一要火候得宜,将湿青布一方包,压地下成块}一两 何首乌_{干者,碎为粗末,炒黑存性,忌犯铁器} 枯矾三钱 没石子_{碎如米粒,醋拌,炒黑存性}。

【用法】上为极细末。入飞面三钱和匀,每用二三钱,量须多少,临用每钱入食盐一厘,浓煎茶浆,调如稀糊,隔水炖发,候气如枣,光如漆,再调匀,先将肥皂洗净须上油腻,拭干,乘热将刷子脚搽上,稍冷则不黑,以指捏须,细细碾匀搽完,以纸掩之,展起以温水洗净,须连用二三夜,即黑亮如漆,过半月后,须根渐白,只用少许,如法调搽根上,黑处不必染。

【功用】染须黑润不燥,久不伤须。

【出处】《张氏医通·卷十五》。

【方名】青丝散

【组成】香白芷 白茯苓各五钱 母丁香 细辛 当归 川芎 甘草 甘松各三钱 升麻 旱莲草 地骨皮 生地 熟地 青盐 破故纸各二钱 寒水石七钱_煅 香附米一两_{生姜汁浸一宿,炒} 何首乌一两 麝香五分 高茶末。

【用法】上为细末。擦牙,刷毕咽药,余津润髭,一月白者顿黑。

【功用】补虚牢牙,黑髭须。

【宜忌】忌食萝卜。

【出处】《医学纲目·卷二十九》。

【方名】四仙丹

【组成】杞_{春甲乙采杞叶,夏丙丁采花,秋庚辛采子,冬壬癸采根皮}。

【用法】上为末,以桑椹汁为丸。每服五十丸,茶清、酒任下。

【功用】乌髭驻颜,明目延年。

【主治】诸风疾。

【出处】《儒门事亲·卷十五》。

【方名】天下第一乌须方

【组成】五倍子一斤择整个者，个个捶破，去虫土，择粗者如黄豆大，次者如赤小豆大，又次者如绿豆大，分三样，入新罐内炒如栗壳色，以青湿布包之，以脚踏成饼，晒干为末，锡罐盛贮，筑实封口，勿令泄气，听用　红铜末半斤淘去皮土，见清水令干，入铁锅内炒大热。倾入酽醋少半碗，拌匀湿透，再炒，入醋七次，研为末，箩过，以棉纸绵纸另包，听用　白矾四两为末，另包　皂矾四两为末，另包　白及四两为片，焙干，切，为细末，纸包。

【用法】上每遇染须时，量须之多少用药，加五倍子九钱，铜末一钱八分，白矾、白及、皂矾各九分，再加食盐九分，共入于碗内，再研极细。入小铜杓内，以浓茶卤调如稀糊，放木碳火上，徐徐熬之，不住手搅匀，熬成稠糊为度。预先以肥皂水洗净须鬓，待干，以抿子挑药乘热敷须鬓上，用油纸兜住。外用乌帕包裹至顶，解衣护枕而睡，至半夜验药将干，以手搜去残药；如干甚，用茶卤湿润，去药；至天明洗面，略洗须鬓，如面皮上有黑处，以指蘸香油涂摩，即用软纸擦去油迹，染后仍以香油少许润之，即明黑可观。先一月染上四次，半月染一次，永不露白。

【功用】乌须鬓。

【出处】《寿世保元·卷六》。

【方名】外染乌云膏

【组成】五倍子制五钱　铜末制二钱　白矾　白盐各一钱半　没石子二个面炒黄色。

【用法】上为末，浓茶调，重汤煮见黑色。先将皂角水洗净须发，然后涂药，包裹一夜，次早洗去，以胡桃油涂之令润。

【功用】乌须发。

【出处】《东医宝鉴·卷四》

【方名】五白玉粉散

【组成】大灰即石灰，煅红，草节、槐柳条碎切，炒二两五钱　生蛤粉一两九钱　铅粉九钱半　土粉四钱七分　轻粉二钱半。

【用法】上为细末。临卧先用浆水洗净，再用温水或茶水调药涂须发上，用荷叶贴住，绢帛栓裹，勿令通风。次早用皂荚水洗，转白如漆。

【功用】乌须发。

【出处】《普济方·卷四十九》。

✿ 乌须

【方名】通用乌须方

【组成】五倍子要川中大者，打如豆大，锅内炒黑色，白烟起时自然炒作一团，取起，裹湿青布内踏成饼，以石压，晒干收，听用　红铜花将细红铜丝以炭火煅，醋中淬之，不拘遍次，以化尽为度；去醋，取铜花，晒干　皂矾三分　明矾三分　没石子一分　食盐二分　硇砂净一分。

【用法】每次染时，旋配倍子末，以二钱为则，铜花四分，余皆一二分，和匀作一副，以烧酒或煎浓茶用瓷酒杯调如稀糊，坐汤中煮之，杯内绿气生面为好。先用皂角汤洗须净，拭干，将药以掠柄涂上，以皮纸苔湿包之，或以青布囊之过夜。次早温水洗洗之，不润，用胡桃油捻指润之，一连染二夜，其黑如漆，制得法者可黑一月。

【功用】乌须。

【出处】《古今医统大全·卷六十六》。

【方名】乌须方

【组成】五倍子二钱　皂矾四分八厘　青盐六分　紫铜末一分五厘　榆香末六分　松萝茶三钱。

【用法】上为末。蒸透用。

【功用】乌须。

【出处】《本草纲目拾遗·卷六》。

【方名】乌须方

【组成】五倍子一两　硇砂春冬八分，秋夏三分　红铜末　白矾　没石子各一钱。

【用法】上药各为极细末。先将须发用肥皂洗净，以布拭干；将药入于白茶盏内，又用浓茶、食盐些须，调前药放于锅内，煮三、四沸，看其不稠不稀，取起，趁热以眉掠挑药，染涂白处，以油纸包裹一二小时，解去油纸，候干洗净，须发即黑。

【功用】染乌须发。

【出处】《鲁府禁方·卷二》。

【方名】乌须方

【组成】五倍子一两**炒** 青盐一钱**炒** 胆矾一钱 明矾一钱 铜青二钱 飞面五分。

【用法】用六安粗茶调稠,重汤炖至起泡。刷须上,干则洗去。一月两乌,永不见白。

【功用】乌须。

【出处】《何氏济生论·卷六》。

【方名】乌须神妙方

【组成】五倍子**炒黑,为末** 铜末一钱 白及末八分 食盐三分 诃子末三分 没石子末三分 白矾三分 黑矾三分 细辛末三分。

【用法】上为细末,热茶调稀,重汤煮,入黑矾再煮,面上生花。搽须上,油纸裹,立黑。

【功用】乌须。

【出处】《寿世保元·卷六》。

第七节　嗜茶

【方名】黄胖药

【组成】红枣四两 皂矾二两 锅焦三两 荷叶二面 灰面十二两。

【用法】灰面炒黄,红枣煮熟,去皮核,取肉,锅焦煮烂,皂矾、荷叶煎汁捣丸。每服三钱。

【主治】黄胖,其证必吐黄水,毛发皆直,或好食生米、茶叶、土、炭。

【出处】《医述·卷八》。

【方名】星术丸

【组成】白术一两 南星 青皮 陈皮各三钱。

【用法】面糊为丸服。

【主治】茶积。好饮茶成癖积,或喜吃干茶叶而成积,面黄,胸膈或空或胀无常。

【出处】《杂病源流犀烛·卷十四》。

【方名】星术丸

【组成】牛胆南星　白术　石膏　黄芩　芍药　薄荷各等分。

【用法】上为末,砂糖调成膏,津液化下。或为丸服亦可。

【主治】吃茶成癖。

【出处】《医学入门·卷七》。

第三章

茶疗医案

第一节　内科

◐ 感冒

一何叟年近八旬，冬月伤风，有面赤气逆、烦躁不安之象。孟英曰：此喻氏所谓伤风亦有戴阳证也，不可藐视。以东洋人参、细辛、炙甘草、熟附片、白术、白芍、茯苓、干姜、五味、胡桃肉、细茶、葱白，一剂而瘳。孟英曰：此真阳素扰，痰饮内动，卫阳不固，风邪外入，有根蒂欲拔之虞。误投表散，一汗亡阳，故以真武、四逆诸法，回阳镇饮，攘外安内，以为剂也。不可轻试于人，致干操刃之辜，慎之慎之！（王士雄《王氏医案·卷一》）

石念祖评析说：戴阳阳外阴内，外实内虚，面赤气逆，烦躁不安。孟英诊断戴阳，必脉重按无力，不嗜冷饮。高丽参三钱、北细辛八分火入，炒、甘草三钱、熟附片五钱、炒白术三钱、酒炒白芍一钱五分、白茯苓干切三钱、炒干姜四钱、北五味杵，先三钱、连衣胡桃肉五钱先煎、陈细茶一钱、连须鲜葱白三钱去葱管、火入。姜、附分两重于参、苓、术、草，则四君能动荡补阳，而无着滞不行之弊；细辛为药入下焦之引导；干姜合四君坐镇中枢；五味、胡桃潜纳浮阳；胡桃滋润得阳中之阴，与病情有相悦以解之炒；白芍、细茶反佐；葱白正治伤寒。（石念祖《王孟英医案绎注·卷一·伤风戴阳》）

◐ 伤寒

王侍澄，五旬外。自秋积劳兼郁怒，患伤寒至五日，忽吐泻不止，吐蛕虫数条。小便不通，目俱赤，烦躁呃逆，足冷至膝，脉沉微无神。余初诊以回阳反本汤：参一钱半，附子五分，干姜一钱，炙草一分，北味二分，川连、细茶各五分，河水煎，加猪胆汁五匙、童便一小杯，冷水探冷与服。服下稍安，越晨脉渐出，呃逆转甚。余谓寒气自下而升，逆而为哕。盖寒从水化，哕之标在胃，哕之本在肾，须温肾于下，以引其寒下达。即小水不通，亦阳气不能舒化。用故纸、牛膝、茴香、泽泻、肉桂、沉香，内参四钱、附子二钱；外以葱饼炒热覆脐上，艾火如弹子大，灸十余壮。腹中响，三更时小便忽行，约四五碗。随腹痛甚，脉稍数意。药无向导，饮童便一碗，痛立止，次日渴躁减，足亦温，呃仍不止。午后仍腹胀，小水前晚通后亦竟不行。用蜜导，大便去黑血十余块，小水亦解碗许，知饥安寐。是日进谷稍多，腹胀，小水不通。晚间又葱艾灸如前法，且将葱汤浸小腹，得泄水碗余。次早与补中益气汤，加附子五分以升提。至晚胀益甚，令人以口吮拔之，阳物益缩入小腹。再以参二钱煎汤，调琥珀末一钱、茯苓一钱，同参煎。服下少许,即去水碗许,神稍安得寐。是晚又以参五钱、附子二钱,调下琥珀末二钱,小水立解约五碗。又大便下血数块,呃逆未止。其势大有生松机,调理数日全愈。同与商榷者,法远儒、徐中楫辈,每漏三下,尚相集构思,经营施治,用心良苦矣!（徐珊《八家医案·石瑞章医案》）

● 温病

冬伤于寒,春必病温。此症恰值交春而发,脉数弦急,舌红燥无苔,咳嗽身热,上呕下利。邪势充斥,防其传变。

葛根、大豆卷、桔梗、软白薇、大杏仁、赤芍、元参心、独活、酒黄芩、生甘草、麻黄、陈细茶、姜皮。

复诊:呕止泻缓,汗未沾足,舌红燥,咳嗽气息,身热。伏温之病,势在方张。

葛根、大豆卷、紫菀、软白薇、甘草、赤芍、元参心、银花、丹皮、肥玉竹、连翘、茅芦根。

复诊:温邪初起即漏底(指表证而兼泄泻,编者注),势先内趋。今利虽止,舌犹红燥,咳嗽痰鸣,得汗热不退,幸勿昏喘为妙。

羚羊尖、元参、软白薇、贝母、大杏仁、地骨皮、甘草、冬桑叶、兜铃、炒牛蒡、天花粉、钩钩。（徐养恬《徐养恬方案·卷上·春温》）

伏邪,乃冬伤于寒,春必病温,夏必病热。邪从中发,表里分传,即数月后化热之伤寒,非正伤寒数日后化热可比。既从热化,从无寒症,以溲赤为据。今第三日苔黄,溲赤,神烦不寐,身热,有汗不透,六脉皆数。显是伏邪化热伤阴,有神糊、呃逆之虑。《医话》双解饮为宜。

羌活、柴胡根、甘葛、黄芩、炙甘草、鸡心槟榔、川厚朴、枳壳、苦桔梗、赤芍药、生姜。

第四日,进双解饮得大汗,热退不静,舌苔转黑起刺,溲更浑赤,大便未解,夜烦谵语,邪入阳明胃腑,热极亡阴之象。速宜下结存津,不至呃逆、神昏为吉。

柴胡根、黄芩、赤芍、枳实、制半夏、生大黄、元明粉、炙甘草。

第五日,服下结存津法,大解三次,色如败酱,夜寐稍安,苔刺稍软。谵语虽止,神志未清,心下反觉拒按,伏邪传胃,化之不尽。宜复下之。

黑山栀、薄荷、连翘、黄芩、生大黄、元明粉、炙甘草。

第六日,复下,夜来大解颇多,中带痰涎汁沫,遂得大汗发背沾衣,诸症如失。然脉犹带数,余氛未靖,养阴涤热主之。

犀角片、大生地、粉丹皮、白芍、黄芩、薄荷、黑山栀、连翘。

第七日，进养阴涤热之剂，数脉已缓，胃气亦醒，溲色澄清，阴伤未复，善后宜慎。食肉则复，多食则遗，此其禁也。

北沙参、大麦冬、五味子、君眉茶叶、生姜。

滚水浸，代茶解渴。（蒋宝素《问斋医案·卷第四》）

今年七月，秋暑未除，初病头痛身热，是暑由上窍伤及清阳，医药当辛凉取气，同气相求。中上之轻邪自散，无如辛温、苦寒、清滋之类杂然并投。水谷内蒸，氤氲不解，见症仍在身半以上，躯壳之间，非关脏腑大病，第能蔬食十日，可解上焦之郁。

川芎、薄荷、荆芥炭、炒白芷、蔓荆子、菊花蒂、元茶三钱；煎汤代水。（叶桂《叶氏医案存真·卷一》）

石膏之性，又善清咽喉之热。

沧州友人黄寿山，年三十余二初次感冒发颐，数日颌下颈项皆肿，延至膺胸，复渐肿而下。其牙关紧闭，惟自齿缝可进稀汤，而咽喉肿疼，又艰于下咽。延医调治，服清火解毒之药数剂，肿热转增。时当中秋节后，淋雨不止，因病势危急，冒雨驱车三十里迎愚诊治。见其颌下连项，壅肿异常，状类时毒（疮家有时毒证），抚之硬而且热，色甚红，纯是一团火毒之气，下肿已至心口，自牙缝中进水少许，必以手掩口，十分努力方能下咽。且痰涎壅滞胸中，上至咽喉，并无容水之处，进水少许，必换出痰涎一口。且觉有气自下上冲，时作呃逆，连连不止。诊其脉洪滑而长，重按有力，兼有数象。愚曰："此病俗所称虾蟆瘟也，毒热炽盛，盘踞阳明之府，若火之燎原，必重用生石膏清之，乃可缓其毒热之势。"从前医者在座，谓"曾用生石膏一两，毫无功效。"愚曰："石膏乃微寒之药，《本经》原有明文，如此热毒，仅用两许，何能见效。"遂用生石膏四两，金线重楼此药须色黄、味甘、无辣味者方可用，无此则不可以用、清半夏各三钱，连翘、蝉蜕各一钱为咽喉肿甚表散之药，不敢多用，煎服后，觉药停胸间不下，其热与肿似有益增之势，知其证兼结胸，火热无下行之路，故益上冲也。幸药房即在本村，复急取生石膏四两，生赭石三两，又煎汤徐徐温饮下，仍觉停于胸间。又急取生赭石三两，蒌仁二两，芒硝八钱，又煎汤饮下，胸间仍不开通。此时咽喉益肿，再饮水亦不能下，病家性恐无措。愚晓之曰："我所以亟亟连次用药者，正为此病肿势浸增，恐稍迟缓，则药不能进，今其胸中既贮如许多药，断无不下行之理，药下行则结开便通，毒火随之下降，而上焦之肺热必消矣。"时当晚十句钟，至夜半药力下行，黎明下燥粪数枚，上焦肿热觉轻，水浆可进。晨饭时，牙关亦微开,服茶汤一碗。午后,肿热又渐增,抚其胸热犹烙手,脉仍洪实。意其燥结必未尽下,遂投以大黄六钱,芒硝五钱,又下燥粪兼有溏粪,病遂大愈。而肿处之硬者,仍不甚消,胸间抚之犹热,脉象亦仍有余热。又用生石膏三两,金银花、连翘各数钱,煎汤一大碗,分数次温饮下,日服一剂,三日痊愈(按此证二次即当用芒硝、大黄)。(张锡纯《医学衷中参西录·石膏解》)

温病咳嗽泄泻呕吐

冬伤于寒,春必病温。此症恰值交春而发,脉数弦急,舌红燥无苔,咳嗽身热,上呕下利。邪势充斥,防其传变。

葛根、大豆卷、桔梗、软白薇、大杏仁、赤芍、元参心、独活、酒黄芩、生甘草、麻黄、陈细茶、姜皮。

复诊:呕止泻缓,汗未沾足,舌红燥,咳嗽气息,身热。伏温之病,势在方张。

葛根、大豆卷、紫菀、软白薇、甘草、赤芍、元参心、银花、丹皮、肥玉竹、连翘、茅芦根。

复诊:温邪初起即漏底(指表证而兼泄泻,编者注),势先内趋。今利虽止,舌犹红燥,咳嗽痰鸣,得汗热不退,幸勿昏喘为妙。

羚羊尖、元参、软白薇、贝母、大杏仁、地骨皮、甘草、冬桑叶、兜铃、炒牛蒡、天花粉、钩钩。(徐养恬《徐养恬方案·卷上·春温》)

朱笠莽感寒

朱笠莽感寒,屡用发表清里药不愈,脉乍大乍小,数而无力,谵语,舌黄燥,遗尿,大便秘,欲饮滚热茶。时予初习医,因脉虚热饮,不敢再进寒凉消伐之剂,远延两名医,一与以连理汤,一与以六君子汤,愈剧。后不服药,止频饮松萝热茶,数日后渐觉清明,自主以承气汤,下胶粪一遍,遂渐愈。是知脉虚者,屡用发表,中气虚也,思热饮者,滞化为痰,中气弱,不能利痰,故借汤之暖以运荡之也。遗尿者,心移热于小肠也,标虽虚而本却实,故现舌苔干黄,仍归攻下而愈也。(王三尊《医权初编·卷下》)

◉ 暑证

风暑伤卫,身热有汗,寒从背起,洒淅散于四肢。

广藿香、老苏梗、赤茯苓、炙甘草、陈皮、制半夏醋炒、川厚朴、焦白术、福泽泻、肥桔梗、生姜、茶叶。

身热有汗,烦渴,溲频,脉数。

白茯苓、白知母、炙甘草、白菊花、大麦冬、元参、滑石、粳米、生姜皮、茶叶。

暑有八症:脉虚、身热、面垢、背寒、烦渴、自汗、体重、肢冷。八症悉具,犹云非暑何耶。

制苍术、桂枝、生石膏、人参、白知母、炙甘草、粳米、生姜、茶叶。

外受风暑,内动七情。暑善归心,神昏如醉;风淫末疾,肢冷动摇;暑为凉抑,苔白不化,脉来虚数少神,病势危如朝露,勉拟櫼荫汤加减挽之。

紫苏叶、广藿香、赤茯苓、白扁豆、宣木瓜、制半夏、炙甘草、焦白术、福泽泻、生姜、新荷蒂、茶叶。(蒋宝素《问斋医案·卷第一·心部》)

🔖 发热

陈照林子,辛巳,钱孟泾。壮热神迷,谵语额汗,气喘鼻扇,便秘,颧红,下体青痕,脉数舌绛,苔蓝如靛。暑风袭肺,肝木用事,法当清肺平肝,佐以宣窍。

桑叶三钱,天虫三钱,滑石二钱,枇杷叶五钱,菊花三钱,川贝三钱,草梢五分,郁金一钱半,羚角一钱半,杏仁三钱,辰砂二分,菖蒲四分。

病后渴饮如鲸吸川,下利频频,食谷运迟,脉软数,苔薄白。中州不足,津液有降无升。用仲阳法主之。

葛根一钱,党参三钱,甘草三钱,扁豆皮一钱半,茯苓二钱,于术一钱,谷芽五钱,莲子一两。

另 以龙井茶泡汤徐徐细饮。一剂愈。(钱艺《慎五堂治验录·卷一》)

伏邪近冬而发,表里分传,寒热下利,脉数而郁。先拟喻氏逆挽法,即得应手为妙。

西羌活、防风、净柴胡、川芎、炙甘草、汉独活、桔梗、前胡、赤苓、枳壳、大豆卷、生姜、陈茶叶。

复诊:昨进逆挽法,得汗热退,表邪谅已分解,但痢势不减,脉小数而郁,舌苔黄腻,暑湿伏邪偏于里者居多。再以分泄候正。

汉独活、防风、大豆卷、赤苓、左秦艽、炒茅术、滑石、银花炭、厚朴、楂炭、焦神曲。(徐养恬《徐养恬方案·卷上》)

宋二,夹城,庚申正月诊。

病因去腊下雪,由桥上滑跌,遂病身热两旬外,不节食,渴饮,腹痛,便溏,头疼,咳嗽痰多有血,鼻衄,溲赤而短。春温由气而营,兼有跌仆受惊故也。

拟栀、翘、银花、僵蚕、蝉衣、郁金、蒡、贝、茅苇茎、竹茹黄、浮萍、绿豆衣、霜桑叶,用红莱菔、灯心煎代水。

另 真熊胆劈、辰砂、雄精、川贝母、薄荷,研末服。

得寐热减,鼻衄、痰红、咳仍然。去鼠黏、浮萍,加白茅花、侧柏炭、兜铃、宝珠山茶。渐痊。(周镇《周小农医案·卷二》)

咳嗽

伤寒漏底,无汗,脉兀数无力,舌红苔少,咳嗽不爽利。表邪内陷,夹伏冬温,症属险重。

苦桔梗、前胡、西羌活五分,柴胡五分,杏仁、生甘草、独活五分,枳壳、川芎五分,炒白芍、赤苓、陈茶叶一钱半,生姜、淡芩。(徐养恬《徐养恬方案·卷中》)

杨男,六旬余。

咳嗽已二十余年,化验痰液,并无结核菌,痰黏而少,食睡如常。

炙紫菀、炙白前各钱半,炙百部、炙广红各钱半,白杏仁二钱,苦桔梗钱半,炙麻黄三分,桑白皮、炙桑叶各钱半,海浮石三钱,黛蛤散三钱**同布包**,旋覆花二钱、半夏曲二钱**同布包**,炙甘草七分,花旗参钱半,焦远志二钱,冬瓜子四钱,瓜蒌子、瓜蒌皮各二钱,淡黄芩二钱。

二诊:咳嗽减,痰易吐,自谓胸膈通畅,再进消炎,止咳,兼助肺气法。

炙百部钱半,炙百合三钱,炙紫菀、炙白前各钱半,款冬花钱半炙,化橘红钱半**盐炒**,苦桔梗钱半,白杏仁二钱,花旗参钱半,半夏曲二钱,枇杷叶二钱**去毛同布包**,黛蛤散三钱、海浮石三钱**同布包**,空沙参三钱,焦远志二钱,冬瓜子四钱,天花粉三钱,浙贝母三钱。

三诊:微咳有痰,改拟梨膏方以收全功。

仙人头**即打过子之萝卜**二枚、白茅根半斤、胡桃肉四两、川贝母二两、小红枣七枚、陈细茶两、杏仁两、真香油烊之油条一枚**约重二两**、大水梨七斤**去核切片**,共入大铜锅内,加水过药约二三寸,文武火煮之,由朝至暮,水少加热水,煮极透烂,布拧取汁去渣,加入红白糖各二两,白蜜四两,再熬,俟起鱼眼大泡时,收为膏,贮磁罐内,每日早晚各服一匙,白开水冲服。(施今墨《施今墨医案·内科病案》)

喘证

曾治刘天全,年三十二。患齁喘证,每发则饮食不进,坐卧不安,日夜为苦,至三四日痰尽乃平。天将雨,偶感风寒又作,至今十余年矣,诸药不应,请余诊治。按之六脉沉微,惟右寸肺脉大而滑甚。乃与紫金丹(生白砒霜一钱,煅明矾三钱,同研细末;去皮淡豆豉蒸熟捣如泥一两,和前药合匀,搓如绿豆大。遇证发时,先以冷茶送下七丸,以不喘为愈。不必多增丸数,慎之。小儿止服二三丸,神应之至。编者注)九粒,令将欲发以冷茶吞服,一次稍轻,七次而愈。继以六味、补中兼服而康。(齐秉慧《齐氏医案·卷三》)

查少川向有哮喘,每发时,以麻黄、石膏、杏仁、枳壳、细茶大剂煎服,立刻见效。屡发屡服,而嗜酒纵欲,不避风寒,渐至腹大如覆箕,两腿光肿如柱,内外廉疬疮中清水涓涓不绝,腥气逼人,不能伏枕而卧者五月。医者骇辞不治。孙东宿至,见其坐高椅之上,气喘身热,又畏寒甚,周遭环火五盆,首戴绒帽,笼以貂套,套外复束一帕,鼻用绒套笼之。诊其脉浮大无力,睇其色白中隐青。因问恶寒身热从何时起,答以十日,孙曰:予得之矣。此病是气虚中满,法当温补下元。人徒知利小水,不知小水不利者,由下焦之气不充,不能渗从膀胱故道而行。若利之急,则泛滥而横流肌肤,下于阴囊,甚则胀裂崩塌而出矣。必待下焦元气壮,斯能升降变化,水自行而胀自消耳。至如近来之恶寒身热,由寒邪在表而然,合先散之。胸膈焦辣者,乃阴盛格阳。虚阳之火,被寒气驱逼上行,非真热也。亦待下元一温,热自下行。用苏叶、细辛、羌活、防风、苍术、陈皮、白豆蔻、人参、炙草、生姜,一帖而得微汗。遂撤火盆,去首帕,独鼻寒如初。乃用防风、黄芪二两煎汤熏之,一日三熏,鼻套亦除。但呕恶不止,用人参温胆汤加丁香,一帖而止。又谓鲤鱼能利水,一日尽二斤,半夜胀极,复告急于孙。孙曰:病势如是,敢纵恣若此乎?等闲之剂,曷能消释?沉思久之,以平胃散一两,入橄榄肉一两,煎服。两剂而定,独腹胀小水不利,不能伏枕为苦。乃以附子理中汤,加砂仁、补骨脂、赤豆、桂心,连进四帖,小水略长。继以尊重丸,每服五丸,日三服。五日后,小水通利,可贴席而睡矣。

俞震按:此证甚险恶,用药亦平庸,而投剂辄效,恐未必然。惟防、芪熏法及平胃散加橄榄二法,颇巧。理中、尊重二方补泻互用,亦巧。(俞震《古今医案按·卷第五》)

贾左。

气喘不止,厥气尽从上逆,无形之火亦随之而上,火冲之时,懊憹欲去衣被。金无制木之权,姑清金平木。

瓜蒌霜四钱,杏仁泥三钱,川贝母二钱,郁金一钱五分,海浮石三钱,风化硝七分,黑山栀二钱,蛤粉四钱,粉丹皮一钱四分,竹茹盐水炒一钱,枇杷叶六片。

二诊:大便未行,灼热依然不退,寅卯之交,体作振痉,而脉并不数。无非肝胆之火内炽,不得不暂挫其势。

杏仁泥三钱,羚羊片一钱五分,郁金一钱五分,丹皮二钱,竹茹一钱,瓜蒌仁五钱,法半夏一钱五分,川贝母二钱,青黛五分**包**。

三诊:火热之势稍平,略近衣被,不至如昨之发躁,咽喉气结稍舒。的属痰滞阻气,气郁生火。再展气化而清熄肝胆。

瓜蒌霜、夏枯草、羚羊片、郁金、川贝、橘红、鲜菊叶、松罗茶、黑山栀、杏仁、枳实。

四诊:火热渐平,然两胁胀满气逆,甚至发厥。良由气郁化火内炽,火既得熄,仍还于气。再平肺肝之逆,而开郁化痰。

郁金、杏仁、竹茹、山栀、丹皮、蒺藜、橘红、枳壳、枇杷叶、皂荚子一钱五分**重蜜涂,炙,研末,每服分许,蜜水调**。

五诊:中脘不舒,两胁下胀满,妨碍饮食,不能馨进,气逆不平,脉象沉弦。此肝藏之气,夹痰阻胃,胃气不降,则肺气不能独向下行,所以气逆而如喘也。

整砂仁、广皮、杏仁、旋覆花、制半夏、炒枳壳、香附、苏子、瑶桂二分**研末,饭丸**。

六诊:中脘渐松,两胁胀满亦减,气逆火升略定。的是寒痰蔽阻,胃气欲降不得,肺气欲降无由。一遇辛温,阴霾渐扫,所以诸恙起色也。再从前法进步。

桂枝、制半夏、瓦楞子、茯苓、薤白头、枳实、广郁金、瓜蒌仁、橘皮、干姜。(张乃修《张聿青医案·卷八》)

有一亲表妇人.患(指喘证与咳嗽,编者注)十年,遍求医者皆不效,忽有一道人货此药(紫金丹:砒霜一钱半,研,飞如粉;豆豉一两半,水略润少时,以纸浥干,研成膏,和砒同杵极匀,丸如麻子大;每服十五丸,小儿量大小与之,并用腊茶清极冷吞下,临卧以知为度;主治多年肺气喘急,咳嗽晨夕不得眠。编者注),谩赠一服,是夜减半。数服顿愈,遂多金丐得此方。予屡用以救人,恃为神异。(许叔微《普济本事方·卷第二》)

◎ 胸痛

余常患左乳斜里下一寸内痛,痛如一筋牵急状,知为心疝之症。常用吴萸六分,去其蒂,以热茶饮送下,即觉痛处送气下行,直达左睾丸,作胀而痛自失,屡试屡验。(傅松元《医案摘奇·卷之三》)

◎ 狂证

失心狂症,已历多年,诸药不效。可服《医话》桃花散。
桃花瓣晒干为末,每服二钱,清茶调下。(蒋宝素《问斋医案·卷第一》)

姚心一时热症,狂叫呼骂危笃治验。

姚心一,年近三旬。

时热半月,人事不知,狂叫呼骂,不避亲疏,诸医束手,坐以待毙。其母寡居,独此一子,索治于余。细按脉象,左寸、关数而带滑,此热邪入里,痰火壅闭。当清心肝之火,佐以开窍豁痰,庶可图其转机。

川黄连八分,羚羊角三钱_镑,天竺黄一钱半,南星一钱,煨石菖蒲八分,黑山栀一钱半,熟半夏二钱。

加明矾八分,松萝茶六分。

进药后,人事顿知,口吐痰涎盈碗,后渐调理收功。(孙采邻《竹亭医案·卷之一》)

◐ 厥证

江云洲乃媳寡居,厥症有年,丸剂调理收功。

江云洲乃媳,寡居无后。

厥症有年,不时举发,服后丸剂,竟不再发。方案列下,丁巳六月望后三日定:

左关脉弦数而虚,右寸关不任重按,知其病起于肝而波及脾肺也。盖肝火素郁,发则冲肺烁金;木气过强,甚则侮脾克土。土虚不能生金而肺弱,金虚不能平木而肝强。且肝邪过旺,肝亦自伤。不此之求,而专于降火消痰、疏风破气,不过稍缓须臾,而究非善后之策也。为之扶土以生金,金气足而木有所畏;兼之养肝以疏木,木气调而火不能升。由此而厥逆渐停,癫痫幸免。岂谓沉疴积岁,无计可施耶。虽然气郁之病女子为多,其所以散虑逍遥不尽归功于用药者。

建莲肉六两_{去心,一半用甘草一两煎汤拌蒸晒炒,一半用荷叶一个煎汤拌蒸晒炒},生香附三两_{去毛,一半用盐水浸炒,一半用好醋浸炒},西党参四两,制首乌四两,全当归二两_{酒洗},茯神二两,酸枣仁二两_炒,炙鳖甲四两,白芍药二两_{醋炒},远志一两半_{去心,甘草水浸}。

上为细末,炼白蜜和丸,如小绿豆大,晒令极干。

外用川郁金末一两五钱,生明矾末八钱,松萝茶末五钱,龙齿一两五钱_{煅研}。

四味研粉和匀为衣,用荷叶煎汤洒叠成丸。每服五钱,清晨滚水送下。(孙采邻《竹亭医案·妇女经产杂症》)

◎ 痫证

陈,张泾。

水亏于下,火浮于上,夹痰于行,变为痫症。

黄丹一两、白矾二两。

二味入银罐中煅红,为末。入腊茶一两,取不落水猪心血为丸,辰砂为衣,如绿豆大。每服卅丸。茶下。(曹存心《曹存心医学全书·曹存心医案选按·痫症》)

昔先君子治李氏妇癫疾,来势颇重,将暮先服紫雪一分,灯心汤化服,癫势渐平。一更时,服郁金、瓜蒌、杏仁、橘红、麦冬、山栀、海蛤粉等,加茶叶五分,明矾五分冲。

上八味煎服,一夜安卧。

已后仍以平肝降气、消火消痰之剂而渐瘳。因癫势颇重,先进紫雪丹分许而癫势渐平,用意极妙。竹亭注。(孙采邻《竹亭医案·女科案二》)

朱景如内人痰厥脑痛丧明、咳嗽延绵奇验。

朱景如妻,年四十五岁。

自去年四月间忽尔发厥,痰迷不知人,口歪牙紧。渐渐苏醒之后,觉头脑及两太阳痛甚,每痛即觉内热口干。遍治罔效,以致右目丧明,而头痛至今未愈。昨又发厥啮唇,朝轻暮重,于六月十五日延余诊治,方案列下:

肝肾阴亏,内夹痰火而上升巅顶,以致脑痛丧明。昨又发厥啮唇,朝轻暮重,脉象弦滑,两尺虚数,惟左尤甚。病经年余,虚痰夹火,匪朝伊夕。法宜壮水滋肝,佐以降火豁痰,冀其厥止再酌。

《灵枢·颠狂》篇:"厥逆为病也,足暴清。"注:指尖冷谓之清。

元武板一两炙,炙鳖甲八钱,制首乌八钱,半夏二钱制,代赭石三钱煅,生明矾五分烊化,松萝茶三分。

加西瓜子二两,煎汤代水。

稍冷服,因内有明矾,矾得热则行速,冷则行迟而能助药力也。此言药宜冷服,非指药中俱用冷药也,细阅中风门侯氏黑散之用法便悉。

明矾得松萝茶,亦取其行之迟而不速也。凡煎剂中用明矾,宜药煎好去渣,投入烊化服之。

《纲目》云:"风痰痫病化痰丸:生白矾一两,细茶五钱,为末,炼白蜜为丸如桐子大。一岁一丸,茶汤下;大人,五十丸。久服,痰自大便出,断病根。

服前方一剂厥止,一夜安静,小便亦不频数。惟头脑仍痛,痛即内热口干如前。

又，厥虽止而痰火未靖，仍宜昨方出入，兼治头痛。

大生地四钱，制首乌五钱，炙鳖甲五钱，归头一钱半，白芍药二钱炒，蔓荆子一钱半，白甘菊二钱，川芎一钱，钩藤钩四钱后入，大麦冬一钱半去心。

加明矾三分，松萝茶六分。

此方即古方，名加味四物汤。予于方中又加首乌、鳖甲、钩藤、麦冬治之，神明变化存乎人耳。

服两剂，据云头痛痊愈。

又，六月十八日：进前方，头痛即除，兼有咳嗽未已，仍求速愈。追问病情，答曰："因头痛年余，痛苦异常，求其一效而不可得，虽兼咳嗽无暇问及，今得遇良方一剂而痰厥顿止，再二剂而头痛又痊，仍存咳嗽一症，干咳无痰，朝轻夕重。倘能一身沉疴尽彻，感戴深恩岂内子一人已也，小子幼女不至啼饥，此身不至只影，皆藉厚德成全，铭感肺腑。"予应之曰："医乃仁术，性命寄于指下，立起沉疴乃分内事也，何足感之。第此咳嗽，非如翁言头痛之外另有咳嗽一症也。自予观之，今之咳嗽亦缘前之相火夹痰，引动内风上升，过肺乘金而来也。即此知头痛而致咳嗽者有之，非咳嗽而致头痛也明矣。分之似二，合之则一。"或曰既如是云，何头痛痊而咳嗽未除也？予曰："前重用滋肾养肝之品，而轻佐上升之药以治头脑之痛，药证相符，头痛顿愈。其咳嗽未止者，因内风将静，相火虽不上达巅顶，而犹冲肺烁金，此咳嗽之所以未已也。"曰："名言也。"予今以清燥救肺中，少佐祛风意，虽风静痛平，而相火未央者，究宜防之。所谓一而二，二而一者也。

枇杷叶三钱去毛，蜜炙，霜桑叶一钱半，叭哒杏三钱去皮尖，薄荷一钱，海蛤粉三钱煅，明天麻六分煨。

六味煎好去渣，投西瓜汁一茶杯、莱菔汁一酒杯、藕汁一酒杯，三汁和前药汤内，温服。

服一剂，干咳稍缓，少有薄痰。

又，六月十九日：

元武板八钱炙，北沙参三钱，元参三钱，川贝母一钱半去心，大麦冬一钱半去心，广橘红一钱，甘菊一钱，海蛤粉三钱煅，明天麻八分煨。

加藕二两，莱菔汁一酒杯冲。

服两剂，咳嗽十减六七，夜咳亦稀，痰亦易出。

又，六月二十一日方：咳嗽后，稍有头痛。

制首乌三钱，炙鳖甲三钱，北沙参三钱，麦冬一钱半，款冬花三钱，叭哒杏三钱**去皮尖,炒**,冬桑叶一钱半。

加莱菔汁半酒杯**冲**。

服两帖,干咳已十去七八,头痛之意亦平。

又,二十三日:

制首乌三钱,炙鳖甲三钱,元武板五钱**炙**,元参三钱,冬桑叶一钱半,川贝母一钱半**去心**,大麦冬一钱半**去心**,甘菊一钱。

加藕二两。

服八剂,咳嗽全安。随用都气丸,每晨空心服五钱,调理收功。(孙采邻《竹亭医案·妇女经产杂症》)

◐ 胃脘痛

骆先生。

初诊:肝藏血,血分湿毒,展转流连,痒块发时,胁乖右甚,小溲色黄,脉混弦数。拟平肝清血化邪法,希正。

鲜生地六钱,粉丹皮一钱五分,青麟丸五分**包**,龙胆草一钱五分,紫草二钱,地丁草四钱,泽泻二钱,酒炒川连五分,生赤芍二钱,木通四分,豨莶草一钱五分,野菊花二钱,橘白络各二钱。

二诊:肝经血分湿毒,假阳明而发动。拟乘其热而出之,寓下行意,能勿枝节则吉,希正。

净银花六钱,地丁草四钱,青麟丸一钱**包**,野菊花二钱,木通四分,泽泻二钱,龙胆草一钱五分,浙贝三钱,鲜生地六钱,酒炒川连五分,干大青叶三钱,二妙丸**包**二钱,豨莶草二钱。

三诊:疹块虽少不已,右胁常乖,显见肝经血分湿毒根深,渐假阳明道而出。拟导赤意,能勿枝节则妥,即正。

风干鲜生地八钱,木通四分,龙胆草一钱五分,干大青叶三钱,玉泉散六钱**包**,苦参三分,生赤芍二钱,贯众二钱,青麟丸一钱**包**,二妙散二钱**包**,地丁草四钱,酒炒川连五分。

另 净银花一两,绿豆衣二两,煎汤代水。

四诊:天气乍暖乍寒,湿毒展转流连。拟清化带导法,希正。

苦参八分,生赤芍一钱五分,福泽泻二钱五分,浙贝三钱,白鲜皮三钱,干大青叶三钱,二妙丸三钱,净银花六钱,鲜生地八钱,木通六分,广郁金一钱八分,龙胆草一钱五分,清热三黄丸七分**包**。

五诊:湿毒化而未楚,新风夹痰接踵。拟两解法,能勿枝节则妥,方希主正。

桑叶一钱八分,凉膈散八分,干大青叶三钱,净银花四钱,野菊花一钱五分,红通草一钱二分,二妙丸二钱五分,整杏仁二钱五分,净蝉衣七分,苦参七分,福泽泻二钱五分,白鲜皮二钱五分,浙贝二钱五分。

六诊:痒块势衰,咳嗽未已,脘疼又作,连及胸右。湿毒渐下,风痰未楚,肝胃违和。拟并治之,能勿枝节则吉,即正。

广郁金一钱八分,红通草一钱二分,整杏仁二钱五分,净蝉衣七分,煅瓦楞七钱,霜桑叶一钱八分,浙贝二钱五分,白蒺藜一钱八分**去刺**,金沸草二钱五分**包**,野菊花一钱八分,法半夏一钱二分,苦参七分,白鲜皮二钱五分,橘白络各二钱五分,二妙丸二钱半**包**。

七诊:脘疼暂瘥,有时胁乖,疹块乍衰乍猛。肝火展转,湿毒流连。拟平木化邪法,即正。

广郁金一钱八分,海藻二钱,净蝉衣七分,橘白络各二钱五分,绿萼梅一钱八分,白蒺藜一钱半**去刺**,白鲜皮二钱五分,霜桑叶一钱八分,红通草一钱二分,苦参八分,二妙丸二钱五分**包**,野菊花一钱八分,净蝉衣四钱。

八诊:湿毒风痰,化而未楚。拟再宣肃,清化并用,呈政。

半贝丸二钱**包**,白鲜皮二钱五分,白蒺藜一钱半**去刺**,橘白络各二钱,广郁金一钱八分,净蝉衣五分,苦参七分,泽泻二钱,整杏仁三钱五分,海藻二钱,净银花六钱,木通四分,益元散五钱**包**。

另用桂枝三钱,防风三钱,防己五钱,蚕沙二两,红茶三钱,甲片六钱,全当归一两,白鲜皮一两,丹皮三钱。煎汤洗浴。

九诊:天忽转冷,邪遏流连,但病久阴伤,故口觉干。治宣肃清化法,须顾其阴,带平其肝,呈政。

鲜生地八钱,净银花五钱,净蝉衣五分,浙贝一钱五分,粉丹皮一钱八分,白鲜皮二钱五分,苦参七分,池菊一钱五分,广郁金一钱八分,鸡苏散四钱**包**,整杏仁二钱五分,红梗通一钱,带皮苓四钱。(冯伯贤《上海名医医案选粹·顾渭川先生医案》)

头为清阳,肝为风木之脏。肝邪上乘则痛,痛甚则呕。

桂枝、吴萸、荆芥、竹茹、菊炭、陈皮、半夏、钩勾、细芽茶。(徐珊《八家医案·徐澹安医案》)

张左。

初诊:肝气克中,胃职失运,脘疼剧作,按之稍愈,脉形濡弦,病久根深,一时难愈。拟平肝和胃,即正。

蒙自桂末一分饭为丸.吞,乌梅肉八分,煨瓦楞八钱,制香附七分,九香虫二分,炒白芍二钱,广郁金钱半,炒橘白二钱五分,炒麦芽四钱,獭肝五分。

二诊:进平肝和胃剂,脘疼暂虽未作,两胁不舒,似觉胀痛,脉息濡弦。良由肝郁根深,适交节气,还防反复之虞。拟平木化气法,即正。

白芍二钱蒙自桂八厘.同炒,红通草一钱,乌梅肉八分,广郁金一钱八分,煅瓦楞八钱,橘白络各二钱半,金沸草二钱半,焦麦芽五钱,水獭肝一钱,红茶叶少许。

三诊:脘痛未作,季胁胀疼微微,脉象虚弦。良由体质不足,肝木难调,自须逍遥,以免滋变。

酒炒当归一钱八分,乌梅肉八分,广郁金一钱八分,濡炒抚芎五分,红通草一钱,制香附五分,白芍五钱蒙自桂七厘.同炒,橘白络各二钱半,水獭肝一钱,金沸草一钱,焙牡蛎六钱。

四诊:脘胁虽舒,少腹昨乖,劳动吃力,脉息濡弦,土伤木侮。治宜和中调肝,能勿反复则妥,即正。

云苓三钱,戊己丸七分,炒谷麦芽各三钱半,橘白络各二钱五分,春砂仁三分,煅牡蛎八钱,旋覆花包.盐水炒二钱半,水獭肝一钱,广郁金一钱八分,红通草一钱二分。

五诊:气分尚未全舒,口中略淡,拟清化法,饮食须慎,以免反复,即正。

戊己丸八分,梗通一钱八分,川楝子一钱二分,广郁金一钱八分,枳壳一钱半竹茹一钱二分.同炒,大腹皮一钱八分,碧玉散三钱四分包,橘白络各二钱半,旋覆花盐水炒三钱包,赤白苓各二钱,炒谷麦芽各三钱半,红茶少许。

六诊:今拟采肝和脾理胃并用,能勿反复则妥,即正。

水獭肝五分,戊己丸七分包,广郁金一钱半,炙猬皮五分,橘白络各二钱五分,整杏仁二钱,焙木瓜一钱半,云茯苓三钱,半贝丸二钱,姜竹茹一钱半,炒谷麦芽各四钱,炒枇杷叶四钱,红茶叶少许后下。

七诊:晚间颇舒,右胁有时略疼,迩来便稍干艰,口觉苦腻,脉息混弦,湿热当令,肝胃尚未全调。拟柔木理土法,即正。

老川斛二钱半,戊己丸包七分,红通草一钱,炙猬皮五分,广郁金一钱八分,保和丸二钱包,水獭肝五分,橘白络各二钱,碧玉散三钱半包.川楝子一钱八分,绿萼梅一钱半,半贝丸包钱半,红茶叶少许后下。(冯伯贤《上海名医医案选粹·顾渭川先生医案》)

呕吐

上舍钱云峰侧室腹痛、呕吐不禁治验。

上舍钱云峰侧室,呕痛症。

起自六月十四日,汤水入胃即呕,大腹阵痛难忍,甚至于手指厥冷,二便不通,胸闷不饥,邀余诊治。细审病情,昨晚忽然腹痛,痛甚即呕,呕不自禁,六脉沉小,气郁食阻,舌中淡黄,苔糙。痛剧防厥,素体质弱,恐难胜任。议和中法,佐以定痛止呕为最。

制香附三钱,广藿梗一钱半,半夏一钱半姜制,厚朴八分姜制,江枳壳一钱半炒,山楂炭三钱,川椒五粒炒出汗,赤苓三钱。

加左金丸八分,研细冲入药汤内服。

服后,呕吐即止,痛亦渐减,至次日午前痛止,大小便俱通。

又 复诊:呕止痛停,至夜半先寒后热,天将晓又复寒战咬牙,后又发热口渴,热盛神昏不语。至申刻热势方衰,语言清爽。面色带红,舌苔淡黄湿阻于内,小溲觉热,口干喜饮。始由气郁食滞,中宫暑湿交阻。服前药呕痛立止,而暑湿之邪未解,入里与阴争故寒战,出表与阳争故热盛。暑湿内伏,营卫不和,此寒热之所由来也。法宜和解,以退寒热。

柴胡六分,葛根一钱半,瓜蒌仁三钱,半夏曲一钱炒,藿香一钱半,黄芩一钱半,赤茯苓三钱,小青皮一钱,枳壳一钱半炒,甘草四分,薄荷叶一钱半。

加生姜一片、松萝茶二分。

进一剂,寒止热缓,稍能纳粥,惟脐腹左右仍稍疼。原方去薄荷、枳壳,加淡茱萸二分。

再剂痛停。

又 经水适来,头疼,热仍未尽,口干不喜饮,用小柴胡汤意。

柴胡、甘草各五分,黄芩、青蒿、当归、香附各一钱五分,陈皮、川芎各一钱,瓜蒌仁三钱,鲜荷叶一小个。

服后,头不疼,经水渐停,余热将清。继以养胃和肝之剂,五剂而安。(孙采邻《竹亭医案·女科卷二》)

伤食

沈绎,字诚庄,吴郡人,好学笃行。洪武中,其外舅(指岳父,编者注)陈翁,谪戍兰州,无子,遂被逮,补军伍。时肃王疾剧,或称诚庄善医,王召令诊视。问平日所嗜,知为奶酪,用浓茶饮数杯而愈。谓人曰:茶能荡涤膈中之腻也。王神其术,奏授本府良医。(江瓘《名医类案·卷二·内伤》)

❂ 腹痛

曾治张天元室人，患胸腹中气不舒畅，惟盘旋绞绞于胸腹肠胃中，喊叫几死，将近一日，时晚延治。余诊其脉，洪大无伦。余放指头杀二十余针，乃与救苦丹、沉香丸，清茶稍冷饮之。继与防风胜金汤加桃仁、红花，服之而安。

又 治何君雅子，暮春患盘肠绞痛。诊之脉伏。令刮、放痧，乃与沉香郁金散、棱术汤冷饮之稍愈。将晚，复绞痛异常，喊叫不已，又与细辛大黄丸，清茶微冷饮之，继用紫朴汤而痊。

右陶治沈篆玉，九月间患干霍乱，腹中盘肠大痛。放痧三十余针，用宝花散加大黄丸，清茶稍冷饮之而愈。(齐秉慧《齐氏医案·卷六》)

❂ 泄泻

又 治一人泻利不止，腹鸣如雷，不敢冷坐，坐则下注如倾。诸医例断为寒证，姜、桂、丁香、豆蔻及枯矾、龙骨之类，靡不遍服。兼以燔针、灼艾，迁延将二十载。戴人诊之曰：两寸脉皆滑，余不以为寒。然其所以寒者，水也。以茶调散涌寒水五七升，无忧散泄积水数十行，乃通因通用之法也。次以五苓散淡剂渗利之，又以甘露散止渴，不数日而全愈。

震按：久泻治以吐法尚可学，吐后复用大下不敢学。观之项彦章治南台治书郭公，久患泄泻，恶寒，日卧密室，以毡蒙首，炽炭助之，皆作沉寒痼冷治，不效。项曰：公之六脉，浮濡且微数。濡者湿也，数者脾有伏火也。病由湿热，而且加之以热剂，非苦寒逐之不可。乃先用羌活、升、柴、泽泻以升阳散火，继以神芎丸下之，即去毡及炭而愈。此正善学子和者(明代徐春圃《古今医统大全》引用本案：张子和治一人，泻利不止如倾。众以为寒，治近二十载。脉之，两寸皆滑，予不以为寒，所以寒者，水也。以茶调散涌寒水五七升，又以无忧散泻水数十行，次以淡剂利水道，后愈。此通因通用法也。编者注)。(俞震《古今医案按·卷第二》)

朱孟楼之子患腹泄，每日三四次，而所泄如浓米泔水甚多，所谓暴迫下注，系热症也，然服滑石、苡仁、茯苓、神曲、豆黄卷、腹毛、酒芩、藿梗等药不效，改用胃苓汤，亦不效。后用猪鼻孔(草药名，一名侧耳根)、陈春茶、糊米煎水，调红糖服，即愈。(张生甫《张氏医案》)

❂ 痢疾

方维卿。

投剂之后，合夜甚安，至今午后呃忒又盛，下痢，肛门火热滞坠，小溲热痛。脉数左尺坚硬，苔白质红。痰滞较化，故得胃中之热气暂平。而下焦之火，夹热上冲，所以肺胃之气，欲从下降而不能降，至成彼此鼓激之局。忌欤未退，仍在危地也。

生熟白芍各一钱，广皮一钱，砂仁七分，炒竹茹一钱，滋肾丸三钱，生熟木香各三分，川连五分，吴萸一分川连同炒，磨刀豆子四分。

二诊：宣肺气之痹，原欲行其上而下脘通降也。乃呃忒仍然不止，中脘结痹不舒，沃出痰涎，呃方暂定。下痢频频，脉数，右关沉糊。良以暑湿热三气郁阻肠胃不化，热迫于下，致湿热之气俱结于上，胃中之阳气不通。痢证之忌象频见，敢云治乎？不得已仿附子泻心法。

熟附子五分，川连姜汁炒五分，木香五分，橘皮一钱，炙柿蒂四个，公丁香三分，赤白苓各二钱，干姜五分，猪苓二钱，泽泻一钱五分，竹茹一钱。

三诊：呃逆较疏，仍然不止，下痢较爽，溲略通利，脉象稍稍有神。木邪素旺，暑湿热郁阻肠中，胃府失于通降，遂失清升浊降之常。仍在险途。

台参须另煎，冲八分，炒川雅连四分，制半夏三钱，刀豆子磨，冲三分，茯苓四钱，枳实一钱，炒淡干姜五分，橘皮一钱五分，竹茹姜汁炒一钱。公丁香三分、上瑶桂三分、柿蒂二枚，三味共研细末，饭丸，药汤送下。

按师常云：维卿之恙，后审知其有停饮，用沉香、黑丑二味见功，此法外之法也。下方丁香、瑶桂、黑丑三味，固以有酸水泛出而用，然治法之神，殆得子和氏三昧者矣。

四诊：呃忒下痢俱减，神情亦略起色，脉沉略起。然脘中时仍阻塞，并有酸水泛出。良以平素所有之寒，阻遏中阳，致气血鼓激，胃气逆冲。既稍有转机，不得不竭人力，以希造化。

台参须另煎六分，鲜生姜洗，切一钱，制半夏三钱，茯苓五钱，煨木香五分，公丁香三分，上瑶桂四分，黑丑三分。后三味研细末，饭丸，姜汤下。

五诊：呃止两日，而下痢仍然不减，腹痛溲少，糜黄甚臭，脉微数。上寒下热，而又未便苦寒，姑以轻剂扩清火腑。

炒红曲二钱，砂仁七分，猪苓二钱，滑石四钱，赤白苓各二钱，鲜荷叶一角，甘草二分，广皮一钱，木香五分，沉香三分、血珀五分二味，研细，先服。

六诊：胃纳稍起，小溲略通。昨药进后，其痢甚畅，旋即止住，有数时之久，至晚又痢不爽。良以湿热之郁阻者，既开复痹，姑再开通。

广皮、砂仁、木香、薏仁、花槟榔、赤白苓、泽泻、川朴、香连丸药汁送，炒枯赤砂糖四钱，松萝茶三钱，白萝卜汁半杯，冲，陈关蜇七钱。

上四味煎汤代茶。

七诊：胃气渐开，痢亦渐疏，而时有欲痢之意。还是湿热之郁，气机不能开通。再苦辛开通。

赤白苓、木猪苓、木香、砂仁、泽泻、陈皮、生薏仁、滑石块。上瑶桂三分,炒川连三分,炒黄柏一钱三味研细末,米饮糊丸,药汁送下。(张乃修《张聿青医案·卷十·痢疾》)

公友汪体元予门人血痢腹疼,小便涩,饮食不进,六脉细数。用当归尾、赤芍药、陈皮、枳壳、黄连、槟榔、滑石、牡丹皮、玄胡索、芽茶,煎服,立效。

人问:玄胡多治妇人,今何用之?曰:玄胡,治血凝滞不行腹痛是已,何必论男女也?(程仑《程原仲医案·医按卷二》)

某。痢下纯红,延绵两月余,脾肾两乏必然之理。拟脾肾并补,兼分利调和肠胃之治。

炒於术一钱半、赤白苓各一钱半、炒槐米三钱、赤白芍各一钱半、焦山楂三钱、炒丹皮一钱半、地榆炭三钱、炒泽泻二钱、乌梅炭五分、五味子七粒、补骨脂一钱半、秦皮二钱、炒白扁豆三钱、罂粟壳三钱、茶叶三钱。

复诊:上方服后病减六七,加陈棕炭五分、炙升麻四分、荷蒂炒七个、潞党参元米炒三钱、甘杞子二钱。(费伯雄《孟河四家医集·费伯雄费绳甫医集》)

裘。

痢下赤白,腹痛阵作,里急后重,舌薄黄脉濡滑。湿热内蕴肠胃为病,气机流行窒塞,宜和中化浊,通因通用。

炒黑荆芥八分、青陈皮一钱、六神曲三钱、银花炭四钱、枳实炭一钱、焦楂炭三钱、酒炒黄芩四钱、苦桔梗一钱、香连丸三钱、炒赤芍二钱、干荷叶一张、陈红茶。(丁秉臣《丁济万医案·医案医话》)

俞瑞卿侄,东皋村。下痢赤白,少腹并痛及脘,昨日痛痢甚而全不纳食。刻下胃气稍苏,痛痢似缓,脉细数,右关较实,四末失温,小溲极少,口渴,苔薄白。此伏邪内盛,食滞阳明之明症也。拟以元功正治法,再佐养胃汤治之。

贯众炭二钱,银花炭二钱,槐花炭一钱,广藿梗一钱半,谷芽生炒,合八钱,鲜佛手一钱半,红灯心五分,地枯楼一钱半,陈松罗茶三钱,砂糖拌淡蜇四钱。

前方去地枯楼、海蜇、松罗茶,加金斛、茉莉、鲜香稻叶。(钱艺《慎五堂治验录·卷八》)

治痢疾危症兼杂症疑难活法:

万吉年仅弱冠,久有疮毒,患重痢五六日,里急后重,下瘀积稠黏,紫黄杂色,日四十余度,脉大有热且不进食,误以艾火灸其腹,痢痛益甚,火升欲绝。此热毒内炽,必须下之,以救其如焚之势也。方以大黄、黄芩为君,柴胡、香薷为臣使。暑热之毒在肠胃者,下行而泄;在经络者,表解而散也。尤以槟榔而去积,芍药、甘草以缓中,加生姜、茶叶为引,一大剂而泽枯润槁,奄奄复苏也。继以黄芩汤,二日痢减脉缓,有可愈之机。然而变症百出,忽而胃脘痛及满腹,忽而咽痛连颊车,忽而日晡寒热,忽而身痛不寐,俱随机制,方虽效如桴鼓,已费一月之周旋矣。痢愈之后,更有虚症之难复,结毒之为害,或盗汗频频,或半身若痿,曲折多方,几及三月而行动如常。(周南《温病大成·五上·其慎集》)

钟左。

初诊:便溏色红,似痢不爽。湿热滞郁干肠胃,姑与疏化和中。

炒荆芥一钱五分、银花炭三钱、炒谷芽三钱、炒黄芩一钱五分、枳实炭八分、佩兰梗一钱五分、炒赤芍一钱五分、焦楂炭三钱、炒六曲三钱、荠菜花炭三钱、陈红茶一钱。

二诊:腹痛下痢色红,似痢不爽轻减,湿滞郁于肠胃,仍与疏化。

炒荆芥一钱五分、银花炭五钱、焦楂炭三钱、酒炒黄芩一钱五分、福橘络一钱五分、炒六曲三钱、炒白芍三钱、大腹皮三钱、扁豆衣三钱、陈红茶一钱。

三诊:下痢轻减,腹内隐痛,气湿交阻,肝脾不和,治与理气和中。

紫苏梗一钱五分、云茯苓三钱、炒谷芽三钱、广橘白一钱五分、制香附三钱、佩兰梗一钱五分、大腹皮三钱、春砂壳五分、炒车前三钱、佛手柑一钱五分。(丁仲英《近代中医珍本集·医案分册》)

胁痛

杨素园精医,其妻多病,自治不痊。孟英据信述病状,拟方立案云:细阅病原,证延二十余年,始因啖杏,生冷伤乎胃阳,肝木乘虚,遂患胁痛挛掣,身躯素厚,湿盛为痰,温药相投,与湿似合,与痰大悖,驯致积温成热,反助风阳,消烁胃津,渐形瘦削。而痰饮者,本水谷之悍气,缘肝升太过,胃降无权,另辟窠囊,据为山险。初则气滞以停饮,继则饮蟠而气阻,气既阻痹,血亦愆其行度,积以为瘀。前此神术丸、控涎丹之涤饮,丹参饮、桃核承气之逐血,治皆近似。追延久元虚,即其气滞而实者,亦将转为散漫而无把握矣。是以气升火浮,颧红面肿,气降火息,黄瘦日增,苟情志不怡,病必陡发,以肝为刚脏,在志为怒,血不濡养,性愈俯张。胃土属阳,宜通宜降,通则不痛,六腑以通为用,更衣得畅,体觉宽舒,是其征也。体已虚,病则实,虚则虚于胃之液,实则实于肝之阳。中虚原欲纳食,而肝逆蛔扰欲呕,吐出之水已见黑色,似属胃底之浊阴,风鼓波澜,翻空向上,势难再攻。脉至两关中取似形鼓指,重按杳然。讵为细故,际此春令,正鸢飞鱼跃之时,仰屋图维,参彻土绸缪之议,立方如下:

沙参八钱、鲜竹茹四钱、川椒红二分、乌梅肉炭六分、茯苓三钱、旋覆三钱、金铃肉二钱、柿蒂十个、仙半夏一钱、淡肉苁蓉一钱五分、吴萸汤炒黄连四分、冬虫夏草一钱五分。

另用炙龟板、藕各四两.漂淡陈海蛇二两,凫茈一两、赭石四钱,先煮清汤,代水煎药。

石念祖评析:病情:简言之为温补助肝贼胃。茯苓、半夏微顾胃阳,龟板、藕、雪羹滋助胃液,柔戢肝阳,梅、楝、连酸苦泄肝,柿蒂、沙参甘凉益胃,竹茹、旋覆涤痰降气,苁蓉益阳配阴,赭石重药轻用,川椒反佐,微剂苦寒,虫草作升降变化之引导。

逾旬日又亲往复诊。初诊案云:证逾二十年,右胁聚气,有升无降,饮阻不宣,呕逆减餐亦将半载,二便非攻不畅,容色改换不常,吐苦吞酸,苔黄舌绛,渴喜冷饮,畏食甘甜,甘能缓中,冷堪沃热,病机于此逗露,根深难即蠲除,标实本虚,求痊匪易。据述脉亦屡迁,似无定象,显属于痰。兹按脉左缓滑,右软迟,两尺有根,不甚弦涩,是汛愆因乎气阻,尚非阴血之枯。春令肝木乘权,胃土久受戕克,病已入络,法贵缓通,通则不痛,腑以通为补,法虽时变,不能舍通字以图功,立方如下:

沙参八钱、鲜竹茹四钱、青黛五分、旋覆三钱、酒炒黄连六分、白前一钱、生白蒺三钱、紫菀一钱、海石五钱、川楝肉三钱、川贝一两、黑栀三钱。

另以生蛤粉、生冬瓜子、芦根、芦荟各一两,丝瓜络五钱,漂蛇二两,柿蒂十个,先煮汤,代水煎药,葱须二分后下。

石念祖评析:病情:简言之,渴喜冷饮为热,畏食甘甜为痰。汛愆因乎气阻,病在血实在气。此方义主凉润清通,参以楝、连、黛、蒺,虽治肝实治肺,余八味皆清涤流气之品,海石重药轻用,葱须微佐辛通。

再诊:左脉如昨兼弦,右寸亦转缓滑,中脘气渐下降,二便欲解不行,盖升降愆常,枢机窒涩,由乎风阳浮动,治节横斜,肺既不主肃清,一身之气皆滞也。轻可去实,先廓上游。

前方去海石,加栝楼三钱,枳实一钱。

三诊:脉来较静,小溲渐行,虽未更衣,已能安谷,浊得下降,导以清通。

前方去贝、楝,加归尾钱半,桃仁十粒,送服导水丸十粒。

石念祖评析:脉来较静四句,皆气行浊降之象。微加行瘀血药以治汛阻,深得气为血帅之旨。

四诊:腿凉便滞,气少下趋,颧面时红,火炎上僭,两胁较热,络聚痰瘀。叠授清宣,更衣色黑,噫气渐罢,酸水不呕,纳谷颇增,脉稍和缓,法仍缓导,冀刈根株。

前方去枳实、归尾,减导水丸五粒。

石念祖评析:腿凉便滞六句,病情系肺胃痰热,得清涤而愈彰显,必至大便色黑,痰热乃全行下降。去枳、归,减导水丸,仍重清气。

五诊:各恙皆减,眠食渐安,火犹易升,头痛面赤,颊酸结核,胁热未蠲,脉渐柔和,且参清养。

前方去白前、青黛、紫菀、黄连,加银花、贝母、黄菊、丹参、陈细茶、橄榄。

石念祖评析:银花一两五钱、川贝杵四钱、黄菊二钱、丹参三钱、陈细茶三钱、青果杵,先三个。

六诊:积痰下降,颈核渐平,舌紫口干,卯辰热僭,阴虚木旺,气道尚未肃清,养血靖风,自可使其向愈。

前方去陈茶、葱须,加石斛。

石念祖评析:石斛靖风养血先煎一两。

留赠善后方:便色转正用此。

沙参八钱、冬虫夏草二钱、女贞三钱、丹参三钱、鲜竹茹四钱、川斛五钱、盐水泡橘红八分、黄菊三钱、旋覆三钱、黑栀三钱、川贝四钱、金铃肉钱半。

另以炙鳖甲、漂蛇各一两,苇茎二两,丝瓜络五钱,煮汤代水煎药。

石念祖评析:方义仍主肃肺。且即以清肝之药清肺。煮汤四味。又于阴药中善行其升降。

又:诸恙尽瘳用此滋养。

前方去橘红、菊花、金铃、栀子、旋覆,加石英、沙蒺、茯苓各三钱,苁蓉、当归各钱半。汤引去苇茎,加炙坎版一两,藕二两。

石念祖评析:计时迭得大便,自宜潜镇益阳,以补其阴中之阳。所谓阴中求阳,以期阴复汛通,阴虚汛阻,最忌通瘀。(石念祖《王孟英医案绎注·卷八·胁痛》)

❂ 黄疸

钱。黄疸伤食,腹胀溺黄,用健脾分消之品,加入茵陈汤,腹胀如故,拟阳明胃腑瘀热郁蒸。

用禹余粮醋煅七次、生地、松萝茶各四两、绿矾煅一两、枣肉煨,研捣为丸。

服愈。(《类证治裁·卷之四·黄疸》)

❂ 头痛

病者：陈训臣，年六十余岁，前清庠生，住天台城内。

病名：湿热头痛。

原因：由于湿热上盛，暴风袭脑。

证候：头重压下如山，痛不可忍。

诊断：脉浮紧数。浮紧虽属冷风，而数为湿热上蒸之候。

疗法：发汗透邪，用清空膏合川芎茶调散意。

处方：北柴胡一钱、淡枯芩一钱、小川连七分、川羌活二钱、北防风一钱、小川芎二钱、生甘草七分、雨前茶叶二钱。

效果：煎服一剂，头痛如失，如脱重帽。

何炳元按：证属外风与湿热相合，故方用清散，从表里两解之法。(何炳元《全国名医验案类编·第四卷》)

六府清阳之气，五藏精华之血，皆朝会于高巅。今风阳上扰而痛，抽掣不休。既防痛甚昏厥，又虑久延损目。

竹茹、天冬、玉竹、蔗浆、天麻、金斛、菊花、细牙茶。(徐珊《八家医案·顾西畴医案》)

某。头为清阳，肝为风木之藏，肝邪上乘则痛，痛甚则呕。

桂枝、吴萸、荆芥、竹茹、黄菊炭、陈皮、半夏、钩藤、谷芽、细芽茶。(徐锦《心太平轩医案·头痛》)

头风起自幼年，不俱四季皆疼，疼时太阳发胀，牙关亦然，饮热茶汗出则止。每晨起，午后渐止。延今多载，饮食如常，不能充养形骸，精神日减，脉弦无力，肝扰阳明。

补中益气汤加明天麻、香白芷、细茶叶。(王之政《王九峰医案·副卷·头风》)

予中表兄，病头风二十余年，每发头痛如破，数日不食，百方不能疗，医田滋见之，曰：老母病此数十年，得一药(硫黄丸：硫黄二两、硝石一两，水丸如指头大，空心腊茶嚼下；主治头痛。编者注)遂愈。就求之，得十圆，日服一枚。十余日，滋复来，云：头痛平日食何物即发？答云：最苦饮酒食鱼。滋取鱼酒令恣食。云：服此药十枚，岂复有头痛耶？如其言食之，竟不发，自此遂瘥。予与滋相识数岁,临别以此方见遗。陈州怀医有此药圆,如梧桐子大,每服十五圆,著腊懵冒者冰冷水服,下咽即豁然清爽,伤冷即以沸艾汤下。

《素问》云:头痛巅疾,下虚上实,过在足少阴巨阳,甚则入肾,狗蒙招摇,目瞑耳聋;下实上虚,过在足少阳厥阴,甚则入肝,下虚者肾虚也。故肾厥则头痛,上虚者肝虚也,故肝厥则头晕。狗蒙者,如以物蒙其首,招摇不定,目眩耳聋,皆晕之状也。故肝厥头晕,肾厥巅痛不同如此,治肝厥,钩藤散在前。(许叔微《普济本事方·卷第二》)

乍浦沈三可五兄丸方,详论六载头风治验。

乍浦沈三可五兄丸方,年四十五岁,甲午九月二十五日。诊案列下:

六载头风,百治罔效。想亦虚实未辨,缪执成方耳。细绎病情,合参证脉:体伟脉软,两关弦细,左尺濡小,素好饮酒,其为中虚夹湿之躯也。头风之因,由鼻洪过伙,骤然如涌,治之不应,后有以寒凉并进者渐自停止,然虽止矣亦未尽善矣,以故转成头风一症。头脑畏风,须重绵固护始能稍安,然必得汗方平,是以逢夏则安,遇冬则发也。病情如斯,实有至理存焉,请论之。夫头为诸阳之首,鼻气通于天。天者,头也,肺也。肺主一身之气,统诸经络血脉,上下贯串,莫不本之于气。今血去过多,气不能统而阳络大伤。阳络者,胃络也,是以血从上溢也。何以独见于鼻右,右属西方兑金,与阳明艮土为子、母。且阳明胃脉环鼻,鼻通于脑。脑为元神之府,上有九宫,同气相应也。外邪固不可侵,内风亦不宜生也。头风之发,每于春夏得温热之气易于汗出,而即不觉其胀也;遇秋冬凉寒之气腠理渐闭,而即知其畏风且胀也。其所以然者,血去多而肺金之气弗克上充于脑。金土虚而肝木乘之,内风易生。气虚表不固而外风易入,与内风相煽,头胀随之。然风必兼火,火必夹痰,更兼素有之湿合而为一,日积月累,无怪乎病魔久矣。每多忘事,或二目作疼、内眦发红、多泪,或小溲溷浊不清,则胸中不舒,种种见证,上则内风生而痰火凝,中则湿气阻而升降不灵也。病从肺胃,而波及于心、脾、肝、肾者有之。治当益气护表,侑以引经之法,俾气升火降,中宫健运。六载沉疴或可从斯而平矣,无再赘矣。

大猪脑两具去净油垢,不落水。入后末药五味同拌同蒸,听用。用辛荑末一两,苍耳子末一两,羚羊角末五钱,血余末五钱,蔓荆子末五钱,五末和匀掺于猪脑内。用新荷叶一个置大磁盆内,将拌好猪脑子放荷叶盆内,于饭锅上蒸晒三日,捣和后药,青羊眼三对计六只不落水,入后末药三味同拌同蒸晒用。用密蒙花末一两,白池菊末五钱,黑山栀末五钱,三味和匀拌于羊眼睛内,用新荷叶一个置磁盆内,将拌药羊睛放盆内,于饭锅三蒸三晒用,西党参四两,绵黄芪三两,焦冬术二两,防风二两,白芍药二两炒,川芎一两半,枳棋子三两,归头二两,大熟地四两,元武板四两炙、车前子一两半炒,陈皮二两,泽泻一两半。

上药十三味为细末,同前制猪脑、羊睛一齐捣和极匀,加炼白蜜为丸,如梧桐子大。每服五钱,侵晨食后滚水送下,或茶清送亦可。(孙采邻《竹亭医案·卷之六》)

后治张宇山,卒然头痛,因前医误服附桂、理中等药,以致日晡尤甚,诊得寸口洪大,令服大柴胡,倍加大黄,兼进滚痰丸,加茶叶,二剂而愈。

按:此乃实热夹风寒痰火上攻之患也。

滚痰丸

青礞石、大黄、黄芩、沉香。

与龚渔庄先生论头风原委治法书。

头风一症,古无确论。原风虽属阳邪,实有内外之分,浅深之别,病多委曲,治少精详,且更混列于头痛门,悖谬不可胜纪。惟近代叶氏、黄氏始有头风失明之说。仆鉴头风害目之流弊,颇得其旨,知眼科内外诸障,即方脉科之内外头风也。日者,仁兄语以头风之病,欲为急治,且谓多因饮食失宜,烦劳过度,以致内风为患。足下虽未习医,不啻深于医理者。及今诊脉,益信不诬。盖头痛一症,或风、或火、或寒、或痰,而脉遂成或浮、或数、或紧、或滑之形。今脉来主绪清晰,丝毫不紊,且来去应指纯静,在叔和则谓六阴永寿之征,在《太素》则称脉清品贵之验,正岐伯所言众脉不见,众凶弗闻。然脉既无病,则内无实据之风、火、寒、痰可知,而其所以头痛者,诚以萦思过度,加以夜坐气升,扰动肝阳,化风内起。夫肝为刚脏,体阴而用阳。又《经》言:肝为将军之官,谋虑出焉。内因之病,当从此脏悟之。夫肝喜疏泄,故常有梦遗精泄之症。又上盛而下必虚,故见有足寒筋惕之症。且肝阳既已化风内动,必乘阳明而走空窍,故兼有牙龈牵痛之症。窃拟头形象天,为清虚之界,惟风得以居之。夫肝阳伏,则风息而镇静,肝阳升,则风旋而鼓舞。足下之头痛时止时发者,关乎肝阳升伏之故也。《内经》以目为肝窍,内风日旋,肝阴日耗,神水消烁,清窍遂蒙,阳亢阴涸,其明渐丧。然则头风害目之弊,亟宜除之。仆尝揆人身一小天地,天地不外阴阳以为运用,人身不外水火以为健行。审症当求虚实,治法必从标本。足下水非不足,火非有余,只因肝阳上行逆僭,不肯下伏潜藏。至于用药大旨,不过和肝息风育阴潜阳已耳。然犹有权宜者,务在识机观变,巧施手眼。风若鼓时,乃标重于本,则兼治标以固本,凡轻清甘缓抑扬之味,不得不为酌投。风若静时,乃本重于标,则当固本以除标,凡介类沉潜柔濡之品,不得不为亟进。审度于可否之间,权衡于化裁之内。必使肾阴上注,肝阳下降,庶几清空之窍,永保光明之旧矣。辱承下问,敢抒蠡测。惟仁兄鉴之。(谢映庐

《谢映庐医案·头痛门》)

朱氏女,表虚易感,头疼、咳嗽,兼之痰火治验。

朱氏女年五旬又五,嘉庆十二年,岁在丁卯夏定丸方。

案云:右寸虚浮,两关弦滑。表气素亏,风邪易入。土虚木摇,外风与内风相召,痰火随之,故时而头痛咳嗽。症经年余,服煎剂已渐平可,而痰厥犹未全瘥。再以扶脾保肺,兼之养肝化痰,风火自平。至于节饮节劳,兼戒恼怒,料自慎重,无庸深嘱。

西党参二两,炙黄芪一两五钱,防风一两五钱,制冬术二两,云茯苓一两半,制半夏一两半,甘草一两炙,新会皮一两二钱,元武板二两炙,炙鳖甲二两,归身一两半,制首乌二两,白芍药一两半炒,生明矾一两,茶芽五钱,紫沉香五钱勿经火。

上为细末,用荷叶煎汤,洒叠成丸。每服五钱,食后滚水送下。

是方也,君以玉屏风散以固表,则外风不入。臣以六君以补脾,俾土旺而木不摇,则内风自平。佐以元武、鳖甲,乙癸同源;首乌、归、芍,肝肾并治;再以明矾之去风痰,得茶叶而行迟,亦治痰之妙法也。最后以沉香之行气不伤中,且补药得之而能运,痰火遇之而能降也。制方之意,可为知者道耳。(孙采邻《竹亭医案·女科卷三》)

诸。外风引动内风,头两边及巅顶俱痛。咳嗽,舌苔白,身热,能食知味,病在上焦。古方治头痛都用风药,以高巅之上惟风可到也。

荆芥一钱、川芎八分酒炒、杏仁三钱、防风钱半、甘菊花一钱、淡芩钱半酒炒、枳壳一钱、羌活钱半、藁本一钱。

上药研粗末,外加松萝茶叶三钱,分三服,开水泡服。

另细辛三分,雄黄一分,研末,搐鼻取嚏。

方仁渊按:古方清空膏一派升散,全无意义,可用之证甚少。(王泰林《环溪草堂医案·卷二》)

❻ 头昏

韩先生。

初诊:操劳过度,气血双亏,肝木克胃,湿痰乘聚,多纳脘胀,而时矢气,间或便泄;血不养心,心悸筋惕;有时肝阳上升,升则头蒙。舌苔黄腻,脉左弱弦,右沉弦滑。姑拟养心平肝,理胃并用,方请主政。

夜交藤五钱,磁朱丸二钱包,炒杭菊一钱八分,戊腹粮三钱包,龙齿四钱五分,制远志八分,半贝丸二钱五分包,金沸草二钱五分包,戊己丸六分包,珍珠母六钱,炒橘白二钱,扁豆花炭四钱。另加红茶叶少许。

二诊:血亏心悸,肝阳脑后作痛,而头时眩,间或筋惕,脘中欠舒,干泛不安,舌苔干黄,脉左弱弦,右部弦滑。水克胃宫,运化无权,痰浊乘留,难以骤补,只拟平阳理中为先,即正。

煅真珠母八钱,稽豆衣一钱八分,制远志八分莲子心三分同炒,金沸草二钱半包,白池菊一钱五分,钩藤五钱,炒白芍一钱八分,炒橘白二钱,白蒺藜一钱去刺,朱茯神六钱,仙露夏二钱炒香,枇杷叶四钱五分。

三诊:肝阳颇回,腰酸心悸,较前稍轻,动则依作,劳则亦然,而觉气急,脘乖噫泛,舌苔黄,脉细滑,关部带弦。良由气血深耗,肝胃失调,痰浊乘留,拟再标本并治,即正。

濂珠粉一分冲,磁朱丸二钱五分,夏枯花一钱八分,煅瓦楞六钱,金水六君丸三钱,砂仁四分拌炒,白芍二钱,半贝丸二钱五分包,金沸草二钱五分包,夜交藤八钱,制远志一钱五分莲子心三分同炒,广郁金一钱五分,橘白络各二钱,熟谷芽六钱,加青果三枚,食盐少许。

四诊:操劳,脑后不舒,易于轰热,有时烦躁,入晚面炎,动则气急,心悸腰酸,夜寐筋惕,苔常垢黄,脉息细滑,重按软弦。良由体虚心肾少济,肝阳欲藏不藏,痰浊久留,幸胃尚佳,乃可调养,运化并进,呈政。

濂珠粉一分,磁朱丸三钱包,龙齿六钱,广郁金一钱八分,杞菊地黄丸三钱砂仁四分,拌包,制远志一钱五分,莲心六分同炒,夏枯花二钱五分,旋覆梗三钱盐水炒,六君丸二钱包,炒白芍二钱五分,生煅牡蛎各六钱,熟谷芽六钱,加青果三钱,食盐少许。

五诊:舌苔垢黄化薄,脉息滑数,左部弦甚,痰浊虽渐得化。新邪接踵,肝阳复旺,血分暗戕,不能养心,心悸依然,头蒙时作,用心更甚,左指趾麻,肿则筋惕,理应养血,但有外感,须先解之。

饭蒸桑叶一钱二分,薄荷炭二分,抱茯神六钱,半贝丸二钱包,白滁菊一钱二分,朱连翘二钱,盐水炒旋覆梗二钱五分,夜交藤六钱,嫩钩钩四钱,生石决八钱,橘白络各二钱,竹茹一钱五分,莲心三分同炒。(冯伯贤《上海名医医案选粹·顾渭川先生医案》)

◎ 眩晕

飞畴治一妇,呕恶胸满身热,六脉弦数无力,形色倦怠,渴不甚饮。云自游虎丘晕船吐后,汗出发热头痛,服发散四剂,头痛虽缓,但胀晕不禁。复用消导三四剂,胸膈愈膨,闻谷气则呕眩,因热不退,医禁粥食已半月,惟日饮清茶三四瓯,今周身骨肉楚痛,转侧眩晕呕哕。予曰:当风呕汗,外感有之,已经发散矣。吐则饮食已去,胃气从逆,消渴则更伤脾气,脾虚故胀甚。今无外感可散,无饮食可消,脾绝谷气则呕,二土受水克则晕,即使用药,亦无胃气行其药力,惟与米饮,继进稀糜,使脾胃有主,更议补益可也,因确守予言,竟不药而愈。(张璐《张氏医通·卷九》)

龚子才治大学士高中玄,患头目眩晕,耳鸣眼黑,如在风云中,目中溜火,或与清火化痰,或与滋补气血,俱罔效。诊之六脉洪数,此火动生痰。以酒蒸大黄三钱,为末,茶下,一服而愈。盖火降则痰自清矣。(魏玉璜《续类案》)

张寿颐评议:眩晕而至耳鸣目黑,如在风云,气火上浮,攻激巅顶,有升无降,其焰炽矣。再证以脉之洪数,证实脉实,径投下剂,洵为合法,但此不过治标之一着,苟其药到病应,气火不升,即当转而从事于滋填培阴一路。如谓一服病愈,并无待于转方顾本,则必非长治久安之道矣。(张寿颐《张山雷医集·古今医案平议·第二种之第三卷·眩晕门》)

萧。冒雨后湿郁成热,蒸而为黄,宿恙又经操劳,屡次失血,当春虚阳升动,咳而头眩,口干目黄,怔忡失寐。治先清泄火风。

生地、石斛、山栀心、茯神、丹皮、羚羊角、杏仁、钩藤、甘菊_炒。

四服头目清,怔忡息矣,食进寐稳矣,但神疲力倦。去生地,加参、芍、莲、枣以扶脾元,数服更适。

后去羚羊角、杏仁、钩藤、甘菊,加茵陈,松罗茶叶,黄渐退。(林佩琴《类证治裁·卷之五·眩晕》)

徐左。色白者多气虚,苍瘦者多血虚。至于体既丰伟,色复华泽,述其病则曰:头晕而刺痛也,鼻塞也,鼻渊也,颌下结核也,飘飘乎其若虚也。何哉?盖人身之阴阳,如权衡之不可偏胜。由湿生痰,由痰生火,阳太旺矣。阳旺则升多而头痛作,痰阻清窍而鼻塞作,浊火熏蒸而鼻渊作,火袭经络而结核作。阳形其有余,故阴形其不足,非真有所不足也。惟有削其有余,以就其不足而已。不然,与色白色苍之说,岂非大谬乎哉。维知者能识之耳。

制半夏三两,山栀仁三两炒黑,夏枯草一两五钱,白蒺藜去刺,炒二两,瓜蒌仁压去油四两,陈胆星八钱,淡黄芩一两五钱酒炒,广橘红一两,桑叶一两五钱,泽泻二两,苦杏泥三两,煨天麻二两,甘菊花一两五钱,云茯苓三两,大有黄芪四两重盐水浸透,炙,枳实二两,郁金一两五钱,炒白僵蚕二两。

上药研为细末,用松萝茶三两,鲜枇杷叶四两去毛,绢包,一同煎汤,去渣,将汤略略收浓,再用鲜首乌八两**打绞汁**,与前汤相合,拌药为丸如桐子大,每食后隔时许用开水服二钱,晚上弗服,禁食动火生湿之物。(张乃修《张聿青医案·卷十八·丸方》)

诊得寸脉滑,按之益坚,眩晕时作,是为上实之证,仿丹溪法。

大黄一钱五分**酒炒为末**,用茶调服。(陈念祖《南雅堂医案·卷二·眩晕门》)

❀ 中风

右。营阴不足,肝火风上旋,由头痛而至口眼㖞斜,舌强言謇。脉细弦数。此风火蒸痰,袭入少阳阳明之络。拟化痰平肝泄热。

冬桑叶一钱,远志肉三分,白僵蚕三钱,池菊花一钱五分,粉丹皮一钱五分,黑山栀三钱,石菖蒲三分,煨天麻一钱五分,钩钩三钱,松罗茶一钱,青果三枚。(张乃修《张聿青医案·卷八·肝风》)

❀ 遗精

陈武塘曰:余长子揆,向患遗精。于天启丁卯,遗证大作,肾窍漏气出如烟雾,时作时止,眠食渐减,形瘁骨痿,大便艰涩,其色颇黑。用猪胆汁入大黄、皂角末导,初用甚快利,并上部诸火亦觉清息。延至戊辰六月,则愈导愈秘。因思胆汁、大黄苦寒,皂角刮削脂膏,故求润而弥燥。乃以猪胆去汁,入蜜同温水满之以为导,导久而便始不艰。然至戊辰八月后,不能起床。又至己巳五月,肌肉愈瘦,眠食愈减,胸膈如有物踞之,腹则空虚,上则痞闷,每食少许,辄停留不下,膈六七时犹嗳,呼吸之气亦碍而不畅。以为因虚致滞,则服人参必增憀;以为稠痰蓄血,用疏快之剂又全无功。身常畏寒,夏令犹掩重帏,惟身不热,口不渴,声音虽轻而不变,面色白而不赤不黑。每日仅用粥饵二盏,或终日不食。旁人疑在旦暮,却又绵延两载。时名医高果哉、孙见心辰夕诊视无功。又延姑苏柯生,柯,大言人也。乍闻其论不胜喜,及治罕效。乃追忆从前,大肠气数不禁,遂觉胸膈痞闷,继因过防䘌证,日饮童便及滋清药太多,大便渐顺,然大便后即觉腹中虚怯,而胸膈分毫不宽。若大便所下甚多,则胸膈痞闷愈甚。于是疏上补下,茫无措手。远延镇江张承溪至,张诊二次,而曰:男子久病,以太溪冲阳脉决其死生。今六部无险,太溪冲阳有根,必不死之脉也。其证名为下脱。凡阳气上绝,阴气不得上交于阳,则为下脱,阴窍漏气是也。阴气下绝,阳气不得下交于阴,则为上脱,耳中出气是也。方家以失血之证,为错经妄行,而不知气证亦有错经妄行者。盖肾纳气,过泻成虚,则肾气不能自纳,遂错行而妄漏。《经》云:醉饱入房,五脏反复。五脏部位,宁有反复之理? 正谓其气错乱也。今未能提其气，复使归经，所以时漏不止。漏则气虚，气虚于下，则痰结于上，故饮食难化，而成郁结痞闷之证。今用药宜疏导郁滞，不宜误用滋阴；宜有提有降合成疏通，不宜专用顺气。若认此为阴亏之证，遂谓虚劳不受补者不治，则大误也。阴虚生内热，岂有阴分大虚，卧床一年有半，而不发骨蒸潮热者乎？**王士雄按：可治之机在此。**滋阴之药，不惟无功，且于开胸膈，进饮食，有大碍。今但使膈间日宽一日，谷气日增一日，则阴不补而自补矣**王士雄按：论证论治，句句名言。**气色可指日而待。煎方用苏子、山楂各二钱，橘红、半夏曲各一钱五分、茯苓、乌药、香附、五谷虫各一钱，升麻八分，柴胡四分，临服入韭汁二匙。此方疏郁为主，而升降互用，其旨颇精。服二十剂，虽不大效，然视向之服一药，增一病，则霄壤矣。秋初张别去，余因其疏郁大旨，为之推展通变。自定嚼化丸，用人参六钱，醋制香附、橘红各四钱，贝母、桔梗各三钱，松萝茶二钱，白蓬砂、西牛黄、干蟾**炙存性**各一钱，薄荷叶三分，以乌梅肉二钱**蒸烂**，同竹沥、梨膏为丸，每丸一钱。余因胸中结块，原起于午食后即卧，用嚼化丸，使睡中常有药气疏通肺胃之间，彼将欲结药往疏之，新结不增，旧结渐解。卧时成病，亦治以卧时。且病在膈上，不用汤之荡涤，丸之沉下**王士雄按：胸肠痞塞者，坚硬之丸并不能沉下，徒增其病耳。**而用嚼化，徐徐沁入，日计不足，月计有余也。服六七十丸后，膈间渐宽。尔时医家疑气坠之证，恐深秋逾剧，以秋金主降也。余谓肺主气，气得其令，则降者自降，升者自升，各得本职，非谓有降而无升也。能使清升浊降，则气坠之病，正宜愈于深秋。**王士雄按：陈公因承溪之旨而推广变通，可谓善得师矣。其嚼化丸中不用升药，洵为青出于蓝。论气数言尤推卓见。**至八月，病患偶伤麦粉，下以沉香丸，忽去胶痰数升，胸膈顿爽。殆药力渐到，元气渐回，邪无所容，而乘势自下也。然气弱形羸，长卧不起如故。冬底，医家又防春来木旺，脾病转剧。余曰，无忧。凡脾受肝克，则畏木气来侵。今乃脾困，而非脾弱，冬气闭塞，脾困所畏，幸喜及，方藉木气以疏通之。已而食果稍增，肌亦渐泽。五脏之情，变化如此。执生克之常，几何而不误人。**雄按：即《内经》土得木而达也。**庚午夏四月，张公复至，曰：胶痰去，病本拔矣。骨痿不能自行立者，湿气留伏脾经故也。投以白术煎，用白术一斤，苍术四两，作膏服之，未终剂立起。此病奇而久，约费千日之医治，竟得全生，故备志之。

俞按：陈公以缙绅先生而讲医理，却极精深。所论嚼化丸治法微妙，切合病机。虽老医见不到此。雄按：《广笔记》庄一生曾用此法矣。至于承溪之白术煎，不认骨痿为肾虚而为脾湿，见亦高人数倍矣。雄按：张公早洞悉其病源也。盖湿痿与阴虚痿见证相似，而病源迥异，须参脉色舌苔及便溺，自有分别。（王士雄《古今医案按选·卷二·痞满》）

血证

谢。琢诊,北码头。

咳伤血络,继以寒热自汗,月余不解。昨日齿衄火出,肤布紫斑,口中干苦,小溲短赤,胸痞。胃本有热,又受温毒,两阳相搏,血自沸腾,非清不可。防昏。

黄连解毒汤合犀角地黄汤、加玳瑁三钱,青黛五分。

又:**师转** 已进解毒法,青紫之斑更多于昨,紫黑之血仍盛于今。身之热、口之臭、便之黑,种种见症,毫无向愈之期。温毒之伏于中者,正不知其多少,然元气旺者,未始不可徐图。而今脉息虽数,按之少神,深恐不克支持,猝然昏喘而败。

犀角地黄汤加制军一钱五分,归身炭一钱五分,玳瑁三钱,人中黄一钱五分,岕茶五分。

又:**琢转** 青紫之斑,布出更多,紫黑之血,尚涌于齿,口舌糜烂,口气秽臭。温毒之极重极多,不可言喻,大清大化,本非难事。无如脉之无神者,更见数促,神气更疲,面青唇淡,一派无阴则阳无以化之恶候。古云:青斑为胃烂,此等证是也。勉拟方。

鳖甲、归身、甘草、雄黄、天冬、生地、洋参、元参、青黛,师加碧雪五分调入。(曹存心《曹仁伯医案论·温毒》)

宗室赵彦才下血,面如蜡,不进食,盖酒病也。授此方(紫金丹:胆矾三两、黄蜡一两、大枣五十个、茶叶二两;前三药于瓷合内用头醋五升,先下矾、枣,漫火熬半日以来,取出枣去皮核,次下蜡一处,更煮半日如膏,入好腊茶末二两同和,丸如梧子大;每服二三十丸,茶酒任下;如久患肠风痔漏,陈米饮下。主治男子、妇人患食劳、气劳,遍身黄肿,欲变成水肿,及久患痃癖,小肠膀胱,面目悉黄。编者注)服之,终剂而血止,面色鲜润,食亦倍常。新安有一兵士亦如是,与三百粒,作十服,亦愈。(许叔微《普济本事方·卷第三》)

汗证

吴氏子二十余,素有梦泄,十月间患伤寒,头痛足冷,发散消导,屡汗而昏热不除,反加喘逆。更医投麻黄,头面大汗,喘促益加,或以为邪热入里,主芩、连;或以为元气大虚,主冬、地。张诊之,六脉瞥瞥,按之欲绝,正阳欲脱亡之兆,急须参附,庶可望其回阳(魏玉璜曰:此喻嘉言所谓误治致阳虚也)。遂与回阳返本汤(方见本书四逆汤下,云治阳虚燥渴,面赤戴阳,欲坐卧泥水中,脉来无力欲绝者,四逆汤加人参、麦冬、五味、腊茶、陈皮),加童便以敛阳,三啜安卧,改用大剂独参汤加童便调理数日,频与糜粥而安。(石顽《医通》)

张寿颐评议:是亦阴虚之人,误汗而阳随阴以俱亡者。先则屡汗而加喘逆,继服麻黄而但头面大汗,喘促益加,虚阳上浮,根本已拨,脉微欲绝,岂独亡阳,阴亦先竭。石顽以四逆与参、麦同用,本是阴阳两顾,法极周密,而案语乃止称参附回阳,反觉言之不切。加童便者,取其顺下,以降上浮之虚阳,下气最捷,原是驾轻就熟,投匕有功,而乃谓之敛阳,用字亦不确当,岂惟恐人知,而不肯揭出真义耶?秘不示人,毋乃太吝。至善后之时,以独参与童便同行,佛头着粪,那不为人参叫屈,即欲潜阳摄纳,则本草中药物甚多,何苦蒙西子以不洁耶?(张寿颐《古今医案平议·亡阳证》)

🌢 瘀血

曾治王子男,痰气壅盛,凶暴痛极。延予诊视,脉多怪异。余曰:此三焦命门瘀也。阅臂湾手指筋刺十二针,腿湾二针,出紫黑毒血。乃用救苦丹、沉香郁金散,清茶冷饮之;外吹冰硼散。继与荆芥金银花汤,微冷饮之,二剂而愈。(齐秉慧《齐氏医案·卷六》)

🌢 疟病

边憩泉室。患寒热类疟,苏郡钱医进败毒散去人参,足指忽冷,眩晕不支。又用四逆加味,寒热如前,汗如浴,头角震痛,两目赤肿而盲,足冷过膝。余诊得弦濡之脉,微黄之苔,曰:此是伏邪内发,升动肝阳,化风上冒自治耳。予桑、菊、旋、杏、碧玉、朱、磁、枯、茶、贝母、草决明子等。服后红疹即见,汗止足温,寒热亦定,去茶、菊、磁、朱,加丹皮、羚角,赤疹即退,改用育阴和阳以善后。然肝阴为药劫尽,虽养阴潜阳日服,两目之盲不能复明矣。(钱艺《慎五堂治验录·卷八》)

慈溪岑自高深秋病疟治验。
慈溪岑自高。
寒热有期,疟起三日,舌中腻黄。邪阻少阳、阳明,发在深秋,当和荣卫为主。

柴胡一钱,葛根一钱半,淡黄芩一钱半,制半夏一钱半,藿香一钱半,滑石三钱,赤茯苓三钱,白蔻仁六分,甘草五分,知母一钱半。

加姜皮五分,松萝茶二分。

服前方,寒热减半。

又，复诊：拟小柴胡加味治之。

柴胡一钱，黄芩一钱半，熟半夏一钱半，赤茯苓三钱，草果六分煨，槟榔一钱半，山查炭三钱，炒麦仁三钱，花粉一钱半，甘草五分。

加生姜皮六分，黑大枣一枚去核。

服此，寒热大减，溲赤，舌苔尚腻。继用鳖血炒柴胡、黄芩、制半夏、煨草果、酒炒常山、滑石、甘草、焦谷芽、黑山栀等，加姜、枣煎，服此疟止。（孙采邻《竹亭医案·卷之三》）

久疟脉细，虚而非实，属营卫偏胜，营争为寒，卫争为热。与寻常感冒不同。当调营卫而和表里，兼化中州痰湿。

法半夏、炒当归、西芪皮、炒丹参、柔白薇、川贝母、银柴胡、黄防风、细甜茶、新会白、抱木神、竹茹盐水炒。（陈秉钧《陈莲舫医案秘钞·下编·疟疾》）

山西介休张仁伯胎疟间发治验。

山西张仁伯。

胎疟间发，寒轻热重，午后始至，已发五六次。舌苔白腻如粉，小溲色赤，大便稀粪，水果湿面不禁，腹中有块，邪食内蕴，脉象弦硬。正值九秋，速退疟邪，以免变幻，拟清脾饮出入之。

姜厚朴一钱半，柴胡一钱，黄芩一钱半炒，甘草六分，山楂肉三钱半，夏曲一钱半，青皮一钱，滑石三钱，车前子一钱半炒，大麦仁三钱炒，草蔻仁一钱炒。

加生姜二片、松萝茶叶二分。

今系疟发之期，服一剂即止。次日原方加医减，佐以和胃，两帖而痊。（孙采邻《竹亭医案·卷之四》）

盛泽沈懋嘉暑疟，寒热欲呕治验。

盛泽沈懋嘉，癸酉五月下浣。

暑疟内蕴，法宜和解。

香薷一钱半，广藿香一钱半，淡黄芩一钱半炒，陈皮一钱半，赤苓二钱，江枳壳一钱半炒，山楂炭三钱，柴胡三分，甘草六分。

加生姜五分，黑大枣一枚去核同煎。

服此，疟发于午，寒轻热重，至更余退凉。

又，复诊：疟发欲呕，病关少阳、阳明。

淡豆豉三钱，香薷一钱，广藿香一钱半，制半夏一钱半，淡黄芩一钱半炒，柴胡五分，肥知母一钱半，生甘草六分，赤茯苓二钱，橘白一钱，山楂炭三钱，白蔻仁三分^研。

加生姜皮三分,松萝茶二分,河水煎。

服此,寒热俱减,惟寒时仍欲呕,胸闷不饥,大便七日未解,小溲短赤。

又,复诊:

瓜蒌^全四钱^{酒炒},淡黄芩一钱半^炒,淡豆豉三钱,柴胡四分,半夏曲一钱半^炒,赤茯苓二钱,大麻仁三钱^研,连翘一钱半,飞滑石三钱,生甘草五分。

加生姜皮三分,黑大枣一枚^{去核同煎}。

服后寒热更轻,口不甚渴,大便次早解结粪成条。从此胸闷渐宽,脉之弦滑者亦渐平矣。

又,复诊:

生葛根一钱半,淡黄芩一钱半,半夏曲一钱半^炒,滑石三钱,广藿梗一钱半,生甘草六分,赤茯苓二钱,知母一钱半,白蔻仁五分^研。

加生姜皮三分,黑大枣一枚^{去核}。

服此疟止,口稍干,小溲仍赤,渐知饥。法宜和胃生津。

次曰复诊用:鲜石斛、麦冬、花粉、半夏曲、生谷芽、滑石、甘草、青皮、湖藕等,服三剂而安。(孙采邻《竹亭医案·卷之三》)

第二节　妇科

◉　月经未通病证

陈仪山女痫症常发治验(附紫雪丹)。

陈仪山之女。

痫症年余,发则眩仆倒地,昏不知人,口眼牵动,痰涎作声,手足抽搐,叫若闺闻,甚至遗尿。五痫中之极险者,况年将二八,天癸未通。

痰随火升,心火不降,故月水难至耳。迩来一月三、两发,气血更受痰火之累矣,盍早图之。(嘉庆丙寅三月十二日)。

姜汁炒生山栀一钱半,盐水炒橘红一钱半,石菖蒲八分,矾水浸松萝茶六分^{晒干,不炒},朱砂拌麦冬一钱半^{去心},制半夏二钱,抱木白茯神二钱^{去心},远志肉一钱^炒,紫沉香四分^{切片}。

进四剂,痫病未发,自觉喉中痰少,体健食增,原方加天竹黄一钱五分。再四剂,痫病仍未发。渠家因药颇合,如前再服,仍不再发,精神更健,喉中痰声全无,口舌并不干燥,二便通利。知饥能纳,脾胃调和。复诊之,左脉之弦数者大减,惟右寸关反觉其滑而少力耳。当用二陈汤加焦冬术、柏子仁、归身、远志、沉香,煎送白金丸八分。服十五剂,痫病霍然全愈,天癸亦通。精神健旺,肌体未复。向予索调理方,予以归脾汤去木香,加熟半夏、制香附,用荷叶煎汤洒叠成丸,每服五钱,食后滚水送下。(孙采邻《竹亭医案·女科案二》)

昔先君子治李氏妇癫疾,来势颇重,将暮先服紫雪一分,灯心汤化服,癫势渐平。一更时,服郁金、瓜蒌、杏仁、橘红、麦冬、山栀、海蛤粉等,加**茶**叶五分,明矾五分冲。

上八味煎服,一夜安卧。已后仍以平肝降气、消火消痰之剂而渐瘳。因癫势颇重,先进紫雪丹分,许而癫势渐平,用意极妙**竹亭注**。(《竹亭医案·女科案二》)

◎ 闭经

经闭三月,血结成癥,下离天枢寸许,正当冲脉上冲之道,是以跳跃如梭,攻痛如咬,自按有头足,凝生血鳖。肝乘脾位食减,木击金鸣为咳,中虚营卫不和,寒热往来如疟,从日晡至寅初,汗出而退。脾伤血不化,赤白带淋漓。脉象空弦,虚劳渐著。第情志郁结之病,必得心境开舒,方能有效。

大生地、当归身、小川芎、大白芍、五灵脂、生蒲黄、怀牛膝、茜草根。

昨暮进药,三更腹痛,四更经行,淡红而少,五更紫色而多,小腹胀坠而痛,停瘀未尽。依方进步。

大生地、当归身、小川芎、大白芍、五灵脂、生蒲黄、怀牛膝、茜草根、蛀青皮、延胡索。

经通,瘀紫之血迤逦而行,诸症俱解。小腹犹疼,瘀尚未尽,癥势稍减,跳动如初。盖所下之血,乃子宫停瘀瘀结,盘踞肠胃之外,膜原之间,无能骤下,瘀本不动,跳动者,正当冲脉上冲之道故也。幸借冲脉上升之气,可以逐渐消磨,若瘀踞脉络幽潜之处,则终身之累矣。交加散主之。

大生地、老生姜。

等分,捣汁互炒为末。茶调服三钱。(蒋宝素《问斋医案·卷第六》)

◎ 难产

湖阳公主胎肥难产,方士进瘦胎散,用枳壳四两,和甘草二两,为末,空心服六钱匕,茶调服。(万全《广嗣纪要·卷之十三·妊娠转胞》)

乳痈

松萝茶治疗乳痈

表侄刘子馧,从愚学医,颖悟异常,临证疏方,颇能救人疾苦。曾得一治结乳肿疼兼治乳痈方,用生白矾、明雄黄、松萝茶各一钱半,共研细,分作三剂,日服一剂,黄酒送下,再多饮酒数杯更佳。此方用之屡次见效,真奇方也。若无松萝茶,可代以好茶叶。(张锡纯《医学衷中参西录·治女科方》)

第三节 儿科

痧证

顾,童。

风温发痧,痧邪太重,邪热与风,半从外出,半从里陷。痧邪本在肺胃二经,然肺与大肠表里相应,大肠与胃,又系手足阳明相合,所以陷里之邪,直趋大肠,以致泄痢无度,痧点欲回未回,咳嗽不爽,遍身作痛。脉数,重按滑大,舌红无苔。上下交困,极为恶劣。勉用薛氏升泄一法,即请明贤商进。

煨葛根一钱五分,苦桔梗一钱,生甘草五分,白茯苓三钱,淡枯芩酒炒一钱五分,大豆卷三钱,羌活七分,炒黄荷叶三钱。

二诊:昨用升泄之法,陷里之邪,略得升散,脾之清气,稍得升举,泄泻大减,白冻亦退,神情亦略振作。

舌红绛较淡,脉滑大稍平,种属转机之象,守前法扩充,续望应手,即请商裁。

羌活一钱,防风根一钱炒,广木香三分,酒炒淡芩一钱五分,枳壳八分,苦桔梗一钱,大豆卷二钱,煨葛根一钱五分,生甘草五分,白茯苓三钱,干荷叶炒黄三钱。

三诊:下痢稍疏,然昼夜当在二十次之外,所下黑黄居多,肛门烙热,肌表之热并不甚盛。而脉数竟在七至以外,舌红起刺。良以陷里之邪,与湿相合,悉化为火,仿《金匮》协热下痢法,即请商裁。

炒黄柏二钱,北秦皮一钱,滑石块三钱,炒雅连四分,生甘草三分,白头翁一钱,金银花三钱,白茯苓二钱,金石斛二钱,龙井茶一钱五分。(张乃修《张聿青医案·卷三·丹痧》)

🖋 牙疳

予有一孙无父,周岁生走马牙疳。予用尿桶底白垩**刮下,新瓦上火焙干**五分,五倍子**内虫灰**三分,鼠妇**焙干**三分,枯白矾一钱。

共为末,先用腊茶叶,浸米泔水洗净,以药敷之神效。名曰不二散。(万全《幼科发挥·卷之下》)

第四节 外科

🖋 瘰疬

冯媪患左目胞起瘰,继而痛及眉棱、额角、颠顶,脑后筋掣难忍。医投风剂,其势孔亟。孟英诊脉弦劲,舌绛不饥。与固本合二至、桑、菊、犀、羚、玄参、牡蛎、鳖甲、白芍、知母、石斛、丹皮、细茶等,出入互用,匝月始愈。(王士雄《王氏医案续编·卷二》)

石念祖评析:病情本系肝阳勃升,风剂助纣为虐。脉弦劲二语,皆心肝阳邪逆升,气机不降之象。息风方能降气。霜桑叶四钱、杭白菊二钱、犀角**先煎**四钱、羚角**先煎**四钱、玄参片八钱、女贞子**杵**五钱、旱莲草四钱、煅牡蛎**杵**四两、血鳖甲二两、整大白芍一两、鲜石斛**杵**一两**四味同煨六句钟,取汤代水煎药**、酒炒知母四钱。数帖去犀、羚、桑、菊,加大生地一两、大熟地八钱、丹皮二钱。再更方去白芍,加明天冬**切**六钱、花麦冬四钱。终更方去丹皮,加陈细茶三钱。(石念祖《王孟英医案绎注·卷四·瘰疬》)

第五节 五官科

🖋 目翳

某,右。

头痛甚剧,右目翳障。肝火风上旋,势必损明。

川芎、白僵蚕、连翘、羚羊片、干荷边、白芷、甘菊花、丹皮、松萝茶、焦山栀。(张乃修《张聿青医案·卷九·头痛》)

🔖 瞳子散大

戊戌初冬,李叔和至西京,朋友待之以猪肉煎饼,同蒜醋食之,后复饮酒,大醉,卧于暖炕。翌日病眼,两瞳子散大于黄睛,视物无的,以小为大,以短为长,卒然见非常之处,行步踏空,多求医疗而莫之愈。至己亥春,求治于先师。曰:《内经》有云,五脏六肺之精气皆上注于目而为之精,精之窠为眼,骨之精为瞳子。又云,筋骨气血之精而为脉,并为系,上属于脑。又瞳子黑眼法于阴,今瞳子散大者,由食辛热物太甚故也。所谓辛主散,热则助火,上乘于脑中,其精故散,精散则视物亦散大也。夫精明者,所以视万物者也。今视物不真,则精衰矣。盖火之与气,势不两立。故《经》曰,壮火食气,壮火散气。手少阴、足厥阴所主风热,连目系,邪之中人,各从其类,故循此道而来攻,头目肿闷而瞳子散大,皆血虚阴弱故也。当除风热,凉血益血,以收耗散之气,则愈矣。

滋阴地黄丸:

熟地黄一两,生地黄一两半酒制,焙干,柴胡八钱、天门冬去心,焙,炙甘草、枳壳各三钱,人参二钱,黄连三钱,地骨皮二钱,五味子三钱,黄芩半两,当归身五钱水洗净,酒拌焙。

《内经》云,热淫所胜,平以咸寒,佐以苦甘,以酸收之,以黄连、黄芩大苦寒,除邪气之盛为君。当归身辛温,生熟地黄苦甘寒,养血凉血为臣。五味子酸寒,体轻浮,上收瞳子之散大;人参、甘草、地骨皮、天门冬、枳壳苦甘寒,污热补气为佐。柴胡引用为使也。

上件为细末,炼蜜为丸,如绿豆大,每服百丸,温茶清送下,食后,日进三服,制之缓也。大忌食辛辣物而助火邪,及食寒冷物损胃气,药不能上行也。(李杲《东垣试效方·卷五》)

🔖 鼻渊

鼻漏浊涕,谓之鼻渊。此由风温上袭而走孔窍,虽属多年,尚宜辛散。

辛夷、牛蒡、桔梗、白芷、苍耳子、蔓荆子、葱管一尺、黑山栀、滁菊、蝉衣、薄荷、松罗茶、藿肥丸二钱。(汪培荪《汪艺香先生医案》)

杨左。

浊涕从脑而下。脉象细弦。此阳明湿热,熏蒸于肺。姑导湿下行。

苍耳子一钱五分，马兜铃二钱，苦桔梗一钱，松萝茶一钱五分，生米仁四钱，煨石膏三钱，冬瓜子四钱，辛夷三钱，升麻三分，碧玉散三钱。

左　头胀作痛，浊涕自下。风邪湿热上攻也。

川芎一钱，防风一钱，苍耳子一钱五分，辛夷三钱炒，菊花一钱五分，荆芥一钱，白芷一钱，白僵蚕一钱五分，钩钩二钱，松萝茶叶一钱五分。（张乃修《张聿青医案·卷十五·鼻渊》）

张，左。

痰多脘痞，甚则呕吐，浊涕从脑而下。此脾胃气虚，生痰酿浊，难杜根株。

制半夏、苍耳子、海蛤粉、干姜、川桂枝、旋覆花、煨石膏、云茯苓、葛花、松萝茶、炒竹茹、广皮。（张乃修《张聿青医案·卷十五·鼻渊》）

郑吉翁，六月初八日。

心肾内亏，肝胆相火不宁，乘精气之虚，其火热得上移于脑，脂液由鼻腭而泄漏，肾精、心血益加暗耗，而头眩、心悸，喜逸、恶劳，虚象发生矣。议丸方缓图之。

紫贝齿嫩一两，石决明煅两半，白蒺藜鲜鸡子黄拌，炒去刺两半，金钗斛一两，杭白芍炒八钱，青菊叶无叶时以滁菊代之两半，夏枯草两半，苦丁茶一两，霜桑叶一两，三角胡麻两半，野料豆一两，茯神一两，荷叶筋一两，连须藕节炒两半，苍耳茎叶燕根暨子并用一两，丝瓜藤根茎叶并用一两。

上药研为细末，用陈细茶叶四钱，开水泡，滤去茶叶，以茶汁法丸，每早、晚各服二钱，开水下。有野刀豆根加一两，烧炭研末和入更好。（王仲琦《王仲琦医案·诸窍》）

郑左。

向有嘈杂脘痛，兹则浊涕自下，气带臭秽。此肝火湿热，上蒸于脑。驾轻就熟，难杜根株。

苍耳子、赤猪苓、制半夏、辛夷、生薏仁、建泽泻、松萝茶、上广皮、水炒竹二青、枇杷叶、山栀仁姜汁炒，以脘痛故也。（张乃修《张聿青医案·卷十五》）

🔸 鼻痔

肺经郁热上蒸，鼻痔起经十余年，肿胀滋脓。沉痼之疾，理之不易。

羚羊角、桑叶、苍耳子、丹皮、辛夷、白芷、薄荷、通草、黄芩、葱、茶。（王霖《吴医汇案·外科门·杨寿山医案》）

鼻窍不通

汪,吴趋坊,四十五岁。清窍在上焦气分,搐鼻宣通气固妙。但久恙气锢,湿痰必生。茶调散,卧时服五分(徐衡之与姚若琴《宋元明清名医类案·叶天士医案·头痛》载本案时,补充方药组成及药量:薄荷八钱,川芎四钱,荆芥四钱,羌活二钱,白芷二钱,防风一钱五分,细辛一钱,炙草八钱。茶调匀服。编者注)。(叶天士《叶天士晚年方案真本·杂症》)

脓耳

徽州金子陶右耳脓水结核,几为庸工所误。

徽歙金子陶,癸酉七月三十诊。

右耳脓水结核,由寒热而起。其始未经疏解,徒用耳门套药,以致寒热八日未退。幸喜年少,暑湿之邪感之尚轻,未见害事。法宜清解,二者兼治。

香薷一钱半,防风一钱半,绿豆皮三钱,扁豆皮三钱,藿香一钱半,柴胡五分,淡黄芩一钱半**炒**,生甘草五分,连翘一钱半**去心**。

加生姜一片、松萝茶二分,河水煎。

服一帖,寒热退,耳脓少。再剂,耳门之肿硬消矣。(孙采邻《竹亭医案·卷之三》)

疟后耳窍流脓,是窍闭失聪,留邪与气血,混为扭结,七八年之久。清散不能速效,当忌荤酒浊味,卧时服茶调散一钱。患耳中,以甘遂削尖插入,口内衔甘草半寸许。两年前晨泄,食入呕吐,此非有年体质之脾肾虚泻,可以二神、四神治也。盖幼冲阳虚,百中仅一耳。今泻泄仍然,寒热咳嗽失血,月事不来,脉得弦数,形色消夺,全是冲年阴不生长,劳怯大著,无见病治病之理。保其胃口,以冀经通。务以情怀开爽为要,勿恃医药却病。

熟地炭、炒当归、炙甘草、炒白芍、淡黄芩、乌梅肉、黑楂肉。(叶桂《叶氏医案存真·卷一》

口疮

交四之气,热胜元虚,乃气泄之候。营卫本乎脾胃,不耐夜坐,舌心腐碎(指舌上溃疡,编者注)。吸吸短气,似不接续,中焦喜按,始得畅达,目胞欲垂难舒,四肢微冷失和**脾阳大虚**,从前调理见长,每以温养足三阴脏,兼进血气充形之品,病减七八**温养足三阴,必是厚重之补;景岳一派,是治虚损不祧之法。案中常有引用《景岳方发挥》一书,迥非先生手笔**)。今当长夏,脾胃主气,气泄中虚,最防客气之侵,是质重之补宜缓,而养胃生津,宁神敛液,仍不可少。俟秋深天气下降,仍用前法为稳,拟逐日调理方法**此案原书重出,今存其一而记其异同**。

人参,茯神,天冬,枣仁**一作麦冬**,知母,建莲肉,炙草,川石斛。熬膏,早上进丸药一次。

遇天气郁勃泛潮,以鲜佩兰叶泡汤**一作枇杷叶**,非一二次,取芳香不燥,不为秽浊所犯**佩兰疏湿,鲜莲清暑**,可免夏秋时令之病。鲜莲子汤亦好**一无此句**。

若汗出口渴,夜坐火升舌碎,必用酸甘化阴,以制浮阳上亢,宜着饭蒸熟乌梅肉**一云一钱**,冰糖**一云三钱**,略煎一沸,微温和服一次**多服便偾事**。

饭后饮茶,宜炒大麦汤,芥片(指茶中珍品芥茶,编者注),或香梗茶。其松萝、六安,味苦气降,中气虚者不宜用**一无饮茶一条**。

瓜果宜少,桃李宜忌。玉蜀黍坚涩难化,中虚禁用**蜀黍生津健脾,磨细粉用**。香薷饮泄越渗利,颇不相宜。或有人参者**一无此句**,可以凉服。暂用煎药,当和中清暑,以雨湿已久,中焦易困耳。

人参,木瓜,扁豆,麦冬,茯苓,甘草,佩兰叶**一无扁豆、佩兰,有枇杷叶**。

临晚进膏滋药:人参,熟地,远志,甘草,绵芪,茯苓,桂圆肉,当归身,五味,枸杞,照常法熬膏,不用蜜收,白水调服**一无甘草、黄芪、桂圆、当归、有麦冬**。(徐衡之、姚若琴《宋元明清名医类案·叶天士医案·诸虚劳损》)

🌑 口出臭气

张子和治一人,年二十余岁,病患口中气出如登厕,虽亲戚莫肯对语。戴人曰:肺金本主腥,金为火所乘,火主臭,应便如是。久则成腐,腐者肾也,此亢极反兼水化。病在上,宜涌之。以茶调散(瓜蒂、茶叶。为末,每服二钱,齑汁调服,取吐。编者注)涌去其七,夜以舟车丸(炒黑牵牛四两,酒浸大黄一两,面裹煨甘遂、面裹煨大戟、醋炒芫花、炒青皮、橘红各一两,木香五分,轻粉一钱。水丸。编者注)、浚川丸(黑牵牛二两,芒硝一两,郁李仁一两五钱,大黄一两,甘遂五钱,轻粉五分。水丸,姜汤下。编者注)五七行,比旦而臭断。(沈源《奇症汇·卷之三·口》)

🌑 牙痈

颧胀鼻塞,龈腐齿脱,骨槽重症。

用苍耳散加麦冬、石斛、郁金、松萝茶叶。(高秉钧《高氏医案·谦益斋外科医案·面部·骨槽痈》)

🌑 喑哑

一人惊气入心络,喑不能言,以密陀僧研细一匕许,茶调服,遂愈。

有一人伐木山中,为野狼所逐,而得是疾,或授此方而愈。

又一军尉,采藤入谷,逢恶蛇而疾,其症状同,亦用此药治之而愈。(沈源《奇症汇·卷之四·心神》)

 喉痹

曾治患咽痛,痰响声哑。余以苏薄荷二两,细茶叶一两,白硼砂七钱,乌梅肉二十个,川贝去心二钱,儿茶五钱为细末,入洋片三分研匀,炼白蜜为丸,皂角子大,每日噙化十余次,一料而痊。(齐秉慧《齐氏医案·卷四》)

风热咽痛关肿,左脉模糊,将成喉风重患,颇为风险。

生甘草、炒僵蚕、连翘、荆芥、炙甲片、活芦根、玉桔梗、炒牛蒡、钩藤、薄荷、益元散、陈茶叶。(朱费元《临证一得方·卷二·咽喉颈项部》)

龚右。

头痛内热俱减,然咽中仍然作痛。喉痹情形,极难调治。

北沙参五钱,细生地四钱,川石斛四钱,射干五分,粉丹皮二钱,川贝母二钱,大麦冬三钱,竹衣一分,天花粉二钱,黑玄参三钱,郁金一钱五分,青果二枚。

二诊:咽痛音暗稍减,而咽中哽阻。肺胃燥痰未化也。

北沙参、川贝母、云茯苓、青果、川石斛、郁金、光杏仁、竹沥、炒瓜蒌皮、黑玄参、陈关蜇、地栗。

三诊:诸恙皆减,而咽燥甚,则暗亦随之俱甚。气液之耗伤,即此可见。

北沙参、川贝母、玄参肉、青蛤散、郁金、川石斛、天花粉、光杏仁、大麦冬、青果、梨片。

四诊:咳暗而且吐血。据述病由受寒而起,投补而剧。于无治处求治,姑从此着眼,以希天幸。

炙麻黄五分,光杏仁三钱,象贝母一钱五分,炙桑叶一钱,藕节二枚,浮蝉衣一钱五分,炒当归一钱五分,煨石膏六钱,云茯苓三钱,生甘草五分。

五诊:辛温寒合方,咳嗽递减。肺伤邪伏,再尽人力以待造化。

炙麻黄五分,生甘草五分,元参肉三钱,射干五分,煨石膏六钱,炒瓜蒌皮三钱,净蝉衣一钱五分,竹衣二分,北沙参五钱,川贝母二钱,梨肉一两五钱。

六诊:久暗久咳,本无发越之理。病从受寒而起,所以辛温之药叠见应效。药向效边求,从前法进退。

炙麻黄、光杏仁、茯苓、玄参、青果、煨石膏、生甘草、花粉、梨肉。

七诊：稍感新凉，咳嗽顿剧。太阴伏寒，非温不化也。

炙麻黄三分，北细辛三分，橘红一钱，五味子六粒**老姜二片同打**，川桂枝三分，光杏仁三钱，炙黑甘草三分，制半夏一钱五分，云茯苓三钱。

八诊：叠进辛温，咳退十六，姑守前法以希天幸。

炙麻黄四分，光杏仁三钱，炙橘红一钱，云茯苓三钱，竹衣一分，北细辛三分，炒苏子三钱，生熟甘草各二分，桔梗一钱。

九诊：音声稍爽。再清金润肺，以觇动静。

天花粉、川石斛、桔梗、水炒竹二青、北沙参、黑玄参、生甘草、梨肉、光杏仁、云茯苓、竹衣。

十诊：心中炙热，致音爽复暗。良以痰热上凌。再清金化痰。

瓜蒌皮、桔梗、生甘草、竹沥、生鸡子白一枚**冲**、北沙参、麦冬、云茯苓、郁金。

十一诊：经云、人卒然无音者，寒气客于会厌，则厌不能发，发不能下，其开合不致，故无音。夫卒然者，非久之之谓也。今暗起仓卒之间，迁延至两年之久，揆诸久病得之为津枯血槁之条，似属相殊。不知其得此暗病之时，并非久病而得之，实以暴而得之，绵延日久不愈，虽久也，实暴也。但寒久则与暴客究有不同，以寒久则化热，所以心中有时热辣，而咽中有时作痛。前人谓失之毫厘，谬以千里，不可不辨而漫为施治也。拟消风散以治其内客之邪。至火邪遏闭，咽干声嘶而痛，古法往往宁肺清咽，即参此意。

台参须一两，苦桔梗一两三钱，松萝茶一两五钱，广皮一两三钱，大麦冬四两，川羌活一两五钱，生甘草一两三钱，防风一两五钱，炙款冬三两，荆芥穗一两五钱，牛蒡子三两，川芎一两五钱，白僵蚕二两，川贝母三两，光杏仁四两，云茯苓四两。

共研细末，淡姜汁泛丸如凤仙子大，不可过大，大则力下行，恐过病所也。临卧服三钱，食后服一钱五分，青果汤下。（张乃修《张聿青医案·卷十五·咽喉》）

◉ 咽干

羊。咽中干痛，以意治之。

蛤壳一两，花粉一钱五分，竹卷心七叶，三味煎汤去渣，取汤泡旗枪茶叶一撮，橄榄三个**捣烂**，莲心七个，如茶饮。（缪遵义《缪松心医案·咽干》）

第六节　嗜茶

胞弟融斋年当强仕,身体素壮,因平日夜间于静坐时,爱饮香茗,饮后辄眠,以致水停胃中,不能下输膀胱,浸入四肢,渗于肌腠,渐渐腹大气促,尚自不觉。余因代庖浮图汛务,月余未晤,偶见其鼻准发亮,两目下有卧蚕形,余告之曰:弟伤于水,现已成肿。当云:似觉肚腹胀大,行路气喘然,并不知其为水病也。余曰:即宜早治,否则蔓难图矣。诊其六脉沉迟,是水气散漫之象,伏思治水肿者,当以《内经》"开鬼门,洁净府"二语为宗,《伤寒论》有小青龙汤能治水气。余遂用其全方,外加附片五钱,内温其里,外通其表,连服三剂,其汗微出,未能透彻,小便涩滞,即用五苓散利其小便,服药后,四肢股栗,周身寒战,心甚惶惑。余曰:此乃攻其巢穴,不必疑惧。约有一时之久,小便大下如注,汗湿重衣,其肿随消,此乃地气通天,气亦因之以通也。继用理脾涤饮之剂调理而愈。后余弟问故:小青龙汤乃治伤寒之剂,非治水肿之方,方书多用五皮饮,兄今用之,何以见效甚速?答曰:夫水者,阴气也,亦寒气也,小青龙汤内温外散,治饮症之良方,今用之先通其表,即开鬼门之谓也,用五苓散利小便,即洁净府之谓也,要能熟读仲师之书自能领会。此次虽然奏效,全赖吾弟信任之专,方能服至三剂之多,如果疑惑,更延他医,另用别药,定然变象多端,吉凶未可知也。(温存厚《温氏医案·水肿》)

不寐之病,厥有数端:食积则消导,水停则逐水,阴燥则安阴,脾虚则补脾,阳盛则敛阳,实证多而虚证少,治之极当分别。

余读书于城东之三道河,有友人李君香泉年四十许,未博一衿。素嗜茶,自早至晚,约饮茶数十碗。见炉鼎热沸,则喜形于色。久之面乏血色,食量减少。每至秋初,则彻夜不寐,天明益渴。一日由家至塾,携丸药来,朝夕服之。又常蓄熟枣仁一囊,不时咀嚼。余问何故?则谓医家云,枣仁能安神,苦不寐,故常嚼之。问服何药?则因不寐请医士习天主教者,名王凝泰,令服人参归脾丸,谓是读书劳心,心血亏损所致。余曰,药效否?香泉曰,并不见效,然尚无害。

余请一诊,则脉多弦急。告香泉曰,此水停不寐,非血虚不寐也。就枕则心头颤动胸胁闷胀,小便不利,时时发渴,乃有余证,宜逐水则寐自安。若以归脾丸补之,久而水气上蒸,恐增头昏呕吐,年老恐成水肿。香泉曰,是是。急请一治。余以茯苓导水汤付之,二更许,小便五六次,启衾而卧,则沉沉作梦语曰,好爽快。须臾转侧至明始觉,则遗尿满席,被蓐如泥,而饮自此少,食自此进。命常服六君丸以健脾胃。香泉逢人说项(指到处夸奖,编者注)焉。(王堉《醉花窗医案·水停不寐》)

慈溪季良佐后项湿毒数余年,用灸法收功。

慈溪季良佐,后项湿毒有年用灸法治验,年四十三岁。

体胖多痰,好饮浓茶,喜啖厚味。湿毒浸淫,近于后项大椎,小者如黄豆,大者如桂圆核,共计十有五粒。滋水淋漓,痛痒异常,甚者出血或出黄水薄脓。迄今十有余年,无分寒夏,不时举发,冬来更甚。医治有年,毫无一效。于嘉庆十三年八月二十一日,甫求治于余。

余细绎病情,兼参色脉,知其体肥多痰,喜啖厚味,好饮浓茶。深悉脾中之湿热素盛,胃中之湿痰常存,兼夹湿郁之火而上升头项,发为湿毒。穴近太阳膀胱,而实关乎脾胃也,先以表里双解一法,再为善后之谋。

方用:葱汁炒羌活二钱,葱汁炒防风二钱,藁本一钱**陈酒浸**,生大黄二钱**酒炒**,苍耳子一钱五分,连翘一钱五分。

共六味,加荷叶一小个托底煎药。

外用家制东里膏,以本布(指未经染色的坯布。编者注)蘸药搽擦患处。

服两剂并搽膏后,初剂痛痒渐减,再剂即不觉痛痒。大便日二三行,饮食安卧如常。即于方内去大黄,其余略为增减。再二剂,搽药同前。服之如前安妥,惟项后有大者一颗如桂圆核者,稍有痛痒。

二十五日:

方用:炒茅术、制半夏、羌活各二钱,厚朴、陈皮、角刺各一钱,藁本、丹皮、连翘各一钱五分。

仍用荷叶一小个放罐底,置药于上,河水煎服。

项后一疮如桂圆核者,用家制"一滴金"唾调点疮头,外以膏药护之。其余之小者,仍如前搽之。煎服方系平胃散去甘草,加味治之。因素多湿痰、湿火,不时欲呕,心一烦而项后之疮愈剧。

数年来,他医概以寒凉遏之,疮势益盛,时止时发。火愈凉而湿愈郁,痰得寒而痰愈凝,以致痰湿中阻,脾胃不无大受其累矣,是以痰多而时呕也。然而证见于项后者,又未尝不关乎太阳经也。予初用太阳引经药,先解湿郁,佐酒浸大黄以清头项之湿毒,最后托以荷叶煎药。合而用之,取其清升浊降,表里双解之法,服后果然应手。今又以"平胃"加减,治太阳而又治阳明之湿者,治其源也。服四五剂,痰减呕平。项后一大疮,连用"一滴金"照前点之,日出滋水。其次者,于九月初三日用大蒜捣如泥,作薄饼约三分厚铺疮上,用艾如黄豆大者放蒜饼上灸之。初灸三四壮觉痒,复换一蒜饼灸之,至三壮觉痛而停。间日再灸之,灸七八壮觉痒,灸至二十壮觉痛而止。连灸数日,右项发际下四五疮共并一块,大如胡桃,肿高半寸。今用艾着肉灸之明灸法,灸时痛痒交加。灸至廿壮反觉痒甚痛微,再十壮痒少痛多而止。其余之小者俱用东里膏搽之,渐平,无庸灸法。至项后一大者点药后唯出黄水,其疮势不动不变,用大蒜捣饼铺疮上,放艾于饼上灸之,共灸六壮,觉小痛而止。灸至数日,越灸越痒,后亦用艾着肉灸之。灸至十壮,仍觉痒多痛少,再至廿壮,灸圆亦倍于前,如黄豆大者,始不觉痒而小痛,疮边黄水甚多。于是项后两疮分先后灸之,俱不用蒜铺,竟以艾圆着肉灸之。痛则少灸,而艾小如绿豆者。如灸时甚痒则多灸,而艾大如黄豆者,或如皂子大者。灸时不计壮数之多少,总以痒而灸至痛者止。如灸痛疽言,痛而灸至不痛,不痛而灸至痛是也。依此辨痛痒之轻重,而分艾之大小、壮数之多寡而灸之。灸后果然奇妙,疮之四围滋水不绝,高耸者渐平,坚硬者渐松。后项两疮,一大如核者渐灸渐松,至十月十八日而平。其四五枚并一疮者灸后甚痒,水出无停,逐日灸之,灸至痒减而痛,水少疮软。间日再灸,直灸至艾大如皂子。灸至三四十壮,始觉痒停而痛,水止疮平,外用紫霞膏贴之。两日后,疮中又有微痒出水之象,复灸四五壮而平。再以家制紫霞膏调珍珠生肌粉即青云散搽上,膏药盖之。不数日而肉长肌生,至十一月十一日项后之疮俱愈矣。

凡灸法不用蒜铺疮上,只用艾着肉灸之,谓之明灸。凡用火补者勿吹其火,必待从容彻底自灭。灸毕即可用膏贴之,以养火气。若欲报(即重复之意,编者注)者,直待报毕贴之可也。用火泻者可吹其火传其艾,宜于迅速,须待灸疮溃发,然后贴膏。此补泻之法也。其有脉数、躁烦、口干咽痛、面赤火盛、阴虚内热等症,俱不宜灸,反以火助火。不当灸而灸之,灾害立至矣。道光乙酉冬竹亭注。

据述风府穴下,十余年来后项常觉板硬。似乎皮如夹袋,手摸之犹如中间有物在皮肉,抓之不仁。疮则不时而发,四季中惟夏稍缓,冬则愈甚。发时头面亦有,项后为最。自今灸后,非惟疮平,且自觉皮肉软和灵活,抓之痛痒自知。所最快者,灸时觉背脊左右两边之气上下往来,气脉温和流通,越灸越快。予闻此言颇是,如《灵光赋》云:灸时气下砉砉然如流水之降者,即此谓耳,足征古人语非泛设,此灸法之妙也。至内服煎剂数十帖,自觉胸中疏畅,湿痰止,呕哕平,食增卧安,此服药之妙也。自八月至此,内外调治,通计八十日而安,亦大费苦心矣竹亭(邻)识。

中间所服之药总不外乎"四六君""玉屏风",佐以轻疏,以清头项之湿热。间用养阴降火之剂,以滋肝肾之阴。内外俱安,继以丸剂调理收功。

大熟地五两,怀山药三两炒,归身一两半酒洗,粉丹皮一两半炒,山萸肉一两半,猪苓一两半,泽泻一两半盐水炒,砂仁一两二钱,猪脊髓十四条用羌活五钱,防风五钱煎浓汤,去渣,将汤煮几岁极烂,捣入前药内,猪项骨五寸以项下大椎骨起整骨勿劈开,用苍术五钱、青葱二两煎浓汤,去渣,以汤煮骨,用酥涂,炙黄脆,研磨极细入药。

上为细末,炼白蜜为丸如小绿豆大。

外用西党参五两,生黄芪二两,防风一两五钱,焦冬术三两,茯苓二两,炙甘草一两,制半夏一两五钱,新会皮一两五钱。

共八味,各焙研极细末,用荷叶煎汤,洒叠为衣。

每服五钱,清晨滚水送下。

是方内用蜜丸者,即六味地黄丸。以猪苓易茯苓而出入之,以固里而入阴,兼通督脉,直达病所。外用为衣者即六君子合玉屏风散,以固表而通阳。合而用之,诚表里两固、气血并调之良法也。

连进三料,颇为合宜,项后原疤并不一发。向来火升无时、口舌常干,均若失矣。(孙采邻《竹亭医案·卷之一》)

慈溪文学叶心水乃嫂孀居,痹症掣痛治验(附药酒方)。

慈溪文学叶心水乃嫂,寡居,年三十七岁,道光癸巳仲冬二日。

自京回籍,舟泊吴郡途中得痹症,问治于余,方案列下:

风寒湿三气合而为痹,始于左足,屈伸不便,疼痛抽掣。素喜浓茶,经水愆期,病起半月。进舒筋、除湿、调经、活络之剂。服三帖,痛势渐松,波及于右,右轻而左甚。《易》曰:"震为足",足属东方木也。由左达右,木强乘土,土虚金弱,西方之兑金弗克制木,以故内风动而风生。"风淫末疾",此腿足之所以疼且痛也。再验之脉右虚芤,左弦细,更显有明症耶。法宜扶土祛湿,舒肝却风,庶乎戬穀。

制香附三钱研,薏苡仁五钱炒,秦艽二钱,独活一钱五分,虎胫骨三钱炙,全当归一钱半,木瓜一钱,杜仲三钱炒,嫩桑枝五钱乳香一钱同炒,怀牛膝一钱半蒸,青皮一钱。

上药十一味,用长流水一盏半加绍兴酒半盏和匀同煎,服后渐自痊可。

又,浸药酒方:冬季最宜,每日早晚量饮。

生黄芪二两,西党参三两,大熟地五两,当归一两,制香附一两,五加皮一两半,炙甘草一两,木瓜一两,怀牛膝一两半,虎胫骨四两酥炙,大南枣四两,陈皮一两半。

上药十二味,计重二十六两五钱。用无灰绍兴酒二十六斤大坛盛贮,以本色夏布袋将前药放内,线缝其口,袋宜宽大则药味易出。用粗草纸数层以重物压紧瓶口,约半月后可以开饮。每日早晚,随量饮之。服完后可将药渣晒干为末,炼白蜜为丸,如桐子大。每服四五钱,清早滚水送下。(孙采邻《竹亭医案·女科·卷三》)

寒结成冰

族叔步蟾为人性亢而燥,晚年忽得寒疾。虽盛暑必重衣且畏风。平日喜饮,得病后而饮益恣,但酒必蒸腾,茶必百沸。舌端烫烂,下咽犹凉。问医求药,羌无要领。余劝其服大已寒丸,渠不信,然百药无效亦姑服之。

五剂以后,觉病稍可,渐如常人。惜渠复听庸医之言,不肯竟服。迁延年余,旧病复作,此"民国"三年八月事。故余前案,实有所本,并非以病试方,贸然幸中也。(陈无咎《陈无咎医学八书·医量·伤寒类》)

湖州金,本属阳虚之体,酷嗜茶酒,久而聚饮,时苦右胁痛控引胸背,短气,口干,反不渴饮,便溏溺涩,必吐涎沫,肠胃辘转有声,始得痛止。而凡酒家必易聚饮,况平时喜甘味。今脉亦沉弦,则阳虚饮踞无疑矣。宜节饮节劳,常服甘药以和之。

茯苓三钱、生冬术一钱五分、法半夏一钱五分、竹茹**生姜同捣**七分、桂枝三分、炙甘草四分、枳实五分、生姜皮三分、陈皮一钱五分、潞党参三钱、大枣两枚。(张千里《千里医案·卷四·痰饮》)

进士杨莘香先生如君吐血屡发治验。

浙江平湖进士,原任四川彭水县杨莘香先生如夫人,道光癸巳五月十五日诊。

吐血有年,举发无时,体伟神健,素好浓茶,不无湿痰。白带频下,年逾半百,天癸未停。时而气逆喉痒则血势上溢,时而火升心嘈则胸中摇荡,皆血去过多故耳。虽阳明为多气多血之乡,而久吐非宜。《经》云:"阳络伤则血上溢。"胃络岂可久伤也,况值天癸应止而未止耶。此刻虑其上溢,久恐防其下崩,《经》又云:"阴络伤则血下溢",正此谓耳。脉形虚软,预为调摄,庶乎戡穀。

生黄芪三钱,西党参二钱,二原地四钱,茯神三钱,款冬花二钱,巴旦杏三钱**去皮尖**,旱莲草三钱,甘草六分**炙**,生蛤壳五钱,建莲肉三钱**去心**。

十味用河水煎好去渣,入血余炭七分冲。

服数剂,血停呛平。(孙采邻《竹亭医案·女科卷三》)

九峰素有水饮,因幼年嗜茶,伤中耗气,从此忌茶四十余年,见茶即清水上泛。初服苓桂术甘而效,再发不应。服六君而愈。再发又不应,进参附理中而效,后亦不应,吃《千金》鲤鱼汤而愈,再发无效,吃鲤鱼米粉粥而愈。至花甲后虽发亦轻,竟能吃西瓜、水果、螃蟹等物,而茶终不能吃,见茶则清水上泛。究其理,茶动湿而浸淫,入脾胃耗气也。(王之政《王九峰医案·副卷·痰饮》)

李楚生三兄,患目,二目皆病,左目尤甚,红痛异常,瞑不能开,勉强开之,盲无所见。头痛难忍,亦左为尤甚,可怪哉。大渴欲饮,每日饮浓茶十大碗。蔡医以白虎汤投之。石膏每剂一两许,愈服愈渴,数剂后浓茶加至三十大碗。饮食不思,神烦不寐,终日终夜饮茶而已。两月有余,困顿已甚,乃延诊。脉皆弦数而大,而右关数疾之中尤见和柔。予笑曰:"此非白虎汤症也。白虎汤乃伤寒时邪,胃有实热,大渴欲冷饮症所用。今因患目而渴欲热饮,不饮冷饮,乃素嗜浓茶,克伐胃气,胃液干枯,求饮滋润。而其实润之者乃更伤之,故愈饮愈渴。彼石膏辈能治实热,而不能治虚热。《本经》载虚人禁用,恐伐胃气。彼庸庸者不知,以为渴饮则当用石膏,而不知外感内伤有天渊之别,热饮冷饮有毫厘千里之分。率意妄投,不独损人之目,即损人之命不难也。"其仲兄问曰:"闻目属肝,何患目而胃病如此?"予笑曰:"肝开窍于目,夫人而知之,乙癸同源,肝亏则肾亏,亦夫人而知之,不知五脏六腑十二经脉三百六十五络其血气皆禀受于脾土,上贯于目而为明,故脾虚则五脏之精气皆失所使,不能归明于目矣。然脾与胃相表里,而为胃行精(津)液。胃主降,脾主升,胃降然后脾升,饮食入胃,游溢精气,下(上)输于脾,然后脾气散精而上输于肺也。今胃汁干枯,胃气不降,脾有何精(津)液可升,尚能归明于目哉?况病者肝肾本亏,肾不养肝,肝虚生热,热盛生风,以久虚之胃,木火恋之,故不独热难堪,饮不解渴。且胃无和气,直致饮食不思,胃不和则卧不安,故夜不能寐也。至目痛自属肝火,头痛自属肝风。而今欲治之必先救胃,救胃必先戒茶,然后大养胃阴,并养肝肾。胃喜清和,得滋润而气自能降;木虑枯燥,得涵濡而火自能平。火平则风息,眼无火不病,头无风不疼,如此调治,症虽险无虑也。"病者虑茶不能戒。予曰:"非戒饮也,特戒茶耳。"于是以菊花、桑叶代茶,而先投以养胃阴扶胃气重剂。十日后即不思饮茶,然后兼调肝胃,并或清肺以滋生水之源,或清心以泻肝家之热,千方百计乃得渐痊。二年后其尊人亦得目病,蔡医以为能治,不必延予,而一目矣。(李文荣《李冠仙医案·李楚生眼病治效》)

李景熙,四十一岁,二月廿日。

身热六日,头痛如掣及左耳之后,两目懒睁,咳嗽甚微,恶心,舌苔白腻浮黄质绛,一身疼痛,寐则两手抽掣,大便自泄两日之后五日未通,小溲色赤,左脉细小而滑,右弦滑而数。素嗜茶酒,外感温邪,治以清香宣化,佐以苦泄之味,明日一候能得热退为吉。

白蒺藜三钱去刺,家苏子钱五,制厚朴钱五川连七分,同炒,苦杏仁三钱去皮尖,建泻片三钱,省头草钱五后下,莱菔子二钱,姜竹茹三钱,焦苡米三钱,鲜佛手三钱,嫩前胡一钱,象贝母四钱去心,香豆豉三钱焦山栀钱五,同炒,赤苓皮四钱,真郁金钱五,鲜枇杷叶三钱布包,西秦艽钱五,保和丸五钱布包。

白蔻仁三分,酒军二分,二味同研细末,以小胶管装,匀两次药送一下。

二诊:二月廿一日。

身热略退,右足不温,左偏额上作痛昼轻夜重,舌苔黄厚,口渴,小溲色赤,身痛虽减,烦躁不舒,两脉弦滑而数,病七日。湿温夹滞,蕴蒸阳明,再以轻香宣解苦泄通腑,一候热退,最为上吉。

白蒺藜三钱去刺,香豆豉三钱焦山栀二钱同炒,省头草钱五后下,苦杏仁三钱去皮尖,西秦艽二钱,嫩前胡钱五,全栝楼五钱枳实二钱同打,家苏子钱五,白蔻衣钱五,丝瓜络三钱,朱连翘三钱,薄荷细枝七分后下,莱菔子三钱,焦苡米三钱,嫩桑枝五钱,真郁金三钱,赤苓四钱,猪苓四钱、建泻三钱,方通草一两,煎汤代水。

上上制厚朴三分,酒军三分,二味同研细末,以小胶管装,匀两次药送下。

三诊:二月二十二日。

身热渐退,舌苔白腻,质绛,尖碎而痛,得寐较安,左边头额近际入夜作痛,两足已温,大便通而不畅,小溲亦少,胸闷善怒,左脉细弦而滑,右细数而弦。酒家湿热太甚,气不疏利,拟再以分渗化湿宣达足太阳经。

白蒺藜三钱去刺,朱连翘三钱,香砂枳术丸五钱布包,白蔻衣钱五,猪苓四钱,省头草钱五后下,制厚朴钱五川连七分,同炒,鲜枇杷叶三钱布包,焦苡米三钱,建泻三钱,嫩前胡钱五大豆卷三钱,同炒,苦杏仁三钱去皮尖,块滑石五钱布包,赤苓四钱,真郁金钱五,栝楼皮四钱枳壳一钱同打,鲜柠檬皮三钱,绿茵陈三钱焦山栀钱五同炒,小木通一钱,方通草一两,煎汤代水。

四诊:二月二十三日。

身热渐退,头痛减而不止,食多则其痛较甚,舌苔白滑浮黄质尖绛,大便未通,小溲渐畅,其色亦淡,胸闷善怒,左脉弦滑右细濡而数。酒家湿热留恋阳明有外泄之意,拟再以昨法加减,佐以通腑之味。

白蒺藜三钱**去刺**，嫩前胡一钱**葛花五分同炒**，香砂平胃丸五钱**布包**，全栝楼五钱**苦楝子钱五同打**，猪苓四钱，省头草钱五**后下**，朱连翘三钱，鲜枇杷叶三钱**布包**，真郁金三钱，赤苓四钱，大豆卷三钱，制厚朴钱五**川连七分同炒**，块滑石五钱**布包**，小木通一钱，建泻三钱，焦苡米三钱，绿茵陈三钱，朱灯芯钱五，苦杏仁三钱**去皮尖**，佛手三钱，枳椇子三钱。

羚羊角一分，酒军三分，落水沉香一分，三味同研细末，以小胶管装，匀两次药送下。

五诊：二月二十四日。

身热将退净，大便通而不畅，舌苔黄厚且腻质绛，头额痛掣，左偏脑部，两脉弦滑，昨宵得寐甚安。表邪虽解，湿热积滞与肝胆之热互相蒸腾。拟再以轻泄苦化，佐以清解通腑之味。

白蒺藜三钱**去刺**，朱连翘三钱，鲜枇杷叶三钱，小木通一钱，真郁金三钱，省头草钱五**后下**，家苏子钱五，香砂平胃丸五钱**布包**，朱灯芯一钱，绿茵陈三钱，葛花五分，苦杏仁三钱**去皮尖**，块滑石五钱**布包**，枳椇子三钱，鲜佛手三钱，白蔻仁钱五，焦苡米三钱，朱赤苓四钱，猪苓四钱，建泻三钱。

落水沉香末二分，羚羊角一分，酒军三分，三味同研细末，以小胶管装，匀两次药送下。

六诊：二月二十五日。

热已退净，大便三次仍未畅利，左边后脑时觉掣痛，左脉细弦右弦滑，湿热积滞化而未楚，肝胆之热尚甚，拟再以轻泄苦降甘淡化湿。

白蒺藜三钱**去刺**，鲜枇杷叶三钱**布包**，肥知母钱五**盐水炒**，焦苡米三钱，安瓜子一两，粉丹皮钱五，香青蒿钱五，香砂平胃丸五钱**布包**，苦杏仁三钱**去皮尖**，绿茵陈三钱，小枳实钱五，朱连翘三钱，块滑石五钱**布包**，小木通一钱，白蔻衣钱五，焦山栀钱五，制厚朴钱五**川连七分同炒**，全栝楼一两，朱灯芯一钱，朱赤苓四钱，建泻三钱。

上上落水沉香二分，酒军三分，二味同研，以小胶管装，匀两次药送下。

（汪朝甲《伯庐医案·内科·湿温》）

李悦吾，大便燥，年五十余，患消渴症，茶饮不能辍口，小便多，大便燥，殊不欲食，及食后即饥。将及一年，起于去年之夏末秋初，今已仲夏矣。肌肉消削，皮肤枯涩，自分必死。偶予在雉城，延而决之，出其服过之方，约数十纸。诊其脉，沉濡而涩，予曰：公病尚可药，前所服之方，不外清火生津，不可谓非，第人身津液，以火热而燥，尤必以气化而生，前方纯用清凉滋润之品，全无从治气化之意,所以不效。洁古老人云:能食而渴者,白虎倍加人参,大作汤剂,多服之;不能食而渴者,钱氏白术散倍加干葛,亦大作汤剂服之。今公不能食,及食即饥,当合二方,加升麻,佐葛根,以升清阳之气,少用桂附,以合从治之法,每味数两,大砂锅浓煎,禁汤饮,以此代之。盖此病仲景谓春夏剧,秋冬瘥,今当盛夏,病虽不减,亦不剧。若依法治之,兼绝厚味,戒嗔怒,闭关静养,秋冬自愈矣。

此君亦能谨守戒忌,依法疗治,交秋即瘥,秋末全愈。

陆祖愚曰:消为火症,清火生津,滋阴补肾,壮水之主,治法之正者。殊不知久服滋补、呆滞之品,中气难以运转,盖津由气化而生,不治下而治中,从古人之法也。(陆祖愚《陆氏三世医验·卷五》)

脉弦兼滑,偶感暴寒,咳嗽。手足发烧,服神曲汤已解。咳嗽未已,痰饮举发,水停心下为饮。风寒伤于外,七情伤于内,茶饮伤气耗阴,思虑伤其肝脾,惊恐伤其心肾,治饮兼解七情。现在感冒未清,治宜先标后本。

苏梗、杏仁、车前、茯苓、半夏、豆豉、生姜。(王之政《王九峰医案·上卷》)

门人金书山外痔、脱肛治验。

门人金书山,道光壬午九月。

案素有焦痔,好酒喜茶,忽然肛脱如鸡卵大,胀坠痛如鸡啄,起坐不能,睡卧不安,大便欲解,疼痛难忍,此痔也。脉形右关、尺并数,知其湿火注于大肠,非清不能散,非通不能除其胀坠疼痛,亟治之,免其痈漏之虞。

薏苡仁五钱^炒,当归尾一钱半,槐角子三钱^研,地榆二钱,条芩一钱半,皂角子八分^炒,生甘草八分。

加盐水炒生大黄七分,清解大肠之湿火(九月二十七日方)。

据述饭后煎服,少顷痛止,渐自胀平、坠缓,夜睡安宁。次早视之,肛脱如卵者缩小其半,可以起坐而未能步行者,仍以前方再剂。次日清晨登厕,先结后溏,碍动外痔痛甚,顷之渐平。肛门口有两块,长圆如荔核式,此乃痔也。究属湿火下注,未能速消,内外兼治可也。(九月二十九日方附后)

大生地四钱,川黄柏一钱,归尾一钱半,苡仁五钱,赤芍药一钱半,半夏曲一钱半,条芩一钱半,槐角三钱^研,生大黄八分,赤茯苓三钱。

上药十味,河水煎服。

外用白芷、甘草、朴硝各二钱煎汤,先熏后洗,拭干,用人中白、儿茶、黄柏、薄荷研粉,入冰片一分和匀搽上,干则以唾调搽之。

服药后(并熏洗、搽药),肛痔两枚,其一已缩小如黄豆大,十去其七八;其余一枚色淡黄者，据述此素有之，此刻略增大耳；稍可步行，惟大便时仍疼。

又，九月三十日方：

用四物汤加山栀、连翘、槐角、地榆、赤苓、半夏、条芩、蜜炙升麻辈煎服。

外熏洗、搽药如前。

服三帖，肛傍素有之一枚又胀痛极，坐立不安，乃阳明戊土之风热化燥，大肠庚金之湿火下注。况舌苔白腻，中焦不舒则下焦壅滞，良有因也，议防风秦艽汤出入之。

十月初三日方：

秦艽一钱半，防风一钱半，皂角子一钱炒，枳实一钱，槐角子三钱研，条芩一钱半，车前子一钱半炒，赤苓三钱，桃仁三钱研，归尾一钱半，赤芍药一钱半炒，薏苡仁五钱。

服此肛门气疏便通，外痔之胀痛亦宽，小便亦畅。次日再剂，惟大便时气阻肛门，仍有坐立难忍之势。中宫有似饥非饥、心嘈不宁之状。

又，十月初五日方：肛脱渐收，外痔将平，肠中偶而见红，坐立不克自如，未免心烦食减。诊其脉，右脉奕短，关中见数，按之不足。左关弦而按之软，自是弦非真弦，数非真数。得其意者于此中消息之，庶乎尽善。

大熟地四钱，焦冬术一钱半炒，归身一钱，升麻二分蜜炙，党参一钱半，皂角子一钱半炒，槐角子三钱研，柴胡三分蜜炙，小青皮八分。

上九味，河水煎服。

服三剂，诸证平妥，食饮如常。

又，十月初八日方：大便又有急坠之势，欲解不能，并紧难忍，权拟一方暂服之。

生首乌五钱，柏子仁三钱炒，麦芽三钱，炙草八分，大麻仁三钱研，大南枣三枚去核，元明粉六分冲，大黄一钱制。

是方也，以仲景麻仁丸合甘麦大枣汤出入用之，乃润燥通幽之法也，妙在首乌、大枣益阴调中，仍不外乎脾肾交通之意钦。

服后，至初更时解结粪如弹丸者四枚解时肛门疼痛，至早渐平。

初九日：即于前初五日之方去升、柴，加柏子仁、地榆辈。再进二三剂后，朝用归芍六君子丸，每服五钱，汤水送下。午后以后方煎服之：用生地、首乌、归身、女贞、柏子仁、条芩、槐角子、郁李仁等煎服。计服煎、丸半月，而收全功矣。(孙采邻《竹亭医案·卷之四》)

幕友陆松涛咳逆、呕哕有年，药投罔效治验。

幕友陆松涛,年四十二岁。

素体清瘦,作事明爽。于嘉庆十五年间得咳逆呕哕症,迄今数年,药投罔效。于己卯九月特求治于余,方案列下。

初六日诊:细绎病情,证属呕哕。夫呕哕者,即反胃、噎膈之渐也。病经十载,非不终朝医治,而治之不得其法,病根难除。据述素好饮酒,酒后贪饮浓茶,继以水果,坤土暗耗,是知脾胃之受累于酒也久矣哉。吾于此而想其原由,吾于此而卜其究竟。或食前贪生冷,寒气伤胃;或酒后喜浓茶,寒气归肾;或情不自禁,每多内作之荒;或力不能支,尚行外强之乐。以致坎阳不升,离阴不降,水火隔而心肾乖,君相动而脾胃虚。他如劳神会计,心一烦而胸中郁郁发呕。发呕者,反胃之征也。设或事不遂意,火一升而胃底泛泛欲哕。欲哕者,噎膈之兆也。又或食后遇事不快,而即呕酸吐食、咳嗽喉痒。种种情事,其为坤土之不运也无疑。再请验之于脉,两寸细软,左关小弦,右关虚软乏力,两尺虚濡。证脉合参,病关脾胃而波及心肝肺肾者有之。治脾胃而兼治他经则可,治他经而不保脾胃则不可。

《易》曰:"至哉坤元,万物资生。"坤属于土,未有土不足而能生长万物者,此余之首重在脾胃者近是。先理脾胃,再为善后之谋,庶几病根可除而诸恙向安矣。

西洋参二钱**制**,白花百合一两五钱,茯神一钱半,麦冬一钱半**去心**,云茯苓一钱半,柏子仁三钱,北五味子五分**研**。

加梨汁六钱,生姜汁一钱。二汁和匀,候前药煎好去滓,投入二汁,再煎一二滚服。

服此三剂,并未呕哕、咳呛喉痒等,颇属合宜。

复诊:即于原方去洋参,加西党参、山药、沉香。仍照法煎好去渣,投姜、梨两汁服之,服后如前安妥。平常大便溏薄,自服予方后大便渐结,精神健旺。

服数剂后复诊:素多劳心会计,预事心烦,即觉胃中郁郁不舒,甚至呕哕、咳呛喉痒等情作矣。自进予方后,渐自平可,脉形两寸细小,关脉虚荚。先调心脾,再为之计。

西党参三钱,丹参三钱,焦冬术一钱半,茯神二钱,远志肉一钱**去心**,茯苓一钱半,酸枣仁一钱半**炒**,干姜七分,益智仁一钱半,橘红五分,炙甘草六分,扁豆三钱**炒**。

加金华南枣两枚**去核**。

服数帖,安妥如前。

复诊(九月二十七日)：脉右关渐起,而两寸、尺尚嫌濡软,气血不充而真阳有亏也。宜以调中益气,兼治心肾,庶乎可也。

生黄芪二钱**盐水炒**,西党参三钱,山药三钱**炒**,焦冬术一钱半,鹿角霜一钱半,白茯苓一钱半,茯神二钱,酸枣仁二钱**炒**,炙甘草六分,益智仁一钱半,干姜六分。

加梨汁五钱,姜汁一钱,如前法服。

前次方中佐姜、梨二汁兼治呕哕,服后颇安。今之加者,缘喉中似有痰凝不爽之意、舟中又有头眩眼昏之象,各有取意存焉。

服此方后,周身温和,自觉松爽,大便日一次,食饮、睡卧如常,痰凝、头眩竟自平可,仍以前方略为增减。服数十剂而精神日健,遍体温和,食欲渐增,二便调匀。惟偶因事冗心烦或食饮不节,则似有哕呕之势。于是以盐水炒黄芪、党参、於术、芡实、归身、丹参、远志、菖蒲、菟丝、破故纸、五味子等加梨汁五钱,生姜汁一钱五分,仍照前法煎服。服数帖诸恙向安,而呕哕之势顿失矣。据述症经数年,自服予方后并未见呕,诚快事也。

复诊(十月二十六日方)：药停两日,便觉脾阳下溜,此大便之时欲解也。仍宜填离阴以益戊土,壮坎阳以温己土,是为上策。

戊属胃土,以离中之阴火以生之。己属脾土,以坎中之阳火以生之。

炙黄芪二钱,西党参三钱,山药三钱**炒**,茯神二钱,益智仁一钱半,鹿角霜一钱半,柏子仁三钱**去油**,炙草八分,破故纸一钱半**炒**,淡干姜六分**炒**,五味子五分**研**。

加胡桃肉一枚,连鬲板用。

服两帖,大便调匀,连进数帖颇好。再以六君子汤加山药、枣仁等,煎好去渣,投龟、鹿二胶各一钱,煎滚候烊服之。服数剂而收全功。

至十二月初十日再定丸方调理,列下：

木棉仁八两**盐水泡一日,取出候干,再以陈酒煮半日,再蒸再晒,以里外黑如墨者佳**,大生地五两**先以水煮半日,后加砂仁一两,陈酒五两同煎半日,取出再蒸晒九次,听用**,怀山药三两**炒**,鹿角霜二两,菟丝子一两半**酒拌蒸**,茯神二两,远志肉一两,甘草**水浸**,酸枣仁一两半**炒**,柏子仁一两**去油**,山萸肉一两半,建莲肉二两**去心**,破故纸一两半**陈酒浸蒸**,**胡桃肉一两同捣**。

上为细末,炼白蜜为丸,如小绿豆大,晒令极干。外用西党参三两,焦冬术一两半,茯苓一两半,炙甘草一两,制半夏一两半,陈皮一两半,俱筛研极细末。

再以干荷叶四两,生姜二两,用河水煎滚,洒叠为衣。每服五钱,清晨用莲心七粒、陈皮三分泡汤送丸可也。(孙采邻《竹亭医案·卷之六》)

外强中干，气火并于上。病因前年受寒咳嗽，曾服麻黄数剂，未经得汗。又服枇杷叶、款冬，似觉稍轻。素来善茶，故成茶饮，发则咳嗽痰多，呕吐清水，背脊发寒，手足发烧，服金匮肾气，口鼻出血无休时。服半夏饮，两耳鸣不寐。继又考试，操劳郁闷，且相火素旺，木火易兴，大便燥结，右手仲而难屈。相火内寄于肝，听命于心。心为一身之主宰，肾为十二脉之根本。操劳不寐，心肾不交，阴不敛阳，不能和气，气有升无降，所以耳闭不聪也。肺为相傅之官，秉清肃之令。六叶两耳，二十四节，按二十四气。风寒内伏，清肃不行，上输之津不能敷于五脏，而痰饮生焉。且茶饮苦寒，最能伤胃。脾虚生湿，水积不行。辗转相因，遂成痼癖。化热伤阴，苦寒败胃，外强中干，恐伤生发之气。拟归脾、二地、二术，以养心脾，兼和肝调中，化痰治饮。

党参、茯苓、枣仁、木香、杏仁、半夏、橘红、於术、当归、麦冬、远志、豆豉、神曲、羚羊、竹茹、枳实、生地、熟地、枇杷叶、茅术**玄参拌蒸五次**。（王之政《王九峰医案·上卷》）

倪愚溪湿痰、中虚便溏有年，近感客邪治验（两案并注）。

永义堂董事倪愚溪，年六十六，壬辰岁十二月十一延诊。

素体虚肥，色带痿黄，又多湿痰，向来大便溏薄。日来感冒客邪，灯后寒至凛凛，微热不解，无汗，不饥，舌苔糙泥，迄今六日。进他医清解法，精神日疲，尿便不由自主。脉息右弱，左弦细。高年人恐难胜任，亟宜却寒和中。方用苏叶、防风、桂枝、陈皮、豆豉、枳壳、麦芽、秦艽、查肉、半夏曲，加姜、葱同煎服。进一剂，病若失矣。

已后至来年癸巳五月十六日，因湿阻中宫，致伤坤土，食入脘中不爽，大便溏泄则腹中舒畅，便或结秘则脘腹滞塞不松。数余年来，便溏日三四次或六七次无定规。脉象右细耎，左小弦，此由脾及肾。素嗜浓茶，以故湿阻不化，似觉便溏则爽，便结反闷也。然究其源，实关脾阳之不运耳，如果坤土健运，何至便溏则爽，结则反闷耶，亟亟培养中宫为第一着。

茅山术一钱**炒**，薏苡仁五钱**炒**，熟附子七分，炮姜六分，益智仁一钱，炙甘草五分，云茯苓一钱半，陈皮一钱。

加生姜两片。

服后，脘中松爽，便溏仍六七次。

复诊（五月二十日）：

西党参三钱，焦冬术一钱半，煨肉果八分，炙草六分，淡干姜七分，煨木香七分，益智仁一钱半。

加大南枣三枚去核。

上药八味,河水两钟煎至一钟,去渣服。

服两帖,次日大便不溏,只得一次,据云数年以来从未如斯,诚炒方也。

复诊:用异功散加苡仁、益智仁、补骨脂、砂仁壳、广木香等服之,大便如前一次,食饮稍增,腹中宽松,精神亦健。已后调理仍不出前后两方出入,或理中汤合"五味异功",加菟丝子、补骨脂等服之。大便或二三次,却非向日之溏粪可比。设少饮茶汤,则大便仍一次者居多。数年便泄,得余煎剂两帖而顿止,继以调理未一月而收全功,药到病除,理明法备,此其所以效如桴鼓之捷也欤。(孙采邻《竹亭医案·卷之六》)

沈某患脘痛呕吐,二便秘涩,诸治不效,请孟英视之。脉弦软,苔黄腻。曰:此饮证也,岂沉湎于酒乎?沈云:素不饮酒,性嗜茶耳。然恐茶寒致病,向以武彝红叶,熬浓而饮,谅无害焉?孟英曰:茶虽凉而味清气降,性不停留,惟蒸遏为红,味变甘浊,全失肃清之气,遂为酿疾之媒,较彼曲糵,殆一间耳。医者不察,仅知呕吐为寒,姜、萸、沉、附,不特与病相反,抑且更煽风阳,饮藉风腾,但升不降,是以上不能纳,下不得通,宛似关格,然非阴枯阳结之候。以连、楝、栀、芩、旋覆、竹茹、枇杷叶、橘、半、苓、泽、蛤壳、荷茎、生姜衣为方,送服震灵丹。数剂而平,匝月而起。

眉批:此上有停饮,下元虚寒,故用药如此。(王士雄《王氏医案续编·卷一》)

石念祖评析:方义苦寒泻风阳医药,辛温豁停饮医病。酒炒川连八分、黑栀皮三钱、酒炒楝核杵.先二钱、酒炒枯芩一钱五分、旋覆花绢包三钱、姜竹茹火入三钱、姜枇叶刷.包三钱、赖橘红一钱五分、制半夏四钱、白茯苓三钱、炒泽泻一钱五分、生蛤壳杵.先五钱、鲜荷茎三钱、生姜皮五分,药送震灵丹三钱。(民·石念祖《王孟英医案绎注·卷三·脘痛》)

松江何淡安,世精医术,轻财任侠,斗鸡搏鞠,丝竹声伎,极一时之盛。如东坡序庞安常,壮年豪性,灵机活泼,刀圭甫进,沉疴立起,是以名藉东南,屦满户外,惜发背以殁,仅得中寿。

曾记伊徒述其昔年有吕四刘姓,以三千金聘至,为其母治一不寐症,历治三载,诸医技穷。伊至疏方,不出古人范围,遂于进诊之暇,续谈他事。侍婢送茶,先生见之问曰:太夫人素服之茶若此欤?曰:数十年于兹矣。先生曰:吾得之矣,病即在是,若能断茶饮,何用药为?盖茗性微寒,味苦甘,多服令人不寐,本草载之。况啜浓茗多年,能不病乎?如其教止饮,后竟得寐。非触境颖

悟,其能若是乎?(徐锦《奇病录·卷上·奇病·三年不寐》)

外感风寒,肺胃先受,形寒身热,咳呛有痰,脉右数。当治上焦。

荆芥、连翘、杏仁、山栀**大豆卷拌**、苏子、蒌仁、竹茹**姜汁炒**、牛蒡、钩钩、郁金、象贝、莱菔、枳实、芦根。

复方:春温化热酿痰,肺胃失宣,咳逆引痛,胸脘懊憹,脉小数,苔黄腻。再以清泄上焦。

鲜金斛、牛蒡、杏仁、象贝、天竺黄、莱菔、桑叶、连翘心、橘络、郁金、菖蒲、丝瓜络、薄荷**川连拌**、竹叶、芦根。

三诊:自投清泄上焦,诸恙愈而咳逆引痛依然,胸脘懊憹渐平,脉仍小弦,舌苔黄腻。治法仍踵原议增删。

扁斛、生谷芽、郁金、苏子、橘红络、稆豆衣、丝瓜络、苡仁、杏仁、象贝、莱菔、冬桑叶、浮小麦、路路通。

复方:前方先录素嗜茶酒,聚湿成饮,湿蒸热郁,灼伤阳络。去冬失血,继于咳呛,交春木升泄,肝之左升太过,肺之右降不及,咯血虽止,咳呛不已,是木火刑金使然。近复肝邪夹饮为患,痰热因斯胶固,清灵为之蒙昧,以致神识昏糊,杳不思纳,渴不恣饮,咳痰不出,小溲短赤,大便时坚时溏,舌糙尖绛,脉右小弦而数。昨投芳香宣泄,诸恙略有松机,论治仍以宣窍豁痰,希图转环,附方莅裁。

礞石、桑叶、郁金、远志、霍石斛、旱莲、灯芯、胆星、丹皮、菖蒲、茯神、橘红络、泽泻、竹茹、川贝。(卧云山人《剑慧草堂医案·卷上·风温》)

万松岩内人,骤然头眩眼暗欲扑,上重下轻如在舟车,呕吐酸苦治验。

万松岩乃室,年六旬。

体丰多劳,酷好浓茶。中虚夹湿多痰,肝脾不足之躯。前月初旬得臂腕疼痛难忍,波及手指。延次子茂常诊治,用舒筋活络兼佐气荣两补之法,调理而安。忽于九月初十午刻,骤然头眩,眼暗欲扑,兼之呕吐酸苦食物。舌白胸闷,起立运跌如在舟车,上重下轻,脉形浮滑弦紧。外受之寒引动内风,风火交煽,气阻痰凝,此头眩、呕酸之所由来耶。深恐变幻,亟宜止呕、定眩为最,不可藐视。时在道光辛卯岁九月初十日诊。

羚羊角一钱半**镑**,钩藤钩五钱,石决明一两,天麻一钱**煨**,川黄连四分,白池菊一钱,半夏曲一钱半,神曲三钱**炒**,小青皮一钱。

加炒出汗开口川椒七粒,同煎。

临服用生姜八分**冲**。

服前方一帖,至戌初头眩渐平,眼黑、呕酸等亦止矣。至次日清晨始进粥一盏,少顷心嘈,又进炒米粉浆半瓯,可以坐立,亦不觉上重下轻。

十一日:用和胃、舒肝、化痰之法。方以二陈汤去甘草,加元参、天麻、石决明、木瓜、池菊、青皮、生谷等,煎服时仍用姜汁八分冲,两帖痊愈。(孙采邻《竹亭医案·女科卷之三》)

王海藏治秦生,好服天生茶及冷物成积而痼寒。脉非浮非沉,上下内外按举极有力,坚而不柔,触指突出肤表,往来不可以至数名,纵横不可以巨细状,此阴症鼓击脉也。一身流行之火,萃于胸中,寒气逼之,故搏大有力。与真武、四逆、理中等汤丸,佐以白芍、茴香,使不潜上,每日服百丸,夜汗出而愈。(魏之琇《续名医类案·卷九·饮食伤》)

王金坛曰:予内弟于中甫,饮茶过度,且多愤懑,腹中常漉漉有声,秋来发寒热似疟。以十枣汤,料黑豆煮,晒干研末,枣肉和丸芥子大,而以枣汤下之。初服五分不动,又服五分,无何腹痛甚,以大枣汤饮,大便五六行,皆溏粪无水,时盖晡时也。夜半,乃大下数斗积水而疾平。当其下时,瞑眩特甚,手足厥冷,绝而复苏,举家号泣,咸咎药峻。磋乎!药可轻用哉(魏之琇《续名医类案·卷九·饮食伤》也录有本案,编者注)。(俞震《古今医案按·卷第八》)

吴静山(敬权)孝廉令正钱夫人,时邪后遂发黄肿,日嗜干茶无度,苏太诸医,皆用气血并补,久而不愈。延余诊之。脉两手俱洪数之甚,询得腹中攻痛无常,夜则身热如烙,此由阴液不充,瘀滞干黏所致。宿血不去,则肢体浮肿。新血不生,则肌肉消瘦。一切补脾刚药,未可施于此证。考仲景治黄,有猪膏发煎润燥之法,爱仿其义,专用滋润之品,调养肾肝而愈。(徐镛《医学举要·卷六·玉台新案·发黄医案》)

吴菊圃室人呕痛作胀,沉病积岁治验。

吴菊圃乃室,年三十九岁。

素有肝胃气,发则胀痛呕吐,每发必有寒热。向来酷好浓茶,朝夕不禁。大便溏薄,日三四次不一。有教每日进干莲肉三十粒,服后大便渐结,已服十有余年。每病发时,仍胀痛且呕。平常食后,不胀不疼。迩年不喜饮茶,口亦不干。惟食后大腹必胀,胀则必欲卧,卧则胀平而似痛。痛在脐上胃脘中,必待胃中左右横冲,自觉胃中之气直上头顶,则胃中之气渐松。亦必着人拍打背心及头额则渐爽快。体常畏冷,虽春末夏初,亦须皮绵衣护身,得暖则爽。经水每多趱前,色淡而少。医更数手,投剂似效非效,大率以滋补阴阳、气血为法。病发时，呕痛畏寒，则以桂枝、芎、归、茱萸、沉香，佐二陈汤等治之。淹延数载，沉疴未脱，于道光癸未三月初八日甫问治于余，方案列下：

细审病情，素有肝胃气，迄今十有余载。发则胀痛交加而兼之呕。呕属阳明，胀属太阴，知其脾胃之受累于肝久矣。夫土为万物之母，胃为水谷之海。《易》曰："至哉坤元，万物资生。"未有土不足而能生长万物者。今土被木乘，脾胃愈惫，以故食入即胀，胀则欲卧，卧则胀安。岂知脾土从斯愈滞而愈壅，食饮难运而难磨，甚至水谷之精气不能四布，上下难以贯串，精气暗耗，食饮日减，肌体日瘦。运化失职，中满之虞，其能免乎。阅诸君论治，颇中肯綮。而犹时止时作者，想亦沉疴积岁，蒂固根深，而未能一时奏绩也。今证脉合参，右脉细软兼迟，左脉沉小而弦。种种见证，皆脾阳不运，肝木乘之。亟宜益气扶阳，间佐以疏之运之、和之温之、举之降之，而引导之。俾坤元日旺，中满可免，再为善后之谋，庶几无遗憾矣。《老子》云："万物负阴而抱阳"，意自显然，先得我心之同矣。予岂上工敢治未病，而未尝不愿学焉。

西党参三钱，于白术一钱**土炒**，熟附子八分，青皮七分**醋炙**，炙甘草八分，大南枣三枚**去核**，内田淡茱萸一分**线扎**，云茯苓一钱半。

加沉香末二分**冲**。

服一剂，食后未胀，亦未卧。次日再进，如前安妥。惟觉其口干欲饮，幸大便不溏。再剂，口之欲饮渐减。细审其情，向之脾阳不运不无湿阻，屡服他医滋补膏滋等方，脾土愈滞，是以食后必胀。今服余温中益气之剂，不胀不卧，脾土有健运之机，胃中之湿渐减，故口中自觉其燥耳，无足虑也。

又，三月十一日方：

西党参四钱，於白术一钱**土炒**，淡干姜五分**炒**，茯神二钱，熟附子四分，炙甘草八分，制香附二钱**醋炒**，陈皮一钱，淡茱萸二分，砂仁二分**冲**，天冬一钱**去心**。

是方益气温中，佐以疏运，俾脾阳得令，肝木不致乘土。且土旺金生，木有所畏，坤土益健矣。而温燥之品恐其僭上，前方初进口干喜饮，岂无自也。今加以天冬保肺清金，致高原于清肃。尝按古方，温燥药中必复滋阴保肺，亦恐未得补阳之功，先伤肺金阴气尔，予于是方亦然。进此六剂，如前不胀不卧，口亦不觉其干。昨因食饮不节，即有似胀之象，次日即平。于是观之，益信脾阳之不运耳。

三月十七曰：原方去茯神、香附、天冬，加制首乌三钱，杜仲三钱，续断一钱五分。

服七剂，安妥如前。即偶有腹胀之势，亦不欲卧而自平。夜来头足浮肿至早起身渐退之势亦减半，腰股牵引抽痛俱已。惟身中常常畏冷，绵皮衣不能离体。证脉合参,究属脾阳不运,卫气不充,八脉有亏。经事每多趱前似属血热,其实亦肝阴之不足耳。

复诊换方,用"五味异功"加制香附二钱,良姜一钱,木香五分,生黄芪二钱,淡茱萸三分,砂仁末三分冲。进五剂,继以后丸,暂服一月再酌。

丸方:西党参三两,於白术一两半土炒,制香附二两,良姜一两,鹿角霜二两,女贞子一两半,炙甘草一两,归身一两半,云茯苓一两半,广木香一两不经火。

上为细末,用蒸饼打糊为丸,如桐子大。每服五钱,清晨用陈皮泡汤送下。

是丸服毕,如前不胀不卧,夜来头面、足跗之浮亦退。惟食多进或啖肉食等物,胸腹即有胀满之势,甚至脘中作痛,胸疼彻背,而致寒热作呕。引动旧恙皆由于胀而至此,不胀则无其事。而胀亦由于多食则胀,设少食则仍不胀也。

其所以不能多食者,实缘脾阳之不能运也,予之所以首重在厚培坤元者近是。

朝以十全大补汤去川芎,加四制香附、紫石英、新会皮作丸,炼蜜丸如梧子大。每服五钱,清晨滚水送下,服二十日。

饭后进六君子汤加木香、炮姜、山楂、鸡内金,煎服十剂。

煎、丸两方服毕,症仍如前,不增不减,颇妙。

又,丸方(六月初九日诊):

大熟地三两,制首乌三两,归身一两半,柏子仁二两去油,鹿角霜二两,焦冬术一两半,蕲艾一两半,炙甘草一两,紫石英一两半煅红醋淬,云茯苓一两半,木香一两半晒研,四制香附二两,陈阿胶一两半炒成珠,菟丝子一两半酒拌,蒸。

按:紫石英虽能暖子宫,而石药终燥,只可暂用可也。

上为细末,用西党参六两煎膏代蜜为丸,如梧子大。每服五钱,清晨滚水送下。

平素食饮,午前约吃饭一碗许,夜间饮粥约两碗。服此丸后,至申初还可再进饭碗许,做两次进,较前增倍,夜饮粥仍如前。食后颇安,旧恙并不一发。经水仍趱前,约二十日一至,淋漓六七日而止。服丸剂后,大便渐结,非日前之溏薄多解可较也。

又,丸方(七月二十九日诊):

生黄芪二两用防风一两,同泡,同焙,西党参三两,焦冬术二两,茯苓一两半,广木香一两半不经火,炙甘草一两,大熟地四两,归身一两半,鹿角霜二两,菟丝饼二两,女贞子二两蜜炙,白芍一两半炒,四制香附二两。

上为细末,炼白蜜为丸,如梧桐子大。每服五钱,清晨滚水送下,或建莲汤送亦可。

服后,食饮愈增,仍如前毫不觉胀,且不畏风怕冷。向来不时骨节、背腹、腰股胯腿酸疼,自服此丸并不一发。经水亦渐调,超前二三日。精神健旺,药服颇宜。

十月初五曰:原方去木香、女贞、菟丝、鹿角霜,加熟附子一两,枸杞子三两,鹿角胶四两,照前丸。服五钱,清晨滚水送下。

服此与前丸俱颇对症,月水有时应期,食饮倍增,而脘中毫无胀满之意。即是啖肉而腹内安妥如常,并不肠滑便泄。皆缘脾阳之能运耳,此其所以奏绩之捷也欤。

又,道光甲申正月二十二日丸方:

西党参四两,焦冬术二两,云茯苓一两半,归身一两半,大熟地五两,鹿角胶四两炒珠,四制香附四两,白芍一两半,菟丝子二两蒸,炙甘草一两,杜仲三两生姜汁拌炒,续断一两半。

上为细末,炼白蜜为丸,如梧子大。每服五钱,清晨滚水送下(此方即去冬十月初五之方去黄芪、附子、杞子,加菟丝、杜仲、续断是也)。

进是丸,安妥如前。

又,丸方(四月二十一日诊):

沉疴积岁,历有年矣。予以厚培坤元之法,脾土从斯日健。面色红润,肌体渐丰,诸证向安。而左腰胯不时酸痛,赤带绵绵。肝肾之阴未复,再以脾肾双补之法。取脾土足而肺金旺,肝木有监制之师;肾水充而相火平,肝阴得滋养之力。内以蜜丸,外以水叠,使先化者归肺脾,后化者入肝肾耳,此又脾肾同治之炒法也。

大熟地四两,鹿角霜三两,怀山药三两炒,归身一两半,马料豆二两盐水拌炒,白芍一两半炒,四制香附四两,川芎一两,破故纸二两胡桃肉一两半同捣,猪脊髓两条去外硬皮,蒸熟同捣,猪腰子一对要一只猪身取下者。劈开去内白膜,用青盐三钱,小茴香末四钱,杜仲末五钱,三味和匀填入腰子内,线扎。量用陈酒、河水各半,煮烂,去内药末,入药同捣。

上药十一味照方制焙蒸捣,用炼白蜜为丸,如小绿豆大,晒令极干。

外用西党参三两,於术二两土炒,茯苓一两半,广木香一两半勿炒,炙甘草一两,新会皮一两半。

六味,各焙晒研极细。用荷叶煎汤,洒叠为衣,晒干。每服五钱,清晨滚水送下。

服后腰痛大减,带浊亦稀。因其颇合,又进一料又半。服至交冬,腰痛已平,食饮如常,睡卧安宁。

又,九月三十日诊,膏滋方:

生黄芪五两,西党参六两,玉竹八两,山药三两**炒**,鹿角霜二两,鹿角胶二两**炒珠**,茯神二两,归身一两半,炙甘草一两半,菟丝子二两**蒸**,南枣五两,杜仲二两**盐水炒**,制首乌五两,制香附三两**四制**,陈皮一两半。

上药十五味如常法煎膏,煎至滴水不散,用磁罐收贮,悬挂井中一夜以退火气。每早用六七钱,如膏厚少和滚水,隔汤炖温服,橘饼汤过口。

此膏服后,腰脊背板之疼刺不松及常常畏冷之势俱止。服至乙酉正月望前方毕,诸证全愈。

调经丸方(乙酉正月二十六日诊):

平素经水约二十日一至,自服余丸剂后约趱前二三日,亦有时应期。

大熟地五两,怀山药三两**炒**,归身二两,白芍一两半**炒**,女贞子三两,泽兰叶二两,川芎一两半,茯苓二两**人乳拌蒸**,生香附三两**四制**,紫石英二两**煅红,醋淬**,芡实三两**炒**,陈皮一两五钱,西党参四两,炙甘草一两,牡蛎三两**煅**。

上为细末,炼白蜜为丸,如梧桐子大。每服五钱,清晨滚水送下。

此丸服毕颇妥,停药四月,至八月十七日复诊,方记后:

吴菊圃室人丸方:服前乙酉正月廿六日所定丸方,诸恙向安,已后停药四月,日来背脊三椎觉疼,身中偶尔怕冷,连日便溏日三两次。经水趱前二三日,未至前数日觉左腿牵疼。其余无他苦,肌体丰润,饮食睡卧如常。

八月十七日诊:西党参四两,生黄芪二两**防风一两同焙**,於白术二两**土炒**,杜仲三两**盐水炒**,菟丝子二两**酒蒸**,补骨脂二两**酒拌炒**,大熟地四两**炒**,茯苓一两半,当归身一两半**酒洗**,四制香附二两**米泔、盐水、醋、酒分四处制**,炙甘草一两,芡实三两**炒**,猪脊骨五寸**自大椎起,要圆圆者。阴阳瓦上炙热,用生白蜜调。去油乳香、没药各三钱,涂于骨上炙之。候猪脊骨炙至焦黄色带脆为度。**

上十三味为细末,炼白蜜为丸如桐子大。每服五钱,清晨滚水送下。

丙戌春正延诊,据述此丸服毕,前恙俱平。(孙采邻《竹亭医案·卷之六》)

歙县鲍云樵痰症,丸方调理治验(计三方)。

歙县鲍云樵先生丸方,道光甲申闰七月初一日案,年三十九岁,原任浙江玉泉场。

证脉合参,素好浓茶,痰吐盈盂,精薄囊冷,攸关脾肾。脾土虚而湿痰上溢,肾阳亏而精气不充,无怪乎痰多、精清而囊冷也。此右关之所以虚弦,弦主痰饮,尺脉迟爽,左关、尺弦细虚濡,显有明征。法宜厚培坤元,大壮坎宫,不凉不热,不润不燥。其中水火宜平而不宜偏,取水旺而木滋,相火自静;火足而土温,湿痰自除。正合脾肾同治之法,岂仅愈疾已也。从兹气血融和,精气贯注,百脉流通。纯阳子云:"精养灵根,气养神。"于此中消息之,他日充闾之庆,可较商瞿之有后矣。

制首乌八两,元武胶三两<u>炒成珠</u>,甘枸杞三两<u>悬火焙,仍要红色</u>,山药三两<u>炒</u>,山萸肉二两,菟丝子四两<u>蒸熟</u>,於白术二两<u>土炒,再以黑芝麻一两同炒同研</u>,茯苓二两<u>人乳拌晒</u>,益智仁二两,制半夏一两半线、线鱼鳔三两<u>牡蛎粉二两,同炒</u>,杜仲二两<u>盐水炒</u>,炙甘草一两半,新会皮一两半<u>陈酱油炒</u>。

上为细末,用西党参八两,大有黄芪三两同煎膏,代蜜为丸,如桐子大。每服五钱,清晨滚水送下,或橘饼汤送亦可。

此方服之甚妥。据云服毕照方又合一料,服后诸恙向安,惟痰仍多,素好之茶未能戒耳。

又,复诊丸方(乙酉二月十三日):

制首乌八两,元武胶三两<u>炒珠</u>,鹿角胶二两<u>炒珠</u>,山药三两<u>炒</u>,覆盆子二两<u>酒拌炒</u>,淫羊藿二两<u>酒拌炒</u>,枸杞子二两<u>焙勿黄</u>,芡实三两<u>炒</u>,山萸肉二两,杜仲二两<u>盐水炒</u>,砂仁一两半。

上十一味为细末,炼白蜜为丸,如小绿豆大,晒令极干。外用:

西党参四两,於白术一两半<u>土炒</u>,茯苓一两半,炙草一两,半夏曲一两半,沉香一两<u>勿经火</u>、牡蛎粉三两<u>煅</u>。

七味各研极细粉,用新会皮二两煎汤洒叠为衣,晒干。每服五钱,清晨滚水送下。

是丸服毕,吐痰十去其八。惟阴囊之冷如前,其余俱平妥。

又,复诊丸方(乙酉九月二十二日):连进前丸,诸恙悉减,得子甚艰。证脉合参,水火并济,保肾固精即种子之良法也。治法戳榖,颇有至理存焉。

制首乌八两,龟板胶三两<u>炒珠</u>,鹿角胶四两<u>炒珠</u>,天冬二两<u>去心</u>,菟丝子三两<u>酒蒸晒</u>,沙蒺藜四两<u>酒拌</u>、蒸线鱼鳔三两<u>牡蛎粉同炒</u>,茯苓二两,柏子仁三两<u>去油</u>,覆盆子四两<u>去蒂酒拌蒸晒</u>,五味子一两五钱<u>连核肉焙</u>,怀牛膝二两<u>陈酒蒸</u>,枸杞子四两。

制法附后:拣红润者,用陈酒、河水各半杯和匀,浸枸杞子约三时,取出晒干,分为四份。以一两用川椒一钱半拌焙干,拣去川椒;以一两用小茴香一钱半拌焙干,拣去茴香;以一两用黑芝麻两钱拌焙干,不拣去芝麻;以一两同青盐二钱同焙干,不拣去青盐。焙法:以绳挂铜盆悬火三四寸,不住手将铜盆旋转,焙至燥。要枸子仍是大红,焙焦则不灵。各研极细,和匀前药同丸。

上药十三味,法制为末。用羊内肾一对、外肾一对俱以盐、酒拌,蒸熟,捣入和匀。量加炼白蜜和丸,如梧桐子大。每清晨用五钱,临卧用三钱,俱以淡盐汤送下。

服此一料,冬间畏冷及阴囊之冷俱大减,食饮、便溺如常,颇为合宜。

复诊(十二月十五日):即于原方中略为损益之,再加党参、黄芪,炼蜜丸如桐子大。每服五钱,清晨滚水送下。(孙采邻《竹亭医案·卷之四》)

外强中干,气火并于上。病因前年受寒咳嗽,曾服麻黄数剂,未经得汗。又服枇杷叶、款冬,似觉稍轻。素来善茶,故成茶饮,发则咳嗽痰多,呕吐清水,背脊发寒,手足发烧,服金匮肾气,口鼻出血无休时。服半夏饮,两耳鸣不寐。继又考试,操劳郁闷,且相火素旺,木火易兴,大便燥结,右手仲而难屈。相火内寄于肝,听命于心。心为一身之主宰,肾为十二脉之根本。操劳不寐,心肾不交,阴不敛阳,不能和气,气有升无降,所以耳闭不聪也。肺为相傅之官,秉清肃之令。六叶两耳,二十四节,按二十四气。风寒内伏,清肃不行,上输之津不能敷于五脏,而痰饮生焉。且茶饮苦寒,最能伤胃。脾虚生湿,水积不行。辗转相因,遂成痼癖。化热伤阴,苦寒败胃,外强中干,恐伤生发之气。拟归脾、二地、二术,以养心脾,兼和肝调中,化痰治饮。

党参、茯苓、枣仁、木香、杏仁、半夏、橘红、于术於术、当归、麦冬、远志、豆豉、神曲、羚羊、竹茹、枳实、生地、熟地、枇杷叶、茅术玄参拌蒸五次。(王之政《王九峰医案·上卷》)

汪书蕉二兄素好饮茶,脘痛欲呕治验。

汪书蕉二兄,戊子正月。

脘痛已久,午后尤甚,且有泛泛欲呕之势。素好饮茶,右脉细小,左关、尺濡小。先理中焦,再为之计。

制香附三钱,淡干姜八分炒,淡茱萸三分,茯苓一钱半,半夏曲一钱半,女贞子三钱,广皮白一钱,青皮七分。

加九香虫一钱半焙,荔枝核四钱炒。

服此两帖,痛减七八,再二剂而止矣。(孙采邻《竹亭医案·卷之五》

向喜品茶,茶能酿饮,冲年阳气尚盛,不觉其为累。兹年逾强仕,阳气潜虚,鼓动渐馁,饮邪易于停蓄,脘际欠舒,温温疼痛,泛泛欲呕,中土气薄,肝木乘僭,载痰浊上走空窍,耳鸣蛙聒,听而不聪。脉沉弦滑,左关犹搏。拟用《金匮》苓姜术甘汤复二陈,加芍、蛎、菊花。(丁授堂《丁授堂先生医案·第三

卷·痰饮》)

孝廉华卓卿乃祖梅坡翁湿温夹利危症治验。

孝廉华卓卿乃祖梅坡翁,甲午六月十八日延诊。

湿温夹利,身微热,舌泥苔白,表里俱病,业已数日。年届八旬,气荣两亏,深恐汗多涸津,拟和中退热为妥。

煨葛根一钱半,淡黄芩一钱半炒,制半夏一钱半,赤令三钱,白蔻仁六分,广藿梗一钱半,煨木香八分,甘草五分,山楂肉三钱炒,生谷穿四钱。

加鲜荷叶一小个,托底煎药。

服前方,热势渐缓,午后稍增,夜安寐。利由泄泻而起,日夜数次。便时一响而溜出,色黄,并不腹痛。此湿阻也,以故小便短少,口不喜饮,舌中心淡黄边白也。自进昨方,夜间未解,次早解一次,少顷又解一次。服药颇属应手,惟高年脉来濡耎,究防变幻。

复诊(十九日):服后方一帖痢止,惟微热如昨,小溲渐长,大有转机也。

青蒿子一钱半,鲜藿香二钱,苡仁五钱炒,赤苓三钱,猪苓一钱半,淡黄芩一钱半炒,滑石三钱,大麦仁三钱炒,山楂炭三钱,制半夏一钱半,川芎一钱,生姜渣一钱。

加鲜荷叶一小个,托底煎药。

药服颇宜,可再服两剂。于前方内去猪苓、黄芩、川芎、姜渣四味,以荷梗易荷叶,加扁豆、生谷芽等。服后早上头额并不觉热,至酉正微热似烦,顷之肌肤潮润而身爽矣。

复诊(六月二十二日):利后虚热将停,惟舌苔尚白泥,口不嗜饮,小溲少而赤,脘腹不舒。素好浓茶,湿蕴不化所致也。亟宜祛湿和中,冀其胀除溲利,舌苔之白泥渐化,自尔通泰矣。

芎藭术一钱麻油拌炒,薏苡仁五钱炒,白蔻仁八分研,赤苓三钱,大腹绒一钱半,炒楂肉三钱,车前子一钱半炒研,通草八分,砂仁壳一钱半,夏曲一钱半。

加藕一两同煎。

服此脘腹渐舒,小便赤减。最妙者,舌之白泥苔顿觉化松。再剂,可吃饭盏许,午后仍饮粥,大小便利。再以"六君子"加楂炭、麦芽等调中运食,又用养荣润燥之法佐之,缘素有肠燥脾约故耳。(孙采邻《竹亭医案·卷之六》

休邑陈绳武脐下作疼治法奇验。

陈绳武,休邑人,年五旬又一。

据述素有头眩,又兼三疟之后,医者专治头眩,不思扶脾,而常服肝肾滋阴之药,更兼素喜浓茶,迩来脐下不时作疼,食饮渐减。于嘉庆辛未冬十月,始问治于余。诊其脉,右关尺虚软无力,知其脾阴弱而肾阳不足也,此所以脐下作疼无已也。及早图之,恐成中满。

焦冬术二钱,云茯苓二钱,益智仁二钱,沉香三分,广木香八分,淡茱萸三分,炙甘草八分。

加煨生姜二钱。

服两帖,据云初帖小腹痛缓;次帖自早至晚竟不觉疼,惟夜睡后稍疼,比之前次十减其半。

又,复诊方:拟理中汤加味治之,方附下:

西党参二钱,焦冬术二钱,炮姜六分,炙甘草六分,益智仁二钱,破故纸一钱半,炒乌药一钱,新会皮一钱。

加砂仁末三分冲。

服前方两帖,少腹痛止,据述脐上稍觉其痛。

又,复诊方:拟附子理中汤加味,即前方去益智、乌药,加熟附子五分,淡茱萸三分,引用胡桃肉二枚连隔板用。嘱服四剂。

据述服三剂腹痛已停。所余一剂因朔日典内事冗,未及进药,当夜小腹又觉稍疼,足征药之效验如此。仍用原方,再四帖而痊。(孙采邻《竹亭医案·卷之二》)

薛立斋治一妇年三十余,忽不进饮食,日饮清茶三五碗,少用水果,经三年矣,经水过期而少。此思虑伤脾,脾气郁结所致,用归脾汤加吴茱萸,不数剂而饮食如故。(张璐《张氏医通·卷四》)

雅喜品茶,茶能酿饮,凤生之兴浓,而痰饮之骤富,蕴伏于脾,阻痹贲门,胸阳不布,膺次怠塞,胃气不降,噫气不除。脉象左滑,右部转搏。此《金匮》五饮症中之伏饮也,杂症诸痹症中之胸痹症也。壮年患之,尚不足忧,倘迁延不愈,一到向衰之际,必贻噎膈之病。拟用生姜泻心汤,复以瓜蒌薤白白酒汤,苦辛泄降,辛滑通阳,专启饮浊之痹。所谓药医未膈之先,茶铛(指煎茶用的釜,编者注)汤碗,务望暂搁。因阁下备述病源,阴阳错杂无序,医林草率应诊,必致阴阳错杂误施,故不揣卑陋而评论之。

泻心汤:黄连、大黄、黄芩、生姜。

薤白散:瓜蒌、薤白、白酒。

二诊:膺脘痞,脉右滑,症名饮蓄胸痹,是从脉理上视,非由臆见中猜。投以苦辛宣泄,辛滑通阳,乃据经本古之治,孰知犹有楚楚之咻!无怪吾侪诊病,每以疲药玩人,为家传伎俩也。弟不致人云亦云,率尔应诊,漫施阴药,群阴乖处,贻人以噎膈之累。仍从《金匮·痰饮门》措法,服与不服听之,不敢强之。此症从嗜茶上得来,茗杯茶铛,暂置高阁。一言之赠,常勿弃之。至嘱!至嘱!(丁授堂《丁授堂先生医案·第一卷·饮蓄胸痹》)

杨。悲哀恼怒则伤肝,肝阴伤则虚阳上亢,烁及三阳,从三阳总会之所,而疡生焉。证名脑疽。及今两候有余,脓水见而不多,火势极盛,腐肉未化,坚肿未消。顷诊脉左部弦洪,右部细小。大便艰结,小溲频数。显系气虚下陷之体,肝阳上升之病。夫气虚宜补,肝阳宜镇,镇肝抑火,固外疡所必然,而补托化脓,亦高年所宜讲。所虑者阴分不充,气将日陷,肝阳无制,脓水腐肉,无朝生暮长之功,气血亦无以滋生,势将渐蹈于陷机。拟方呈政。

羚羊片一钱五分,石决明五钱,僵蚕二钱,细生地五钱,川贝一钱五分,茯苓二钱,丹皮一钱五分,橘红一钱,制半夏钱半,竹茹一钱二分。

二诊:议扶正潜阳,气血兼顾,同徐先生酌夺。

参须七分,当归钱半,石决明一两,茯苓二钱,生地二钱,制半夏一钱,黄芪一两,粳米一撮。

三诊:昨投补托,参入镇肝,小溲之数大减,不可谓非佳兆。从此陷者升,气渐蒸腾而上,可为生肌去腐之助。所以昨晚定方,竟从十全大补参商。乃药未服,胸脘似闷。自云平素之肝气,因交芒种而发。夫肝气者,肝火冲激胃脘之痰饮也。痰饮宜化,气虚宜补,既用补托,不能不先化痰饮。因思舌苔白腻,胸闷呕哕,前人每用温胆一法。此证既属高年气虚,古人补法之中,未始无兼而行之者,则十味温胆之谓也。仿其意以立方,补不嫌壅滞,化不嫌香燥,参酌至当,庶几内脏安而外疡有益。

昨方加:麸炒枳壳一钱,制香附一钱,磨郁金五只、蔻仁五分,竹茹**姜汁炒**钱半。

四诊:从十味温胆立方,并无胸满闷滞等患,且能安寐两时,受补可知。惟左脉之弦洪不减,酉戌之交,烦躁不安,心火大旺,脓水较多,终未能畅,根盘稍和,究未能化。仍恐火势太甚,乘气虚而内陷。拟清心化热之品,与补托药相辅成功。

真老港濂珠、犀黄、血珀。

同研末。心烦时用藕汁调服。

五诊:日中至黄昏,为阳中之阴,此时痛势最甚,必有阴火上乘,邪火因而愈炽。昨用补托,脓水甚多,想正气得扶,毒便外出。今日诊脉左部略平,惟发际之坚肿火色未退,而脾胃仍不思饮食。当从昨方运以调胃之法,参以镇火之品,备正。

台参须盐水拌七分,于潜术钱半,石决明七钱,细生地四钱,川贝三钱,枳壳五分,鲜石斛二钱,陈皮盐水炒五分,茯苓钱半,僵蚕一钱,连翘钱半,赤芍钱半,竹茹姜汁炒四分。

另:水炙黄芪一两,夏枯草一两,煎汤代水。

六诊:脓水淋漓,毒能泄也。小溲能畅,火从下降也。所以面赤火升得平,痛势亦减,左脉之洪数亦较平于前日。种种佳兆,皆由升降各职其司,升降之职司,未始非补托之助,气盛则上下咸宜也。然而前日之方,宜增不宜减。

人参条一钱,细生地四钱,川贝钱半,石决明一两,麦冬肉钱半,银花钱半,赤芍一钱,归身一钱,陈皮一钱。

另:水炙黄芪一两,夏枯草五钱,鲜藕一两,煎汤代水。

七诊:夫外疡以候数言者,取七日来复之义,此其大略也。而人之气血强弱不同,少长各异,有未至而至,即有至而不至,仲景先师分明言之矣。太太之疡,昨交三候已尽,方见脓水大畅,疮口开放,痛势大减,意者高年气血生长稍缓,藉补托以扶助,而后霞蔚云蒸,火毒外溃乎。今诊两部大得和缓之意,所谓有胃气也。饮食不须苦劝,胃和可知。所嫌阴中之阴之候,左关加弦,痛势加增,烦躁亦甚,无非阴火内动。此时定方补气养营之外,不能不兼顾阴中之火。

人参条、全当归、白芍、细生地、丹皮、左牡蛎、川贝、鲜石斛、地丁草、陈皮。

另:黄芪、藕、夏枯草各一两,煎汤代水。

八诊:补气顾阴为剂,昨日自朝至暮,神气清朗,胃气亦开,脉情亦和,何乐如之。据述丑寅之际,自觉不适,似梦非梦,语言错误。此心营内虚,相火上乘,意者昨晚珍珠停服乎。夫调理高年重虚之体。因事制宜者,尤当因时服药。鄙意欲阳分服补气之方,一交阴分加养阴之品,质之同道先生,以为然否?

人参条一钱,于潜术钱半,细生地三钱,朱茯神二钱,酸枣仁川连汁炒三钱,川贝母一钱,杏仁钱半,麦冬肉钱半,归身一钱,陈皮五分。

另:黄芪、藕各一两,煎汤代水。辰初服一盏。后加:

赤芍一钱,夏枯草钱半,左牡蛎三钱,丹皮一钱,金箔三张、燕窝二钱。

煎一小杯,冲珠粉一分。酉正服。

九诊:统观脉证,其发于外者,痛止火退.脓多而腐未脱耳。其在内者,舌苔灰浊,胃气不开。据述昨晚不时烦闷,且云腹痛干呕而唫,自觉有时模糊。种种见证,由脏腑不和,湿热乘虚而入,夫病后宜补,一定之理。而补法亦有因时制宜之道。古人六腑以通为补,亦犹五脏以填为补也。况时令湿热蒸郁,弱体尤易见累。拟暂去参芪,从胃腑立法,俾胃和再商图本。

川贝母、枳壳、赤苓、橘红、鲜石斛、薏苡仁、豆卷、竹茹。

另:参须五分,煎汤送真珠粉一分。

十诊:从胃立法,烦闷顿除,自觉脘中空爽,口味大和,药能应手,何其速也。今晨诊脉,左三部较和于昨,右关亦旺。盖久病宜调补脾胃,胃和则卧能安寐,升降自调,转运得所,生长之机自复。惟每日下午精神较怯,睡觉亦见神情恍惚,神气不安。夏至在迩,阴气大剥之候,而体中真阴大伤,未免因时而动,动而太过,则飞扬之虞,不能不虑及之。而目前所宜,仍当从胃立法,而从柔从润,未始不顾及阴分也。用薛氏盐降法加味。

海参、生蛤壳、川贝母、荸荠、橘叶、朱茯神、漂海蜇、薏苡仁、川百合、鲜荷叶、白粳米。

另:卯刻服人参条一钱,酉正服真濂珠粉玉五分。

十一诊:右关一部和缓有神,不特饮食知味,而梦寐亦安,何快如之,至左脉之弦,亦和于昨。此波平浪静之时,正休养生息之候,慎劳动,节饮食,培植脾胃,以扶初生之阴,其在斯时乎。

于潜术、云茯苓、川贝母、麦冬肉、上绵芪、五味子、人参条一钱。

煎汤送下前药。

另:燕窝二钱,煎汤送下珠粉一分半,晚服。

十二诊:腐肉能脱,营卫和矣,眠食能安,脏腑和矣,目前之病,谓之已愈,无乎不可。何以昨日末申之交,气之升降失调,脘闷自汗,不能堰卧,脉亦不调,如是数刻。自云索有肝气,逢节则发,将交夏至,似乎复发,而其实非也。夫舌苔浊厚而带灰色,胃中湿浊分明外见,有证可据。以有湿之胃,而当湿令大行之时,高年气弱不能多运食物,午后阳中之阴,气为阳劫,则阴益弱,宜其浊气当权,反劫正气,此即世俗所谓之痧胀也。从此立方,似乎见证治证之道。

广藿梗、醋制半夏、赤苓、豆卷、苏梗、炙乌梅、广橘红、枳壳、薄荷、白粳米。

另:吉林参须一钱。煎汤过药。

十三诊:用补从湿热一边着手,随补随通,湿去而正自复,此东垣先生所以高于诸名家也。而夏秋为尤宜,昨日立方,从此着想,竟能安适。夫病者自云安适,则真安适矣。今既脉静神怡,阴生之节已在目前,补气调胃,和平其制,此际立方,正无事求其奇也。

川贝母、橘红、薏苡仁、云茯苓、粳米、漂海蜇、大地栗、香谷芽、鲜荷叶。

另:煎人参条一钱。朝、暮空心服。

十四诊：古人夏至之日，有定心气以待晏阴之成文，此无他，动则耗阳，静则生阴也。养阴之道，何独不然。寡言语以养气，慎思虑以养心阴，从此日积月充。目视多怪，梦寐多劳等疾，亦可因阴壮而安。所谓阴能敛阳也。用药亦不外乎此。

酸枣仁**盐水炒**、朱茯神、肥玉竹**盐水炒**、川贝母、橘红、枇杷叶、鲜荷叶、粳米、獭肝**磨冲一分**。

另：煎人参条二钱　空心不时服。

十五诊：脾宜升则健，胃宜降则和。便溏数次，脾气不和也。宜其精神稍倦，左脉带弦，右部略软，腹中隐痛，必冷积留于肠间。幸纳食尚多，胃气尚和。然高年当大病之后，亦不宜多降。拟钱氏参苓白术散加味。

云茯苓、于潜白术、白扁豆、陈皮、怀山药、六神曲、炮姜、苡仁、奎砂仁、建莲肉、大枣。

另：煎人参条二钱。过药。

十六诊：诸气膹郁，皆属于肺，诸腹胀满，皆属于脾。《内经》明文也。太太从前膹郁之病已安，昨日便溏而腹中胀痛，岂非脾病乎？夫便溏而兼腹痛，虽属脾虚，必有积滞。昨从钱氏法加入温消之品，腹痛已和，便溏亦止，胃气亦调。今晨左脉弦象稍减，右亦有神，目前论治，统诸脏腑而权宜，究须从脾胃着手。以昨钱氏法，去其温消之品可也。

参苓白术散加谷芽。

十七诊：诸恙向安，而舌苔之灰色者亦净，胃中浊降可证，宜乎饮食滋味较胜于前。而昨晚少寐，似乎心神不安。理当从此着想。

拣枣仁、青龙齿、辰拌茯神、川贝母、柏子仁、鲜首乌、鲜荷叶、白粳米。

总案

太太之体，先天至足之体也。先天者何？天一之水，即命门之火，道家所谓丹田、关元，医家所谓元阳、真火也。此火足则气旺，而后阴生血长，精神福泽，有不能不过人者，所以八旬之年，而智虑常用，然数年中操持耗阴，寒暑耗阴，老年悼子，则更耗阴，于壮岁尚多生长之机，于老年生机渐少，未免不足矣，夫阴以阳为根，阳以阴为宅，既阴不足，则孤阳少所维系，而有失所之虞。睡后自觉奔走无定，以昭其阴火之不敛也。目中每见奇异，以昭其精之不蕴也。夫不足宜补，一定之理。而太太之体，则有不易补阴者。何则？舌苔浊厚，胸脘易痞，居海虞常熟卑湿之地，加以平日茶饮常多，高年气弱，变而成饮，浊腻有质之品，已属难投，而况春夏令行，正湿气当权之日，目前调理之法，惟有补气之中，略加健燥，以拂拭其胃中之浊。待秋分之后，燥令大行，或可渐加阴药，而气分之药,仍不可却。虽然,论时论体,不宜峻补,倘如前神失精离之病日甚,何可不补。转辗思维,惟有珠粉之灵,可以定心安神,獭肝之灵,可以养肝之神,此补阴而不碍于湿者也。抑更进者,此后暑令日加,惟有湿之人,引暑于自然,同气相求之理。喻西昌有言:人不能避身中之湿,何能避天地之暑。而太太胃恒有湿之体,其于暑之一门,不能不加意焉。夫暑之见证多端,大约以口腻、头蒙、胸闷、哕恶,皆其明证。至治暑之方,要不外去其引暑之湿。古人立方,如消暑丸、香薷饮、六和汤、藿香正气等法,无不半杂燥湿祛湿之品,其进而深者,则有十味香薷饮、清暑益气汤、清燥汤、消暑十全散、生脉散等,此则寓扶正于消暑中者。皆可因时采用,不必泥定成方,而心手间须活泼泼地。盖暑必伤气,断无血分一药,则重浊之品,不宜投可知。而老年尤留意者,又在养津。液之所在,即湿之所留,去湿可也,去液不可。去湿不可过燥,故药当适用而不宜漫用。喻嘉言有瘦人以湿为宝之论,语似太过,其于护液之道,一片婆心,殊可取也。故用豆卷而不用茅术,用川贝而不用半夏,用半夏而必须醋炒,前人制法用药,尽情透露,但未明言耳。以上数条,于夏季秋初调理之法,似乎略备。而秋冬不敢悬拟。兹承主人厚意款待,贤昆仲待爱过当,屡以医理下问,夫空言无补,何如实事为得。即太太之病,竭其愚衷,书之以为刍荛之献。惟主翁先生暨贤昆仲先生凉教不逮。

原注:此熟邑恬庄杨元丰之如君也。年八秩以后,因所今员外郎病故,悲哀而生脑疽。其人瘦而多火,又每日吃盖碗茶六七盏,胃有痰饮,用药颇难,其病至三候,方透脓出腐。恰值小满后起病,看病在芒种时节,适当太阴湿土司令,时雨大作,在湿饮之体,屡致脘闷不适。当时同道同看者,又困膏粱富贵之家,一味蛮补,其中斡旋颇难,甚恐伤同道之情也。两次就诊,下榻近二十日,方中组织斡旋处,似乎煞费经营。(王泰林《环溪草堂医案·卷四·脑疽对口玉枕疽》)

养愚治两广制府陈公,年近古稀,而多宠婢,且嗜酒,忽患口渴,茶饮不辍,而喜热恶凉,小便极多,夜尤甚,大便秘结,必用蜜导,日数次,或一块,或二三块,下身软弱,食减肌瘦,所服不过生津润燥清凉而已。脉之浮按数大而虚,沉按更无力,曰:症当温补,不当清凉。问消本热症,而用温补何也?曰:经谓脉至而从,按之不鼓,诸阳皆然。今脉数大无力,正所谓从而不鼓,无阳脉也。以症论之,口渴而喜热饮,便秘而溺偏多,皆无阳证也。曰:将用理中、参附乎?曰:某所言温补在下焦,而非上中二焦也。《经》曰:阳所从阴而重起也。又曰:肾为生气之原。今恙由于肾水衰竭,绝其生化之原,阳不生,则阴不长,津液无所蒸以出，故上渴而多饮，下燥而不润，前无以约束而频多，后无以转输而艰秘，食艰肌削，皆下元不足之过也。曰：予未病时痿，是肾竭之应，既痿之后，虽欲竭而无从矣。彼虽不悦，而心折其言，遂委治之。乃以八味丸料，加益智仁，煎人参膏糊丸，每服五钱，白汤送下，日进三服。数日尿少，十日溺竟如常，大便尚燥，每日一次，不用蜜导矣。第口渴不减，食尚无味，以升麻一钱，人参、黄芪各三钱，煎汤送丸药，数服口渴顿止，食亦有味，又十日诸症全愈。(《陆氏医验》)

张寿颐评议：此症渴饮而喜热恶凉，溲多而夜中尤甚，脉浮数大，沉按无力，谓为无阳而当温补，似矣。然大便秘结，岂非液耗，下体痿软，明是阴衰，而亦可概之以"无阳"二字，已是背谬。虽自言阳痿在先，不近女色，须知此是真阴已竭，本不在乎阳气之存亡，鄙夫一闻阳痿，恣用温肾，以助槁木之自焚，冀欲如盲左(谓下定决心，决一死战。编者注)之所谓收合余烬，背城借一，适以灼垂绝之脂膏，必使之焦枯而后快，何其不仁至此！案语亦自谓肾水衰竭，绝其生化之原，则所谓原者，即此肾水，而乃犹以衰竭未足，桂、附不已，佐以泽、苓，双管齐下，皆是戈矛，纵有参膏，奚能补患，此是不学无术者之杜撰伪案，后有学者慎勿误会，而施炮烙之刑，以陷老人于焦骨焚身之惨，是亦好生之德也。案中予未病时痿，是肾竭之应以下数句，考原文作：公曰：予未病时阳已痿矣，病后从不近女色，肾未必衰竭。予曰：肾竭于未病之先，痿是肾竭明验，既痿之后，虽欲竭而无从矣。公为色变云云。此是魏玉璜本删节之，而文义乃不明了，曰字予字，几不辨何人语气，盖传写者有脱误，玉璜当不至如此不堪，当依原本改之。然陆氏本书，文理亦极鄙陋，而当时竟奉为名著，此可见前明医界之程度。(张寿颐《张山雷医集·古今医案平议第三种之第一卷·胃火》)

一妇年三十余，忽不进食，日饮清茶、水果，三年余矣。薛为脾气郁结，用归脾汤加吴茱萸四剂，遂饮食如常。若人脾胃虚而不饮食，当以四神丸治之。(沈源《奇症汇·卷之三·口》)

一妇人产后，日食茶粥二十余碗，一月后，遍身有冰冷数块，若以指按冷处，即冷从指下上应至心，如是者二年，诸治不效。以八物汤去地黄，加橘红，入姜汁、竹沥一酒钟，十服乃温。

俞震按：此是痰饮流注肌肉，原非奇病。但按之而使不病者，冷应于心则奇矣。盖其人气血已虚，痰饮留伏之处，营卫所不到，此数块即系死肉。治病之药，全仗姜汁、竹沥各一杯。然非八物，何以助营卫之流行？去地黄，恶其滞；加橘红，取其通也。似宜再加南星、白芥子等药。(俞震《古今医案按·卷

第九》）

一人爱吃茶，用白术、软石膏并片芩、白芍、薄荷、胆星，研末，沙糖调作膏，食后津液化下（《丹溪纂要》《丹溪治法心要》《丹溪心法类集》《丹溪秘传方诀》均录有本案，编者注）。（杨珣《丹溪心法类集·卷之四·冬集》）

一人思想过度，日饮茶数十杯，精神困倦，嗜卧。此心火乘脾，胃燥而肾无救也，名曰肾消。用黄芪、五味、生地各五分，人参、麦冬、归身各一钱，水煎服（周子干《慎斋遗书·卷之九·渴》）

一人素嗜茶，心思过度，其渴尤甚，更加恶心。脉举之不足，按之两关短数，两尺弱。此因多思，水不升、火不降也。数者，胃气有余。宜补阴中之阳。用人参、白芍、归身各一两，山药、茯苓、熟地、枸杞子各二两，甘草、五味各五钱，枣仁一两五钱，丸服。（周子干《慎斋遗书·卷之九·渴》）

一缁侣，好茶成癖，积在左胁。戴人曰：此与肥气颇同。然痃疟不作，便非肥气。虽病十年，不劳一日。况两手脉沉细，有积故然。吾治无针灸之苦，但小恼一饷，可享寿尽期。先以茶调散，吐出宿茶水数升；再以木如意揣之，又涌数升，皆作茶色；次以三花神祐丸九十余粒，是夜泻二十余行，脓水相兼、燥粪瘀血杂然而下。明日以除湿之剂，服十余日，诸苦悉蠲，神清色莹。（张从正《儒门事亲·卷八·十形三疗》）

又，壬午春得上消症治验。
又，壬午春三月得消症：脉右浮数，渴而多饮，证名上消。病经廿日，速治为最。

酒炒知母三钱，天冬一钱半去心，小生地三钱，桔梗一钱，蜜炙橘红八分，茯苓一钱半，生甘草八分，麦冬一钱半，加雪梨肉二两。

据述未服药前，早饮茶数余碗，夜来饮之不缀。自服余方后，两剂而渴饮大减，再两剂而渴止矣。日来少有咳嗽，背肋带麻，口干喜饮，亦上焦之虚火未尽而兼痰也。

再以沙参、生地、杏仁各三钱，苏子、天冬、麦冬各一钱五分，酒炒知母二钱，鲜石斛五钱。

加竹沥五钱冲。

服四剂，诸恙咸除。（孙采邻《竹亭医案·女科案二》）

中阳薄而饮盘踞，气痹窒而胃脘疼。有时泛泛欲呕，有时筋节掣痛，挹脉弦滑,双关近搏,此五饮中之支饮、伏饮症也。医林但知脘痛多为肝气,漫事疏泄,诚何益乎!拟用《金匮》苓姜术桂汤与小半夏汤出入。茗茶性能酿饮,务须屏息。(丁授堂《丁授堂先生医案·第一卷·支伏二饮》)

朱,左。平素嗜茶,茶能生湿,湿郁生痰,逗留肺经,咳呛痰多,甚则气逆,难于平卧,纳谷减少,舌苔薄腻,脉左弦右滑。清肺无益,理脾和胃,而化痰湿。

仙半夏二钱,薄橘红八分,炙远志一钱,光杏仁三钱,象贝母三钱,炙白苏子钱半,炙款冬一钱半,旋覆花一钱半_包,生苡仁四钱,冬瓜子三钱,鹅管石一钱_煅,陈海蜇皮一两_{漂淡},煎汤代水。(丁泽周《丁甘仁医案·卷四·咳嗽》)

祖愚治李悦吾,年五十余,患消渴症,茶饮不能离口,小便多,大便燥,殊不欲食,及食后即饥,病将一载,精神困怠,肌肉消削,皮肤枯涩,自分必死,脉之沉濡而涩。曰:病尚可药。人身津液,以火而燥,然必以气化而生,前医纯用清凉滋润之品,所以不效。洁古云:能食而渴者,白虎倍加人参,大作汤剂多服之;不能食而渴者,钱氏白术散,倍加干葛,亦大作汤剂服之。今不能食,及食即饥,当合二方,加升麻、佐葛根,以升清阳之气,少合桂、附,以合从治之法,每味数两,大砂锅煎浓汁,饮汤,以此代之。此病仲景谓春夏剧,秋冬瘥,今当盛暑,病虽不减,亦不剧,若依法治之,兼绝厚味、戒嗔怒,闭关静养,秋冬自愈。幸其能守戒忌,交秋即瘥,至秋末痊愈。此案魏玉璜本,今不能食上,脱不能食而渴者一节,文义即不可解。兹依《卫生宝鉴》东垣治张耘夫一节及陆氏本书补之。(陆养愚等《陆氏三世医验》)

张寿颐评议:洁古老人以能食不能食,分作两般之治,一是治火,自当大剂清胃,一是虚而津枯,故主养胃生津,病情大有区别,而此则以并之于一人身上,究竟是虚是实,骑墙两可,苏味道(苏味道,唐圣历初官居相位,处事圆滑,模棱两可,人称"苏模棱"。编者注)之模棱,岂可移作医病之活法?且既曰:以火而燥,而犹曰桂、附从治,助其气化,皆是空谈,其用药则曰每味数两,岂从治之桂、附,亦是如此?凭空伪撰,不觉于无意中显出破绽,小人掩着伎俩,终有败露之一日,可见洁古之论,及春夏剧、秋冬瘥之唾余,皆从罗谦甫案中剿袭得来。此等伪书,竟是一钱不值,而世人多受其欺,岂不可叹!(张寿颐《古今医案平议·第三种之第一卷·胃火》)